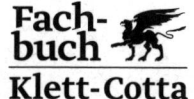

Fach-
buch
Klett-Cotta

Robert Bering, Christiane Eichenberg (Hrsg.)

Die Psyche in Zeiten der Corona-Krise

Herausforderungen und Lösungsansätze für Psychotherapeuten und soziale Helfer

3., vollständig überarbeitete und erweiterte Auflage

Klett-Cotta

Besonderer Hinweis

Die Medizin unterliegt einem fortwährenden Entwicklungsprozess, sodass alle Angaben, insbesondere zu diagnostischen und therapeutischen Verfahren, immer nur dem Wissensstand zum Zeitpunkt der Drucklegung des Buches entsprechen können. Hinsichtlich der angegebenen Empfehlungen zur Therapie und der Auswahl sowie Dosierung von Medikamenten wurde die größtmögliche Sorgfalt beachtet. Gleichwohl werden die Benutzer aufgefordert, die Beipackzettel und Fachinformationen der Hersteller zur Kontrolle heranzuziehen und im Zweifelsfall einen Spezialisten zu konsultieren. Fragliche Unstimmigkeiten sollten bitte im allgemeinen Interesse dem Verlag mitgeteilt werden. Der Benutzer selbst bleibt verantwortlich für jede diagnostische oder therapeutische Applikation, Medikation und Dosierung.

In diesem Buch sind eingetragene Warenzeichen (geschützte Warennamen) nicht besonders kenntlich gemacht. Es kann also aus dem Fehlen eines entsprechenden Hinweises nicht geschlossen werden, dass es sich um einen freien Warennamen handelt.

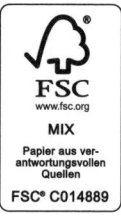

FSC
www.fsc.org
MIX
Papier aus ver-
antwortungsvollen
Quellen
FSC® C014889

3., vollständig überarbeitete und erweiterte Auflage, 2021

Klett-Cotta
www.klett-cotta.de
© 2020/2021 by J. G. Cotta'sche Buchhandlung
Nachfolger GmbH, gegr. 1659, Stuttgart
Alle Rechte vorbehalten
Cover: Bettina Herrmann, Stuttgart
unter Verwendung einer Abbildung von © photocase/PolaRocket
Gesetzt von Eberl & Kœsel Studio GmbH, Krugzell
Gedruckt und gebunden von Friedrich Pustet GmbH & Co. KG, Regensburg
ISBN 978-3-608-98460-6
E-Book: ISBN 978-3-608-12119-3
PDF-E-Book: ISBN 978-3-608-20492-6

Bibliografische Information der Deutschen Nationalbibliothek
Die Deutsche Nationalbibliothek verzeichnet diese Publikation in der Deutschen Nationalbibliografie; detaillierte bibliografische Daten sind im Internet über http://dnb.d-nb.de abrufbar.

Vorwort zur 3., vollständig über-
arbeiteten und erweiterten Auflage

Auf der Suche nach einem geeigneten Modell, die psychosozialen Folgen der COVID-19-Pandemie abzubilden, stößt man an Grenzen. Während die Menschheit zur Erklärung von »Seuchen« metaphysische Erklärungen durchaus zugelassen hat, so ist mit dem Pandemiebegriff verbunden, dass wir Herkunft, Ursache und Auswirkungen der Krankheit wissenschaftlich erklären können. Das gilt nicht nur für biomedizinische Fragestellungen, sondern auch für die psychosozialen Auswirkungen. Wir konstatieren: Ein Teil der Bevölkerung hat dauerhafte psychische, physische, soziale und ökonomische Belastungen hinnehmen müssen – viele haben sogar ihr Leben verloren. Sind wir mit dem zweiten Lockdown dem Ziel näher gekommen, uns selbst und andere zu schützen? Wie können wir uns auf Abstandsregelungen einrichten und gleichzeitig soziale Barrieren überwinden?

Wir vertreten die These, auf bio-psycho-soziale Modelle setzen zu müssen, die sich der pandemischen Verlaufsgestalt anpassen. Hierbei orientieren wir uns an der *Internationalen Klassifikation der Funktionsfähigkeit, Behinderung und Gesundheit* (ICF). Über die medizinische Diagnosevergabe hinaus haben wir Schädigungen, Beeinträchtigungen sowie Förder- und Barrierefaktoren der Umwelt und Persönlichkeit zu berücksichtigen.

Mit der 3. Auflage setzen wir uns gemeinsam mit den Beiträgerinnen und Beiträgern zu diesem Buch mit den psychosozialen Folgen und Hilfestellungen zur Überwindung der Pandemie auseinander. In unserem Herausgeberwerk bündeln wir die empirische Grundlage zur Beantwortung folgender Fragen:

1. Welches Stressmodell ist geeignet, die Besonderheiten der COVID-19-Pandemie abzubilden?
2. Hat sich unsere Annahme bestätigt, dass psychische Reaktionen Hand in Hand mit der COVID-19-Pandemie gehen?

3. Welche therapeutischen Interventionen sind geeignet, auf die Besonderheiten der Pandemie zu reagieren?
4. Wie sind die Auswirkungen auf vulnerable Zielgruppen einzuschätzen und welche therapeutischen Hilfen bieten sich für Risikogruppierungen an?

Zur Beantwortung der ersten Frage legen wir ein Stressmodell vor, dass sich FACT-19 nennt. Das Herzstück ist ein Fragebogen, der auf der Grundlage so genannter pandemischen Quellen der letalen Bedrohung, Existenzangst, Isolation sowie Befürchtungsdynamik in Verbindung mit Risiko- und Resilienzfaktoren therapeutische und rehabilitative Interventionen operationalisiert. (FACT-19 kann unter robert.bering@uni-koeln.de angefordert werden.)

Zwischenzeitlich liegt eine Vielzahl von Studien vor, die sich mit den psychischen Reaktionen auf die COVID-19-Pandemie beschäftigt haben. Antworten auf unsere zweite Frage wurden von verschiedenen Autorinnen und Autoren aufgearbeitet bzw. durch eigene Studien beleuchtet. Hierdurch hebt sich die 2. Auflage grundlegend von der 1. Auflage ab, denn inzwischen verfügen wir über eine erste empirische Basis für die Bewertung pandemischer Stressbelastungen und Folgereaktionen.

In unserer 3. Auflage haben alle Autorinnen und Autoren ihr Expertenwissen erweitert und legen das therapeutische Repertoire vor, wie wir unter pandemischen Bedingungen Lebens- und Therapiequalität bewahren und sogar gewinnen können. Hierzu zählen wir die Online-Psychotherapie über alle Altersgruppierungen, spezifische Intervention bei Albträumen, Umgang mit Sterbenden und ihren Angehörigen in palliativen Situationen sowie Anregungen aus der komplementären Medizin.

Als Antwort auf die vierte Frage haben sich aus Sicht der pandemischen Stressbelastung Kontrastgruppen abgezeichnet. Wir unterscheiden solche Gruppierungen, die die Krise gut bewältigen werden, und machen uns Sorgen um Gruppierungen, denen wir als vulnerable Risikogruppe besondere Aufmerksamkeit schenken müssen. Wir stellen fest: Ein Teil der Bevölkerung hat dauerhafte psychische, physische, soziale und ökonomische Belastungen hinnehmen müssen. Andere Gruppierungen haben möglicherweise von den Veränderungen profitiert. Wir freuen uns den Autorenkreis erweitert zu haben, der sich mit den Belangen von vulnerablen Zielgruppen in der 3. Auflage auseinandersetzt und Hilfestellung leistet. Hierunter verstehen wir beispielweise alte Menschen, Kinder und Jugendliche, Alleinerziehende, Flüchtlinge, Journalisten und medizinisches Personal.

Die gestellten Fragen repräsentieren gleichzeitig die erweiterte Struktur der

2., korrigierten und vollständig überarbeiteten und erweiterten Auflage. Wir nennen die Oberkapitel »Pandemische Stressbelastung«, »Leben mit der Pandemie«, »Therapeutische Adaptationen« sowie »Auswirkungen auf und Hilfen für vulnerable Zielgruppen«. Auch in der 3. Auflage haben wir an unserem Konzept festgehalten, dass die Beiträge mit reichhaltigen Bezügen untereinander als Buch oder als Sammlung von Beiträgen ausschnittsweise gelesen werden können.

Unser Herausgeberband bietet somit einen breiten, aber auch spezifischen Überblick über notwendige therapeutische Konzepte im Umgang mit der pandemischen Stressreaktion. Es bleibt abzuwarten, ob die Möglichkeit der Impfung unser pandemisches Problem löst. Sicher ist, dass auch die Geschwindigkeit, mit der sich eine flächendeckende Impfung umsetzen lässt, mit psychosozialen Fragestellungen der Akzeptanz und Motivation verknüpft ist.

Im Namen der Autorinnen und Autoren wenden wir uns an alle Helfer und Betroffenen der Corona-Krise.

Köln, den 1.2.2021
Robert Bering

Wien, den 1.2.2021
Christiane Eichenberg

Vorwort zur 1. Auflage

Wie können wir mehr Abstand halten und trotzdem näher zusammenrücken?[1] Diese Frage stellen wir uns zu Zeiten der COVID-19-Pandemie. Sorgen und Ängste in dieser Krise sind individuell ausgestaltet und betreffen unterschiedliche Lebensbereiche. Hierzu gehören letale Bedrohung, Existenzängste, »social distancing« im Außenkontakt, »social pressuring« im engsten Umfeld. Die COVID-19-Pandemie ist nicht nur von Befürchtungen geprägt, sondern es werden auch »Helden« geboren, die häufig aus Berufsgruppen der Schwerpunktversorgung kommen.

Es geht mit den Worten unserer Politiker um Leben oder Tod, Arbeitsplatzsicherheit oder Arbeitslosigkeit sowie Geborgenheit oder Isolation. Zentrifugalkräfte treiben die Gesellschaft auseinander, Wirtschaftspakete werden geschnürt, um die Gesellschaft zusammenzuhalten. Das Spiel dieser entgegengesetzten Kräfte fasst Jürgen Habermas in der Frankfurter Allgemeine vom 10.04.2020 so zusammen: »So viel Wissen über unser Nichtwissen gab es noch nie«.

In dieser Lage haben insgesamt 22 Autorinnen und Autoren ihr Wissen zusammengetragen, um Möglichkeiten aufzuzeigen, wie Therapeutinnen und Therapeuten ihre Patientinnen und Patienten trotz oder gerade wegen dieser Bedingungen (weiter-)behandeln können. Insgesamt geht es um die Frage, wie wir die pandemische Stressreaktion in einem bio-psycho-sozialen Modell abbilden, Distanzen digital überbrücken und besonders vulnerablen Zielgruppen gerecht werden können.

Vor diese Aufgabe gestellt, gliedert sich unser Herausgeberband »Die Psyche in Zeiten der Corona-Krise« in drei Teile: Im ersten Teil beschäftigen wir uns nach einer allgemeinen Lageeinführung mit Modellen der pandemischen Stressbelastung, die letale und wirtschaftliche Bedrohungen sowie Isolation und Befürchtungen vor dem Hintergrund der individuellen Traumabiographie und von

---

1 Frei übersetzt nach der Rede der dänischen Ministerpräsidentin Mette Frederiksen zum »Lockdown« des Landes.

Umweltfaktoren abbilden. Im zweiten Teil gehen wir auf spezifische Interventionen ein. Hier stehen Beiträge zur Psychoinformation und Online-Psychotherapie für Erwachsene und Kinder und Jugendliche zur Verfügung. Darüber hinaus werden Hinweise zur spezifischen Behandlung von Albträumen und Psychohygiene gegeben. Aus dem Bereich der Komplementärmedizin findet der Leser anwendungsorientierte Beiträge zur Myoreflextherapie und zur Lichttherapie vor. Im dritten Teil wenden wir uns spezifisch vulnerablen Zielgruppen zu. Hierzu zählen wir z. B. Alleinerziehende, Einsatzkräfte, Opfer häuslicher Gewalt und insbesondere ältere Menschen.

Die Beiträge können unter verschiedenen Perspektiven gelesen werden. Gesetzt den Fall, Leserinnen und Leser fragen sich, wie die pandemische Stressbelastung modellhaft abgebildet werden kann, so werden sie Vorschläge finden. Andere werden sich fragen, wie eine psychologische Praxis auf einen Online-Betrieb umgestellt werden kann. Wie kann ich Vertrauen in diese Technologien finden, wenn mir ein persönlicher Kontakt zu Patientinnen und Patienten so wichtig war? Alle sprechen über ältere Menschen als besondere Risikogruppe. Vielleicht haben wir noch nicht hinreichend genug berücksichtigt, dass die Lebensspanne der älteren Menschen wesentlich differenzierter betrachtet werden muss, als es die gegenwärtigen Zahlen zur COVID-19-Pandemie zum Ausdruck bringen.

Unser Herausgeberband bietet somit einen breiten, aber auch spezifischen Überblick über notwendige therapeutische Konzepte im Umgang mit der pandemischen Stressreaktion. Bisher haben wir noch keine empirischen Erkenntnisse gewonnen, wie die psychosozialen Auswirkungen der COVID-19-Pandemie einzuschätzen sind. Allerdings bietet der Band Anregungen, wie eine wissenschaftliche Auseinandersetzung mit der Situation aussehen könnte.

Es richtet sich an psychologische und ärztliche Psychotherapeutinnen und Psychotherapeuten, psychosoziale Akuthelferinnen und -helfer sowie traumazentrierte Fachberaterinnen und -berater. Auch Angehörige und andere systemrelevante Berufsgruppen sowie Journalistinnen und Journalisten werden hilfreiche Information finden.

Köln, den 13.04.2020   *Wien, den 13.04.2020*
Robert Bering   *Christiane Eichenberg*

Inhalt

TEIL I

Pandemische Stress-belastung

Verlust natürlicher Selbstverständlichkeiten

Anmerkungen zur Psycho-Dynamik der Corona-Krise

WOLFGANG SENF

1. Warum Corona »Scheiße« ist

Wir stehen mitten in einer weltweiten Gesundheitskrise, die dramatische Wirtschafts-, Sozial- und Gerechtigkeitskrisen nach sich zieht. Nicht nur der individuelle, sondern auch der gesellschaftliche und politische Alltag ist dominiert von einem noch weitgehend unkontrollierbaren Infektionsgeschehen und den Folgen nicht nur für das individuelle Verhalten und Erleben, sondern auch für Wirtschaft, Kultur, Gastronomie, Geselligkeit, gesellschaftliche Traditionen und für den gesellschaftlichen Zusammenhalt.

Diese Krise ist durch die besonderen Eigenschaften des Virus gegeben. Es verbreitet sich mit einer nie dagewesenen Geschwindigkeit über den gesamten Globus. Weder das Virus selbst noch die dadurch ausgelösten Erkrankungen und Schutzmaßnahmen sind ausreichend wissenschaftlich und medizinisch erfasst und aufgeklärt.

Wesentlich im Infektionsgeschehen selbst ist, dass Menschen hochinfektiös, aber ohne Wissen darum, andere Menschen anstecken und gefährden können. Der wichtigste Verbreitungsweg sind Aerosole, also kleinste Partikel, die über längere Zeit hinweg unsichtbar in der Atemluft schweben. Eine Infektion kann »Undercover« unbemerkt nahezu überall und ständig dort stattfinden, wo Menschen zusammenkommen, trotz aller Vorsicht. Inzwischen wird das Auftreten von Mutationen gemeldet, die noch infektiöser sind.

Kommunikation darf nur mit ausreichendem Abstand und hinter Masken stattfinden. Noch unklar ist, ob oder wie lange ehemals Erkrankte immun sind gegen eine Neuinfektion. Unzureichend bekannt sind auch die personengebundenen Voraussetzungen, die das Risiko einer Infektion und deren Verbreitung begünstigen oder mindern. Offen ist auch, ob Kinder weniger, ebenso oder sogar infektiöser sind als Erwachsene, was immense Folgen für die Beschulung oder für Kitas nach sich zieht. Ebenso ist ungeklärt, ob nur die Risikogruppen (schätzungsweise 20–40 Millionen Menschen in Deutschland) oder auch junge gesunde Menschen sehr schwer erkranken können, mit erheblichen gesundheitlichen Folgeschäden oder Tod. Unerforscht sind die Langzeitfolgen, die Beobachtungszeiten sind zu kurz. Einige Studien legen nahe, dass langfristige Schäden an mehreren Organen wie der Lunge, dem Gehirn oder Herzen sogar bei milderen Verläufen auftreten. Eine wirksame Behandlung steht aktuell nicht zur Verfügung. Eine Hoffnung sind die guten Aussichten auf wirksame Impfungen, wobei aber nicht mit einer baldigen Verfügbarkeit von Impfstoffen für alle in absehbarer Zeit zu rechnen ist, abgesehen von der eher sinkenden Impfbereitschaft in der Bevölkerung.

Das alles ist eine Horrorvision, ein Albtraum, den es bisher nur in Filmen gab, der gegenwärtig aber Realität geworden ist. Die Belastungen im Alltagsleben steigen beständig: Erst war es schlimm, dann schien es besser zu werden, Hoffnung kam auf, dann wieder ist es deutlich schlechter und dann noch schlimmer geworden, ein Auf und ein Ab ohne absehbares Ende. Das macht es auch schwer, über diese Pandemie zu schreiben, die wir in allem Ausmaß noch nicht verstehen können. Was das bedeutet, hat die kleine E. (8 Jahre) in der 14-tägigen Quarantäne während der 2. Herbstwelle deutlich zum Ausdruck gebracht. Sie erfasst genau, was uns das Leben so schwer macht:

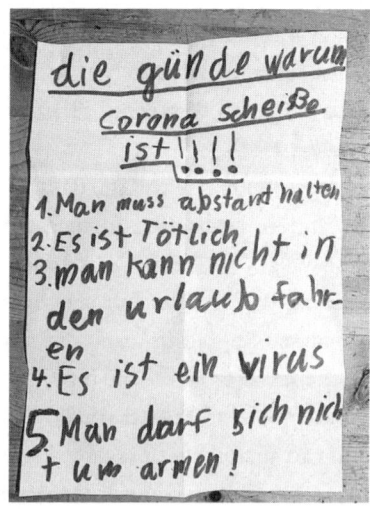

2. Zur Sache

Pandemien als großflächige Infektionsereignisse, die sich über die gesamte Erde verbreiten und dann weltweit sehr viele Menschen in vielen Ländern betreffen, sind im historischen Rückblick keine seltenen Erscheinungen. In den vergangenen 100 Jahren gab es sieben Ausbrüche mit Millionen von Toten. Für die Zukunft listet die WHO zehn gefährliche Erreger auf, wovon wenigstens einer die nächste weltweite Seuche nach Corona auslösen könnte.

Um die Gegenwart und auch die Zukunft besser verstehen zu können, lohnt sich ein historischer Rückblick auf die Pandemien (siehe dazu Fangerau & Labisch 2020). Seitdem Menschen sesshaft sind und eng miteinander und vor allem eng zusammen mit ihren Nutztieren leben, werden sie immer wieder von Seuchen in Form einer Epidemie, Pandemie oder Endemie heimgesucht. Ursache sind meist Erreger (Viren, Bakterien), die vom Tier auf den Menschen überspringen und gegen die der Mensch bisher noch keine Abwehrkräfte und Immunität entwickeln konnte. Auch für den aktuell wütenden Corona-Virus wird eine Chimäre aus einem Virus von Fledermäusen und Schuppentieren vermutet, der erstmals auf einem Tiermarkt in Wuhan (China) übergesprungen sein soll.

Kollektives Gedächtnis

Im herkömmlichen Sinn handelt es sich bei der Corona-Pandemie um eine Seuche. Dieser Begriff wird wegen der besonders belastenden emotionalen Qualität nur ungern öffentlich verwendet.

> Seuche kommt von dem Wort siechen – also erkranken/Krankheit. Seuchen sind mit »Verursachern« assoziiert, oft mit Begründungen bis in das Metaphysische (z. B. »Gottes Strafe«). Der Begriff Pandemie ist mit dem bio-medizinischen Ansatz verknüpft und suggeriert, dass biomedizinische Methoden die Pandemie kontrollieren könnten, was jedoch nicht auf die psychologischen und psychosozialen Auswirkungen zutrifft (siehe dazu These des Bio-psycho-sozialen Modells, Bering in diesem Band).

Historisch bedeutsame Seuchen wie die die Beulen-Pest, Lepra oder Cholera haben durch ihre jeweilige individuelle und gesellschaftliche Dramatik nachwirkende Spuren in unserem kollektiven und kulturellen Gedächtnis hinterlassen. Mit »Seuche« assoziiert werden massive Bedrohungen für Leib und Leben, weitgehende Hilflosigkeit, schutzloses Ausgeliefertsein. Seuchen führten deswegen immer auch

zu oft weitreichenden und nachhaltigen politischen und gesellschaftlichen Veränderungen. Die Pest-Ausstellung im LWL-Museum für Archäologie in Herne zeigt
das eindrucksvoll auf (https://pest-ausstellung.lwl.org/de/; siehe auch Assmann, A. & Assmann, J. 2011).

Stunde der Exekutive

Seuchen sind die Stunde der Exekutive: Alles wird getan, um das individuelle und
das Gemeinwohl zu retten und zu bewahren – auch zu Lasten tatsächlicher (oder
vermuteter) »Verursacher« der Seuche. Maßnahmen zur Seuchenbekämpfung
sind und waren immer schon allgemeine und spezielle hygienische Vorkehrun-
gen. Dazu zählen Abstand und Händewaschen, soziale Isolierung, weitgehende
Einschränkungen durch Schließung von öffentlichen Einrichtungen wie Schulen,
Bäder, Verbote von Versammlungen, Festlichkeiten, Geselligkeiten, Gastronomie
etc. Die oft sehr weitgehenden Anordnungen und Verbote sind mit staatlicher
Kontrolle und Sanktionen bei Übertretung verbunden. Es kommt zu empfindlichen Einschränkungen von Grundrechten.

Nach der Vorstellung des französischen Philosophen Michel Foucault (1993)
können der Staat und die Herrschenden immer auch »Profiteure« einer Seuche
sein, zumindest indirekt durch die strikte und oft rigorose Anwendung der wichtigsten Instrumente zur Bekämpfung der Seuche: Kontrolle, Überwachung und
Ahndung. Die Bedrohung durch die Seuche bewirkt einerseits hohe Akzeptanz
auch rigiden Maßnahmen gegenüber. Den Maßnahmen durch die Exekutive wird
immer auch vehement widersprochen, die Rechtmäßigkeit und die Verhältnis-
mäßigkeit hinterfragt bis zu gerichtlichen Klärungen oder auch öffentlich vorge-
tragenem Protest und Verweigerung.

Gesellschaftliche Verwerfungen

Seuchen führen nahezu regelhaft zu gesellschaftlichen Verwerfungen. Judenpog-
rome als Folge der Pest von 1349 haben zur nachhaltigen Stigmatisierung der jüdischen Bevölkerung als »Brunnenvergifter« und dann zur Auslöschung jüdischer
Gemeinden geführt. Das Elend der Bevölkerung durch die Spanische Grippe
1918/19 mit weltweit vermutlich 39 Millionen und in Deutschland rund 300 000
Toten führte zu Aufständen, die das Ende des Deutschen Kaiserreiches mit beför-
derten.

Verschwörungsmythen blühen besonders in Seuchen-Zeiten auf. Die heutigen

Corona-Verschwörungstheorien werden über die modernen sozialen Medien beflügelt und durch die organisatorischen und Beeinflussungs-Möglichkeiten im Internet gestärkt (Nocun & Lamberti 2020). »Klassische« Impfgegner erscheinen geradezu harmlos gegenüber den Exponenten von »Querdenker«, die sich unterstützt von »System«-feindlichen Kräften lautstark Gehör verschaffen. Es kommt zu befremdlichen öffentlichen Äußerungen wie z. B. von Jana aus Kassel (https://www.youtube.com/watch?v=ORG9owDmYYo).

Fortschritte im Gesundheitswesen

Seuchen haben aber auch positive Seiten, z. B. durch die nachhaltigen Weiterentwicklungen des Gesundheitswesens. So führte z. B. die Cholera von 1830 zur klaren Trennung von Abwässern und Trinkwasser durch Kanalisation und gezielte Wasserreinhaltung, der Inhalt von Fäkaliengruben durfte nicht mehr ungehindert ins Erdreich sickern. Preußen richtete die ersten Ämter für Hygiene ein. Eine allgemeine Impfpflicht gegen Pocken wurde 1807 im Königreich Bayern und im Großherzogtum Hessen eingeführt. Nach der Pockenepidemie 1870/71 in Deutschland mit 125 000 Todesopfern wurde im April 1874 das Reichsimpfgesetz erlassen, wonach alle Kinder geimpft werden mussten, die Nichtbefolgung wurde mit Geld- und Haftstrafen sanktioniert. Allerdings wurde schon damals Protest von Impf-Gegnern laut, es kam zur Gründung lokaler Impfzwanggegnervereine und 1876 zur Gründung des Periodikums Der Impfgegner, 1908 wurde der Verein impfgegnerischer Ärzte gegründet. Das alles klingt gegenwärtig nicht unbekannt.

Neue Seuche mit Besonderheiten

Mit Blick auf die Historie bietet diese Corona-Pandemie letztlich nichts Unbekanntes, zeigt aber einige Besonderheiten. Sie wird heftiger verlaufen als die bisherigen Pandemien in den vergangenen 100 Jahren. Die AIDS-Pandemie, um ein Beispiel herauszugreifen, ist zwar auch »unbesiegt« und bringt für viele Menschen weitreichende Einschränkungen und Gefahren. Sie hat aber nicht ein solches Ausmaß an allgemeiner diffuser Bedrohung. Allerdings hat auch sie das gesellschaftliche und zwischenmenschliche Verhalten drastisch verändert. Geschuldet sind die Besonderheiten den Eigenschaften des Virus sowie dem Fehlen einer wirksamen medizinischen Abwehr und Behandlung. Wer infiziert sein könnte, steht zudem unter moralischem und ggf. auch unter strafrechtlichem Druck, die Mitmenschen vor einer Ansteckung zu bewahren, sich also der Exekutive zu fügen. Epidemiologen weisen zudem darauf hin, dass längerfristig eine weitgehende »Durchseuchung« der Bevölkerung kaum zu vermeiden sein wird. Es wird lange dauern!

Zudem hat bisher keine andere Seuche weltweit in einer solchen Geschwindigkeit und so umfassend und nachhaltig den der modernen Globalisierung geschuldeten globalen Wertschöpfungsketten geschadet. Die Pandemie fällt in eine politische und gesellschaftliche Gemengelage mit anwachsenden Konfliktpotentialen. Es ist nicht nur der Konflikt zwischen Globalisten, den global und vernetzt denkenden großstädtischen Anywheres einerseits, und den Nationalisten andererseits, den in Nation, Heimat, Familie und Abgrenzung denkenden Somewheres (Goodhart 2020). Hinzu kommen die »modernen« Bedrohungen für das Alltagsbewusstsein: andrängende Flüchtlingsbewegungen mit hohem gesellschaftlichem und politischem Sprengstoff; Rassismus und fundamentalistischer Terror; Handelskriege zwischen den Machtblöcken bei bandenmäßigem Massenbetrug in Wirtschaft und Industrie (z. B. Cum-Ex, Dieselskandal), politische Umwälzungen wie in den USA etc. Im Schatten des Klimawandels mit der zunehmenden Einhüllung der Erde mit Kohlendioxyd, dem Abschmelzen der Polkappen, dem Verschwinden der Regenwälder etc. kann die Corona-Pandemie als der bittere Vorgeschmack auf weitere vor der Tür stehende Katastrophen gesehen werden.

3. Psychologie in Zeiten einer Seuche

Eine Pandemie stellt individuell immer eine außergewöhnliche und bisher nicht erlebte psychologische Herausforderung dar (Taylor 2020). Das hängt von der Art (z. B. Infektiosität und Übertragungswege) und dem Ausmaß (z. B. Geschwindigkeit der Verbreitung, Kontrollierbarkeit) der Seuche ab, und ob und wie es Schutz und Behandlungsmöglichkeiten gibt. Das bestimmt wiederum die Folgen nicht nur für den individuellen Alltag, sondern für Wirtschaft, Kultur und Bildungseinrichtungen, für Gastronomie, Geselligkeit etc. Das ist aktuell weltweit zu erfahren.

Die Antworten auf die psychologischen Herausforderungen sind dann wieder weitgehend bestimmt von den jeweiligen gesellschaftlichen und kulturellen Gegebenheiten. Interessant dabei sind die gesellschaftlichen und kulturspezifischen Unterschiede im jeweiligen Vorgehen gegen die Pandemie, die auf dem unterschiedlichen individuellen und kollektiven Erleben und Verhalten gründen.

China reagiert, wie schon bei den früheren Epidemien (z. B. Vogelgrippe, Sars), immer mit weiträumigen Absperrungen von großen Wohnbereichen, aktuell sogar von Millionenstädten und mit einer rigoros durchgesetzten und kontrollierten Unterbindung aller sozialen Kontakte außerhalb der engsten Familie. Es gilt ein striktes und strafbewehrtes Verbot, die eigene Wohnung zu verlassen ohne Sondererlaubnis, kontrolliert über eine internetgestützte engmaschige Beobachtung jedes Einzelnen z. B. über die Bewegungsprofile der Mobiltelefone. Das gilt auch aktuell, wenn Infektionen auftreten. Andere asiatische Staaten wie Korea oder Taiwan setzen auf eine umfassende internetgestützte soziale Kontrolle mit absoluter Erfassung aller Bewegungsdaten, Begegnungen etc. über die Mobiltelefone, um die Infektionsketten sofort zu erkennen und durch gezielte Isolierung der Betroffenen zu unterbinden. Hinzu kommt in diesen Gesellschaften ein hoher gesellschaftlicher Konsens, sich an die offiziellen Regeln zum Schutz der allgemeinen Gesundheit zu halten, und zwar vor allem, um andere nicht zu gefährden. So ist das Tragen von Schutzmasken in diesen Ländern schon lange Tradition, um die Mitmenschen vor der eigenen Infektion zu schützen und weniger sich selbst.

Solche Maßnahmen sind in unserer Gesellschaft nicht möglich, nicht nur aus Gründen des Datenschutzes und der individuellen Persönlichkeitsrechte, sondern auch weil unsere Gesellschaft von einer stark individualistischen Orientierung geprägt ist gegenüber dem kollektiv geprägten Bewusstsein in den asiatischen Gesellschaften. Dort steht der Schutz des Kollektivs weit über dem individuellen Anspruch und die Bereitschaft, für die Gemeinschaft Verzicht zu üben, ist viel höher.

Beispiellose Stresssituation

Die Konfrontation mit dieser Seuche bedeutet eine beispiellose Stresssituation. Ohne Ausnahme sind wir alle in der gleichen Situation gefangen, niemand kann sich aus dem Seuchengeschehen heraushalten.

Dass Menschen sehr unterschiedlich auf solchen Stress reagieren – emotional, rational, psychosomatisch, psychopathologisch – ist eine Binsenweisheit, der aktuell jedoch eine besondere Bedeutung zukommt. Angesichts der täglichen warnenden Berichte über die Infektionszahlen, die Toten und die Überlastung der medizinischen Einrichtungen ist es nun nicht ungewöhnlich, dass Menschen in Panik geraten. Das Spektrum pandemiebezogener Stressreaktionen ist breit, es reicht von Resignation und Gleichgültigkeit bis zu aggressiver Verleugnung, oft verbunden mit Verschwörungsideen, und dann wieder von unangemessener

Überängstlichkeit und Rückzug hin zur Übertreibung, Überreaktion und Überaktivität. Die Medien sind voll von Beispielen.

> Besonders eindrucksvoll ist ein Video in der ARD von dem 84-jährigen Mann auf einer Demonstration gegen die Corona-Maßnahmen, aus Liebe zu seiner Frau, wie er sagt, mit der er seit 63 Jahren verheiratet ist. Er weint in dem Interview, weil er seine schwer an Demenz erkrankte Frau seit Wochen nicht sehen durfte. Wegen Corona lässt das Pflegeheim keinen Besuch zu. Diese Trennung nennt er »seelische Folter«. Er leidet sehr darunter. Es ist dann zu sehen, wie er von einem jungen Mann, offensichtlich ein Corona-Leugner, aggressiv angebrüllt wird. Das Video wurde auf sozialen Medien wie Twitter geteilt, mit dem jungen Mann zustimmenden und ablehnenden Kommentaren. (https://www.t-online.de/nachrichten/deutschland/id_87906352/corona-demo-rentner-mit-trauriger-liebeserklaerung-an-seine-frau-im-heim.html)

Wie sind diese unterschiedlichen Reaktionen zu verstehen und einzuordnen? Dazu gibt es eine Vielzahl von Annahmen und Theorien mit z. T. unterschiedlichen Perspektiven und Positionen (u. a. Taylor 2020; Funke 2020; Newiak 2020; Kirchler 2020).

Hilfreicher Überlebensinstinkt

Pandemiebedingte Stressreaktionen können so verstanden werden, dass durch das »Naturkatastrophen-hafte« ein natürlicher »Überlebensinstinkt« angesprochen wird, um dieser Gefahr aktiv durch »Kampf« entgegenzutreten oder sich durch »Flucht« zu entziehen. Vereinfachend skizziert, kommt es dabei auf das funktionale Zusammenspiel von drei Funktionsbereichen des Gehirns an, das

- »*kognitive oder soziale Gehirn*« im Großhirn steht für Rationalität, für rationales Bewerten und Handeln durch Aufmerksamkeit, Verstehen, Denken, Urteilsvermögen, Willen, Entscheidung und bewirkt die bewusste Kommunikation und den rationalen Austausch mit der Umwelt,
- »*emotionale Gehirn*« im Limbischen System ist als der Entstehungsort für Emotionen dafür zuständig, Gefahren schnell zu erkennen und als Erinnerung zu speichern; droht Gefahr, dann erhält der Mandelkern (Amygdala) direkt über den Thalamus (»Tor zum Bewusstsein«) dazu präzise Informationen, so dass dann im Sinne des Überlebensinstinkts über das

■ »*reaktive Hirn*« im Zentrum viszeraler Aktivitäten im Hirnstamm grundlegende biologische Impulse wie Atmung, Kreislauf, Herzschlag etc. aktiviert werden, die die biologische Grundlage dafür sind, der Gefahrensituation zu begegnen (Kampf) oder zu entkommen (Flucht).

Nur wenn diese Hirnbereiche funktional harmonisch aufeinander abgestimmt miteinander arbeiten, wird der Mensch zu einem weitgehend rational denkenden und handelnden Wesen, das vernünftig mit anderen Menschen kommuniziert und kooperiert. In starken und vor allem andauernden Stresssituationen kann diese Balance weitgehend gestört werden. Denn das »emotionale Gehirn« erkennt Gefahren immer schneller als das »kognitive Gehirn«, wodurch es über das »reaktive Hirn« zur »rational« nicht kontrollierbaren reflexhaften Aktivierung viszeraler Aktivitäten über den Hirnstamm kommen kann. Menschen werden dann von Emotionen und instinkthaften Reflexen getrieben, statt von rationalem Handeln bestimmt.

Der »*Gewinn*« zur Sicherung des Überlebens ist, dass durch die reflexhaft ausgelösten körperlichen Reaktionen mit Beschleunigung und Vertiefung der Atmung, Erhöhung des Blutdrucks und Bereitstellung von Glukose etc. die Versorgung der Muskeln und des Gehirns mit Sauerstoff und Energie verbessert werden. Dadurch wird der Mensch körperlich leistungsfähiger, er kann schneller rennen, ermüdet weniger, ist wachsamer mit fokussierter Aufmerksamkeit etc.

Der »*Preis*« für diesen entwicklungsgeschichtlich sinnvollen Mechanismus, der im Lauf der Evolution das Überleben gesichert hat, kann hoch sein. Was evolutionär sinnvoll ist, kann individuell als psychische »Störungen« zur Belastung und Behinderung werden: der erhöhte Angstlevel, die erhöhte Wachsamkeit mit Schlafstörungen, das vermehrte gedankliche Beschäftigen mit Problemlagen und Antizipieren von Gefahr bis hin zum Grübeln über ausweglose Probleme, die hypochondrisch sich ausweitenden Befürchtungen oder auch Zwangsgedanken oder -handlungen, die depressiven oder aggressiven Stimmungslagen etc. – das alles sind Erscheinungen, die Menschen in der Panik erleben.

Zu den tatsächlichen psychischen und psychopathologischen Folgen liegen bisher nur wenige abgeschlossene Forschungsberichte vor (zur Übersicht siehe auch Eichenberg in diesem Band). Vorläufige Ergebnisse und Stellungnahmen sind aktuell vor allem Pressemitteilungen zu entnehmen (z. B. DIE ZEIT: www.zeit.de/2020/48/psychologie-corona-krise-isolation-angst-sorgen). Aktuellen Überblick geben auch die Berichte der Bundespsychotherapeutenkammer (BPtK) (https://www.lpk-rlp.de/fileadmin/

user_upload/2020-08-17_BPtK-Hintergrund_Corona-Pandemie_und_psychische_ Erkrankungen.pdf). Das Forschungsprojekt NAKO (https://nako.de) ist zwar noch unzureichend ausgewertet, die Daten weisen aber schon darauf hin, dass sich die psychische Gesundheit gegenüber einer Voruntersuchung im Mittel wohl verschlechtert hat und mehr Deutsche depressive Symptome zeigten. Dabei seien psychische Belastungen in der Altersgruppe zwischen 20 bis Ende 40 besonders groß, wogegen in der Gruppe über 60 Jahre keine Zunahme von depressiven oder Angstsymptomen gesehen wurde (https://nako.de/blog/2020/10/30/13-brief-an-die-nako-teilnehmerinnen/). Das entspricht Beobachtungen in einer repräsentativen Studie der Universität Leipzig mit über 1000 Studienteilnehmern zwischen 65 und 94 Jahren (Pressemitteilung vom 22.07.2020), dass sich die psychosoziale Gesundheit älterer Menschen in Deutschland auch im Lockdown als wenig verändert erwies. Ältere Menschen, obwohl eine besondere Risikogruppe für schwere Verläufe, erweisen sich mehrheitlich psychisch stabil mit einer großen Akzeptanz und auch Resilienz gegenüber der herausfordernden pandemischen Situation (https://psyarxiv.com/7n2bm/).

Bei früherer psychischer Erkrankung besteht in einem Stressgeschehen die Gefahr der Reaktivierung. In der psychotherapeutischen Fachwelt besteht aber weitgehend Konsens, dass viele Menschen zwar übermäßig belastet, aber durchaus in der Lage sind, ihre individuellen Krisen in der Pandemie angemessen zu bewältigen. Natürlich werden vermehrt akute Belastungsreaktionen oder auch Anpassungsstörungen beobachtet, die dann entsprechender Interventionen bedürfen. Übereinstimmung besteht darüber, dass es wichtig ist, über die psychologischen Zusammenhänge und vor allem über die intrinsischen Schutzsysteme und Bewältigungskompetenzen aufzuklären.

Intrinsisches Schutzsystem und Bewältigungskompetenz (Resilienz)

Der Begriff Resilienz benennt die relative Widerstandsfähigkeit (Bewältigungskompetenz) einer Person gegenüber sehr belastenden bzw. traumatisierenden Lebensumständen und Ereignissen. Es ist ein immer relational auf aktuelle Lebenskrisen und traumatische Erfahrung bezogenes intrinsisches Schutzsystem, das dafür sorgt, dass das Individuum sich selbst schützend mit schweren Krisen und traumatischen Ereignissen umgehen kann. Posttraumatic growth (Tedeschi & Calhoun 2004) benennt den innerpsychischen Prozess, der dafür sorgt, den belastenden und traumatischen Lebensumständen sogar gestärkt zu entkommen und für die persönliche Entwicklung nutzen zu können. Grundsätzlich gilt, dass alle Anforderungen, die es im Laufe des Lebens zu bewältigen gilt, immer auch das individuelle intrinsische Schutzsystem verbessern und die relative Widerstandsfähigkeit gegenüber zukünftigen belastenden und auch traumatisierenden Lebensumständen und Ereignissen erhöhen.

In der psychotherapeutischen Bewertung sind wir allerdings eher gewohnt, Krisenphasen des Lebens Störungs-orientiert, also vor allem unter dem Blickwinkel der Störung zu betrachten. Das Konzept der Resilienz setzt dagegen auf die persönlichen Stärken, auf die protektiven Faktoren sowie auf die Selbstwirksamkeit (Albert Bandura), ohne dabei psychopathologische Auswirkungen zu verleugnen (Senf 2020).

Angst als ein sinnvolles Regulativ im Risikomanagement

Es ist natürlich und sinnvoll, dass Menschen mit Angst auf Bedrohungen, wie sie in einer Seuche gegeben sind, reagieren. Das ist durch die öffentliche Risiko- und Krisenkommunikation auch beabsichtigt. Angst als sinnvolles Alarmzeichen gegen Bedrohung fördert den Überlebensinstinkt und die Bewältigungskompetenz gegen die bedrohliche Situation durch »Kampf« oder »Flucht«. Ohne diesen Mechanismus könnten die AHA-Regeln nicht dauerhaft funktionieren. Weniger aus rationalen Gründen tragen wir Masken und trainieren wir uns darin, auf Abstand zu kommunizieren, obwohl wir darunter leiden. Jedes Husten oder Niesen in der Nähe, eine zu geringe Distanz in der Bahn oder die Nähe eines demonstrativen Maskenverweigeres kann Angst und einen Fluchtreflex auslösen oder Aggression und Angriffsstimmung. Signalangst und Überlebensinstinkt erweisen sich für das individuelle Risikomanagement zwar als ausgesprochen sinnvoll, allerdings zahlen viele Menschen auch den o. g. »Preis«.

Bewältigungskompetenz und Kipp-Punkte

Ungewöhnliche Belastungs- und Krisensituationen, wie aktuell durch die Pandemie gegeben, können die Balance von Anforderung und Bewältigung rasch und auch nachhaltig ins Ungleichgewicht bringen, dann auch mit der Folge psychischer und psychosomatischer Beschwerden oder Erkrankungen. Das ist nicht nur abhängig von Art und Ausmaß der Anforderung, sondern von der jeweils gegebenen individuellen Vulnerabilität (Vorerkrankungen, Biografie und aktuelle psychosoziale Belastungen, ökonomische Situation etc.) und der bisher erworbenen Resilienz (siehe oben).

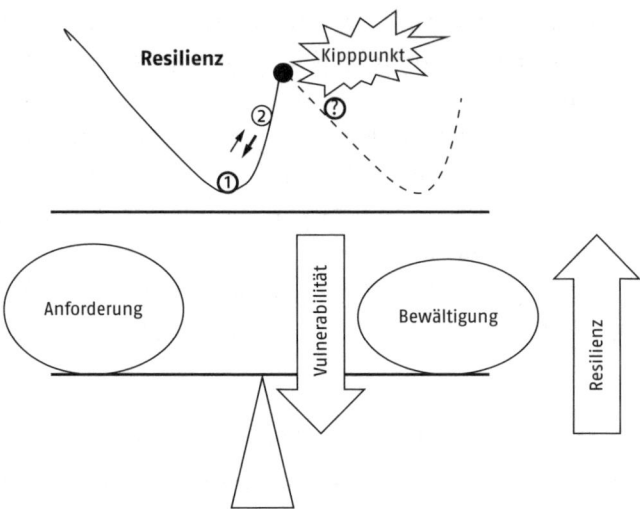

Abb. 1: Anforderung und Bewältigung, Kipppunkte
Die Erholung einer Störung ist ein wichtiger Indikator für die Resilienz eines Systems. Je schneller sich die Kugel nach einer Auslenkung wieder in der Talsohle befindet (1 u. 2), desto höher ist die Resilienz.
Je geringer die Resilienz oder je höher die Vulnerabilität ist, desto weiter ist der Ausschlag und um so später schwingt die Kugel in den Ausgangspunkt zurück.
Der **Kipppunkt** beschreibt die Situation, wenn die Kugel so weit ausschlägt, dass ein Zurückschwingen nicht mehr erfolgen kann. Dann werden wahrscheinlich alle bisherigen vertrauten Bewältigungsmechanismen außer Kraft gesetzt und durch neue, bisher unbekannte und unvertraute und damit auch weniger beherrschbare Mechanismen ersetzt.

Die Balance wird bei guter Resilienz und mit guten persönlichen Ressourcen eher wenig gestört oder sie pendelt sich nach auch heftigeren Turbulenzen rasch wieder ein. Der wichtigste Aspekt dabei ist, dass der ursprüngliche vertraute Zustand weitgehend wiederhergestellt oder sogar »optimiert« wird durch die vorhergehende Bewältigungserfahrung.

Die Beobachtung einer unerwartet guten psychischen Gesundheit und psychosozialen Stabilität älterer Menschen in dem Pandemiegeschehen passt gut in dieses Konzept. Ältere Menschen haben auf dem Hintergrund schon »weggesteckter Lebenskrisen« wie Krieg, Verlust etc. ein »psychisches Immunsystem« (Menning 2014) entwickelt.

Bei einer hohen individuellen Vulnerabilität aber, etwa durch zurückliegende biografische Belastungen (z.B. Traumatisierungen, Krankheiten etc.), durch bestehende Vorerkrankungen oder schwerwiegende psychosoziale Belastungen, kann die Balance lange und nachhaltig aus dem Lot kommen. Dadurch wird auch das (Wieder-) Auftreten psychischer und psychosomatischer Störungen begünstigt. Die Balance wird sich erst dann wieder einpendeln, wenn die Belastungsanforderungen nachlassen, oft nur mit psychotherapeutischer Hilfe.

Was aber passiert, wenn das intrinsische Schutzsystem überfordert wird?

Aus der Störungsökologie, in der u. a. die Entwicklung des Waldes im Klimawandel untersucht wird (Seidel et al. 2019), ist bekannt, dass jedes Resilienz-System bis zum Bruch überdehnt werden kann. Ökologischer Kipp-Punkt bedeutet, dass bei einer Erderwärmung über 2 Grad Celsius hinaus die jetzigen Schutz- und Regelsysteme der Erde nicht mehr greifen und die Welt sich dann unvorhersehbar verändern und in einem neuen System einpendeln wird, wozu es heute weder Erfahrungen noch Berechnungen gibt.

Übertragen auf die Pandemie, könnten solche Kipp-Punkte bei Menschen dann auftreten, wenn ihr individuelles intrinsisches Schutzsystem überdehnt und ihre Resilienz ausgeschöpft sind. Bezogen auf die aktuelle gesellschaftliche Situation heißt das: mit der verwirrend komplexen Gegenwart (Klimawandel, politische Verwerfungen etc.) schon überfordert, wird es einzelnen Individuen durch die aktuelle Seuche noch schwerer fallen, ihre Krisenwahrnehmung in ein ordnendes sinnvolles Schema einzulesen, um sich dadurch Orientierung und Halt zu geben. Es droht ein zunehmender Verlust der Verankerungen in die allgemeinen und intersubjektiv konstituierten Lebenswelten. Die Kugel in Abb.1 kann dann den Punkt überschreiten, von dem sie in die vertraute, durch diese Erfahrung auch verbesserte Bewältigungsstruktur zurückrollen könnte. Kommt es zur Überschreitung (Gipfelbereich in der Abbildung), dann treten Unsicherheit und Verlust der Kontrolle und Antizipation über die eigene Existenz auf. Um den Verlust an Kontrolle und Selbstwirksamkeit zu kompensieren und um eine neue Balance von Anforderung und Bewältigung zu erreichen, wird es zu Umdeutungen der objektiven und der subjektiven Realitäten kommen. Bisherige Selbstverständlichkeiten erscheinen dann fremd, neue werden konstruiert. Die Selbstwirksamkeit muss neu justiert werden.

Vielleicht ist das ein Kipppunkt, an dem Verschwörungserzählungen und Feindbilder mit den typischen Verzerrungen der Realität und den irrationalen Zuweisungen von Täterschaften auftreten. Nicht das Virus, das es in der neuen Realität nicht gibt, ist dann der Feind, sondern ein »tiefer Staat« wird beschuldigt, dessen Eliten, aktuell angeführt von Bill Gates, einem Teil der Menschheit den Untergang bereiten (Nocun & Lamberty 2020). Das könnte einer der psychologischen Mechanismen sein, der in Seuchen nahezu regelhaft zu solchen gesellschaftlichen Verwerfungen führt, wie in Zeiten der Pest die irrationalen Verschwörungserzählungen über »jüdische Brunnenvergifter«, die zu den Judenpogromen führten. In der heutigen Zeit der Seuche macht nachdenklich, dass nach einer Studie der Konrad-Adenauer-Stiftung ein Drittel (!) der deutschen Bevölkerung zumindest einen Hang zu Verschwörungserzählungen hat.

4. Verlust natürlicher Selbstverständlichkeiten in der Psychotherapie

Das gesellschaftliche Leben hat sich in einer bislang unvorstellbaren Weise verändert. Soziale Distanz ist geboten, wo bisher Nähe selbstverständlich war. Sie wird in vielen Bereichen sogar aktiv unterbunden und sanktioniert. Persönlichkeitsrechte werden auch weitgehend eingeschränkt. Aber das ist ja alles hinreichend bekannt.

Auch die Psychotherapie erlebt einen massiven Verlust von bisherigen Selbstverständlichkeiten. Psychotherapie heißt Begegnung und emotionale Nähe. Auf der Suche nach dem Verlust von Selbstverständlichkeiten werden aber mehr Fragen aufgeworfen als Antworten gegeben.

Distanz gegen Nähe

Distanz ist das dringende Gebot der Stunde – die AHA-Regel. Es geht dabei nicht nur um die körperliche Distanz auf mindestens 1,5 Meter Abstand, sondern auch durch die Masken wird große Distanz geschaffen: Das Gesicht des Gegenübers ist verborgen, das Gesagte oft nur schwer verständlich. Was sonst aus einem Gesichtsausdruck erkennbar werden könnte, bleibt verborgen. Das mag für manche Situationen oder für die, die etwas mehr inkognito durchs Leben gehen wollen, einen Vorteil haben. Für die große Mehrzahl bedeutet es Belastung und Verlust.

Psychotherapie: Sind in dieser Situation Masken notwendig? Streng genommen ja! Eine interessante Frage ist, wie das in den psychotherapeutischen Praxen gehandhabt wird. Was macht es, wenn Masken getragen werden, und was, wenn darauf verzichtet wird? Was bedeutet es, wenn alle 20 Minuten gelüftet wird? Ist die Video-Sprechstunde ein Ausweg? Mit Corona erweiterten sich zwar die meist kommerziellen Angebote, vor allem nachdem die Kassenabrechnung ermöglicht ist (siehe Eichenberg in diesem Band). Doch ist die Meinung dazu gespalten.

Was bedeutet Corona für das Thema »Distanz gegen Nähe«? Zumeist werden eine Erschwernis und ein Verlust beklagt, die notwendige therapeutische Nähe sei nur im persönlichen Kontakt und ohne Maske möglich. Aber kann das den therapeutischen Prozess vielleicht auch befördern?

> Beispiel: Die 32-jährige Ärztin kommt zu Beginn der Pandemie mit einer depressiven Symptomatik, verbunden mit einer bulimischen Essstörung in die Sprechstunde. Sie selbst ist nach den ersten Gesprächen froh über das Angebot, die Behandlung in der Video-Sprechstunde fortzusetzen, da sie wegen der immer häufigeren Corona-Patienten in der Ambulanz ihrer Uni-Klinik Sorge hat, den schon älteren Therapeuten anstecken zu können. Die Verabredung ist eine Video-Therapie mit gelegentlichen persönlichen Treffen, wenn Bedarf aufkommt von beiden Seiten. Zudem wird als Besonderheit ver-abredet, dass die Pat. sich jeweils meldet, wann sie ihre wöchentliche Stunde haben möchte mit Rücksicht auf ihre Dienstzeiten bzw. Nachtdienste. Die Behandlung verläuft gut und hat einen Vorteil: Die Patientin wagt in der Video-Distanz, die durchaus auch eine spezifische Nähe hat, eine größere Offenheit darüber zu sprechen, was sie aus Scham und Selbstanklage bisher nie ausgesprochen hat. Helfen würde ihr auch, dass die Gespräche zu Hause in ihrer vertrauten Umgebung stattfinden.

Unsicherheit gegen Sicherheit

Unsere gesellschaftliche Basis ist eine weitgehende Sicherheit für unserer indivi-duelles Leben. Ohne eigenes Zutun etwa durch Leichtsinn, Übermut, Alkohol oder eine gewisse psychopathologische Neigung und ohne die unvorhersehbaren Schicksalsschläge durch Unfall oder Krankheit sind wir ein sehr sicheres Leben gewohnt. Objektive Sicherheit und subjektives Sicherheitsempfinden können natürlich weit auseinanderklaffen, wie es sich nicht nur im privaten, sondern aktuell auch im politisch-gesellschaftlichen Bereich zeigt.

Mit Corona ist eine neue Dimension dazugekommen. Niemand kann letztlich ganz sicher sein, nicht doch infektiös zu sein. Eine relative Sicherheit gibt die Tes-tung, die aber nur eine Momentaufnahme ist, was sich danach rasch wieder ändern kann. Auch weitgehende Vorsicht bewahrt nicht. Im überwiegenden Teil der Fälle ist nicht nachvollziehbar, wo und durch wen die Infektion erfolgt ist.

Psychotherapie: Psychotherapie bedeutet die intensive Begegnung mit vielen Menschen in einer Situation, die für das Virus geradezu optimal ist: ein intensives Gespräch über lange Zeit in einem meist eher überschaubar engen Raum. Bei allen Schutzvorkehrungen wie Abstand, Lüften, Luftfiltergeräte etc. bleibt immer eine Unsicherheit. Könnten er/sie nicht doch infektiös sein?

Beispiel: Die Pat., Mutter eines Kindes in der Grundschule und eines Kleinkindes, hat für die zwei psychoanalytischen Therapiestunden eine Kinderbetreuung aus der Nachbarschaft organisiert. Diese junge 18-jährige Frau und ihre Familie sind ihr gut bekannt und sie kann davon ausgehen, dass sie gut auf sich aufpasst, da der Vater eine Risikoperson ist. Alles schien gut geregelt. Das Erschrecken bei dem Therapeuten ist jedoch groß, als die Patientin anruft und mitteilt, dass ihre Kinderfrau ihr eben mitgeteilt habe, positiv getestet zu sein. Für sie, die Pat., sei wie auch für die Kinder als K1-Personen für die kommenden 14 Tage Quarantäne angeordnet. Eine Testung erfolge erst dann, wenn sie Symptome bekomme. Sie habe aber doch Sorge, dass sie und eines der Kinder angesteckt sein könnten, der körperliche Kontakt zu der Kinderfrau sei schon sehr eng gewesen. Die Pat. drückt ihr Bedauern über diese Unannehmlichkeit aus, aber auch ihre Sorge, das Virus vielleicht doch auch an den Therapeuten weitergegeben zu haben.

Misstrauen gegen Vertrauen

Bei Begegnungen in Corona-Zeiten taucht im privaten Leben rasch einmal die Frage auf, wie zuverlässig die Personen sind, mit denen man sich gerade trifft oder treffen möchte. Berufliche Kontakte z. B. in einer Klinik oder der Weg zur Arbeit mit öffentlichen Verkehrsmitteln sind Risikosituationen. Die Frage ist auch, ob allen Bekannten, den Eltern der Schulfreundin, der Kinderbetreuung etc. unterstellt werden kann, dass die Regeln wirklich eingehalten werden. Oder gibt es darunter gar Corona-Verharmloser (»nur eine Grippe!«) oder sogar Leugner und Maskenverweigerer? Eine kurze oder auch längere Überlegung, wie das bei Freunden und Bekannten einzuschätzen ist, kann sich aufdrängen. Wird ein Treffen mit Freunden/Bekannten, auch in kleiner Runde und mit Abstand, immer schon auch unter solchen Abwägungen erwogen? Wo kann ich wirklich vertrauen? Oder soll ich vorab zu einem Schnelltest auffordern?

Psychotherapie: Wie ist es mit Patienten? Ist diese oder ist jener wirklich zuverlässig und passt ausreichend auf? Darf ich meine Befürchtungen äußern? Darf ich auch mal nachfragen, wie es mit den AHA-Regeln gehalten wird? Was ist, wenn ich Schutzmaßnahmen wie die 20-minütige Lüftung, Maskenpflicht, Telefon- oder Videokontakte vorschlage oder fordere? Wird es als Ausdruck von Misstrauen verstanden?

Ein vielleicht auch nur untergründiges Misstrauen ist nahezu unvermeidlich, vor allem aber bei Neuanmeldungen und bei noch weitgehend unbekannten Patienten. Mit dem Konflikt Vertrauen gegen Misstrauen hat sich eine neue Dimension in die therapeutische Beziehung eingeschlichen, die vielleicht noch nicht einmal bewusst wahrgenommen wird.

> Beispiel: Ein Gespräch mit einem Kollegen dreht sich natürlich um Corona. In der ersten Welle hatte er die Praxistätigkeit ganz auf telefonische Kontakte umgestellt. Er sei Risikoperson und wollte sich auf keinen Fall einer Gefährdung aussetzen. Gegen eine Videosprechstunde bestehen Bedenken, das sei doch zu distanziert, zudem sei seine Computer-Technik veraltet und nicht so gut. Über den Sommer habe er mit dem Absinken der Neuinfektionen die persönlichen Therapiesitzungen wieder aufgenommen. Alle Patienten hätten das sehr begrüßt, manche hätten unter der »Telefonseelsorge« doch gelitten. Der erneute Lockdown führt zu einem Konflikt: Mit wem solle er wieder in die »Telefonseelsorge«? Wem kann er soweit vertrauen, vorsichtig genug zu sein, um sich und damit auch ihn zu schützen? Soll er da Unterscheidungen machen? Soll er sich mit dem eigenen Risikoprofil (nicht das Alter!) outen und nicht vor allem mit der Sicherheit seiner Patienten argumentieren, wie in der ersten Phase? Über die Pandemie schleicht sich zwangsläufig ein untergründiges Misstrauen oder zumindest Abwägen ein: Wem kann ich bzgl. einer ausreichenden Vorsicht wirklich trauen?

Sorge gegen Zuversicht

Wird der o. g. Verlust natürlicher Selbstverständlichkeiten zugrunde gelegt, dann wird im Pandemie-Alltag die beste Zuversicht immer auch von Sorge überschattet sein. Niemand kann sich heraushalten, intrinsisches Schutzsystem und Bewältigungskompetenz (Resilienz) werden bei jedem oft bis zum Äußersten strapaziert. Das Überwiegen von Sorge gegenüber Zuversicht kann ausreichende Gelassenheit und Wahrnehmungsaufmerksamkeit zumindest behindern. Das ist auch abhängig von den jeweiligen Lebensumständen: jüngeres Alter mit Kindern in Kita und Schule, Partner in exponierten medizinischen Berufen, Eltern im Pflegeheim etc. oder schon älter, Kinder aus dem Haus, keine weitgehenden familiären oder sozialen Verpflichtungen etc.

Psychotherapie: Aus der Psychotherapieforschung ist bekannt, dass eine optimistisch und lösungsorientiert auf die Zukunft gerichtete therapeutische Haltung eine wichtige Grundlage ist. Die Pandemie ist aber auch für Psychotherapeut*innen eher eine Zeit von Sorge als von Zuversicht. Für die therapeutische Beziehung und für die Gegenübertragung kann das zu einer Belastung werden.

Beispiel: In den Sitzungen spielt ein Pat. die in den Medien und von seinen Bekannten geäußerten allgemeinen Sorgen um die Zukunft immer wieder herunter, das sei doch alles übertrieben. Biografisch hatte er unter einer ihn allein erziehenden Mutter gelitten, die ihn bis in das Erwachsenenalter mit ihren Sorgen und einer pessimistischen Weltsicht zu binden wusste. Die »Zuversicht« des Patienten, die er sich in der bisherigen Therapie erworben hatte, möchte er deshalb nicht hinterfragt wissen. Das führt durch seine manchmal etwas langatmigen Ausführungen über den »ungerechtfertigten depressiven Sog« bei seiner Freundin zu einer anwachsenden Ungehaltenheit bei der Therapeutin. Sie beginnt sich über seine provokativ vorgetragene Gelassenheit dem »AHA-Zwang« gegenüber zu ärgern. Als er darüber nachdenkt, seine Eltern trotz der Corona-Warnungen zu Weihnachten besuchen zu wollen, rät sie ihm heftig davon ab.

5. Krisenbewusstsein und Problemlösungspotentiale

In einer Fernsehansprache am 18. März 2020 spricht die Bundeskanzlerin Angela Merkel von einer Herausforderung von historischem Ausmaß. Tatsächlich ist diese Pandemie ein auch für die Ältesten in unserer Gesellschaft bisher unvorstellbar katastrophales Ereignis. Zum Jahreswechsel 20/21 befinden wir uns noch immer weltweit in einer Situation, in der niemand in Wissenschaft, der Politik, der Medizin so ganz genau weiß, was aktuell passiert und was weiter passieren wird. Ziehen wir dazu Bilanz, so stellen wir fest, dass wir beständig von Virologen, Medizinern und anderen Experten aktualisiertes und neues Wissen zur Erkennung, Behandlung und Vermeidung von Corona erwarten. Von der Psychotherapie erwarten wir eine Kenntnis von relevanten psychologischen und psychodynamischen Spannungspunkten, die das Erleben und Verhalten durch die Pandemie verändern.

»Alles Leben ist Problemlösen«, der Titel dieses Buches von Karl R. Popper, das zwar von Erkenntnis, Geschichte und Politik handelt und nicht von individuellen Lebenskrisen, bringt dennoch auf den Punkt, was diese Herausforderung durch die Seuche psychotherapeutisch bedeutet. Denn: Existenzielle Aufgabe eines jeden Menschen ist das beständige Problemlösen zur Bewältigung der Lebensanforderungen. Dabei dient alles, was die Vorhersehbarkeit und das Erleben von Kontrolle steigert, der Selbstwirksamkeit und der psychischen Stabilität.

Diese Pandemie entzieht uns zu lange und zu viel unsere Kontrolle und Vorhersagbarkeit, es droht ein anhaltender Verlust unserer natürlichen Selbstverständlichkeiten.

Psychotherapeutisch können wir helfen, indem wir unseren Patientinnen und Patienten dabei helfen, die Gefährdungen zwar nüchtern in den Blick zu nehmen, gleichzeitig aber auch ihre persönlichen Stärken als positives Leitbild zu erkennen lernen.

Mit der Psychotherapie können wir dabei helfen, eine konstruktive Verbindung zu schaffen zwischen Krisenbewusstsein einerseits und Problemlösungspotentialen andererseits.

Das gilt übrigens nicht nur für die aktuelle Corona-Krise, die im Schatten des Klimawandels vielleicht nur ein bitterer Vorgeschmack auf die vor der Tür stehenden Katastrophen ist (Rosenberger 2020).

Literatur

Assmann, A. & Assmann, J. (2011). Kultur als Schrift und Gedächtnis. VS Verlag für Sozialwissenschaften https://link.springer.com/chapter/10.1007/978-3-531-92056-6_44

Fangerau, H. & Labisch, A. (2020). Pest und Corona. Pandemien in Geschichte, Gegenwart und Zukunft. Freiburg: Herder.

Foucault, M. (1993). Überwachen und Strafen: Die Geburt des Gefängnisses. Berlin: Suhrkamp Taschenbuch.

Funke, J. (2020). Entwicklung einer Pandemie: Psychologische Aspekte der Corona-Krise. 220 HDJBO, Band 5. (Online). https://heiup.uni-heidelberg.de/journals/index.php/hdjbo/article/view/24181 (letzter Zugriff: 30.12.2020).

Goodhard, D. (2020). The Road to Somewhere. Wie wir Arbeit, Familie und Gesellschaft neu denken müssen. Iffeldorf: Millemari.

Kirchler, E., Pitters, J. & Kastlunger, B, (2020). Psychologie in Zeiten der Krise. Eine wirtschaftspsychologische Analyse der Coronavirus-Pandemie. Berlin: Springer.

Menning, H. (2014). Das psychische Immunsystem Schutzschild der Seele, Reihe: Systemische Praxis – Band 4. Göttingen: Hogrefe.

Newiak, D. (2020). Alles schon mal dagewesen. Was wir aus Pandemie-Filmen für die Corona-Krise lernen können. Marburg: Schüren.

Nocun, K. & Lamberty, P. (2020). Fake Facts. Wie Verschwörungstheorien unser Denken bestimmen. Berlin: Quadriga.

Pepys, S. (2014). Tagebuch aus dem London des 17. Jahrhunderts. Ditzingen: Reclam Universal-Bibliothek.

Popper, K. R. (1996). Alles Leben ist Problemlösen. München: Piper.

Rosenberger, M. (2020). Zweieiige Zwillinge. Corona und die Umweltkrise. (Online). https://www.nomos-elibrary.de/10.5771/9783748910589-199/zweieiige-zwillinge-corona-und-die-umweltkrise (letzter Zugriff: 30.12.2020).

Seidel, R., Jentsch, A. & Wohlgemuth, Th. (2019). Resilienz gegenüber Störungen. In: Wohlgemuth, Th., Jentsch, A. & Seidel, R. (Hrsg.). Störungsökologie (S. 91–107), München: UTB.

Senf, W. (2020). Krisenphasen im Verlauf des Lebens. PiD – Psychotherapie im Dialog, 21, 1–8.

Taylor, St. (2020). Die Pandemie als psychologische Herausforderung. Ansätze für ein psychosoziales Krisenmanagement. Gießen: Psychosozial.

Tedeschi, R. G. & Calhoun, L. G. (2004). Postraumatic growth: conceptual foundations and empirical evidence. Psychol. Inquir. 15, 1, 1–18.

Das bio-psycho-soziale Modell der pandemischen Stressbelastung

ALINA ECKHARD, ROBERT BERING

1. Einleitung

Voraussetzung für die Ableitung therapeutischer Interventionen ist die Abbildung der Auswirkungen der »pandemischen Stressbelastung« anhand eines geeigneten Klassifikationssystems. Die alleinige bio-medizinische Krankheitsbetrachtung der *Internationalen Klassifikation der Krankheiten* (ICD) stößt hierbei an ihre Grenzen. Wir benötigen ein Modell, das sich der pandemischen Verlaufsgestalt anpasst und über die Diagnosevergabe hinaus Schädigungen, Beeinträchtigungen sowie Förder- und Barrierefaktoren der Umwelt und Persönlichkeit berücksichtigt. Hierzu verweisen wir auf die *Internationale Klassifikation der Funktionsfähigkeit, Behinderung und Gesundheit* (ICF). Zur Handhabung haben Bering, Schedlich und Zurek (Bering, Schedlich & Zurek in diesem Band) einen an der ICF orientierten Fragebogen zur Erfassung der COVID-19-bedingten pandemischen Stressbelastung (FACT-19) entwickelt. Hierdurch gewinnen wir ein Profil der notwendigen psychotherapeutischen Interventionen sowie eine Bedarfsfeststellungsgrundlage für rehabilitative Leistungen.

2. Die Internationale Klassifikation der Funktionsfähigkeit, Behinderung und Gesundheit

Die ICF wurde 2001 von der Weltgesundheitsorganisation (WHO) verabschiedet und der ICD gleichberechtigt an die Seite gestellt. Seitdem ergänzt die ICF als eigenes Konzept das traditionelle bio-medizinische System der ICD-10 und lenkt

den Blick auf die Wechselwirkungen zwischen Gesundheitsproblem, Funktionsfähigkeit, Behinderung und Kontextfaktoren des Individuums (DVfR 2013). Um
neben der Klassifikation von Krankheiten die Erfassung gesundheitlicher
Zustände und die Abbildung des Teilhabebedarfs zu gewährleisten, ruft die WHO
zur ergänzenden Anwendung beider Klassifikationssysteme auf (DIMDI 2005).
Grundlage der ICF bildet das universell anwendbare bio-psycho-soziale Modell,
welches die Auswirkungen eines gemäß der ICD-10 kodierten Gesundheitsproblems unter Berücksichtigung individueller Krankheitsfolgen auf Aktivität und
Teilhabe eines Menschen untersucht und in Wechselwirkung mit seinen Kontextfaktoren darstellt (DIMDI 2005).

Die Struktur der ICF ist in zwei Bereiche mit jeweils zwei Komponenten gegliedert. Funktionsfähigkeit und Behinderung werden als »Ergebnis oder Folge einer
komplexen Beziehung zwischen dem Menschen mit einem Gesundheitsproblem
und seinen umwelt- und personenbezogenen Faktoren« definiert (BAR 2015). Mit
den Komponenten A) Körperfunktionen und -strukturen sowie B) Aktivität und
Teilhabe bilden sie den ersten Bereich des Modells. Dem gegenüber stehen Kontextfaktoren, die den gesamten Lebenshintergrund eines Menschen repräsentieren und förderlich oder hemmend auf seine Funktionsfähigkeit einwirken. Unterschieden werden C) umwelt- und D) personenbezogene Faktoren (DVfR 2013).
Die Komponenten stehen in Wechselwirkung zueinander (siehe Abb. 1).

Die ICF definiert die funktionale Gesundheit eines Menschen vor seinem
gesamten Lebenshintergrund. Er gilt als funktional gesund, wenn Körperfunktionen und -strukturen allgemein anerkannten Normen entsprechen, er alles tun
kann, was von einem Menschen ohne Gesundheitsstörung erwartet wird und
seine Daseinsentfaltung in allen Lebensbereichen der eines Menschen ohne Beeinträchtigungen entspricht. Behinderung wird im Sinne einer beeinträchtigten
Funktionsfähigkeit als ein dynamischer Prozess definiert (DIMDI 2005). Unterschiede zwischen dem Behinderungsbegriff der ICF und dem sozialrechtlichen
Behinderungsbegriff des SGB IX sind hierbei zu berücksichtigen. Die funktionale
Gesundheit eines Menschen wird über die Ausprägung der Beurteilungsmerk-
male beschrieben. Damit ist die Klassifikation insbesondere geeignet, medizinische Diagnosen psychischer Störungen durch die semiquantitative kategoriale
Beschreibung bio-psycho-sozialer Faktoren zu ergänzen (DVfR 2013). Die ICF
ermöglicht einen internationalen Vergleich der Auswirkungen der COVID-
19-Pandemie unter Berücksichtigung des gesamten Lebenshintergrundes eines
Menschen.

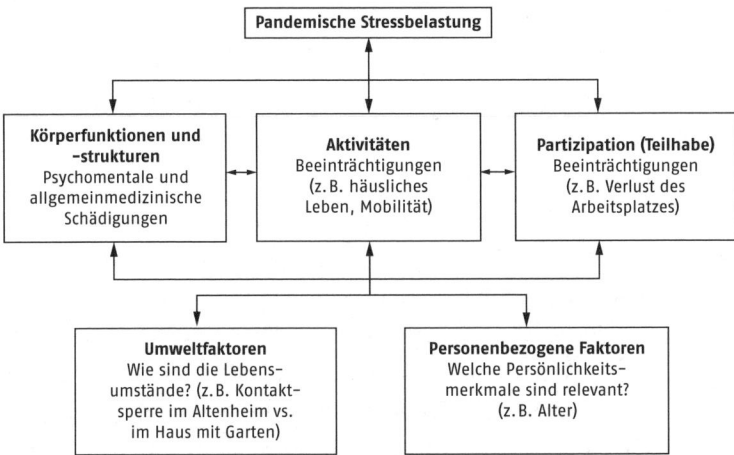

Abb. 1: Pandemische Stressbelastung im ICF-Modell (in Anlehnung an DIMDI 2005)

Die Anwendbarkeit des bio-psycho-sozialen Modells der ICF im Katastrophenmanagement zur Abbildung der Auswirkungen von Großschadenslagen wurde bereits im Rahmen des EU-Projekts EUTOPA-IP zur Erfassung und Implementierung rehabilitativer Leistungen in die psychosoziale Notfallversorgung (Bering et al. 2011) eingebracht. Diese Eignung lässt sich auf das globale Ausmaß der COVID-19-Pandemie übertragen, die sich mit einer überwältigenden Neuausrichtung der Umweltfaktoren begründen lässt. Folglich stellt der bio-psychosoziale Ansatz eine entscheidende Voraussetzung zur teilhabeorientierten Darstellung der pandemischen Stressbelastung dar.

Pandemische Stressbelastung im bio-psycho-sozialen Modell

Die ICF wird wegen ihrer Unhandlichkeit und der großen Anzahl von Items (1424) kritisiert. Wir schlagen vor, die Auswirkungen der COVID-19-Pandemie auf die wesentlichen Faktoren ICF-orientiert zu beschreiben. Hierbei kommt es aus unserer Sicht nicht darauf an, einen umfassenden Kodieraufwand zu betreiben, sondern die Wechselwirkung der bio-psycho-sozialen Faktoren an den übergeordneten Komponenten und Domänen der ICF zum Ausdruck zu bringen. Im Folgenden erläutern wir das Konzept an einem Fallbeispiel, das an die Gegebenheiten während des Lockdowns anknüpft.

Fallbeispiel 1

Herr M. (48 Jahre) hat im Zuge der COVID-19-Pandemie nach einer Übergangsphase der Kurzarbeit betriebsbedingt seine Arbeit verloren (negativer Umweltfaktor). Die pandemische Stressbelastung wirkt sich als depressive Störung aus. In Verbindung mit einer chronisch obstruktiven Lungenkrankheit sowie eines Diabetes Typ 2 bestehen psychomentale und allgemeinmedizinische Funktions- und Strukturschädigungen, aus welchen im Wechselwirkungsmodell der ICF eine Beeinträchtigung von Aktivität und Teilhabe resultiert. Aus der psychotraumatologischen Vorgeschichte ist ein Arbeitsunfall bekannt, den Herr M. mit therapeutischer Hilfe gut überwunden hat. Seit der Kündigung und mit der Einstellung des Schulbetriebs kommt es im häuslichen Umfeld zu Konflikten innerhalb der Familie, die durch den Barrierefaktor eines begrenzten Wohnraums verstärkt werden. Die Verschlechterung der wirtschaftlichen Situation und die plötzliche Existenzbedrohung durch die Kündigung sind langfristige Folgen in der Domäne bedeutender Lebensbereiche. Aufgrund der Corona-Infektion eines ehemaligen Arbeitskollegen, mit dem Herr M. eng zusammenarbeitete, ließ er sich bei leichten Erkältungssymptomen testen und verbrachte zwei Wochen in freiwilliger Quarantäne. Trotz negativer Testergebnisse verschärfte die Ungewissheit die depressive Symptomatik. Die Kontextfaktoren repräsentieren die individuellen Lebensbedingungen, unter welchen Herr M. die Pandemie mit seiner Familie erlebt. Durch die negative Wechselwirkung zu Quarantäne, Kontaktsperre und begrenztem Wohnraum verschärfen sich die Beeinträchtigungen der Mobilität, Selbstversorgung sowie der interpersonellen Interaktion und Beziehungsgestaltung im familiären Kontext. (Das Fallbeispiel ist frei erfunden und didaktisch bearbeitet.)

Das Fallbeispiel verdeutlicht, dass die pandemische Stressbelastung nicht losgelöst von Aktivität und Teilhabe oder Kontextfaktoren betrachtet werden kann. Die Beschreibung der Krankheitsfolgen auf die Domänen ist notwendig, um das Ziel der Teilhabe in den Vordergrund zu rücken. Die Auswirkung der pandemischen Stressbelastung variiert mit den Kontextfaktoren, weshalb diese einen entscheidenden Einfluss auf die Entwicklung des Teilhabebedarfs haben. So können für Personen mit gleicher medizinischer Diagnose unterschiedliche Teilhabebeeinträchtigungen entstehen (DVfR 2013). Soziale Unterstützung ist ein Kontextfaktor mit tragender Bedeutung. Trotz Kontaktsperre gewährleistete Unterstützung durch Angehörige oder Hilfspersonen (z. B. gesetzliche Betreuung, Fachkraft des Ambulant Betreuten Wohnens) beeinflusst die Funktionsfähigkeit positiv.

Soziale Isolation durch den Wegfall bedeutender Kontakte beschreibt hingegen einen erheblichen Barrierefaktor. Herr M. wird durch die konstante Konfrontation mit der COVID-19-Pandemie über Berichterstattungen und soziale Medien zusätzlich belastet (vgl. Huss & Eichenberg in diesem Band). Auch personenbezogene Faktoren, wie z. B. das Alter, beeinflussen die Risikoeinschätzung wesentlich.

Wir wenden uns einem zweiten Fallbeispiel zu, welches sich auf die Phase nach dem Lockdown bezieht.

Fallbeispiel 2

Frau L. (56 Jahre) ist seit vielen Jahren als Küchenhilfe in der Mitarbeitergastronomie eines mittelständischen Unternehmens tätig. Bereits vor Ausbruch der COVID-19-Pandemie befand sie sich aufgrund einer gegenwärtig mittelgradigen depressiven Störung in einer viermonatigen Arbeitsunfähigkeit, die ihre Erwerbsfähigkeit akut gefährdet. Mit Unterstützung des Hausarztes wird zur Wiederherstellung der Erwerbsfähigkeit eine medizinische Rehabilitationsmaßnahme eingeleitet. Frau L. kann diese bei einer wegen des Lockdowns vorübergehend geschlossenen Rehabilitationsklinik jedoch erst zwei Monate später als geplant antreten. In dieser Zeit verschlechtert sich ihr Zustand zunehmend, bis sie aus Angst vor einer Ansteckung kaum noch das Haus verlässt (Befürchtungsdynamik). Mehrmals täglich verfolgt sie die aktuellen Entwicklungen in der COVID-19-Pandemie und fürchtet den 2. Lockdown. Fehlende soziale Kontakte außerhalb der Arbeit führen zu verstärkten Gefühlen der Einsamkeit (Isolation).

Eine systematische Einführung zur Anwendung der ICF liefert die Deutsche Rentenversicherung in Verbindung mit Leistungen der medizinischen Rehabilitation (DRV 2018). Ein Beispiel für ein etabliertes, an der ICF orientiertes Messinstrument ist die Mini-ICF-APP von Linden und Baron (2005), die auf Fähigkeitsbeeinträchtigungen bei psychischen Beeinträchtigungen ausgerichtet ist (DRV 2018).

Aufgrund der aktuellen Lage haben Bering, Eckhard, Schedlich und Zurek (vgl. Bering, Schedlich & Zurek in diesem Band) den Fragebogen FACT-19 zur Erfassung der Auswirkungen der pandemischen Stressbelastung entwickelt. Hierbei haben die Autoren das Rahmenmodell der ICF weiter ausgelegt. Unter Berücksichtigung der (psychotraumatologischen) Vorgeschichte, Quellen der pandemischen Stressbelastung und Kontextfaktoren des Individuums werden die notwendigen interdisziplinären Hilfen erfasst.

Zur Festlegung der psychotherapeutischen Interventionslinien ermöglicht FACT-19 eine Übersicht zur (psychotraumatologischen) Vorgeschichte. Hierbei spielen die somatische Vorbelastung und der Arbeitsunfall aus der Vorgeschichte unseres ersten Fallbeispiels eine wichtige Rolle. Zur Fallkonzeption der dynamischen Quellen der pandemischen Stressbelastung dominieren Existenzbedrohung (B), Isolation (C) sowie Befürchtungsdynamik (D). In Abhängigkeit des persönlichen Kontrollstils (z. B. depressiv, impulsiv, narzisstisch) werden die Interventionslinien entlang der Kombination definiert.

Als Instrument mit ICF-Orientierung berücksichtigt FACT-19 die Kontextfaktoren und setzt sie in Beziehung zu Funktionsfähigkeit, Behinderung und individuellen Beeinträchtigungen der Teilhabe am Leben in der Gesellschaft. Im Unterschied zur ICD-10 ist die ICF nicht nur defizitorientiert, sondern erfasst auch explizit die Ressourcen. In unseren Fallbeispielen spielt z. B. die Wechselwirkung zur Arbeitssituation eine große Rolle.

Wir sehen, dass das Konzept der pandemischen Stressbelastung psychotherapeutische Interventionslinien mit dem bio-psycho-sozialen Ansatz der ICF verknüpft und die pandemische funktionale Gesundheit definiert, nach welcher sich therapeutische Hilfen richten. Der anhand des FACT-19 und der ICF festgestellte Teilhabebedarf dient als Ausgangspunkt für die Ermittlung notwendiger mittel- und langfristiger Interventionen, die zielgerichtet in Leistungen zur Teilhabe münden sollen, um Teilhabebeeinträchtigungen infolge der pandemischen Stressbelastung Rechnung zu tragen.

3. Beziehung zwischen ICF und Sozialrecht

Welche Leistungen zur Förderung der Teilhabe gewährt das deutsche Sozialrecht den Patienten aus unseren Fallbeispielen? Während die Leistungen der Krankenbehandlung (z. B. Richtlinienpsychotherapie) im SGB V geregelt sind, sind die Leistungen zur Rehabilitation und Teilhabe für alle Rehabilitationsträger gemeinsam im SGB IX verankert. Um das übergeordnete Ziel der Selbstbestimmung und gleichberechtigten Teilhabe am Leben in der Gesellschaft für behinderte und von Behinderung bedrohte Menschen zu verwirklichen, gewährt das SGB IX einen verbindlichen Rechtsanspruch auf Leistungen zur Förderung der Teilhabe (§ 1 SGB IX). Sozialleistungsträger sind verpflichtet, den individuellen Teilhabebedarf Leistungsberechtigter zu berücksichtigen und dabei ebenso den besonderen Bedürfnissen von Menschen mit seelischen Behinderungen nachzukommen

(§ 1 Satz 2 SGB IX). Demnach haben Herr M. und Frau L. Anspruch auf Leistungen nach dem SGB IX, die ggf. spezifischer je nach Zuständigkeit in den Sozialgesetzbüchern der Leistungsträger geregelt sind.

Die Ermittlung des Teilhabebedarfs muss ausgehend von der Bedarfslage erfolgen und konsequent auf die Teilhabeziele des SGB IX und der UN-Behindertenrechtskonvention (BRK) ausgerichtet sein (Fuchs 2019). Die 2009 in Kraft getretene BRK verpflichtet alle Vertragsstaaten zur Verwirklichung der Menschenrechte und Grundfreiheiten ohne jegliche Diskriminierung aufgrund von Behinderung. Gemäß Artikel 26 BRK müssen geeignete Maßnahmen getroffen werden, um Menschen mit Behinderung ein Höchstmaß an Unabhängigkeit und Teilhabe an allen Aspekten des Lebens zu ermöglichen (Fuchs 2019). Das SGB IX und die BRK gewährleisten umfassende Ansprüche auf Leistungen zur Förderung der selbstbestimmten Teilhabe und zur Vermeidung von Benachteiligung. Beeinträchtigungen sollen frühestmöglich wahrgenommen und erforderliche Leistungen zum Erreichen der Rehabilitationsziele eingeleitet werden. Die Ermittlung des Teilhabebedarfs ist hierbei an der ICF orientiert und für alle Leistungsträger einheitlich geregelt (DVfR 2013). Anhand des bio-psycho-sozialen Modells werden Teilhabeprobleme in Abhängigkeit von persönlichen Voraussetzungen und Ressourcen ermittelt und in stimmige Gesamtkontexte eingeordnet. Die ICF unterstützt das Ziel der Selbstbestimmung und gleichberechtigten Teilhabe und erfüllt die Anforderungen des SGB IX, die Folgen von Krankheit für die Teilhabe am Leben in der Gesellschaft zu erfassen. Damit ist sie das in allen Bereichen geeignete Instrument, die geforderte Teilhabeorientierung zweckmäßig und zielorientiert abzubilden. Die trägerübergreifende Darstellung des Behandlungs- und Rehabilitationsbedarfs ermöglicht personenzentriert und teilhabeorientiert Leistungen in zielgerechte Interventionen zu überführen (DVfR 2009).

Die Ermittlung des Teilhabebedarfs anhand der ICF wird auch durch das 2017 erlassene Bundesteilhabegesetz (BTHG) für alle Rehabilitationsträger verpflichtend gefordert. Es handelt sich beim BTHG um ein umfassendes Gesetzespaket, das den Anspruch auf Leistungen zur Teilhabe und Selbstbestimmung für Menschen mit Behinderungen gesetzlich regelt. Für den neuen Behinderungsbegriff des BTHG bildet die Definition von Behinderung der ICF die Grundlage. Behinderung wird als Ergebnis der Wechselwirkungen zwischen Gesundheitsproblem und personen- und umweltbezogenen Kontextfaktoren definiert und verdeutlicht damit den Bezug zum Behinderungsverständnis der BRK (§ 2 Abs. 1 BTHG).

4. Leistungen der Rehabilitation

Die Darstellung der pandemischen funktionellen Gesundheit im bio-psycho-sozialen Modell ermöglicht die Ermittlung des Teilhabebedarfs und damit der handlungsrelevanten therapeutischen Konsequenz, die unmittelbar an die Entstehungsquellen der pandemischen Stressbelastung anknüpfen muss. Insbesondere für die Entstehungsquelle Existenzbedrohung besteht neben der Indikation therapeutischer Interventionen die Notwendigkeit unmittelbarer, existenzsichernder sowie rehabilitativer Leistungen.

Betrachten wir zunächst die Leistungen, die sich aus Herrn M.s Teilhabebedarf ableiten lassen. Nach Konsultation seines Hausarztes wird über eine Teilhabeberatung nach § 32 SGB IX (BTHG) das folgende Management eingeleitet: Aufgrund der Kündigung durch den Arbeitgeber gilt es zunächst, Herrn M. über die Vermittlung staatlicher Hilfen mit unmittelbaren Leistungen zur Existenzsicherung zu unterstützen. Er meldet sich bei der Agentur für Arbeit arbeitslos und bezieht nach Feststellung der Arbeitsunfähigkeit durch den Hausarzt zunächst für sechs Wochen weiter Leistungen. Im Anschluss geht Herr M. in den Krankengeldbezug der Krankenversicherung über. Zeitgleich wird die Aufnahme einer ambulanten Psychotherapie im Richtlinienverfahren der gesetzlichen Krankenkasse eingeleitet. Als zusätzliche Hilfestellung, aufgrund der Zuspitzung der häuslichen familiären Lage (social pressuring), wird die Jugendhilfe unterstützend eingebunden. Aufgrund einer erheblichen Gefährdung der Erwerbsfähigkeit infolge der körperlichen und seelischen Behinderung besteht für Herrn M. die Indikation einer medizinischen Rehabilitationsleistung mit ggf. anschließender beruflicher Rehabilitation. An dieser Stelle kommt das auf Daseinsentfaltung und Selbstbestimmung ausgerichtete Teilhabekonzept der ICF zum Tragen. Über medizinische, berufliche und soziale Leistungen wird die Wiederherstellung oder wesentliche Besserung der Funktionsfähigkeit angestrebt, um langfristig die Teilhabe von Herrn M. an den unterschiedlichen Lebensbereichen und insbesondere am Arbeitsleben zu gewährleisten (BMAS 2019). Die ICF als konzeptionelles Bezugssystem der Rehabilitation bietet hierbei einen einheitlichen Rahmen für alle Rehabilitationsträger (DVfR 2013). § 5 SGB IX sieht zur Förderung der Teilhabe Leistungen zur medizinischen und beruflichen Rehabilitation, unterhaltssichernde und andere ergänzende Leistungen sowie Leistungen zur Teilhabe am Leben in der Gesellschaft vor. Diese Leistungen können, wie im Fall von Herrn M., bei erheblicher Gefährdung oder Minderung der Erwerbsfähigkeit aufgrund von Krankheit, körperlicher, geistiger oder seelischer Behinderung mit dem Ziel erfolgen, eben diese wiederherzustellen, zu verbessern oder eine Verschlechterung abzuwenden (Fuchs 2019).

Im Zusammenhang mit den Auswirkungen der COVID-19-Pandemie auf die Erwerbstätigkeit von Herrn M. (vgl. Vlasak et al. in diesem Band) sind Leistungen zur Teilhabe am Arbeitsleben erforderlich. Aufgrund der verschärften Symptomatik kann er, bei bestehender Leistungsfähigkeit für den allgemeinen Arbeitsmarkt, seine letzte berufliche Tätigkeit nicht mehr ausüben. Im Anschluss an die medizinische Rehabilitation wird für Herrn M. zunächst ein sechswöchiges Assessment zur Abklärung seiner Belastbarkeit eingeleitet. Nach der Erprobung arbeitspraktischer Fähigkeiten und psychosozialer Kompetenzen sowie der Stärkung bestehender Ressourcen wird die Empfehlung für eine Integrationsmaßnahme ausgesprochen, um die langfristige berufliche Teilhabe von Herrn M. zu sichern. Diese stellt einen wesentlichen Faktor für die Eingliederung in die Gesellschaft dar (DVfR 2009). In der Qualifizierungsmaßnahme werden mit ihm über einen Zeitraum von einem Jahr realistische Zukunftsaussichten erarbeitet und die Reintegration in den Arbeitsmarkt eingeleitet.

Die Teilhabeberatung für Frau L. kann unmittelbar über das Teilhabemanagement der Rehabilitationsklinik erfolgen. Da sich ihr Gesundheitszustand im Verlauf der medizinischen Rehabilitation zunehmend bessert, soll zur Wiederherstellung der beruflichen Teilhabe eine stufenweise Wiedereingliederung eingeleitet werden. Die geplante Wiedereingliederungsmaßnahme wird jedoch vom Arbeitgeber abgelehnt. Das Unternehmen, in dem Frau L. tätig ist, wurde vollständig auf digitale Prozesse umgestellt, die Mitarbeiter arbeiten aus dem Homeoffice. Daher bleibt die Mitarbeiterkantine bis auf weiteres geschlossen und das Küchenpersonal befindet sich in Kurzarbeit, weswegen eine stufenweise Wiedereingliederung zurzeit nicht möglich ist (negativer Kontextfaktor). Zur Förderung der sozialen Teilhabe erfolgt die Anbindung an eine Selbsthilfegruppe, deren Wiederbeginn aufgrund der bestehenden Vorsichtsmaßnahmen zum Entlasszeitpunkt noch nicht absehbar ist (negativer Kontextfaktor).

Der Fall von Frau L. verdeutlicht die langfristigen Auswirkungen der pandemischen Stressbelastung. Die Einleitung der notwendigen Leistungen zur Teilhabe ist nicht unmittelbar möglich, insbesondere die berufliche Wiedereingliederung verzögert sich deutlich. Im Rahmen einer Psychotherapie im Richtlinienverfahren zu Lasten der gesetzlichen Krankenversicherung soll Frau L. über die Entlassung hinaus weiter unterstützt und in der Rehabilitation Gelerntes aufrechterhalten werden. Die stufenweise Wiedereingliederung kann zu einem späteren Zeitpunkt über den Hausarzt eingeleitet werden.

5. Fazit

In Anbetracht der COVID-19-Pandemie wird deutlich, dass die reine bio-medizinische Krankheitsbetrachtung der ICD-10 nicht ausreichend ist, um Aussagen über die bio-psycho-sozialen Auswirkungen einer pandemischen Stressbelastung zu treffen. Voraussetzung hierfür ist die Berücksichtigung der Beeinträchtigungen von Aktivität und Teilhabe vor dem gesamten Lebenshintergrund eines Individuums in Wechselwirkung mit seinen personen- und umweltbezogenen Kontextfaktoren. Das Konzept der pandemischen funktionalen Gesundheit gewährleistet den Einbezug dieser Faktoren. Anhand des FACT-19-Fragebogens zur Erfassung der pandemischen COVID-19-bedingten Stressbelastung ist es möglich, ein systematisches Bild über individuellen Teilhabebedarf und erforderliche Hilfen zu verdeutlichen, um auf Basis dessen die notwendigen therapeutischen Interventionen und Leistungen zur Teilhabe einzuleiten.

Literatur

BAR (2015). ICF-Praxisleitfaden I. Trägerübergreifende Informationen und Anregungen für die praktische Nutzung der ICF beim Zugang zur Rehabilitation. 2. Auflage. Frankfurt: Bundesarbeitsgemeinschaft für Rehabilitation.

Bering, R., Cieza, A., Schedlich, C. & Zurek, G. (2011). Rehabilitation von Menschen mit psychischen Beeinträchtigungen nach Großschadenslagen. Target Group Intervention Program Heft IV. http://eunad-info.eu/fileadmin/Bildmaterial-EUNAD/PDF_Download/E4_EUTOPA_IP_Manual_Reha_deutsch.pdf (abgerufen am 08.04.2020)

BMAS (2019). Rehabilitation und Teilhabe von Menschen mit Behinderung. https://www.bmas.de/SharedDocs/Downloads/DE/PDF-Publikationen/a990-rehabilitation-und-teilhabe-deutsch.pdf?__blob=publicationFile&v=9 (abgerufen am 05.04.2020)

Deutsche Rentenversicherung (2018). Exploration mittels Mini-ICF-APP. https://www.deutsche-rentenversicherung.de/SharedDocs/Downloads/DE/Experten/infos_reha_einrichtungen/klassifikationen/miniICF.pdf?__blob=publicationFile&v=2 (abgerufen am 12.04.2020)

Deutsche Vereinigung für Rehabilitation (2009). Die Nutzung der ICF bei der Ausgestaltung der Leistungen zur Teilhabe am Arbeitsleben (berufliche Rehabilitation). https://www.dvfr.de/uploads/media/ICF-Empfehlung_2009_03_31.pdf (abgerufen am 04.04.2020)

Deutsche Vereinigung für Rehabilitation (2013). Implementierung der Internationalen Klassifikation der Funktionsfähigkeit, Behinderung und Gesundheit (ICD) zur Klassifizierung von psychischen Beeinträchtigungen. https://www.dvfr.de/fileadmin/user_upload/DVfR/Downloads/Stellungnahmen/ICF_Papier_überarbeitet_23_8_13.pdf (abgerufen am 02.04.2020)

DIMDI (2005). Internationale Klassifikation der Funktionsfähigkeit, Behinderung und Gesundheit. World Health Organization. Genf: Hogrefe.

Fuchs, H. (2019). Sozialrechtliche Grundlagen zum Schutz von behinderten Menschen. In: Bering, R. & Schedlich, C. (Hrsg.). Trauma und Behinderung (S. 34–39). Kröning: Asanger.

Psychosoziale und psychotherapeutische Hilfen bei pandemischer Stressbelastung

ROBERT BERING, CLAUDIA SCHEDLICH, GISELA ZUREK

1. Ausgangslage

Psychische und soziale Beeinträchtigungen als Folge der COVID-19-Pandemie bestimmen seit deren Ausbruch das öffentliche Leben. Befürchtungen in dieser Krise sind individuell ausgestaltet und betreffen unterschiedliche Lebensbereiche. Hierzu gehören Gesundheit, Arbeit, eingeschränkte soziale Beziehungen und schlimmstenfalls die schwere Erkrankung und/oder der Verlust von Angehörigen oder engen Bezugspersonen.

Die Weltgesundheitsorganisation (WHO) veröffentlichte bereits am 18. März 2020 globale Empfehlungen, wie mit den psychosozialen Auswirkungen unter der Pandemie und den damit verbundenen Stressreaktionen umzugehen ist. Die Empfehlungen »Mental health and psychosocial considerations during the COVID-19 outbreak« richten sich an die Allgemeinbevölkerung, Akteure der Schwerpunktversorgung und vulnerable Zielgruppen. Auch das Robert Koch-Institut veröffentlicht im Internet in Zusammenarbeit mit der Bundeszentrale für gesundheitliche Aufklärung allgemeine Empfehlungen unter dem Titel »Das seelische Wohlbefinden im Blick behalten« (Bundeszentrale für gesundheitliche Aufklärung 2020).

Im Verlauf der Pandemie haben sich Kontrastgruppen der Belastung abgebildet (siehe Eichenberg in diesem Band). Wir unterscheiden Gruppierungen, die die Krise gut bewältigen werden und machen uns Sorgen um diejenigen, die wir als Risikogruppe zusammenfassen. Unter Risikogruppe verstehen wir Menschen, die ein größeres Risiko aufzeigen, infolge der Pandemie psychische und psychosomatische Belastungsfolgen zu entwickeln. Dieser Risikobegriff ist zu unterscheiden von dem der Risikopersonen der COVID-19-Pandemie, die aufgrund von Alter oder Vorerkrankungen ein erhöhtes Risiko aufzeigen, schwere COVID-19-Krankheitsverläufe zu entwickeln. Unser bio-psycho-sozialer Ansatz macht die Wechselwirkung beider Risikogruppenkonzepte aus. Zunächst stellen wir uns die Frage, auf welche heuristische Grundlage wir unsere Überlegungen stellen. Ist diese Frage geklärt, stellen wir uns der Herausforderung, die pandemische Stressbelastung zu operationalisieren und somit einschätzbar zu machen. Wir benötigen ein Modell, das uns zu praktischen psychosozialen und psychotherapeutischen Hilfen anleitet.

2. Bio-psycho-soziales Modell der pandemischen Stressbelastung

Die COVID-19-Pandemie hat eigenständige dynamische Merkmale. Vor diesem Hintergrund müssen wir uns auf Modelle berufen, die sich der pandemischen Verlaufsgestalt anpassen. Wir beziehen uns auf den bio-psycho-sozialen Ansatz und unterscheiden diesen vom bio-medizinischen Ansatz, der in der ICD-10 verankert ist (vgl. Eckhard & Bering in diesem Band sowie Bering et al. 2020). Um die Auswirkungen der pandemischen Stressbelastung in das bio-psycho-soziale Modell einordnen zu können, setzen wir uns zunächst mit den Quellen der pandemischen Stressbelastung auseinander. Hierzu definieren wir die vier Quellen, die im Folgenden erläutert werden:

1. COVID-19-Infektion und letale Bedrohung
2. ökonomische Existenzangst
3. Isolation
4. Befürchtungsdynamik

Von der COVID-19-Infektion und potenziell **letalen Bedrohung** sind insbesondere ältere und vorerkrankte Menschen betroffen (zur Differenzierung siehe Zank in diesem Band). Angehörige von Menschen, die an COVID-19 erkrankt sind, sehen sich der letalen Bedrohung von engen Verwandten ausgesetzt.

Globale kollektive Schadenslagen diesen Ausmaßes haben unmittelbare wirtschaftliche Folgen. Hieraus leitet sich die Quelle der ökonomischen **Existenzbe-**

drohung ab, die den Verlust ökonomischer Grundlagen thematisiert. Viele Menschen im Einzelhandel, in der Gastronomie und der Tourismusbranche, kleine und mittlere Betriebe bis hin zu Großbetrieben sind aufgrund der COVID-19-Pandemie gezwungen, ihren Betrieb einzustellen. Manchen Betrieben droht die Insolvenz. Selbstständige können vielfach ihrer Arbeit nicht mehr nachgehen und geraten in eine finanzielle Notlage.

Die Entstehungsquelle der pandemischen Stressreaktion »**Isolation**« greift alle Themen auf, die mit Kontakteinschränkungen und -verboten, Ausgangssperren und damit Barrieren zu sozialen Ansprechpartnern verbunden sind. »Social distancing« außerhalb der eigenen vier Wände führt zu »social pressuring« durch erzwungene Nähe im häuslichen Umfeld. Hierdurch gewinnen zentrale Themen der Psychotraumatologie, hier der »häuslichen Gewalt«, neue Dimensionen (vgl. Schellong in diesem Band).

Eine sozialpsychologische Eigenart von pandemischem Stress ist die **Befürchtungsdynamik**. Hierunter verstehen wir alle Ängste, die verbunden sind mit Befürchtungen, dass gesundheitliche oder wirtschaftliche Schädigungen eintreten, die ohne die Pandemie nicht zu befürchten gewesen wären.

Unser Modell ist darauf ausgerichtet, die Wechselwirkung zwischen den pandemischen Quellen und unterschiedlichen Zustandsmöglichkeiten einer COVID-19-Infektion (keine, durchlaufene, Zustand der Infektion) sowie weiteren Risikofaktoren und Kontextfaktoren erfassbar zu machen.

3. Wie sind die Quellen der pandemischen Stressbelastung organisiert?

Aus Sicht der Psychotraumatologie sind wir es gewohnt, den Verlaufsprozess in die Zeitintervalle vor, während und nach dem potentiell traumatisierenden Ereignis zu strukturieren. Die Besonderheit der Pandemie ist, dass es keinen klaren Beginn und Abschluss und keine Sensoren der Krankheitsbedrohung gibt. Die Pandemie kommt für die meisten unbemerkt als ungebetener Gast. Die Bevölkerung wird medial über die Gefahr informiert.

Die bio-psycho-sozialen Folgen während der Pandemie nehmen einen zyklischen Verlauf. Aus diesem Grund haben wir uns für ein Kreisdiagramm entschieden und stellen fest, dass die Quellen der pandemischen Stressbelastung hierarchisch, dynamisch, frei kombinierbar und zyklisch organisiert sind. Was heißt das? Zur Beschreibung der folgenden Abbildung (siehe Abb. 1) sehen wir, dass die

COVID-19-Infektion und potenzielle Letalität (Quelle A) akute Todesbedrohung repräsentiert und im Mittelpunkt steht. Die Quellen Existenzbedrohung (B), Isolation (C) und Befürchtungsdynamik (D) gewinnen größeren Abstand zur höchsten Bedrohungsstufe A. Die hierarchische Organisation ist selbsterklärend. Da wir wissen, dass z. B. aus einer Befürchtungsdynamik eine akute wirtschaftliche Existenzbedrohung werden kann, sind die Quellen dynamisch verbunden. Bei der psychosozialen Versorgung und der therapeutischen Behandlung müssen wir an die Kombinierbarkeit der verschiedenen Quellen denken. So ist es möglich, dass sich die Folgen der Isolation und der sozialen Anspannung in Kombination mit denen der wirtschaftlichen Existenzängste ergeben. In diesem Fall sprechen wir von einer misch-ätiologischen Zuordnung der pandemischen Stressbelastung.

Der 2. Lockdown macht deutlich, dass Neuinfizierungen und Ausheilungen in einem dynamischen Spannungsverhältnis stehen. Werfen wir einen Blick auf die Infektionszahlen der 1. und 2. Welle, so sehen wir den zyklisch-phasischen Verlauf bestätigt. In der Gesamtbeurteilung der pandemischen Stressbelastung sehen wir auch, dass deren Ausprägung an das Gleichgewicht von Barriere- und Förderfaktoren gebunden ist, die wir ebenso in den Blick nehmen müssen.

Die Ausheilung (E) der Pandemie ist an eine Herdenimmunisierung bzw. Verfügbarkeit des Impfstoffes gebunden und in der Abbildung als COVID-19-Heilung/Impfstoff symbolisiert.

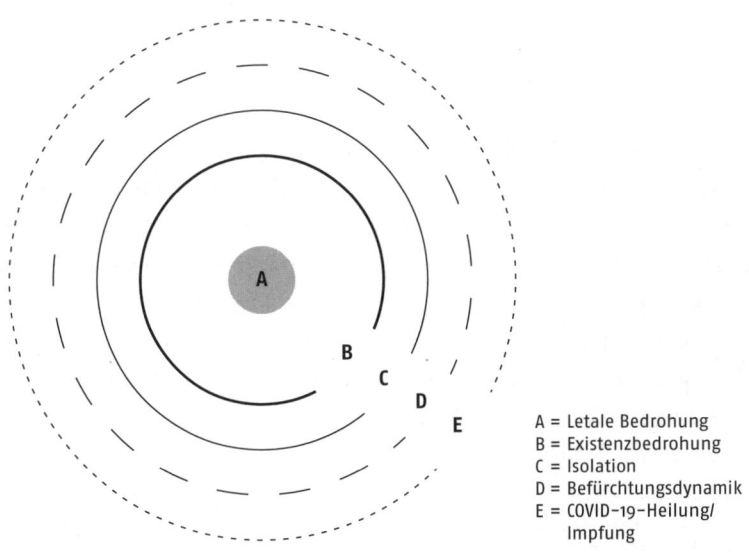

A = Letale Bedrohung
B = Existenzbedrohung
C = Isolation
D = Befürchtungsdynamik
E = COVID-19-Heilung/
      Impfung

Abb. 1: Organisation der Quellen pandemischer Stressbelastung

4. Welche Fragen stelle ich Betroffenen, um die bio-psycho-sozialen Faktoren der pandemischen Stressbelastung zu erfassen?

Wir haben uns darauf verständigt, dass die Hilfen, die im Zuge der COVID-19-Pandemie erforderlich sind, auf der Grundlage des bio-psycho-sozialen Modells zu erheben und zu gestalten sind. Aus diesem Grund haben wir einen Fragebogen entwickelt, den wir FACT-19 nennen und der aus den folgenden Bausteinen besteht (siehe Tab. 1). (Der Fragebogen kann unter robert.bering@uni-koeln.de angefordert werden.)

Im Fragebogen FACT-19 werden systematisch die Vorgeschichte, Quellen und Auswirkungen der pandemischen Stressbelastung sowie die Kontextfaktoren erfasst. Bio-psycho-soziale Faktoren vor der Pandemie in Baustein 1 erfassen auch die psychotraumatologische Vorbelastung. Die Quellen der pandemischen Stressbelastung werden durch den 2. Baustein erhoben. Der 3. Baustein des Fragebogens umfasst die systematische Erhebung von relevanten Kontextfaktoren, die sich als Resilienz- oder Risikofaktoren auswirken können. In der dritten Spalte sind Beispielfragen formuliert. Der Fragebogen kann systematisch zu empirischen Zwecken oder als Interviewleitfaden genutzt werden. Entscheidend ist, dass nach Erhebung der Fragen ein Bild über die erforderlichen Hilfen deutlich wird, die interdisziplinäre Kompetenzen erfordern.

5. Welche Hilfen sind erforderlich?

Nach Erläuterung des Modells und Operationalisierung der pandemischen funktionalen Gesundheit stellt sich die Frage, wie psychosoziale und psychotherapeutische Hilfen aussehen können. Die zentralen Interventionen leiten sich aus den Bedarfen ab, die sich durch die systematische Erfassung des Szenarios der Infektion und potentiellen letalen Bedrohung (A), der ökonomischen Existenzbedrohung (B), der Isolation (»social distancing« und »social pressuring«) (C) und der Befürchtungsdynamik (D) erschließt. In der folgenden Abbildung ist zu erkennen, dass sich aus den Quellen Interventionen ableiten, die wir im Folgenden genauer erörtern möchten (siehe Abb. 2).

Tabelle 1: Auszüge aus dem Fragebogen zur Erfassung der pandemischen COVID-19-Stress-belastung (FACT-19)

Bausteine von FACT-19	Kategorien	Beispielfragen
Bio-psycho-soziale Merkmale vor der COVID-19-Pandemie	Vorbelastungen	■ Haben Sie vor der COVID-19-Pandemie negative Erfahrungen mit Institutionen gemacht?
	Vortraumatisierungen	■ Haben Sie vor der COVID-19-Pandemie Lebenserfahrungen katastrophalen Ausmaßes gemacht?
	Körperliche Risikofaktoren	■ Leiden Sie unter allgemeinmedizinischen Risiken wie Erkrankungen der Atemwege, Bluthochdruck, Diabetes mellitus, Krebserkrankung oder sonstigen Erkrankungen?
Quellen und Auswirkungen pandemischer Stressbelastung	Letale Bedrohung	■ Ist eine Ihnen nahestehende Person durch eine COVID-19-Infektion erkrankt und letal bedroht?
	Existenzangst	■ Hat die COVID-19-Pandemie Auswirkungen auf Ihr Arbeitsverhältnis (z. B. Kündigung, Freistellung, Kurzarbeit)?
	Isolation	■ Ist es im häuslichen Umfeld zu Androhungen von Tätlichkeiten gekommen?
	Befürchtungsdynamik	■ Fühlen Sie sich für eine Infektionskette verantwortlich?
Kontextfaktoren (Resilienzfaktoren/Barrierefaktoren)	Persönlichkeitsfaktoren	■ Gehören Sie auf Grund Ihres Alters zur Risikogruppe?
	Umweltfaktoren	■ Waren Sie in den vergangenen Wochen oder zum aktuellen Zeitpunkt in freiwilliger oder behördlich angeordneter Quarantäne? ■ Fühlen Sie sich durch die sozialen Medien unterstützt oder belastet? ■ Fühlen Sie sich über Angebote und Hilfspakete der Bundesregierung hinreichend informiert oder eher im Ungewissen gelassen?

Dargestellt sind die Bausteine des Fragebogens FACT-19 und die unterschiedlichen Kategorien. In der dritten Spalte haben wir exemplarische Fragen aufgeführt, die passend zu der aufgeführten Kategorie formuliert sind.

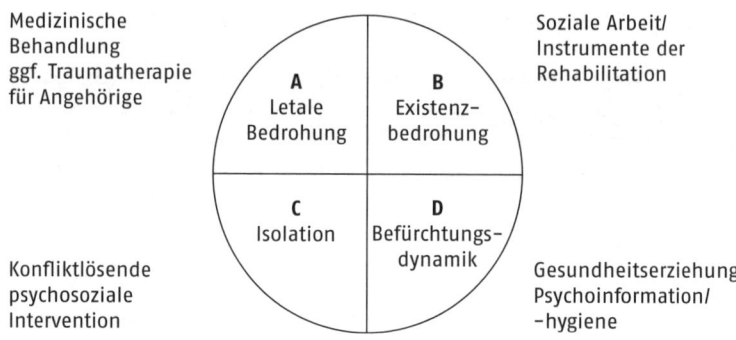

Medizinische
Behandlung
ggf. Traumatherapie
für Angehörige

A
Letale
Bedrohung

B
Existenz-
bedrohung

Soziale Arbeit/
Instrumente der
Rehabilitation

C
Isolation

D
Befürchtungs-
dynamik

Konfliktlösende
psychosoziale
Intervention

Gesundheitserziehung
Psychoinformation/
-hygiene

Abb. 2: Entstehungsquellen der pandemischen Stressreaktion und Basisinterventionslinien

A – COVID-19-Infektion und potenziell letale Bedrohung

Zielgruppe sind Patient*innen, die unter schweren Verläufen einer COVID-19-Infektion leiden. Viele der Erkrankten sind auch bei schweren Verläufen bei Bewusstsein, möglicherweise mit Todesängsten konfrontiert und von ihren Angehörigen getrennt. Angehörige müssen fernbleiben und sind in großer Sorge und voller Ängste. Solange die Erkrankten zuhause verbleiben und von Angehörigen gepflegt werden können, ist dies eine familiär belastende Situation und für die Angehörigen eine Verstärkung der Befürchtungsdynamik und Isolation. Die Kontextfaktoren in Krankenhäusern zeichnen sich wesentlich durch die Bedingungen einer biologischen Schadenslage aus. Sowohl die Patient*innen als auch das Krankenhauspersonal und die Angehörigen sind in einer besonders belastenden Lage. Direkter Kontakt ist nur zu medizinischem Personal gegeben, eingeschränkt in den kommunikativen Möglichkeiten durch Schutzkleidung und FFP2/3-Masken. Die dominierende Intervention ist hier die medizinische Behandlung. Der Kontakt zu Angehörigen sollte so lange wie möglich über Telefon, Videotelefonie, Text- oder Sprachnachrichten, Filme und Fotos aufrechterhalten werden. Positiv ist, wenn die Erkrankten Fotos ihrer Angehörigen mitgebracht haben, sodass diese zumindest bildhaft präsent sind. Auch medizinische Fachkräfte heften ihr Foto vorne auf den Schutzanzug, um besser identifizierbar und damit ansprechbar zu sein. Die WHO weist auch auf die Gefahr der Stigmatisierung hin: »Do not refer to people with the disease as ›COVID-19 cases‹, ›victims‹ ›COVID-19 families‹ or ›the diseased‹. They are ›people who have COVID-19‹, ›people who are being treated for COVID-19‹, or ›people who are recovering from COVID-19‹, and after recovering from COVID-19 their life will go on with their jobs, families and loved ones.« (WHO 2020, 1)

Für die Angehörigen beginnt spätestens ab dem Moment der Einlieferung des Angehörigen ins Krankenhaus eine Zeit der großen Angst, ohne jegliche direkte unterstützende und begleitende Handlungsoption. Solange der Kontakt noch über Telefon aufrechterhalten werden kann, wird dies die Angehörigen partiell entlasten. Ab dem Moment, in dem dies aufgrund der Schwere des Krankheitsverlaufes nicht mehr möglich ist, sind sie auf die Informationen durch das medizinische Personal angewiesen. Pflegekräfte und Ärzte können dem hohen und sehr regelmäßigen Informationsbedarf der Angehörigen aus Zeitmangel oft nicht gerecht werden.

Verstirbt ein Angehöriger im Krankenhaus, können die Angehörigen sich nicht mehr persönlich verabschieden. Die meisten Toten versterben zurzeit einsam. Der Sarg für die Erdbestattung darf nicht mehr geöffnet werden oder die Verstorbenen werden direkt zur Kremierung überführt. Zu Beerdigungen sind nur eine kleine Anzahl Familienangehöriger zugelassen, Gottesdienste und Trauerfeiern sind untersagt oder die Anzahl der Teilnehmenden stark eingeschränkt. In einer Situation, in der wichtige Rituale der Trauer nicht oder nur eingeschränkt möglich sind, sind eine gute Trauerbegleitung und die Entwicklung alternativer Wege zentrale Bestandteile psychosozialer Hilfen (Scaut 2020). Der normale Trauerprozess wird auch durch die Todesumstände und soziale Faktoren beeinflusst. Nicht verarbeitete Trauer kann langfristig psychische und auch somatische Störungen zur Folge haben (Wagner 2016). Die anhaltende Trauerreaktion beschreibt als zukünftig neue Diagnose nach ICD-11 die Reaktion auf den Tod eines nahestehenden Menschen mit Sehnsucht nach oder persistierender Beschäftigung mit dem Verstorbenen, die begleitet wird mit intensivem emotionalen Schmerz und Schwierigkeiten, soziale und andere Aktivitäten wieder aufzunehmen. Die Betroffenen erleben über mehr als sechs Monate ein ungewöhnlich intensives Gefühl des Verlusts. Ob die Restriktionen in Kliniken und Pflegeeinrichtungen und den damit verbundenen fehlenden Möglichkeiten, Abschied zu nehmen, ein Risikofaktor für anhaltende Trauerreaktionen bei COVID-19 sind, müssen Studien zeigen. Die deutsche Gesellschaft für Palliativmedizin hat im April 2020 Impulse für Palliativpsycholog*innen veröffentlicht, die als Vermittler zwischen Klinik und Angehörigen wirken können (Berthold et al. 2020).

Auch das medizinische Fachpersonal arbeitet unter besonderen psychischen Belastungsbedingungen. Neben erschwerten Arbeitsanforderungen (u.a. überfüllte virologische Stationen, Mangel an Schutzkleidung, körperliche und kommunikative Belastung aufgrund der Schutzkleidung) werden sie mit schweren Verläufen der Erkrankung und den psychischen Belastungen der Erkrankten konfrontiert. In extremen Fällen müssen sie zusehen, wie Patient*innen allein, ohne ihre Angehörigen und oft bei klarem Bewusstsein sterben und sind die einzigen Kontaktpersonen. Hinzu kommt bei Zunahme schwerer Krankheitsverläufe die in der Triage existenzielle ethische Entscheidung über Leben und Tod, was extrem belastend ist (van der Haydn 2020). Eine von chinesischen Ärzten durchgeführte Studie zeigt, dass 70 % der Beschäftigten »an der Front« in Hubei unter extremem Stress litten, 50 % hatten depressive Symptome, 44 % Angstzustände, 34 % litten unter Schlaflosigkeit (Xiang et al. 2020). Petzold und Mitarbeiter publizieren spezifische Empfehlungen für medizinisches Fachpersonal, die Aspekte der psychologischen Ersten Hilfe des Internationalen Roten Kreuzes zusammenfasst (Petzold et al. 2020) (vgl. Zurek in diesem Band; Schedlich in diesem Band).

Vor dem Hintergrund der besonderen Belastung ist es unbedingt notwendig, dem Krankenhauspersonal psychosoziale Ansprechpersonen zur Verfügung zu stellen. Aufgrund des Infektionsrisikos können diese Angebote auch webbasiert durchgeführt werden (vgl. Eichenberg in diesem Band).

B – Existenzbedrohung

Die Quelle Existenzbedrohung bezieht sich insbesondere auf Menschen, die in Arbeitslosigkeit geraten (vgl. Vlasak et al. in diesem Band), die unter einer Überschuldung oder einer drohenden Insolvenz zu leiden haben. Reduzierte wirtschaftliche Ressourcen werden begleitet u.a. von der Angst vor Verlust von Wohneigentum, Wohnungsverlust und Obdachlosigkeit, Ängste vor Verarmung oder Angst, dass bestimmte Konsumgüter und Lebensmittel nicht mehr oder nur eingeschränkt zur Verfügung stehen. Es handelt sich um eine Quelle, die primär den sozialarbeiterischen bzw. den Bereich des Teilhabemanagements anspricht. Es geht um spezifische Hilfen, in denen Bund und Länder kurzfristig wirksame Förderprogramme bereitstellen, um drohende Insolvenzen abzuwenden bzw. die Mechanismen der existenzsichernden Leistungen zu erweitern. Wichtig ist, finanzielle Hilfen zur Existenzsicherung schnell und unbürokratisch bereitzustellen. Auch Erlasse, die z.B. Mietkündigungen bei ausstehender Miete vorübergehend außer Kraft setzen oder Stromanbieter, die auf Sperrung vorübergehend verzichten, können existenzgewährleistend sein.

Im Arbeitskontext können u.a. Programme für Kurzarbeit, aber auch weitere (vorübergehende) Veränderungen in der Arbeitszeit, in den Arbeitsabläufen und ggf. den Arbeitstätigkeiten die Situation entschärfen.

Konkrete Hilfen leiten sich aus den aktuellen Hilfsangeboten der Bundes- und

Landesregierungen ab. Hilfestellungen im mittel- und langfristigen Prozess haben einen engen Bezug zu Leistungen der Rehabilitation, die in Eckhard und Bering zusammengefasst sind (siehe Eckhard & Bering in diesem Band). Bei Chronifizierung von Belastungsfolgen aufgrund ökonomischer Verluste können psychotherapeutische Behandlungen vonnöten sein.

C – Isolation

Isolationserfahrung im Kontext der COVID-19-Pandemie kann durch freiwillige oder behördlich angeordnete Quarantäne oder durch die behördlich angeordnete Kontaktsperre bedingt sein. Mediziner des Alumnifachnetzes für Psychosomatische Medizin und Psychotherapie (DCAPP) analysierten erste statistische Daten eines psychologischen Dienstes in der Stadt Wuhan. Dort standen ca. 11 Millionen Menschen unter Quarantäne. Ausgewertet wurden 2144 Hotline-Anrufe von Anfang bis Mitte Februar 2020: Unter den Anrufer*innen hatten 47,3 % Angstzustände, 19,9 % Schlafprobleme, 15,3 % somatoforme Symptome, 16,1 % depressive Symptome und 1,4 % andere emotionale Zustände (wie Einsamkeit, Müdigkeit und Unruhe). 39 % der Anrufer*innen suchten Unterstützung bei der Bewältigung von Aufgaben des alltäglichen Lebens (u. a. Einkaufen, Verkehr, Umgang mit einer medizinischen Diagnose und Behandlung und Erwerb von Schutzmasken). 19,6 % berichteten von Angst, Unruhe und Schlaflosigkeit, die durch Medienberichte über die Epidemie und die Reaktion der Gesellschaft verursacht wurden. 15,7 % berichteten über Panik, ein Engegefühl in der Brust und körperliche Symptome ohne Verdacht auf eine Lungenentzündung (somatoforme Symptome). 4,3 % hatten Symptome einer Lungenentzündung vermutet und waren besorgt über eine mögliche Infektion. 21,4 % hatten andere psychosoziale Probleme (wie zwischenmenschliche Konflikte in der Familie und/oder Probleme am Arbeitsplatz) (Bundesministerium für Bildung und Forschung 2020).

In der Enge von Wohnsituationen, z. B. unter Quarantänebedingungen, kann das familiäre Konfliktpotential, das geeignet ist, Bedrohungs- und Tätlichkeitsszenarien auszulösen, wesentlich ansteigen. Wir haben es mit Versorgungsproblemen, wie auch mit intra- und interpersönlichen Regulationsschwierigkeiten zu tun, die sich durch die spezielle Situation der Kontakteinschränkung vermehrt manifestieren und toxisch wirken können.

Aufgrund der weitreichenden Einschränkungen im öffentlichen Leben steigt die Gefahr vor allem für Frauen und Kinder, häusliche und sexualisierte Gewalt zu erleiden (vgl. hierzu Schellong in diesem Band). Isolation und soziale Gewalt entwickeln eine schleichende Verstrickung. Je stärker Menschen sich isolieren, jetzt unter dem Einfluss der erforderlichen Abstands- und Hygieneregeln, desto mehr ist es für misshandelnde Personen möglich, ein maximal mögliches Maß an Macht, Kontrolle und Einfluss zu erreichen. Im Falle von Gewalt gilt es, die gesetzlichen Möglichkeiten im Straf- und Sozialrecht auszunutzen. Auch ist die Vermittlung von praktischen Hilfen, wie zum Beispiel durch alle Akteure im Opferschutz, zentraler Bestandteil. In der Corona-Krise müssen sich die Angebote des Opferschutzes anpassen und ggfs. Unterbringungskapazitäten, wie z. B. in angemieteten Hotelzimmern neben den bereits etablierten Frauenhäusern, schaffen, um den Schutz von betroffenen Frauen und Kindern sicherzustellen. Im akuten Notfall gilt die Telefonnummer 110 der Polizei, die eine gewalttätige Person aus der Wohnung verweisen kann. Im Notfall müssen auch für Täter*innen Unterbringungsplätze bereitgehalten werden. Bundesweit stehen Hotlines und Internetseiten für Betroffene rund um die Uhr kostenfrei zur Verfügung, bei Bedarf auch anonym.

In der aktuellen Situation sind auch Haus- und Kinderärzt*innen häufig die erste wichtige Ansprechperson. »Nicht weghören« ist schließlich ein Appell, der sich an die Gesellschaft im Ganzen richtet. Im Nachbarland Frankreich werden Überlegungen laut, ob psychosoziale Beratung in Apotheken und Supermärkten angeboten werden sollte, da der Tatort in der häuslichen Umgebung liegt und eine Frau ggfs. nicht von zuhause ohne Kontrolle telefonieren kann und damit Schutzmöglichkeiten ggfs. nicht ausreichend erreichbar sind.

Eine weitere pandemische Stressbelastung durch Isolation entsteht durch Überforderung mit der vorübergehend alleinigen Kinderbetreuung wegen Schließung von Kindergärten und Schulen, Quarantäneanordnungen oder Kontaktsperren. Eltern erleben sich in dem Zwiespalt, einen Bildungsauftrag ohne hinreichende Kompetenzen und Ressourcen erfüllen zu müssen oder auch, ihrer Arbeit nicht nachgehen zu können. An dieser Stelle sind insbesondere Arbeitgeber gefragt, zur Umsetzung der Vereinbarkeit von Beruf und Familie Arbeitszeiten zu flexibilisieren und, wenn möglich, mobiles Arbeiten zu ermöglichen. Schulen sind gefordert, den Schüler*innen und Eltern online Materialien zur Verfügung zu stellen, die ein Lernen von zuhause aus unterstützen.

Das Hilfetelefon Gewalt gegen Frauen ist unter 08000/116016 und im Internet unter www.hilfetelefon.de rund um die Uhr erreichbar, in 17 Sprachen und in Gebärdensprache. Das Hilfetelefon Sexueller Missbrauch steht unter 0800/2255530 und im Internet unter www.nina-info.de/hilfetelefon.html zur Verfügung.

Für manche Menschen ist Isolation auch im Rahmen ihres höheren Lebensalters, einer Erkrankung oder anderer schwieriger Lebenssituationen mit ausgeprägten Einsamkeitsgefühlen verbunden, vor allem wenn sie alleine leben (vgl. Zank in diesem Band). Behördlich angeordnete oder empfohlene Isolation erfordert den Aufbau einer alternativen Tagesstruktur. Kontrollmechanismen, die mit Unterstützungssystemen wie den ambulanten Diensten verbunden sind, entfallen. Vereinsamung ohne genügende Ansprache verringert die Lebensqualität entscheidend und begünstigt die pathologische Entwicklung einer Vielzahl von Gesundheitsproblemen. In einer Studie wurde erhoben (Cacioppo & Hawkley 2009), dass unter Einsamkeit die Wahrscheinlichkeit steigt, ein schwächeres Immunsystem und einen höheren Blutdruck zu entwickeln. Eine 2015 durchgeführte Metaanalyse von Holt-Lunstad zum Thema »Social Relationships and Mortality Risk« ergab, dass chronische soziale Isolation das Sterblichkeitsrisiko um 29 % erhöht. Menschen jeden Alters seien anfällig für die negativen Auswirkungen sozialer Isolation und Einsamkeit. Es gibt jedoch Gründe, warum ältere Menschen anfälliger sind, darunter der Verlust von Familie oder Freunden, chronische Krankheiten und sensorische Beeinträchtigungen wie Hörverlust, die dazu führen können, dass es schwieriger ist zu interagieren. Besondere Bedeutung kommt ehrenamtlicher und nachbarschaftlicher Hilfe zu und es gilt auch mit der gebotenen räumlichen Distanz Ansprache zu ermöglichen. Eine kürzlich veröffentlichte Metaanalyse untersucht die psychologische Auswirkung von Quarantäne (Brooks et al. 2020).

In der Bewältigung der Isolation, auch in Kombination mit der Befürchtungsdynamik, spielen individuelle kompensatorische Schemata der Persönlichkeit eine Rolle, die sich auch aus vorbestehenden Belastungen und Erfahrungen entwickelt haben und die wir aus Konflikt- und Traumamodellen kennen. In der psychotherapeutischen Behandlung von Belastungsfolgen durch Isolation stehen Interventionen im Vordergrund, die sich an dem individuellen kompensatorischen Stil der Betroffenen orientieren, wie dem leistungsorientierten, dem vermeidenden, dem impulsiven, dem depressiven oder dem ängstlichen Stil sowie Mischformen, für die jeweils eine spezifische Intervention anzuraten ist. Betrachten wir z.B. den leistungskompensatorischen Typus, ist es besonders wichtig, Handlungsoptionen und mögliche Aktivitäten auszuloten und sicherzustellen, dass die Menschen ausreichend sinnvolle Tätigkeiten ausführen können. Viele Menschen haben z.B. die Zeiten der Isolation und Arbeitsunterbrechungen genutzt, ihre Wohnungen zu renovieren, administrative Aufgaben zu bearbeiten oder auszumisten. Manche Menschen haben neue Hobbies begonnen, z.B. eine

Sprache oder ein Musikinstrument zu lernen. Für Menschen mit einem ängstlichen und vermeidenden Kompensationsstil bedeutet die Isolation im besten Fall ausreichend Schutz und minimiert damit deren Befürchtungen (siehe D). Diese Menschen benötigen in besonderem Maße Informationen über Gefährdungspotentiale und besonders geeignete Maßnahmen des Selbstschutzes. Wenn diese Menschen auch unter der Isolation leiden, stehen jedoch die Sicherungsmöglichkeiten im Vordergrund. Interessant ist zu erheben, inwieweit Menschen mit einem ankämpfend-aggressiven oder impulsiven Kompensations- und Kontrollstil dazu neigen, Maßnahmen der Kontaktbegrenzung aufzuweichen. Da die Kompensationsstile der Minimierung des eigenen Ohnmachtserlebens und dem Schutz vor (erneuter) psychischer Verletzung dienen, kann potentieller Widerstand als Bestreben verstanden werden, ein wehrhaftes Selbsterleben in einer unkontrollierbaren Bedrohungslage aufrechtzuerhalten. Auch hier ist es notwendig, in begrenztem Rahmen Handlungsspielräume aufzuzeigen, um das Selbsterleben zu stabilisieren und die Kooperation zu verbessern.

D – Befürchtungsdynamik

Abschließend gehen wir in das sozialpsychologische Feld der Befürchtungsdynamik. Es geht in der pandemischen Stressbelastung um die Sorge vor Ansteckung und den gesundheitlichen Konsequenzen. Die Ausprägungen der Ängste stehen in einer engen Wechselbeziehung zu den individuellen Befürchtungsfantasien und -szenarien. Die Nachrichten über die zunehmende Zahl von Todesfällen oder drohenden Mangel an Intensivbetten und Beatmungsgeräten erhöhen die Befürchtungen und Sorgen. Ein zentraler Aspekt der psychosozialen Stabilisierung ist umfassende, sachgerechte und regelmäßig aktualisierte Information über die Lage, Möglichkeiten des adäquaten Selbstschutzes und die Versorgungsstrukturen. Darüber hinaus kann Psychoinformation und Anleitung zur Selbsthilfe zur Stärkung der Selbstberuhigungskompetenzen beitragen (Zurek et al. 2008 und Zurek in diesem Band). In Fällen ausgeprägter Ängste, unbeeinflussbarer starker Befürchtungen und eventuell depressiven oder anderen klinisch bedeutsamen Entwicklungen sind psychotherapeutische Angebote, auch webbasiert, die Interventionen der Wahl.

6. Fazit

Wir kommen zu dem Schluss, dass es für die Planung bedarfsorientierter psychosozialer Versorgungsangebote in der COVID-19-Pandemie unerlässlich ist, die Quellen der pandemischen Stressbelastung zu berücksichtigen. Um ein Gesamtprofil der psychosozialen Belastung zu erfassen, sind die Berücksichtigung der Kontextfaktoren und der individuellen Vorbelastungen und Ressourcen essentiell. Hier bietet der Fragebogen FACT-19 ein Instrument, das alle drei Bereiche differenziert erfasst. Die Analyse durch FACT-19 in Verbindung mit einer repräsentativen Symptomskala, zum Beispiel der SCL-90-R, erlaubt eine ICF-orientierte Analyse, aus der sich psychosoziale Hilfen und therapeutische Interventionen ableiten lassen. Um das Auswertungspotenzial von FACT-19 zu illustrieren, verweisen wir auf Bering, Eckhard und Fuss (in diesem Band), die sich mit Fragen der systematischen Auswertung auf der Grundlage der Einzelerhebung während des Lockdowns in einem psychiatrischen Fachkrankenhaus beschäftigt haben.

Literatur

Bering, R., Eckhard, A., Schedlich, C. & Zurek, G. (2020). Psychosoziale Folgen der COVID 19-Pandemie. Erfassung der Stressbelastung. PP-Ärzteblatt, 18 (10): 457–9.

Berthold, D., Gramm, J., Hofmann, So., Jentschke, E., Mai, S., Münch, U., Thyson, T. (2020). COVID-19-Pandemie. Impulse für Palliativpsycholog*innen. Deutsche Gesellschaft für Palliativmedizin Sektion Psychologie, https://www.dgpalliativmedizin.de/images/COVID_19_Sektion_Psychologie.pdf (letzter Zugriff am 22.11.2020)

Brooks, S. K., Webster, R. K., Smith, L. E., Woodland, L., Wessely, S., Greenberg, N., Rubin, G. J. (2020). The psychological impact of quarantine and how to reduce it: rapid review of the evidence, Lancet Psychiatry, 395(10227), S. 912–920.

Bundesamt für Bevölkerungsschutz und Katastrophenhilfe (BBK) (Hrsg.) (Verfasserinnen. Blank, V. & Helmerichs, J.) (2012). Psychosoziale Notfallversorgung: Qualitätsstandards und Leitlinien. (Teil I und II). 3. Auflage. Praxis im Bevölkerungsschutz – Band 7. Bonn, Deutschland: BBK.

Bundesministerium für Forschung und Bildung (2020). https://www.bmbf.de/de/corona-quarantaene-kann-angstzustaende-ausloesen-11142.html (letzter Zugriff am 09.04.2020).

Bundeszentrale für gesundheitliche Aufklärung (2020). Psychische Gesundheit in der ›Corona-Zeit‹. https://www.infektionsschutz.de/coronavirus/psychische-gesundheit.html (letzter Zugriff am 03.11.2020).

Cacioppo, J. T. & Hawkley, L. C. (2009). Perceived social isolation and cognition. Trends Cogn Sci., 13, S. 447–454.

Holt-Lunstad, J., Smith, T. B., Baker, M., Harris, T. & Stephenson, D. (2015). Loneliness and social isolation as risk factors for mortality: a meta-analytic review. Perspect Psychol Sci., 10(2), S. 227–237.

Scaut, L. (2020). Waardig afscheid nehmen van of afstand (Ein Abschied aus der Ferne). De Weg Wijzer – Expertisecentrum voor Trauma- en Rouwbegeleiding. Englische Version, Ramaekers, N. & McEnzie, R.; Deutsche Version, Schedlich, C., Kreh, A. https://deweg-wijzer.org/waardig-afscheid-nemen-vanop-afstand-rusthuis/

Petzold, M. B., Plag, J. & Ströhle, A. (2020). Umgang mit psychischer Belastung bei Gesundheitsfachkräften im Rahmen der Covid-19-Pandemie. Nervenarzt. https://doi.org/10.1007/s00115-020-00905-0.

Van der Heyden, B. (2020). Seelsorge und psychosoziale Notfallversorgung im Fall einer Überlastung der Krankenhäuser infolge der COVID-19-Pandemie. Positionspapier der Notfallseelsorge im Rheinland.

Wagner, B. (2016). Wann ist Trauer eine psychische Erkrankung? Psychotherapeutenjournal 3/2016, S. 250–255.

World Health Organization (2020). Mental health and psychosocial considerations during the COVID-19 outbreak, 18 March 2020. World Health Organization. https://apps.who.int/iris/handle/10665/331490. License: CC BY-NC-SA 3.0 IGO (letzter Zugriff am 03.11.2020).

Xiang, Y.-T., Yang, Y., Li, W. et al. (2020). Timely mental health care for the 2019 novel coronavirus outbreak is urgently needed. The Lancet Psychiatry, 7(3), S. 228–229.

Zurek, G., Schedlich, C. & Bering, R. (2008). Traumabasierte Psychoedukation für Betroffene von Terroranschlägen. Zeitschrift für Psychotraumatologie, Psychotherapiewissenschaft, Psychologische Medizin, 6(2), S. 63–73.

Wechselwirkung: Volkswirtschaftliche und gesundheitliche Folgen der COVID-19-Pandemie

HANNES MÜLLER

Der COVID-19-Coronavirus ist verantwortlich für eine der einschneidendsten Wirtschaftskrisen dieses Jahrhunderts. Laut der Organisation für wirtschaftliche Zusammenarbeit und Entwicklung (OECD) lag die weltweite wirtschaftliche Depression durchschnittlich bei 10 % im zweiten Quartal 2020. Sie ging mit einer erheblichen Steigerung der Arbeitslosigkeit einher, die in der Eurozone im August 2020 bereits bei über 8 % lag. Häufig helfen Kurzarbeitsmaßnahmen oder bezahlter Urlaub, um die Unternehmen zu entlasten. Es ist fraglich, wie lange die Staaten diese finanzielle Belastung noch durchhalten können und wollen. Dieser Beitrag widmet sich der Wechselwirkung von volkswirtschaftlicher Depression und gesundheitlichen Auswirkungen.

Die Frage lautet: Wie langfristig werden die wirtschaftlichen und psychischen Folgen der Krise anhalten? Es gibt einen Zusammenhang zwischen psychischer Gesundheit und Wirtschaft. Dieses Kapitel erläutert zuerst die wirtschaftliche Depression unter der Corona-Pandemie und arbeitet dann die Wechselwirkung zwischen Psyche und ökonomischen, politischen und sozialen Faktoren anhand von Beispielen heraus.

1. Der wirtschaftliche Schock ist asymmetrisch

Der Einbruch der Wirtschaft war in seinen Anfängen vor allem begründet durch einen Nachfrageschock, der sich auf einige Sektoren konzentrierte. Im Gastronomie-, Kultur- oder Tourismussektor, die auf soziale Nähe oder Reisen angewiesen sind, brach die Nachfrage nach Dienstleistungen zeitweise fast vollständig ein. Lockdowns verstärken die Problematik. Wir messen dem Schutzverhalten der Menschen eine große Bedeutung zu, die den Nachfrageeinbruch mitverantwortet. Das erklärt auch, warum die Infektionskurven selbst ohne Lockdowns dramatisch von dem standard-epidemiologischen Modell (dem SIR Modell) abweichen (Krueger et al. 2020). Das SIR Modell der Epidemiologie ist eines der simpelsten Modelle und dient als Basis für viele Weiterentwicklungen. Die Buchstaben SIR stehen für S: susceptible – kann noch angesteckt werden, I: infectious – infektiöse Individuen und R: removed – immune Individuen. Die Größe dieser drei Gruppen und die Dynamiken zwischen ihnen bedingen, wie viele Individuen ein Krankheitsbild entwickeln. COVID-19 bestimmt so sehr die öffentliche Wahrnehmung, dass sich das Verhalten im Alltag vollkommen verändert hat. Wir meiden Restaurants und Bars, selbst wenn diese offen sind.

Der ökonomische Schock ist nicht nur asymmetrisch, was die verschiedenen Wirtschaftssektoren angeht, sondern er bedroht auch einige Teile der Bevölkerung mehr als andere. Arbeitnehmer ohne Rücklagen, mit Kurzzeitverträgen, die nicht auf Arbeit im Homeoffice ausweichen können, sind besonders gefährdet (siehe Adams-Prassl et al. 2020). Oft sind es genau die Menschen, die bereits vor der Krise in der ökonomisch schwächsten Position waren, die am härtesten getroffen werden. Überproportional häufig sind beispielsweise Frauen von Lockdowns, Armut und Arbeitslosigkeit bedroht (siehe Adams-Prassl et al. 2020 und Farré et al. 2020). Schulschließungen betreffen alle Kinder, doch wurde auch hier die Ungleichheit noch verschärft. Eltern mit sozioökonomisch schwachem Hintergrund können das Fehlen der öffentlichen Bildung für ihre Kinder besonders schlecht mit privaten Anstrengungen kompensieren.

2. Hysterese: Die wirtschaftliche Chronifizierung der Pandemie

Zu der Asymmetrie des wirtschaftlichen Einbruchs kommt Hysterese. Hysterese liegt in einem System vor, wenn eine vorübergehende wirtschaftliche Krise (z. B. der Lockdown) einen bleibenden Abdruck auf dem Zustand des Systems hinterlässt; wenn zum Beispiel eine wirtschaftliche Krise nur zwei Jahre andauert, aber die Langzeitarbeitslosigkeit auch ein Jahrzehnt später hoch ist. Neben der Asymmetrie sind solch bleibende Schäden die Hauptsorge der Ökonomen in der momentanen Krise.

Aus makroökonomischer Sicht lässt sich die Problematik am besten grafisch wie in Abbildung 1 zusammenfassen. Die Grafik zeigt das Weltwirtschaftsprodukt (BSPpc) und die Vorhersage der OECD ab dem dritten Quartal (Q3) 2020. Die Grafik ist so genormt, dass das BSP einen Wert von 100 im vierten Quartal 2019 erreicht. Man erkennt hier das stetige Wachstum der Wirtschaft vor der Pandemie. Dieser Trend von 2018–2019 kontrastiert stark mit den Daten des Jahres 2020. Deutlich erkennbar in der Differenz zwischen dem fortgesetzten Trend in grau und den Daten in schwarz. Die Wirtschaftsleistung kollabiert erst dramatisch auf unter 60 % seiner Leistung in 2019 Q4, erholt sich dann aber sehr schnell wieder im zweiten und dritten Quartal.

Allerdings kann man in der Differenz zwischen grauer und schwarzer Kurve die wirtschaftliche Hysterese erkennen. Die Vorhersage der OECD für 2021 sieht klar eine Wirtschaftsleistung voraus, die mehr als 30 % unter der imaginär erreichbaren Wirtschaftsleistung ohne Pandemie liegt. Das sind auf ein Jahr hochgerechnet über 25 Billionen US Dollar. Hinter dieser nüchternen Zahl verbirgt sich der wirtschaftliche Ruin von Millionen von Familien: Geschäfte die schließen, Kredite die nicht zurückgezahlt werden können, Broterwerber die plötzlich ohne Arbeit zu Hause sitzen oder weit reisen müssen, gescheiterte Existenzen und zunehmende Armut. Verschärft wird das Problem durch die oben erwähnte Asymmetrie, die einen wirtschaftlichen, politischen und sozialen Polarisierungs-Keil in die Bevölkerung treibt.

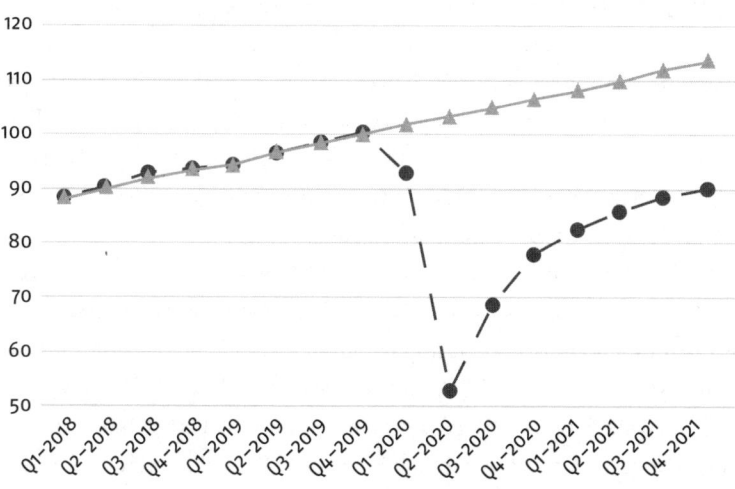

Abb. 1: Weltweites Bruttosozialprodukt pro Kopf. Die schwarze Kurve zeigt bis 2020 Q2 die gemessene Wirtschaftsleistung genormt auf einen Wert von 100 in 2019 Q4. Ab 2020 Q3 zeigt die schwarze Kurve die Vorhersage der OECD. Die graue Kurve zeigt den fortgesetzten Trend vor der Krise.

3. Die Wechselwirkungen zwischen Wirtschaft und Gesundheit

Warum erholt sich die Wirtschaft laut Vorhersage nicht? Was sind die zu erwartenden gesundheitlichen Folgen? Die Antwort auf beide Fragen ist veknüpft durch ein Netzwerk von Kausalbeziehungen zwischen Wirtschaftsleistung und Gesundheit, die nicht gleichzeitig darstellbar sind. Beipielhaft werden einige Mechanismen herausgearbeitet, die Anknüpfungspunkte zu den Umweltfaktoren im FACT-19 Modell (Bering, Schedlich & Zurek in diesem Band) bieten und die Beziehungen zu den volkswirtschaftlichen Modellen deutlich machen. Der Einfluss der Psyche auf die Wirtschaft könnte Teile der Vorhersage in Abbildung 1 erklären. Aus diesem Grund sollten wirtschaftspsychologische Mechanismen bei politischen Entscheidungen in der COVID-19-Krise bedacht und in die Analyse einbezogen werden.

Die Psyche hat einen direkten Einfluss auf die Wirtschaft, der sich im Kollektiv verstärkt. Wirtschaftliches Handeln orientiert sich an der Zukunftserwartung: Bilden sich junge Menschen aus, werden Kinder animiert zu lernen, investieren Unternehmen in ihr Kapital und ihre Belegschaft? Eine Kernrolle fällt hier den Erwartungen der Menschen zu und diese können durch die mentale Gesundheit direkt beeinflusst sein. Malmendier und Nagel (2009) zeigen zum Beispiel, dass sich die Risikobereitschaft von Menschen, die eine schwere Wirtschaftskrise erlebt haben, nicht wieder vollständig erholt. Menschen, die schlechte Erfahrungen auf dem Arbeitsmarkt oder mit einer Wirtschaftkrise machen, werden auch pessimistischer und ihr Konsumverhalten ändert sich. (Siehe Pistaferri 2016 und Malmendier & Scheng Shen 2019) Dies führt zu anhaltenden wirtschaftlichen Kosten, die allerdings nicht immer leicht sichtbar sind. Zum Beispiel wird weniger konsumiert und mehr gespart. Oder es wird weniger aktiv am Aktienmarkt investiert und dafür mehr auf das »Sparbuch« gelegt.

Der Einfluss der Psyche potenziert sich im Kollektiv. Die Ökonomen Akerlof und Schiller (2009) sehen in Wirtschaftszyklen daher so genannte »animal spirits« – Emotionen wie Zuversicht und ein Gefühl für Gerechtigkeit, die sich direkt auf die Wirtschaft auswirken. Wenn zum Beispiel vielen Menschen die Zuversicht fehlt, weil sie Angst vor der Zukunft haben und Rücklagen bilden wollen, so geht der Konsum zurück und Firmen können ihre Produkte nicht mehr verkaufen. Wenn die Firmen daraufhin kollabieren, verlieren einige Menschen ihre Arbeit und dies bestätigt und befeuert die Zukunftsangst der Menschen.

Es ist noch zu früh um die Entwicklung der Krise abzusehen aber es scheint jetzt schon festzustehen, dass sich Verhalten dauerhaft verändert hat. Eine Studie aus den USA zeigt zum Beispiel, wie sich Arbeitnehmer und Arbeitgeber an das home-office gewöhnen. Laut der Studie werden 20 % der Arbeitenden nicht ins Büro zurückkehren (Barrero et al. 2020). Fünf Wechselwirkungen werden sich wahrscheinlich aufgrund der Krise verschärfen und kurz-, mittel- und langfristig bemerkbar machen:

1. Anstieg der Arbeitslosigkeit, insbesondere der Langzeitarbeitslosigkeit,
2. Anstieg der ökonomischen Unsicherheit,
3. Anstieg der Armut,
4. politische Polarisierung und
5. zusätzliche Belastung durch soziale Medien.

Im Folgenden diskutieren wir diese Faktoren und stellen eine Beziehung zum Modell der pandemischen Stressbelastung her (vgl. Bering, Schedlich & Zurek in diesem Band).

1. Steigende (Langzeit) Arbeitslosigkeit ist ein wichtiger Mechanismus für eine Verschlechterung der psychischen Gesundheit (siehe Vlasak et al. in diesem Band). »Hysterese« spielt hier eine wichtige Rolle. Arbeitslosigkeit kann eine Quelle der pandemischen Stressbelastung »Existenzangst« sein und stellt aus Sicht des bio-psycho-sozialen Modells der ICF einen negativen Kontextfaktor in der individuellen Arbeitswelt dar (vgl. Bering & Eckhard in diesem Band). Die einhergehende Verschlechterung der psychischen Gesundheit führt dann dazu, dass Arbeitslosigkeit chronisch wird, weil die betroffenen Individuen die Kapazität verlieren, sich neue Möglichkeiten am Arbeitsmarkt zu erkämpfen. Das Resultat ist ein Teufelskreis, aus dem Menschen nicht entkommen, selbst wenn sich die äußeren Umstände verbessern – Arbeitslosigkeit wird so zu Langzeitarbeitslosigkeit und Hysterese entsteht.

Farré et al. (2018) zeigen dies am Beispiel des Zusammenbruchs der Bauwirtschaft Spaniens, der eine Welle von Entlassungen zur Folge hatte. Fast 60 % aller Arbeitsplätze gingen in dem Sektor innerhalb weniger Jahre verloren, und so hatten die neuen Arbeitslosen keine Chance, ihrer Arbeitslosigkeit zu entkommen. Die Langzeitarbeitslosigkeit stieg dramatisch an und der Arbeitsmarkt hat sich bis heute nicht komplett erholt. Dieser dramatische ökonomische Schock hat desaströse Folgen für die psychische Gesundheit entfaltet, die weit über das normale Maß dessen hinausgehen, was bis dahin in Studien nachgewiesen worden war. Mit einer Zunahme von 10 % der Arbeitslosigkeit in einer Gruppe von Arbeitern stieg die Inzidenz von psychischen Erkrankungen um 3 %. Farré et al. (2018) argumentieren, dass dies an der Aussichtslosigkeit der Situation der Arbeiter lag. Der Kollaps der Bauwirtschaft bedeutete, dass selbst diejenigen, die am meisten unter Arbeitslosigkeit litten, keine Anschlussbeschäftigung oder Alternative fanden. Es blieb kein Ausweg aus der Situation.

Hysterese entsteht hier gleich auf mehrere Arten. Lange Arbeitslosigkeit wirkt sich negativ (und kausal) auf die Chancen für Wiederanstellung aus. Hinzu kommt, dass in einigen Sektoren schon nach wenigen Monaten eine Degradierung des Humankapitals einsetzt, weil sich nur die weiterhin Beschäftigten weiterbilden können. Die Betroffenen leiden unter Selbstzweifeln. So kommt es zu einer Kombination von zunehmender psychischer Erkrankung und sinkender Attraktivität auf dem Arbeitsmarkt. In den Arbeitsmarktdaten zeigt sich dieser Mechanismus anhand einer überproportionalen Zunahme der Langzeitsarbeitslosigkeit mit der Arbeitslosenrate. Der *Anteil* derjenigen, die in Arbeitslosigkeit stecken bleiben, nimmt mit der *Anzahl* der Arbeitslosen zu.

Der COVID-19-Schock hat auch Branchen insgesamt getroffen und einige dieser Branchen werden sich nicht komplett erholen. Der Internationale Währungsfonds (IWF) sagt beispielsweise teure Strukturanpassungen und ein verändertes Verbraucherverhalten voraus. Dies bedeutet, dass die Gefahr besteht, dass Menschen in einer Abwärtsspirale landen; fehlende Zukunftsaussichten wirken sich negativ auf die psychische Gesundheit aus und die Arbeitslosigkeit verstärkt sich. Dieser Effekt wird überall dort besonders stark sein, wo ganze Sektoren eingehen und sich die Betroffenen nicht schnell umschulen können.

Da ganze Branchen betroffen sind, wird die Arbeitssuche sehr schwer. Die Größe und Konzentration des ökonomischen Schocks führt daher zu einer besonders gravierenden Aussichtslosigkeit – gerade für Individuen, die besonders schwer unter Arbeitslosigkeit leiden und ihr schnell zu entkommen versuchen. Solche asymmetrischen, konzentrierten Schocks sind somit ein Beispiel, wie sich der Barrierefaktor der Arbeitslosigkeit (im Sinne der ICF, siehe Eckhard & Bering in diesem Band), die Existenzangst, im Modell der pandemischen Stressbelastung verstärkt und die steigenden Ängste den Barrierefaktor Arbeitslosigkeit zementieren. Aus Sicht der Quellen der pandemischen Stressbelastung durch die COVID-19-Pandemie treten Befürchtungsdynamik und Existenzängste in eine Wechselwirkung, die die Abwärtsspirale der sozialen Sicherung antreiben.

Rein wirtschaftlich ist der Ausweg daher eine vorausschauende Umverteilung der Arbeitskräfte von Sektoren, die besonders stark und bleibend betroffen sind, in Sektoren, die sogar einen erhöhten Bedarf haben. Dies spricht auch für Hilfen, die sich auf die wirtschaftliche und psychologische Unterstützung der Arbeitskräfte fokussieren und nicht allein die Unterstützung der Firmen vorsehen. Je nach Schwere des sektoralen Schocks spricht vieles für einen holistischen Ansatz. Bering und Eckhard belegen (in diesem Band), welche medizinischen, beruflichen und sozialen Hilfen am Teilhabebedarf der Betroffenen ansetzen. Der vom IWF geforderte Strukturwandel muss durch Maßnahmen der Gesundheitsfürsorge und Rehabilitation unterstützt werden.

2. Steigende ökonomische Unsicherheit hat einen negativen Einfluss auf die psychische Gesundheit. Seit wenigen Jahren wird auch intensiv erforscht, wie sich »Unsicherheit« auf die Ökonomie auswirkt und seit 2016 wird die sogenannte politökonomische Unsicherheit [economic policy uncertainty (EPU)] für einige Volkswirtschaften gemessen. (Der EPU Index bildet die ökonomische Unsicherheit ab, indem Zeitungen nach Schlüsselworten durchsucht werden.) Den Durchschnitt dieses EPU Indexes von fünf europäischen Ländern zeigt Abbildung 2. Deutlich kann man die extrem hohe »Unsicherheit« im März 2020 erkennen. Diese fällt im Sommer mit den sinkenden Coronazahlen ab und steigt im Herbst 2020 wieder dramatisch an. Unsicherheit hat direkte wirtschaftliche Folgen. Es ist zum Beispiel erwiesen, dass Unternehmen Investitionen und Stellenausschreibungen zurückhalten, wenn die Unsicherheit hoch ist.

Die Wirtschaft tritt dadurch in eine Art temporäre Starre, in der wirtschaftliche Aktivität fällt, sich danach aber schnell wieder erholt. Es ist also bei temporären

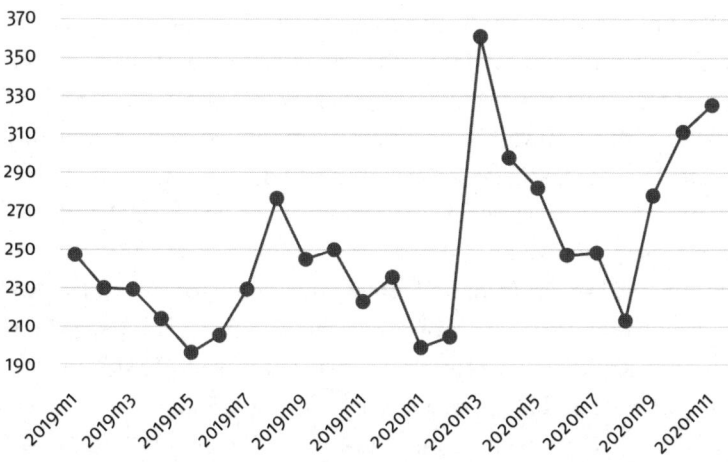

Abb. 2: Politökonomische Unsicherheit: abgebildet über den EPU Index von Baker et al. (2016)

Schocks wie in Abbildung 2 auf den ersten Blick unwahrscheinlich, dass sich aus der Unsicherheit bleibende wirtschaftliche Schäden entwickeln. Was ist aber, wenn die psychische Gesundheit unter Unsicherheit leidet? Noch im Juli sagten laut dem Allensbacher Archiv (Institut für Demoskopie-Umfrage 12019, Juli 2020, zitiert in *Eingeschränkt funktionsfähig* von Prof. Dr. Renate Köcher in der Frankfurter Allgemeinen Zeitung Nr. 168, 22.07.2020) nur 19 % der Befragten, dass es wirtschaftlich bergauf gehe, während 54 % meinten, es gehe bergab. Und dies scheint sich auch über die wirtschaftliche Vision hinaus zu erstrecken. In Deutschland wurden Suchbegriffe wie »Sorge« oder »Angst« um den Monat März herum in der Tat besonders oft eingegeben, und auch im November stieg die Suche nach diesen Begriffen wieder rapide an (siehe https://trends.google.es/trends/explore?geo=DE&q=Angst, zuletzt aufgerufen 26. Oktober 2020). Es sind also nachweislich Befürchtungsdynamiken (vgl. FACT-19, Bering, Schedlich & Zurek in diesem Band) in den aggregierten Daten messbar. Es ist gut möglich, dass die politische Reaktion auf die Krise hier eine große Rolle gespielt hat. In einer Studie zu den psychischen Effekten von Lockdowns finden Brodeur et al. (2020) zum Beispiel, dass Einsamkeit, Sorge und Traurigkeit zunehmen (siehe auch Eichenberg zu den psychischen Auswirkungen des Lockdowns in diesem Band). Aber Unsicherheit, Angst und Verunsicherung scheinen dennoch im Allgemeinen eher temporäre Probleme in Deutschland zu sein, denn im Durchschnitt sind sowohl entsprechende Suchanfragen als auch der EPU im Sommer 2020 schnell wieder gefallen.

3. Steigende Armut dagegen ist ein bleibendes Problem mit einer starken psychologischen Komponente. Bei der Armut spiegeln sich die bleibenden, negativen Folgen wie in keinem anderen wirtschaftlichen Indikator. Durch die Asymmetrie des Schocks sind die negativen wirtschaftlichen Folgen auf Teile der Bevölkerung konzentriert, und die Gefahr ist daher groß, dass einige in die Armut abrutschen werden. Die Weltbank schätzt, dass die Anzahl der Armen um 88 Millionen bis 115 Millionen Menschen weltweit zunehmen wird. Erstmals seit Jahrzehnten wird dadurch weltweit die absolute Armut auf zwischen 703 und 729 Millionen Menschen steigen. (Siehe auch Palomino et al. 2020 zu Vorhersagen für Europa.)

Psychische Gesundheit und Armut interagieren in einem Teufelskreis (Lund et al. 2011). Das Risiko von psychischen Erkrankungen erhöht sich für Menschen, die in Armut leben, und Menschen mit psychischen Erkrankungen laufen Gefahr in Armut abzurutschen, weil sie nicht adäquat auf ökonomische Schocks reagieren können. Arbeitslosigkeit, soziale Isolation und mangelnde Handlungsfreiheit sind mit Armut korreliert und gleichzeitig Risikofaktoren für psychische Krankheiten, da sie Existenzbedrohung und Befürchtungsdynamiken zur Folge haben.

4. Wird der wirtschaftlichen Polarisierung die politische Polarisierung folgen?

Diese Frage ist sowohl für die gesundheitliche als auch die wirtschaftliche Erholung relevant. Politische Polarisierung bedeutet, dass politische Positionen extremer werden und Menschen sich in politischen Lagern sammeln, die nur noch schwer miteinander kommunizieren können. Der politische Diskurs wird immer härter geführt, und manche streiten sich auch innerhalb der Familie oder mit Freunden plötzlich über Politik. Hierdurch werden Befürchtungen geschürt, die im FACT-19 (Lund et al. 2011) in Verbindung mit Existenzängsten operationalisiert wurden.

Oft wird die wirtschaftliche Asymmetrie von Populisten genutzt, um Macht an sich zu reißen, indem sie gegen andere mobil machen. Das können »die da oben« sein oder auch schwächere Minderheiten. Im Extremfall kommt es zu Gewalt, wie in Deutschland und in den USA deutlich zu beobachten ist (siehe Müller & Schwarz 2020). Unsere Methodologie in Mueller & Rauh (2020) zeigt ein erhöhtes Risiko von politisch motivierter Gewalt in beiden Ländern. Dies nimmt den angegriffenen Gruppen das Sicherheitsgefühl. Insbesondere Minderheiten können somit psychologisch unter Druck geraten.

5. Eine besondere Rolle kommt in der Pandemie den **Sozialen Medien** zu. Sie erlauben uns weiter im Kontakt zu bleiben (siehe Beck in diesem Band) und werden daher viel genutzt. Leider gibt es mittlerweile einige Indizien dafür, dass diese neue Abhängigkeit schlecht für die psychische Gesundheit ist. Alcott et al. (2020) haben dies zum Beispiel beeindruckend in einer Studie gezeigt, in der Probanden randomisiert der Zugang zu Facebook für vier Wochen deaktiviert wurde. Die Probanden ohne Zugang zu Sozialen Medien verbringen weniger Zeit online und mehr Zeit mit Familie und Freunden, haben weniger faktisches Wissen über die politische Lage, sind aber auch weniger politisch polarisiert, haben ein besseres subjektives Wohlbefinden und nutzen Facebook nach Versuchsende dauerhaft weniger. Im Umkehrschluss bedeutet dies, dass die beschriebenen Indikatoren zur wachsenden politischen Polarisierung durch die Pandemie führen können. Die Folge kann Isolation sein. Kommt verordnete Isolation aufgrund der pandemischen Lage hinzu, verstärken sich die Mechanismen.

Soziale Medien entwickeln einen Teil ihrer Wirkungskraft durch die Vergleichbarkeit, die sie erzeugen. Wir sind auf Instagram, Twitter oder Facebook fähig, anderen Menschen zu folgen und unser Leben mit den dargestellten Leben zu vergleichen. Das ist in Zeiten von auseinanderklaffenden Schicksalen eine zusätzliche Belastung für diejenigen, die »Pech« hatten. Daraus können in der Wahrnehmung Befürchtungen und Ängste entstehen, die sich wiederum mit der pandemischen Befürchtungsdynamik potenzieren.

4. Fazit

Wie stark die Hysterese nach der Corona-Krise sein wird, hängt in erheblichem Maße davon ab, wie sich die Teile der Bevölkerung entwickeln, die am härtesten von der wirtschaftlichen Krise getroffen wurden. Besondere Aufmerksamkeit sollte hier der Messung von wirtschaftlicher Armut zukommen, weil sie eine große Bandbreite der Umweltfaktoren abdeckt, die psychische Gesundheit beeinträchtigen. Auch der steigende Konsum sozialer Medien und die Bedrohung durch Gewalt können wirtschaftlichen Stress verstärken. Wenn wir Hysterese vermeiden wollen, muss die gezielte Ausweitung der medizinischen, beruflichen und sozialen Rehabilitation Teil der wirtschaftlichen Erholung sein.

Literatur

Adams-Prassl, A., Boneva, T., Golin, M. & Rauh, Ch. (2020). Inequality in the Impact of the Coronavirus Shock: Evidence from Real Time Surveys. Journal of Public Economics.

Allcott, H., Braghieri, L., Eichmeyer, S. & Gentzkow, M. (2020). The Welfare Effects of Social Media. American Economic Review, 110(3): 629–676.

Akerlof, G. A. & Shiller, R. J. (2009). Animal Spirits: How Human Psychology Drives the Economy, and Why It Matters for Global Capitalism. Princeton, NJ: Princeton University Press.

Baker, S. R., Bloom, N. & Davis, S. J. (2016). Measuring Economic Policy Uncertainty http://www.policyuncertainty.com/

Barrero, J. M., Bloom, N. & Davis, S. J. (2020). Why Working From Home Will Stick. Unpublished Manuscript.

Brodeur, A., Clark, A. E., Flèche, S., Powdthavee, N. (2020). COVID-19, Lockdowns and Well-Being: Evidence from Google Trends. Journal of Public Economics (conditionally accepted).

Farré, L., Fawaz, Y., González, L. & Graves, J. (2020). How the COVID-19 Lockdown Affected Gender Inequality in Paid and Unpaid Work in Spain. IZA DP No. 13434.

Farré, L., Fasani, F. & Mueller, H. (2018). Feeling Useless: The Effect of Unemployment on Mental Health in the Great Recession. IZA Journal of Labor Economics (2018) 7(1), 1–34.

Krueger, D., Uhlig, H. & Xie, T. (2020). Macroeconomic Dynamics and Reallocation in an Epidemic: Evaluating the »Swedish Solution«. NBER Working Paper 27047.

Lund, C., De Silva, M., Plagerson, S., Cooper, S., Chisholm, D., Das, J., Knapp, M., Patel, V. (2011). Poverty and mental disorders: breaking the cycle in low-income and middle-income countries.

Malmendier, U. & Nagel, S. Depression Babies: Do Macroeconomic Experiences Affect Risk-Taking? Quarterly Journal of Economics.

Malmendier, U. & Sheng Shen, L. (2019). Scarred Consumption. Working Paper UC Berkeley.

Mueller, H. & Rauh, Ch. (2020). The Hard Problem of Prediction for Conflict Prevention. Cambridge Working Papers in Economics no. 2015.

Müller, K. & Schwarz, C. (2020). Fanning the Flames of Hate: Social Media and Hate Crime. Journal of the European Economic Association.

Palomino, J. C., Rodríguez, J. G. & Sebastian, R. (2020). Wage inequality and poverty effects of lockdown and social distancing in Europe.

Pistaferri, L. (2016). Why has consumption remained moderate after the Great Recession. Boston Fed. Conference Paper.

Satici, B., Saricali, M., Satici, S. A. & Griffiths, M. D. (2020). Intolerance of Uncertainty and Mental Wellbeing: Serial Mediation by Rumination and Fear of COVID-19.

Psychosoziale Herausforderungen in der COVID-19-Pandemie

CLAUDIA SCHEDLICH

1. Einleitung

Das Einsatz- und Gesundheitswesen befasst sich schon seit vielen Jahren mit den Vorbereitungen auf sogenannte CBRN (Chemisch, Biologisch, Radiologisch, Nuklear)-Schadenslagen, zu der die aktuelle COVID-19-Pandemie gehört. Dabei geht es um die stete Verbesserung der erforderlichen technischen Ausstattung, die Möglichkeiten zur Detektion und Analyse, die Optimierung von Schutzkleidung, Schulungen und die Durchführung von Übungen mit diesen Schadensszenarien (BBK 2006; BBK 2007). Der Terminus CBRN-Schadenslage wird in der medialen Berichterstattung und in der Öffentlichkeit wenig genutzt, sondern dient eher der Lagespezifikation in den behördlichen Strukturen, im Einsatz- und Gesundheitswesen und in den administrativen und operativen Krisenstäben.

2. Psychosoziales Krisenmanagement in CBRN-Lagen

Seit 2007 »werden zunehmend auch Erkenntnisse aus Psychologie und Soziologie bei der Konzeptentwicklung und der Aus- und Fortbildung im CBRN-Schutz einbezogen. Ausgangspunkt ist die Tatsache, dass CBRN-Lagen für alle direkt oder indirekt Beteiligten eine hohe psychische Belastung bedeuten können. Die Anzahl psychisch belasteter Betroffener kann bei CBRN-Lagen um ein Vielfaches höher sein als die Anzahl körperlich Verletzter« (Schedlich & Helmerichs 2009; Schedlich & Helmerichs 2011), so auch bei biologischen Lagen (Leung et al. 2004; Brooks et al. 2020).

Dementsprechend notwendig ist es, psychologische und sozialwissenschaftliche Erkenntnisse in das Krisenmanagement auf Bundesebene, in den Ländern und Kommunen einzubeziehen (Schedlich & Helmerichs 2009; Schedlich & Helmerichs 2011). Um dies in den Fokus zu rücken, befasst sich das Bundesamt für Bevölkerungsschutz und Katastrophenhilfe (BBK) seit 2007 im Referat »Psychosoziales Krisenmanagement« mit Unterstützung der Referate »CBRN-Schutz«, »Schutz der Gesundheit« sowie des Lehrbereichs »Wissenschaft, Technik und Gesundheit« intensiv mit den psychosozialen Auswirkungen in der Bevölkerung, dem Bevölkerungsverhalten und der Optimierung des Psychosozialen Krisenmanagements in CBRN-Lagen. Ein interdisziplinärer Expertenkreis, bestehend aus Wissenschaftlern verschiedener Fachrichtungen, Vertreter*innen des Gesundheitswesens und der Psychosozialen Notfallversorgung sowie Führungskräften des CBRN-Schutzes arbeitet seitdem an der Weiterentwicklung von Forschungsfragen und Handlungsempfehlungen für die Praxis auf der Basis nationaler und internationaler wissenschaftlicher Erkenntnisse und Einsatzerfahrungen zum Psychosozialen Krisenmanagement in CBRN-Lagen (Schedlich & Helmerichs 2009; Schedlich & Helmerichs 2011). Seit 2009 werden an der Akademie für Krisenmanagement, Notfallplanung und Zivilschutz des Bundes (AKNZ) Schulungen zum Psychosozialen Krisenmanagement in CBRN-Lagen für Einsatz- und Führungskräfte aus Feuerwehr, Rettungsdienst, Polizei und der Psychosozialen Akuthilfe durchgeführt.

2011 bis 2013 waren das BBK und das Zentrum für Psychotraumatologie der Alexianer Krefeld GmbH Partner in dem Projekt »Psychosocial Support for Civil Protection Forces coping with CBRN (CBRN incidents and PSS)«, gefördert von der Europäischen Kommission, dem Directorate-General for Humanitarian Aid and Civil Protection unter der Koordination des Technischen Hilfswerkes. In einem Europäischen Konsortium (THW, BBK, Alexianer Krefeld GmbH, Stichting Impact/NL, Dirección General de Protección Civil e Emergencias, Ministerio del Interior/ES) konnten die nationalen Erkenntnisse und Empfehlungen auf den Prüfstand gestellt und erweitert werden. Schwerpunkte im Projekt lagen auf der Weiterentwicklung von Schulungskonzepten für Einsatzkräfte (Schedlich 2013) und auf der Optimierung der Krankenhausalarmpläne und der Entwicklung von spezifischen Schulungskonzepten für Krankenhauspersonal (Köhler & Bering 2011; Ludwig et al. 2013; Bering & Schedlich 2013).

Ein weiteres europäisches Projekt, das psychosoziale Aspekte im CBRN-Schutz berücksichtigt, ist z.B. »Public intentions and information needs after biological and radiological terrorism« (Pirate 2009–2011; www.pirateproject.com).

Auch im CBRN-Aktionsplan der Europäischen Union ist die Relevanz psychosozialen Handelns benannt und die Forderung nach Konzeptentwicklungen formuliert.

In das im Jahr 2011 verabschiedete Rahmenkonzept »CBRN-Schutz für den Bevölkerungsschutz in Deutschland« im Auftrag des Bundesministeriums des Inneren wurde das Psychosoziale Krisenmanagement aufgenommen.

In allen empirischen Untersuchungen und auch in Einsatzerfahrungen ist unstrittig, dass Psychosoziales Krisenmanagement und Psychosoziale Notfallversorgung (PSNV) in komplexen Gefahren- und Schadenslagen wesentlich dazu beitragen, das relative Sicherheitserleben der Betroffenen zu verbessern, Ängste zu reduzieren und zu beruhigen, das Erleben von Selbstwirksamkeit und soziale Anbindung zu stärken und Hoffnung zu vermitteln (Hobfoll et al. 2007). Eine bedarfsorientierte psychosoziale Versorgung, psychosoziale Akuthilfe während und unmittelbar nach Notfallsituationen sowie psychosoziale, traumazentrierte und psychotherapeutische Hilfen in der Einwirkzeit sind wesentliche Aspekte der sekundären Prävention von Belastungsfolgen (BBK 2012).

3. Psychosoziale Risikofaktoren in biologischen Schadenslagen

Mit Datum vom 21. Dezember 2020 lag die Zahl der mit dem Corona-Virus infizierten Menschen weltweit bei 76 928 774, die Zahl der Verstorbenen bei 1 695 307 und die Infektionszahlen und Inzidenzwerte stiegen exponentiell (https://coronavirus.jhu.edu/map.html). Nachdem die Infektionsschutzmaßnahmen zunächst im Sommer 2020 nach dem ersten Lockdown gelockert wurden, veranlassten die Regierungen erneut verstärkte Einschränkungen des öffentlichen Lebens, um die Infektionsraten einzudämmen.

Gerade in der aktuellen biologischen Lage, der COVID-19-Pandemie, sind die psychosozialen Belastungsfaktoren erheblich, insbesondere durch die anhaltende Bedrohung der leiblichen Unversehrtheit und damit verbundene Befürchtungen, die hohe Zahl der Verstorbenen und deren Angehörige, wirtschaftlich existenzbedrohende Konsequenzen und die soziale Isolation (vgl. den Beitrag von Bering, Schedlich & Zurek in diesem Band). Die erschwerenden Bedingungen in dieser biologischen Lage, wie die fehlende Wahrnehmungsmöglichkeit für die Gefahrenquellen, die zeitverzögerte Erkennung einer Infektion, die andauernde Bedrohung, Einschränkungen über Monate und die unklare Dauer der Pandemie führen zu zunehmender Verunsicherung und Belastung in der Bevölkerung.

Was ist nun unter psychosozialen Gesichtspunkten das Besondere und Herausfordernde an dieser komplexen biologischen Schadenslage, der COVID-19-Pandemie?

- Eine wesentliche Schutzstrategie von Menschen nach potentiell traumatisierenden und bedrohlichen Erfahrungen ist das aktive Meiden von Gefahren und die Verbesserung der Wehrhaftigkeit, um das relative und subjektive Gefühl von Sicherheit herzustellen. Der »Angreifer« in einer biologischen Lage, die biologischen Agenzien, sind aber nicht wahrnehmbar, so dass die Gefahr nur schwer abgewendet werden kann. Der »Feind ist unsichtbar«. Ein Schutz ist partiell über entsprechende Schutzausrüstung (FFP2/3-Masken, Einmalhandschuhe, Kittel oder Schutzanzüge), Hygienemaßnahmen und Distanzierung möglich.

- Es ist nicht unmittelbar zu erkennen, ob ein »Angriff« und eine Schädigung stattgefunden haben, auch nicht beim Auftreten von Symptomen. Ein sicherer Nachweis einer COVID-19-Infektion ist nur in einem Labor über einen entsprechenden Test möglich. Von der Probenentnahme bis zur Ergebnismitteilung vergehen bis zu 48 Stunden. Krankheitssymptome zeigen sich bei einer Infektion erst nach Tagen (Inkubationszeit bis zu 14 Tagen). In dieser Zeit können sich übertragbare Erreger unentdeckt ausbreiten. Nicht nur die Angst, sich selbst angesteckt zu haben ist belastend, sondern auch die Unsicherheit, inwieweit eine Ansteckung von anderen (nahestehenden) Menschen stattgefunden hat.

- Die Kontaktpersonen Erkrankter müssen bei von Mensch zu Mensch übertragbaren Infektionskrankheiten während und nach der Inkubationszeit erfasst, überwacht, isoliert und ggf. medizinisch behandelt werden. Die Behandlung und Maßnahmen zur Eindämmung der Infektionsketten sind mit Einschränkungen der persönlichen Freiheit und Isolation verbunden, auf die die Einzelnen und die Bevölkerung vorbereitet werden müssen (z. B. Kontakteinschränkungen, Ausgangssperre, Quarantäne).

- Eine biologische Lage wie die COVID-19-Pandemie ist nur eingeschränkt unter Kontrolle zu bringen, es handelt sich nicht um ein zeitlich klar umrissenes Ereignis. Auch mittel- und längerfristig ist die Wiederherstellung der Sicherheit unklar. Trotz umfassender Maßnahmen (Ausgangssperren, Versammlungs- und Reiseverbote, Schließung von Einrichtungen etc.) ist es schwer, die Zahl der Neuinfektionen und die Verdopplungsrate zu minimieren. Die medizinische Wissenschaft arbeitet mit Hochdruck an der Entwicklung von Medikamenten und anderen Behandlungsmöglichkeiten (z. B. Antikörpertherapie mittels Blutplasma) und an einem Impfstoff, aber auch dies benötigt Zeit. Die Menschen weltweit sind dementsprechend über Wochen und Monate einer potentiell vital bedrohlichen Situation ausgesetzt. (Schedlich & Helmerichs 2009)

Unter diesen Ausgangsbedingungen ist nachvollziehbar, dass die aktuelle biologische Lage ein besonderes psychosoziales Belastungspotential für die gesamte Bevölkerung bedeutet. Ängste und Verunsicherung sowie Kontaktbeschränkungen sind potentiell besonders belastend für

- die Erkrankten und deren Angehörige,
- die Hinterbliebenen der an der COVID-19-Infektion Verstorbenen,
- Menschen in einer wirtschaftlich existenzbedrohenden Lage,
- Menschen in freiwilliger oder behördlich angeordneter Quarantäne,
- die Mitarbeitenden des Gesundheits- und Sozialwesens sowie Lehrkräfte,
- Einsatzkräfte der Feuerwehr, des Rettungsdienstes und der Polizei sowie Sicherheitskräfte.

4. Psychische Belastungsfolgen in biologischen Schadenslagen

Im Erleben der Menschen sind Verunsicherung, Ängste und Befürchtungen, Hilflosigkeit und Kontrollverlust als dominierende Empfindungen zu nennen: »Angst vor Siechtum und Tod, vor Schädigung durch den Kontakt mit anderen Menschen, um die Gesundheit von Angehörigen und Freunden, andere Menschen zu schädigen und die Unsicherheit, ob ausreichend Schutz- und Behandlungsmöglichkeiten vorhanden sind.« (Schedlich & Helmerichs 2009) Letzteres ist ein auch medial viel diskutiertes Thema in der Vorbereitung auf mögliche Ressourcenverknappung. Steigt die Zahl der schwer Erkrankten an, können die Kapazitäten bei Intensivbetten und Beatmungsgeräten knapp werden. Der Mangel an Pflegekräften erschwert die Versorgung Erkrankter zusätzlich. Orientiert an der Prognose wird dann entschieden werden, wer die notwendige Behandlung erfährt und wer nicht.

Erstmals in diesem Umfang ist in der COVID-19-Pandemie die Gesamtbevölkerung durch die umfassenden Einschränkungen im Kontakt und in allen Belangen des alltäglichen Lebens sowie der Arbeit betroffen. Hinzu kommt die andauernde und intensive mediale Präsenz. Auch in biologischen Lagen in der Vergangenheit, z. B. die Anthrax-Anschläge in den USA 2001, die SARS-Pandemie 2002/2003 oder die Influenza A (H1N1-Pandemie), waren Beunruhigung und Angst in der Gesamtbevölkerung zu verzeichnen, jedoch nicht in dem Ausmaß wie bei der aktuellen COVID-19-Pandemie. Insgesamt waren vor der COVID-19-Pandemie nur eine geringe Anzahl von Studien zu verzeichnen, die die Reaktionen und Verhaltensweisen sowie das Ausmaß an psychosozialer Belastung in der Gesamtbevölkerung im Fall einer Pandemie erheben.

Cowling und Mitarbeiter (Cowling et al. 2010) befragten 12 965 Bewohner von Hongkong während der ersten Welle der H1N1-Pandemie in 2009 zu Risikowahrnehmung, Angst, Wissen über Übertragungswege und präventives Verhalten. Die Befragten erreichten niedrige Angstwerte während der gesamten Epidemie. Die Risikobewertung für Infektionsanfälligkeit und Schweregrad von H1N1 waren anfänglich hoch, nahmen jedoch schon früh während der Epidemie ab und blieben danach stabil. Das Wissen über Übertragungswege, die Umsetzung von Hygienemaßnahmen und die Verwendung von Gesichtsmasken verbesserte sich mit dem Fortschreiten der Epidemie nicht. Die anfängliche soziale Distanzierung wurde schnell wieder aufgegeben. Höhere Angstwerte erreichten Menschen, die sozial isoliert lebten. In zukünftigen Studien wird sich zeigen, inwieweit bei der COVID-19-Pandemie die deutlich restriktiveren Maßnahmen, die ökonomischen Probleme und die intensive mediale Berichterstattung über die tägliche Anzahl der Neuinfektionen und Todesfälle das psychische Belastungsniveau in der Bevölkerung erhöhen.

Viele Studien in vergangenen pandemischen Lagen haben psychischen Stress bei Erkrankten in Quarantäne und bei Krankenhauspersonal untersucht. Das Krankenhauspersonal litt unter der Angst vor Ansteckung, der Ansteckungsgefahr von Familien, Freunden und Kolleg*innen und dem Leiden der Patient*innen. Unsicherheit und Stigmatisierung waren sowohl für das Personal als auch für die Patient*innen wichtige Themen (Maunder et al. 2003).

Auch aktuelle Studien zur psychischen Belastung in der COVID-19-Pandemie fokussieren auf Personal im Gesundheitswesen. So konnten Lai et al. (2020) in einer Befragung von 1257 MitarbeiterInnen aus 34 Kliniken erheben, dass mehr als die Hälfte der Pflegenden und Ärzt*innen, die COVID-19-Patient*innen in China versorgt haben, Symptome einer Depression oder Anzeichen von erhöhtem Stress zeigten. Mulfinger et al. (2020) haben in ihrem Literaturreview zu psychischen Belastungen in Pandemien sieben Studien zu Belastungen von Gesundheitspersonal in der COVID-19-Pandemie eingeschlossen. Die Studien berichten von erhöhtem Stressniveau, Angst und PTBS-Symptomatik. Direkter Kontakt zu Patient*innen, Quarantäneerfahrungen und das wahrgenommene Gesundheitsrisiko stellten besondere Belastungsfaktoren dar.

In der ersten Studie zu psychischer Belastung bei Klinikpersonal in der COVID-19-Pandemie im deutschen Sprachraum wurden 100 Beschäftigte im April 2020 zu Symptomen der Anpassungsstörung und Depression, Stresssymptomen und Bewältigungsstrategien befragt. Erste Querschnittsergebnisse ergeben erhöhte Raten von Anpassungsstörungen und Depressionen, bedingt durch die pandemische Belastung. Die Sorge sich selbst anzustecken war geringer als diejenige um die Familie. Personen aus der Pflege, Personen mit Vorbelastungen und Frauen sind am stärksten belastet (Krammer et al. 2020). In einer Studie der Universität zu Köln konnten die Befragungen von 525 Leitungskräften in der Pflege ausgewertet werden (Hower et al. 2020). Von den Befragten wurde die Sorge vor COVID-19-Infektionen von Pflegebedürftigen und Mitarbeiter*innen als besondere Belastung angegeben. Berichtet wurden Unsicherheiten über zu ergreifende Maßnahmen bei auftretenden Infektionen, eine deutliche Intensivierung der Arbeitsdichte und eine Verschlechterung des allgemeinen Gesundheitszustands.

Neben der Belastung durch die Arbeit im Gesundheitswesen sind Quarantänemaßnahmen und Isolation weitere Belastungsfaktoren. Die COVID-19-Pandemie hat in vielen Ländern dazu geführt, dass möglicherweise infizierte Menschen aufgefordert werden, sich zu Hause oder in einer speziellen Quarantäneeinrichtung zu isolieren. Auch infizierte Menschen befinden sich unter strengen Quarantänebedingungen. Studien an SARS-Patient*innen in Quarantäne berichteten von Angst, Einsamkeit, Langeweile und Wut, und sie machten sich Sorgen über die Ansteckung von Familienmitgliedern und Freunden (Maunder et al. 2003). In einer Studie von Hawryluck und Mitarbeitern (Hawryluck et al. 2004) wurden 129 unter Quarantäne gestellte Personen webbasiert befragt. Die Patient*innen wiesen eine hohe Prävalenz von psychischer Belastung auf. Symptome einer posttraumatischen Belastungsstörung (PTBS) und einer Depression wurden bei 28,9 % bzw. 31,2 % der Befragten beobachtet. Eine längere Dauer der Quarantäne ging mit einer erhöhten Prävalenz von Symptomen einer PTBS einher.

Nach Ausbruch der Pandemie im Dezember 2019 haben Brooks und Mitarbeiter (Brooks et al. 2020) einen Überblick über Studien zu den psychischen Auswirkungen von Quarantäne erstellt. Von den 3166 erhobenen Studien wurden 24 in den Review aufgenommen. Die Studien berichten über deutliche psychische Belastungen, einschließlich posttraumatischer Stresssymptome, Verwirrung und Wut. Zu den besonderen Stressoren gehörten längere Quarantänedauer, Infektionsängste, Frustration, Langeweile, unzureichende Versorgung, unzureichende Informationen, finanzielle Verluste und Stigmatisierung. Einige Studien weisen darauf hin, dass die psychischen Belastungsfolgen auch nach Ende der Quarantäne mittel- bis langfristig bestehen bleiben. Aus den psychischen Belastungsfaktoren der Quarantäne resultieren unmittelbare Handlungsempfehlungen wie eine transparente, sachgerechte Information über Notwendigkeit und Dauer der Maßnahme sowie die Sicherstellung der Basisversorgung und der Kontaktmöglichkeiten über Telefon, Smartphone und Internet.

Menschen mit psychischen Vorbelastungen sind als vulnerable Gruppe in der COVID-19-Pandemie zu sehen (Frank et al. 2020; Hao et al. 2020) und stärker gefährdet. Richter und Zürcher (2020) weisen auf den zusätzlichen Risikofaktor hin, dass die Infektionsschutzmaßnahmen für psychisch vorbelastete Menschen den Zugang zu ambulanten und stationären psychiatrischen und psychotherapeutischen sowie psychosozialen Angeboten erschweren.

Es stelle sich die Frage, wie sich die COVID-19-Pandemie und die daraus resultierenden Belastungen und Einschränkungen auf die psychische Gesundheit in der Gesamtbevölkerung auswirken werden. Bis dato vorliegende Studien ergeben hier ein noch heterogenes Bild. So werden z. B. in der Studie SOEP-CoV (Entringer & Kröger 2020) die »akuten, mittelfristigen und langfristigen sozio-ökonomischen Faktoren und Folgen der Verbreitung des Coronavirus in Deutschland« untersucht. Für SOEP-CoV wird seit Anfang April 2020 eine Stichprobe von mehr als 12 000 Personen telefonisch interviewt. Ausgangsbasis für die Befragungen ist das sozio-ökonomische Panel (SOEP), zufällig ausgewählte Haushalte in Deutschland, die bereits seit 1984 teilnehmen. Es scheint, dass »die Menschen den ersten Lockdown besser verkraftet haben als erwartet. Zwar steigt die subjektive Einsamkeit im Vergleich zu den Vorjahren erheblich an, insbesondere bei Frauen und jüngeren Menschen, andere Indikatoren für psychische Belastungen (Lebenszufriedenheit, emotionales Wohlbefinden und Depressions- und Angstsymptomatik) sind jedoch bisher unverändert.« Diese Ergebnisse deuten auf Resilienzfaktoren in der deutschen Bevölkerung hin. Die Autor*innen formulieren aber auch die Notwendigkeit, besonders vulnerable Bevölkerungsgruppen und verzögert auftretende Belastungsreaktionen im Blick zu behalten, da soziale Isolation, aber auch Arbeitslosigkeit und ökonomische Probleme Risikofaktoren für psychische Erkrankungen darstellen.

Aufgrund der hohen Anzahl infizierter Menschen und Kontaktpersonen, die in Quarantäne und Isolation sind, dem hochbelasteten Personal in den Krankenhäusern, Pflege- und Versorgungseinrichtungen, der Anzahl Hinterbliebener und der Menschen, die in ihrer wirtschaftlichen Absicherung bedroht sind, können wir von einer erheblichen Anzahl von Menschen ausgehen, die psychisch akut und mittelfristig belastet sind. Noch ist nicht empirisch erfasst, welche Risiko- und Resilienzfaktoren eine mittel- und längerfristige psychische Belastung durch die COVID-19-Pandemie beeinflussen (vgl. Bering, Schedlich & Zurek in diesem Band).

Andere Studien an repräsentativen Stichproben, im Europäischen Raum u. a. aus Italien, Großbritannien und Spanien, ergeben demgegenüber einen deutlichen Anstieg der psychischen Belastung in der Bevölkerung (Cerbara et al. 2020; Pierce et al. 2020; Parado-Gonzales et al. 2020). Insbesondere depressive Störungen und Angsterkrankungen scheinen zuzunehmen (vgl. auch Eichenberg in diesem Band). Die vorliegenden Studien erheben die psychische Belastung nach dem ersten Lockdown im März und April 2020, aber noch nicht die Auswirkungen der lange andauernden pandemischen Lage und des erneuten Lockdowns im Dezember 2020. Eine erste bundesweit repräsentative Studie (COPSY) zu den Auswirkungen der COVID-19-Pandemie auf Kinder und Jugendliche der Universitätsklinik Hamburg-Eppendorf belegt, dass zwei Drittel der Kinder und Jugendlichen eine signifikant höhere seelische Belastung aufweisen. Kinder und Jugendliche aus Familien mit niedrigem sozioökonomischem Status, Migrationshintergrund und eingeschränktem Lebensraum sind dabei besonders vulnerabel (Ravens-Sieberer et al. 2021). In der empirischen Erfassung der psychischen Belastungen infolge der COVID-19-Pandemie in der Gesamtbevölkerung wird es in zukünftigen Studien notwendig sein, die Quellen der pandemischen Stressbelastung (Infektion und letale Bedrohung, Isolation und ökonomische Einbußen in Verbindung mit dem Verlust von Arbeit) in Verbindung mit den Vorbelastungen und Kontextfaktoren in Korrelation zu psychischer Belastung zu betrachten, um eine differenzierte Einschätzung der Auswirkungen pandemischer Risikofaktoren zu ermöglichen (vgl. Bering, Schedlich und Zurek in diesem Band).

5. Maßnahmen des Psychosozialen Krisenmanagements und der Psychosozialen Notfallversorgung in biologischen Schadenslagen

Wenden wir uns nun von der psychischen Belastungssituation und möglichen Belastungsfolgen den Möglichkeiten der akuten und mittelfristigen Psychosozialen Notfallversorgung (PSNV) zu, stehen wir auch hier vor ganz neuen Herausforderungen.

In den Angebotsstrukturen der PSNV verfügen wir in Deutschland über ein flächendeckendes Netz der Psychosozialen Akuthilfe. Meist ehrenamtlich Aktive in der Notfallseelsorge oder der Krisenintervention gewährleisten die psychosoziale Versorgung der Menschen unmittelbar während und nach Notfällen. Im Fall von Sterbeprozessen sind Pfarrer*innen, Seelsorger*innen und Sterbebegleiter*innen wesentliche Begleitung für die Sterbenden und die Angehörigen. In den mittelfristigen Versorgungsstrukturen können wir auf ein Netzwerk von Beratungsstellen, Traumaambulanzen sowie stationären und ambulanten Psychotherapeut*innen zurückgreifen, um nur einige zu nennen. Diese psychosozialen Angebote basieren auf dem unmittelbaren Kontakt zum Betroffenen, was unter den Maßnahmen der Kontaktbeschränkungen nicht oder nur begrenzt möglich ist.

Welche Konsequenzen und alternativen Möglichkeiten ergeben sich für die akute und mittelfristige psychosoziale Versorgung in der COVID-19-Pandemie?

Zentrale Interventionsprinzipien für die akute und mittelfristige psychosoziale Versorgung von Menschen während und nach komplexen Gefahren- und Schadenslagen zielen ab auf

1. die Förderung von Sicherheit,
2. die Förderung von Beruhigung,
3. die Förderung von Selbstwirksamkeit und kollektiver Wirksamkeit,
4. die Förderung von Kontakt und Anbindung und
5. die Förderung von Hoffnung (Hobfoll et al. 2007).

Um dieser Zielvorgabe zu folgen, befassten sich die genannten nationalen und europäischen Projekte zum Psychosozialen Krisenmanagement unter anderem mit Informationsvermittlung sowie Kommunikation und Kontakt unter erschwerten Bedingungen als wesentliche Handlungsstränge und Interventionsprinzipien:

Information gewährleisten

Information ist essentiell in der psychosozialen Unterstützung in biologischen Lagen, und sie ist eines der wesentlichen Mittel zur Förderung des Sicherheitserlebens, der Beruhigung, der Selbstwirksamkeit und der kollektiven Wirksamkeit. Ob auf der Ebene der staatlichen Risiko- und Krisenkommunikation durch politische Funktionsträger und Behörden oder im persönlichen Gespräch, Informationen müssen umfassend, zeitnah, direkt, sachbezogen und wahrheitsgemäß vermittelt werden. Von besonderem Interesse für Betroffene sind die Gefährdung für sich selbst und die Angehörigen, die Begründung und Erläuterung von Maßnahmen und Möglichkeiten des Selbstschutzes. Klare Handlungsempfehlungen erhöhen das Selbstwirksamkeitserleben und reduzieren Hilflosigkeit und Ohnmacht. Nicht immer sind alle notwendigen Informationen verfügbar, was wahrheitsgemäß mitgeteilt werden sollte. Das Bemühen, Informationen schnellstmöglich zu beschaffen, muss dann hervorgehoben werden. Informationen müssen in besonderen Belastungssituationen klar und kurz formuliert sein, da Menschen unter Extremstress nur eine begrenzte Menge an Informationen gleichzeitig aufnehmen können. Aus demselben Grund ist zu empfehlen, Informationen mehrfach zu wiederholen. Verallgemeinerungen, ein Herunterspielen und Verharmlosen der Situation und Allgemeinplätze, aber auch eine Eskalation durch Dramatisieren müssen vermieden werden.

Hilfreich ist schriftliches Informationsmaterial, das verständlich für bestimmte Zielgruppen aufbereitet ist (Kinder, Jugendliche, Erwachsene, Flüchtlinge und Migranten, Menschen mit Sinnesbehinderungen und Intelligenzminderung u. a.), um die Bevölkerung auf CBRN-Lagen vorzubereiten, die Risikowahrnehmung zu verbessern und Handlungsmöglichkeiten und gemeindliche Hilfsmöglichkeiten zu vermitteln. (Ergebnisse der Arbeitsgruppen auf den Konferenzen im Rahmen des Projektes »CBRN incidents and PSS« im Juli 2011 und im September 2012; Schedlich 2013; siehe auch Zurek in diesem Band).

Kommunikation, Kontakt und Anbindung gewährleisten

Soziales Miteinander und Anbindung sind in Krisenzeiten ein basales Bedürfnis von Menschen und ein wesentlicher Resilienzfaktor für die Bewältigung der Belastung. Bei notwendiger Distanzierung werden Telefon, Messenger und das Internet intensiv genutzt. Personal der psychosozialen Versorgung u. a. Notfallseelsorger*innen, psychosoziale und traumazentrierte Berater*innen, Psychotherapeut*innen gehen mehr und mehr dazu über, auf das Telefon oder webbasierte Videochats für Beratungen und Psychotherapien zurückzugreifen, sodass diese Angebote auch bei Distanzierungsvorgaben bestehen bleiben können (vgl. Eichenberg in diesem Band). Weitere Möglichkeiten, auch über Distanz Anbindung zu gewährleisten, sind ebenfalls in diesem Buch beschrieben (siehe die Beiträge Bering, Schedlich & Zurek und ebenso Zank in diesem Band).

Für die Kommunikation und das soziale Anbindungserleben in CBRN-Lagen ist bestimmend, dass Menschen in Krankenhäusern, in Pflege- und anderen Unterbringungseinrichtungen mit Fachpersonal in Schutzkleidung (Persönliche Schutzausrüstung, PSA) konfrontiert sind, bei denen die Gesichter nicht oder nur teilweise sichtbar sind. In vergangenen Lagen und in Übungen zeigte sich immer wieder, dass Fachpersonal unter PSA deutlich weniger kommuniziert. Zur Optimierung der Kommunikation als wesentlichem Aspekt der psychosozialen Versorgung müssen Fachkräfte angehalten und trainiert werden, auch unter PSA aktiven, kommunikativen Kontakt zu Patient*innen aufzubauen. Dies zu trainieren ist ein Bestandteil der Schulungskonzepte, die in den nationalen und europäischen Projekten zum Psychosozialen Krisenmanagement im CBRN-Schutz entwickelt wurden (Schedlich & Helmerichs 2009; Schedlich & Helmerichs 2011; Schedlich 2013; Bering & Schedlich 2013; Ludwig & Bering 2013).

6. Fazit

Abschließend ist zusammenzufassen, dass wir davon ausgehen müssen, dass die COVID-19-Pandemie bei den unmittelbar und mittelbar Betroffenen ein hohes Maß an akutem und mittelfristigem psychosozialen und psychischen Stress verursacht. Trotz der Hinweise auf eine gute Resilienz in der Bevölkerung gehen wir aufgrund der lange andauernden Bedrohungs- und Einschränkungssituation von einer nicht unerheblichen Zahl von Menschen aus, die mittelfristig Belastungsfolgen entwickeln.

Augenscheinlich sind im anfänglichen Krisenmanagement in der COVID-19-Pandemie profunde empirische Erkenntnisse und Erfahrungen des CBRN-Schutzes in biologischen Lagen nur begrenzt einbezogen worden. Nur wenige wissenschaftliche Beiträge greifen z. B. bewährte CBRN-Einsatzstrukturen auf (Chong 2020) und auch Erkenntnisse zum Psychosozialen Krisenmanagement werden nicht explizit berücksichtigt.

Es ist jedoch zwingend erforderlich, im Krisenmanagement für diese und andere Pandemien die begleitenden psychosozialen Problemlagen zu definieren und das Psychosoziale Krisenmanagement fest zu etablieren. Das Psychosoziale Krisenmanagement basiert auf klaren Konzepten, profundem Erfahrungswissen und empirischer Validierung. Die dargestellten Lagebesonderheiten bedingen aber, dass bewährte Konzepte des Psychosozialen Krisenmanagements und der akuten, mittel- und langfristigen Psychosozialen Notfallversorgung an die Anforderungen einer biologischen Lage dieses Ausmaßes angepasst werden müssen.

Literatur

Bering, R. & Schedlich, C. (2013). Psychosoziales Krisenmanagement (PSKM) in CBRN-Lagen: Wo stehen wir? Workshop. 3. Forum Interdisziplinäre Zusammenarbeit im Gesundheitlichen Bevölkerungsschutz, 13.–14. Juni 2013 – Bad Neuenahr, Deutschland.

Brooks, S. K., Webster, R. K., Smith, L. E., Woodland, L., Wessely, S., Greenberg, N. & Rubin, G. J. (2020). The psychological impact of quarantine and how to reduce it: rapid review of the evidence. The Lancet, 395(10227), S. 912–920, Großbritannien: Elsevier.

Bundesamt für Bevölkerungsschutz und Katastrophenhilfe (Hrsg.) (2006). Dekontamination Verletzter. Bonn, Deutschland: Sonderausgabe Bevölkerungsschutzmagazin, BBK.

Bundesamt für Bevölkerungsschutz und Katastrophenhilfe (BBK)/Robert Koch-Institut (RKI) (Hrsg.) (2007). Biologische Gefahren I und II – Handbuch zum Bevölkerungsschutz. 3. Auflage. Bonn, Deutschland: BBK.

Bundesamt für Bevölkerungsschutz und Katastrophenhilfe (BBK) (Hrsg.) (Verfasserinnen. Blank, V. & Helmerichs, J.) (2012). Psychosoziale Notfallversorgung: Qualitätsstandards und Leitlinien. (Teil I und II). 3. Auflage. Praxis im Bevölkerungsschutz – Band 7. Bonn, Deutschland: BBK.

Cerbara, L., Ciancimino, G., Crescimbene, M., La Longa, F., Parsi, M. R., Tintori, A. & Palomba, R. (2020). A nation-wide survey on emotional and psychological impacts of COVID-19 social distancing. European review for medical and pharmacological sciences 24 (12), S. 7155–7163. DOI: 10.26355/eurrev_202006_21711.

Chong, C-F. (2020). Dividing the Emergency Department into Red, Yellow, and Green Zones to Control COVID-19 Infection; a Letter to Editor. Archives of Academic Emergency Medicine. Mai 2020, 31;8(1). eCollection.

Cowling, B. J., Ng, D. M. W., Ip, D. K. M., Liao, Q., Lam, W. W. T., Wu, J. T., Lau, J. T. F., Griffith, S. M. & Fielding, R. (2010). Community psychological and behavioral responses through the first wave of the 2009 Influenza A (H1N1) Pandemic in Hong Kong. The Journal of Infectious Diseases, 202(6), S. 867–876.

Entringer, T. M.; Kröger, H. (2020). Einsam, aber resilient: Die Menschen haben den Lockdown besser verkraftet als vermutet. DIW aktuell, No. 46, in Kooperation mit dem: German Institute for Economic Research (DIW Berlin). https://www.econstor.eu/handle/10419/222876

Frank, A., Hörmann, S., Krombach, J., Fatke, B., Holzhüter, F., Frank, W., Sondergeld, R., Förstl, H. & Hölzle, P. (2020). Psychisch krank in Krisenzeiten: Subjektive Belastungen durch COVID-19. Psychiatrische Praxis 2020; 47(05): 267–272.

Hao, F., Tan, W., Zhang, L., Zhao, X., Zou, Y. et al. (2020). Do psychiatric patients experience more psychiatric symptoms during COVID-19 pandemic and lockdown? A case-control study with service and research implications for immunopsychiatry. Brain, behavior, and immunity, 87, 100–106. DOI: 10.1016/j.bbi.2020.04.069.

Hawryluck, L., Gold, W.L., Robinson, S., Pogorski, S., Galea, S. & Styra, R. (2004). SARS Control and Psychological Effects of Quarantine. Emerging Infectious Diseases, 10(7), S. 1206–1212. Toronto, Canada. https://wwwnc.cdc.gov

Hobfoll, S.E., Watson, P., Bell, C.C., Bryant, R.A., Brymer, M.J., Friedman, M.J., Friedman, M., Gersons, P.R., de Jong, J.T.V.M., Layne, C.M., Maguen, S., Neria, Y., Norwood, A.E., Pynoos, R.S., Reissman, D., Ruzek, J.I., Shalev, A.Y., Solomon, Z., Steinberg, A.M. & Ursano, R.J. (2007). Five Essential Elements of Immediate and Mid-Term Mass Trauma Intervention: Empirical Evidence. American Journal of Psychiatry, 70(4), S. 283–315.

Hower, K.I., Pförtner, T.K. & Pfaff, H., (2020). Pflegerische Versorgung in Zeiten von Corona – Drohender Systemkollaps oder normaler Wahnsinn? Wissenschaftliche Studie zu Herausforderungen und Belastungen aus der Sichtweise von Leitungskräften. Universität zu Köln, Humanwissenschaftliche Fakultät, Medizinische Fakultät.

Lai, J. et al. (2020). Factors Associated With Mental Health Outcomes Among Health Care Workers Exposed to Coronavirus Disease 2019. In JAMA Network Open. 2020;3(3): e203976.

Köhler, M. & Bering, R. (2011). CBRN incidents: What does it mean for hospital staff? Symposium, 11th European Conference on Traumatic Stress (ECOTS), 2.–5. Juni 2011. Wien, Österreich.

Krammer, S., Augstburger, R., Haeck, M. & Maercker, A. (2020). Anpassungsstörung, Depression, Stresssymptome, Corona bezogene Sorgen und Bewältigungsstrategien während der Corona Pandemie (COVID-19) bei Schweizer Klinikpersonal. In: Psychotherapie, Psychosomatik, Medizinische Psychologie, 2020, 70(07), 272–282.

Leung, G.M., Lam, T.H., Ho, L.M., Ho, S.Y., Chan, B.H.Y., Wong, I.O.L. & Hedley, A.J. (2004). The impact of community psychological responses on outbreak control for severe acute respiratory syndrome in Hong Kong. Journal of Epidemiology and Community Health, 57(11), S. 857–863.

Ludwig, S., Zurek, G., Wagner, D., Cummings, K. & Bering, R. (2013). Psychosocial Crisis Management in CBRN Incidents: Recommendations for a hospital staff training curriculum. Poster. 12th European Conference on Traumatic Stress (ECOTS), 6.–9. Juni 2013. Bologna, Italien.

Maunder, R., Hunter, J., Vincent, L., Bennett, J., Peladeau, N., Leszcz, M., Sadavoy, J., Verhaeghe, L.M., Steinberg, R. & Mazzulli, T. (2003). The immediate psychological and occupational impact of the 2003 SARS outbreak in a teaching hospital. CMAJ, 2003, 168(10), S. 1245–1251.

Mulfinger, N., Lampl, J., Dinkel, A., Weidner, K., Beutel, M., Jarczok, M., Hildenbrand, G., Kruse J., Seifried-Dübon, T., Junne, F., Beschoner, P. & Gündel, H. (2020). Psychische Belastungen durch Epidemien bei Beschäftigten im Gesundheitswesen und Implikationen für die Bewältigung der Corona-Krise: eine Literaturübersicht. Zeitschrift für Psychosomatische Medizin und Psychotherapie, Vol. 66, No. 3.

Parrado-González, A. & León-Jariego, J. (2020). Covid-19: factors associated with emotional distress and psychological morbidity in spanish population. Revista espanola de salud publica, 94:e202006058.

Pierce, M., Hope, H., Ford, T., Hatch, S., Hotopf, M., John, A. et al. (2020). Mental health before and during the COVID-19 pandemic: a longitudinal probability sample survey of the UK population. In: The Lancet Psychiatry 7 (10), S. 883–892. DOI: 10.1016/S2215-0366(20)30308-4.

Ravens-Sieberer, U., Kaman, A., Erhart, M., Devine, J., Schlack, R., Otto, C. (2021). Impact of the COVID-19 pandemic on quality of life and mental health in children and adolescents in Germany. Eur Child Adolesc Psychiatry (2021). https://doi.org/10.1007/s00787-021-01726-5

Schedlich, C. & Helmerichs, J. (2009). Psychosoziales Krisenmanagement in CBRN-Lagen. Bundesamt für Bevölkerungsschutz und Katastrophenhilfe (Hrsg.). Bonn, Deutschland. www.bbk.bund.de

Schedlich, C. & Helmerichs, J. (2011). Psychosoziales Krisenmanagement in CBRN-Lagen/ Psychosocial Crisis Management in CBRN Incidents. Bundesamt für Bevölkerungsschutz und Katastrophenhilfe (Hrsg.). Bonn, Deutschland: Praxis im Bevölkerungsschutz. www.bbk.bund.de

Schedlich, C. (2013). Trainingsmanual »Psychosoziales Krisenmanagement in CBRN-Lagen« für Multiplikatoren/Training Manual »Psychosocial Crisis Management in CBRN incidents«. Bundesamt für Bevölkerungsschutz und Katastrophenhilfe (Hrsg.) im Rahmen des von der Europäischen Kommission geförderten Projektes »Psychosocial support for civil protection forces coping with CBRN«, Bonn, Deutschland.

TEIL II
Leben mit der Pandemie

Psychische Belastungen und Coping im Lockdown

CHRISTIANE EICHENBERG

1. Einleitung

Neben schwierigen medizinischen Herausforderungen bestimmen psychische und soziale Folgen der COVID-19-Krise seit Ausbruch das öffentliche Leben. Sorgen und Ängste in dieser Krise sind individuell ausgestaltet und betreffen unterschiedliche Lebensbereiche. Hierzu gehören Gesundheit, Arbeitslosigkeit, Verlust von Angehörigen und sozialen Beziehungen (Bering & Eichenberg 2020). Eine besondere Situation stellte der (erste) Lockdown dar, der in Österreich am 16.03.2020 und in Deutschland eine Woche später, also am 23.03.2020, begann und jeweils nach rund sieben Wochen endete, d.h. genauer gesagt, bestimmte Maßnahmen wurden zunehmend gelockert. Schulen wurden schrittweise geöffnet, die Rückkehr ins Büro folgte zögerlicher, unter bestimmten Bedingungen konnten der Einzelhandel und Restaurants den Betrieb wieder aufnehmen, Freizeit und Kultur waren in einem weiteren Schritt – wenn auch unter bestimmten Auflagen – wieder möglich. Gleiches galt für Reisen, obwohl nach wie vor bzw. immer wieder Reisebeschränkungen ausgerufen werden, abhängig vom aktuellen Infektionsgeschehen in verschiedenen Ländern. Von einem »Normalzustand« ist auch in näherer Zukunft nicht auszugehen, denn aktuell steigen die Infektionsraten z.B. in Österreich trotz des 3. Lockdowns wieder an (Januar 2021), so dass der Zustand der aktuellen Corona-Krise im Sommer 2020 z.B. vom deutschen Virologen Hendrik Streek als »Dauerwelle« (https://www.fr.de/panorama/virologe-hendrik-streeck-spricht-ueber-zweite-corona-welle-in-deutschland-90018878.html) und vom österreichischen Bundeskanzler Sebastian Kurz als »Ziehharmonika mit Fortschritten und Rückschlägen« charakterisiert wird (https://www.

kleinezeitung.at/international/corona/5834263/Kanzler-Kurz_CoronaEntwick
lung-ist-wie-Ziehharmonika).

Der bisherige Verlauf der COVID-19-Pandemie ist demnach durch ein zykli-
sches Geschehen charakterisiert, das durch hochakute und abgemilderte Phasen
hinsichtlich der Infektionsraten gekennzeichnet ist mit jeweils entsprechend
angepasst gesetzlich gesetzten Präventionsmaßnahmen. Um die psychosozialen
Auswirkungen der Pandemie sowohl für die Gesamtbevölkerung als auch für vulnerable Gruppen zu erfassen, sind demnach Studien notwendig, die diese Belastungen in verschiedenen Pandemiephasen erfassen. Der Lockdown stellt hier eine
besondere Phase dar mit den meisten sozialen Einschränkungen, in den mittel-
und langfristigen Phasen der Pandemie wird die psychosoziale Belastung eine
andere sein: Für stabile Bevölkerungsgruppen gehen wir im mittel- und langfristigen Prozess im Vergleich zu hochakuten Phasen von einer psychosozialen Entlastung aus, für vulnerable Gruppen werden sich vor allem in post-akuten Phasen
Belastungsreaktionen zeigen, da wir aus dem Forschungsgebiet der Psychotraumatologie wissen, dass unterschiedliche Verlaufstypen zu differenzieren sind.
Hierzu gehören auch zeitversetzte Belastungsreaktionen.

Der vorliegende Beitrag widmet sich den Erkenntnissen, die dezidiert zu den
psychischen Auswirkungen des Lockdowns empirisch gewonnen wurden. Im
ersten Teil wird der internationale und nationale Forschungsstand zusammengefasst, in einem zweiten eine eigene Studie dargestellt, die die spezifische Situation
in der deutschen und österreichischen Bevölkerung während des Lockdowns in
einer Online-Befragungsstudie erfasste. In einem dritten Teil werden die Ergebnisse der internationalen und nationalen Studien mit tradierten Konzepten der
Psychotraumatologie sowie mit modernen Ansätzen der pandemischen Stressbelastung verknüpft und kritisch diskutiert.

2. Der aktuelle Forschungsstand zu den psychischen Auswirkungen des Lockdowns

Internationale Studien

Die Forschungsaktivitäten zu COVID-19-spezifischen Fragen waren in allen Disziplinen, die hierzu mit ihrer Expertise beitragen konnten, enorm. Dies illustriert
eine Datenbankabfrage in »Pubmed« für den medizinischen Bereich. Das Such-
wort »COVID« ergab am 8.8.2020 über 37500 Treffer; schränkt man die Suche auf
»COVID & Lockdown« ein, so erhält man zum selben Zeitpunkt über 1000 Tref-

fer. Die sehr spezifische Suche nach »COVID & Lockdown & psychological impact« ergibt immer noch 63 Ergebnisse, so dass nicht verwundert, dass derweil bereits Metaanalysen vorliegen, die Ergebnisse von Studien zu psychischen Belastungen in einzelnen Ländern zusammenfassen (z. B. für China siehe Ren et al. 2020). Vergleicht man die Anzahl der Publikationen, die im August 2020 recherchiert werden konnten, mit einer gleichen Abfrage drei Monate später (4. 11. 2020), so wird die massive Schnelligkeit, mit der psychosoziales Wissen zur Corona-Pandemie generiert wird, deutlich (4. 11. 2020: »COVID«: rund 66 000 Treffer, »COVID & Lockdown«: ca. 2500 Treffer, »COVID & Lockdown & psychological impact«: 181 Treffer).

Insgesamt befinden sich unter den im August 2020 ausgegebenen Publikationen sowohl länderspezifische Studien, wie z. B. in Italien (Moccia et al. 2020, Cerbara et al. 2020), Spanien (Parrado-González et al. 2020), Nepal (Gupta et al. 2020), China (Qin et al. 2020) und Afrika (Kim et al. 2020) als auch Querschnittsstudien der Gesamtbevölkerung (z. B. Pierce et al. 2020; Eichenberg et al. 2020) und von spezifischen Gruppen. Hierzu gehören z. B. Studierende (Odriozola-González et al. 2020) oder Ältere (López et al. 2020) bzw. vulnerable Gruppen, wie Migrationshelfer (z. B. in Indien siehe Kumar et al. 2020), Ärzte (z. B. in Italien siehe De Sio et al. 2020) oder klinische Gruppen, wie beispielsweise Psychiatriepatienten (Hao et al. 2020), Anorexiepatienten (Bryan et al. 2020), Kinder und Jugendliche mit ADHS (Bobo et al. 2020), Patienten mit Migräne (Parodi et al. 2020) oder Menschen mit Schlafapnoe (Attias et al. 2020). Neben Längsschnittstudien, die den psychischen Zustand vor und während des Lockdowns untersuchten (z. B. für United Kingdom siehe Pierce et al. 2020), wurden auch retrospektive Studien durchgeführt, um zu analysieren, inwiefern Suizide während des Lockdowns auf diese besondere Situation zurückzuführen sind (Dsouza et al. 2020). Aktuelle Schätzungen gehen davon aus, dass es weltweit im Rahmen der COVID-19-Pandemie zwischen 2135 und 9570 zusätzliche Suizide geben wird (Kawohl & Nordt 2020).

Zudem unterscheiden sich die Studien hinsichtlich ihrer Outcome-Maße sowie der einbezogenen moderierenden Variablen. Gemessen wurden so z. B. klinische Belastungen, wie Angst, Depression oder psychotraumatische Symptome sowie gesundheitspsychologische Variablen wie z. B. Effekte auf den Schlaf (Marelli et al. 2020), die sexuelle Aktivität (Jacob et al. 2020) oder das Online-Spielverhalten als Bewältigungsmechanismus der Pandemie (Balhara et al. 2020). Moderierende Variablen wurden einbezogen, um bestimmte Risiko- sowie Schutzfaktoren zu identifizieren, operationalisiert z. B. über den Bindungsstil und das affektive Temperament (Moccia et al. 2020). Darüber hinaus wurden genetische Einflussfaktoren Umwelteinflüssen anhand von Zwillingsstudien gegenübergestellt (Rimfeld et al. 2020).

Neben Fragenbogenuntersuchungen wurden auch psycholinguistische Methoden eingesetzt. So wurden z.B. in der Studie von Su et al. (2020) Veränderungen psycholinguistischer Merkmale von Social-Media-Beiträgen vor und nach dem Lockdown in Wuhan (Analyse von Beiträgen in Weibo) bzw. der Lombardei (Analyse von Beiträgen auf Twitter) analysiert. Somit wurden ländervergleichende Studien durchgeführt, um evtl. kulturspezifische Umgangsweisen mit einem Lockdown zu erfassen.

Tabelle 1 illustriert das Spektrum der psychologischen Forschung zu den Auswirkungen des coronabedingten Lockdowns anhand exemplarischer Studien.

Tab. 1: Exemplarische Studien zu den psychischen Auswirkungen des Lockdowns im internationalen Raum

Zielgruppe	Messinstrumente	Ergebnisse
Spanien Odriozola-González et al. 2020		
Angehörige einer Universität (Studierende u. Mitarbeiter) $N = 2530$ (Online-Befragung)	■ Depression Anxiety Stress Scale (DASS–21) ■ Impact of Event Scale (IES)	■ 21,3 %: mäßige bis extrem schwere Angstzustände ■ 34,2 %: Depression ■ 8,1 %: Stress ■ 50,4 %: mäßige bis schwere Belastungen ■ Universitätsmitarbeiter wiesen auf allen Maßen niedrigere Werte auf als Studierende
Italien Moccia et al. 2020		
Allgemeinbevölkerung $N = 500$ (Online-Befragung)	■ Psychological Trennung: Distress Scale (K10) ■ Temperament Evaluation – Autoquestionnaire short version (TEMPS–A) ■ Attachment Style Questionnaire (ASQ)	■ 62 %: keine Wahrscheinlichkeit für psychische Probleme ■ 19,4 % leichte und 18,6 % mäßige bis schwere Wahrscheinlichkeit ■ Zyklothymisches, depressives und ängstliches Temperament waren Risikofaktoren für eine mäßige bis schwere psychische Belastung. ■ ASQ: »Zuversicht« und »Unbehagen in der Nähe« erwiesen sich als schützende Faktoren.

Zielgruppe	Messinstrumente	Ergebnisse
Spanien Parrado-González et al. 2020		
Allgemein- bevölkerung $N = 1596$ (Online-Befragung)	■ Selbstkonstruierte Items zu: Kontakt mit COVID-19, Risikowahrneh-mung, vorsorglich angewandte Prä-ventionsmaß-nahmen, Coping-strategien ■ Impact of Event Scale (IES) ■ Goldberg's General Health Question-naire (GHQ-12)	■ 24,7 %: mäßige oder schwere psychische Belastungen (IES) ■ 48,8 %: psychische Probleme (GHQ) ■ Frauen, Studenten und die Bevölkerung mit einem niedrigeren Einkommen sowie diejenigen, die weniger Platz pro Person im Haushalt zur Verfügung haben, hatten stärkere psychologische Auswirkungen und eine schlechtere psychische Gesund-heit. ■ Vorbeugende Maßnahmen zur Verhinde-rung von Infektionen stellten keinen Zusammenhang mit den psychologischen Auswirkungen der Pandemie dar.
China Hao et al. 2020		
Psychiatriepatienten ($N = 76$) u. Kontroll-gruppe ($N = 109$)	■ Impact of Event Scale (IES) ■ Depression Anxiety Stress Scale (DASS-21) ■ Insomnia Severity Index (ISI)	■ Die mittleren IES-, DASS-21-Subskalen für Angst, Depression und Stress sowie die ISI-Scores waren bei psychiatrischen Patienten höher als bei gesunden Men-schen. ■ Ernsthafte Sorgen um ihre körperliche Gesundheit, Ärger und Impulsivität sowie intensive Suizidvorstellungen waren bei psychiatrischen Patienten signifikant höher als bei gesunden Personen. ■ Mehr als ein Viertel der psychiatrischen Patienten litt unter mittelschwerer bis schwerer Schlaflosigkeit.
China und Italien Su et al. 2020		
Weibo- und Twitter-nutzer	Analyse von Weibo- und Twitterbeiträgen zwei Wochen vor und zwei Wochen nach dem Lockdown mit-tels des Language Inquiry and Word Counts (LIWC)	■ Die Ergebnisse zeigten, dass die Indivi-duen sich mehr auf »zu Hause« konzent-rierten und nach dem Lockdown sowohl in Wuhan als auch in der Lombardei einen höheren Grad an kognitiven Pro-zessen zum Ausdruck brachten. ■ In der Lombardei nahm nach dem Lock-down das Stressniveau ab und die Auf-merksamkeit für Freizeitaktivitäten zu. ■ In Wuhan war die Aufmerksamkeit für Gruppe, Religion und Emotionen nach dem Lockdown stärker ausgeprägt.

Tab. 1: *Fortsetzung*

Zielgruppe	Messinstrumente	Ergebnisse
Frankreich Bobo et al. 2020		
Eltern von Kindern mit ADHS *N* = 533 (Online-Befragung)	Selbstkonstruierter Fragebogen, in dem die Eltern Angaben zu der psychischen Situation ihrer Kinder machten.	■ Nach Angaben ihrer Eltern erlebten die meisten Kinder und Jugendlichen mit ADHS eine Stabilität oder Verbesserung ihres Wohlbefindens. ■ Verbesserung der schulbedingten Ängste und die flexible Anpassung an die Rhythmen der Kinder sowie ein gesteigertes Bewusstsein der Eltern für die Schwierigkeiten ihrer Kinder.
United Kingdom Pierce et al. 2020		
Allgemeinbevölkerung *N* = 17452 (Online-Befragung)	General Health Questionnaire (GHQ-12) vor und nach dem Lockdown Sekundäranalyse einer nationalen, longitudinalen Kohortenstudie: Haushalte, die an den Wellen 8 oder 9 des UK Household Longitudinal Study (UKHLS)-Panels teilgenommen haben, wurden aufgefordert, die COVID-19-Webumfrage am 23. und 30. April 2020 auszufüllen.	■ Die Prävalenz psychischer Störungen in der Bevölkerung stieg von 18,9 % im Jahr 2018/19 auf 27,3 % im April 2020, einen Monat nach dem Lockdown. ■ Der mittlere GHQ-12-Wert stieg in diesem Zeitraum ebenfalls an (von 11,5 % auf 12,6 %). ■ Der Anstieg war bei den Jüngeren (18–34 J.), Frauen und Menschen, die mit kleinen Kindern leben, am größten.

Nationale Studien

Eine Suchabfrage in der Datenbank Pubmed mit äquivalenten deutschen Suchbegriffen ergab im August 2020 einen Treffer. Frank et al. (2020) untersuchten Patienten, die sich in der stationären und ambulanten Behandlung an der Klinik und Poliklinik für Psychiatrie und Psychotherapie, Technische Universität München, befanden, hinsichtlich ihrer subjektiven Belastungen während des Lockdowns. Es zeigte sich, dass mehr als die Hälfte der Befragten eine Verschlechterung der psychischen Erkrankung durch den Ausnahmezustand erlebte. Schwerer Erkrankte waren stärker belastet. Allerdings existiert mehr als diese eine Studie, die in der wissenschaftlichen Datenbank verzeichnet war. Der Grund dafür, warum diese allerdings durch die Suche nicht gefunden werden konnten ist, dass sich einige Studien noch im Publikationsprozess befinden. Trotzdem liegen zu diesen aber erste Ergebnisse vor, die über Pressemeldungen distribuiert wurden. So wurden die Belastungen für die besonders vulnerable Gruppe von Psychotherapiepatienten auch in österreichischen Studien gezeigt, so z. B. in der Donau-Universität Krems und des österreichischen Bundesverbands für Psychotherapie (ÖBVP), in der über 1500 Psychotherapeuten befragt wurden. Zusammenfassend beobachteten die befragten Therapeuten aufgrund der gesetzlich angeordneten Präventionsmaßnahmen während des Lockdowns bei 70 % ihrer Patienten negative Auswirkungen im Sinne, dass sich bestehende Symptome verschlimmerten und bereits überwundene Traumata reaktiviert wurden (News ORF 2020, https://noe.orf.at/stories/3047223/). Eine weitere Studie der Donau-Universität Krems maß die Zunahme klinisch relevanter Störungen in der Phase des Lockdowns. Es zeigte sich in einer für Österreich repräsentativen Stichprobe von 1009 Menschen, dass in Österreich die Prävalenz depressiver Symptome von etwa 4 % auf über 20 % angestiegen sind. Eine ähnlich starke Zunahme ergibt sich laut der Studienergebnisse bei Angstsymptomen, deren Prävalenz sich von 5 % auf 19 % erhöhten (Donau Universität Krems 2020). Eine Studie der Privaten Hochschule Göttingen kam zu ähnlichen Ergebnissen, d. h. auch in der deutschen Bevölkerung zeigte sich eine Verfünffachung depressiver Störungen während des Lockdowns, aber auch weitere Störungen aggravierten, so war auch bei Essstörungen ein deutlicher Zuwachs bei einer mittleren und schweren Symptombelastung zu erkennen (https://nachrichten.idw-online.de/2020/06/02/studie-an-der-pfh-goettingen-symptombelastung-bei-depressivitaet-verfuenffacht-waehrend-corona-kontaktbeschraenkungen/).

Weitere deutsche Studien widmen sich sowohl der Analyse der Belastungen als auch Bewältigungsmechanismen einer weiteren vulnerablen Gruppe, dem medizinischen Personal (https://www.nordbayern.de/region/wie-sehr-stresst-corona-das-medizinische-personal-1.10079936). Neben empirischen Studien existieren auch Empfehlungen für den Umgang mit besonders sensiblen Personengruppen während des Lockdowns, beispielsweise bei Sterbenden und Hinterbliebenen (Münch et al. 2020; vgl. Münch in diesem Band).

3. Eigene Studie zur Compliance mit den gesetzlich angeordneten Präventionsmaßnahmen im Lockdown

Ziele. Um psychische Belastungen durch die gesetzlich angeordneten Präventionsmaßnahmen in der Situation des Lockdowns in Deutschland und Österreich zu erfassen, haben wir eine eigene groß angelegte Befragungsstudie durchgeführt (ausführlich siehe Eichenberg et al. 2021 under review a; Eichenberg et al. under review b). Da vor allem in der Früh- und Mittelphase der Pandemie die Compliance der Bevölkerung mit den gesetzlich angeordneten Präventionsmaßnahmen (z. B. Hygieneregeln, Heimarbeit, Reise- und Ausgangsbeschränkungen usw.) von herausragender Bedeutung ist, um die Ausbreitung des Virus zu verhindern, stand es im Fokus unserer Studie, soziodemografische Faktoren zu eruieren, die diesbezüglich mit einer hohen bzw. niedrigen Compliance einhergehen. Das heißt, zentral für die Eindämmung des Virus ist ein bestimmtes Gesundheitsverhalten, das die gesamte Bevölkerung entwickeln und für einen bis dato noch unbekannten Zeitraum durchhalten muss.

Ein einflussreiches Modell auf dem Gebiet der Erklärung von Handeln bzw. Nicht-Handeln von Personen in Hinblick auf ihre Gesundheit ist das bereits in den 1950er Jahren entwickelte Health Belief Modell (HBM) (Rosenstock 1966). Es hatte zum Ziel, einen Erklärungsbeitrag dazu zu leisten, warum Menschen ein bestimmtes Gesundheitsverhalten umsetzen oder ein Risikoverhalten beibehalten. Nach diesem Modell erhöhen die wahrgenommene gesundheitliche Bedrohung (perceived threat) und eine Kosten-Nutzen-Bilanz die Wahrscheinlichkeit einer gesundheitsbezogenen Verhaltensänderung. Dabei setzt sich die Bedrohung aus einerseits dem wahrgenommenen Schweregrad (»perceived severity«: »COVID-19 kann tödlich sein.«) und andererseits der wahrgenommenen Verwundbarkeit (»perceived susceptibility«: »Ich habe ein erhöhtes Risiko an COVID-19 zu erkranken.«) zusammen. Zudem wird die Bilanz gebildet aus Kosten (»perceived barriers«: »Wenn ich mich an die Präventionsmaßnahmen halte, dann kostet mich das Einbußen meiner persönlichen Freiheit.«) und Nutzen (»perceived benefits«: »Wenn ich mich an die Präventionsmaßnahmen halte, dann reduziere ich mein Risiko an COVID-19 zu erkranken.«).

Es wird angenommen, dass diese Faktoren durch eine Reihe weiterer Punkte beeinflusst werden, vor allem durch soziodemografische und psychologische Variablen; zudem wird angenommen, dass sich auf dieser Basis verschiedene Gruppen bilden lassen, die sich hinsichtlich ihrer spezifischen (Non-)Compliance mit den Präventionsmaßnahmen unterscheiden.

Methode. Es wurde eine Online-Befragung in der österreichischen und deutschen Bevölkerung durchgeführt. Die Einladung zur Studienteilnahme erfolgte im Internet über verschiedene soziale Medien (z. B. Facebook), Online-Foren zu heterogenen Themen (Haus, Garten, Kochen, Videospiele, Studium usw.) und Newsfeeds von Zeitungen. Die Umfrage war vom 22. bis 29. März 2020 online verfügbar, d. h. man konnte von kurz nach Beginn bzw. während des Erlasses des Lockdowns in beiden Ländern daran teilnehmen (Start des Lockdowns in Österreich: 16.03.2020; in Deutschland: 23.03.2020). Als Befragungsinstrument kam ein umfangreicher selbstkonstruierter Fragebogen zum Einsatz, der entsprechend der Variablen im Health Belief Modell verschiedene Frageblöcke umfasste, so z. B. zur

1. *Perceived Severity:* Beispiel: »Das Coronavirus ist ungefährlich – gefährlich« (5-stufige Likert Skala);
2. *Perceived Susceptibility* (Items zur Gefährlichkeit des Virus an sich, dem Risiko selbst zu erkranken und dem Risiko andere anzustecken): Beispiel: »Wie sehr glauben Sie, dass Sie einem Infektionsrisiko ausgesetzt sind?« (5-stufige Likert Skala);
3. *Perceived Barriers due to health-promoting measures* (Items zu negativen Gefühlen in Zusammenhang mit den Verhaltensmaßnahmen): Beispiel: »Selbstisolation aufgrund des Coronavirus macht mich wütend« (5-stufige Likert Skala);
4. *Perceived Benefits of health-promoting measures* (Items zur Bewertung der Effektivität der Präventionsmaßnahmen): Beispiel: »Selbstisolation aufgrund des Coronavirus ist sinnvoll«;
5. *Health-related Action* (Items zum Engagement bzgl. der Umsetzung der Präventionsmaßnahmen«): Beispiel: »Ich habe folgende Maßnahmen aufgrund des Coronavirus angewendet, um mich vor einer Infektion zu schützen: Andere Personen generell gemieden« (dichotom).

Zudem wurden standardisierte Skalen eingesetzt, um persönlichkeitsspezifische Aspekte im Umgang mit dem Lockdown zu erfassen: 1. PANAS: Deutsche Version der Positive and Negative Affect Schedule (PANAS) (nach Watson, Clark & Tellegen 1988), um die aktuellen Affekte in Bezug auf die Corona-Pandemie zu erfassen; 2. Stressverarbeitungsfragebogen SVF-78 (Erdmann & Janke 2008) zur Erhebung von positiven und negativen Bewältigungs- bzw. Verarbeitungsmaßnahmen im Sinne zeit- und situations-(stressor-)stabiler Personenmerkmale in belastenden Situationen; 3. Unsicherheitsintoleranzskala UI-18 (Gerlach et al., 2008) zur Analyse der Intoleranz für Unsicherheit; 4. STAI – State-Trait-Angstinventar (Laux et al. 1981) basierend auf der Unterscheidung von Angst als Zustand (State = Angst als vorübergehenden emotionalen Zustand, der in seiner Intensität über Zeit und Situation variiert) und Angst als Eigenschaft (Trait = Angst als relativ überdauerndes Persönlichkeitsmerkmal).

Stichprobe. Insgesamt 3003 Personen aus beiden Ländern nahmen an der Studie teil (31 % Männer, 68 % Frauen, 1 % divers; Altersmedian: 32 J.; hohes Bildungsniveau: 59,5 % Hochschulabschluss, 28,5 % Abitur/Maturaabschluss).

Ergebnisse. Im Folgenden wird ein Auszug der Ergebnisse inhaltlich zusammengefasst, für detaillierte und weitere Ergebnisse wird auf die Originalpublikationen verwiesen (s. o.).

Akzeptanz der Präventionsmaßnahmen. Den von der Regierung gesetzten Maßnahmen wurde eine sehr hohe Akzeptanz und Zustimmung entgegengebracht. Nur ein sehr geringer Prozentsatz (0,7 % der Befragten) waren diesen gegenüber sehr negativ eingestellt. Diese hohe Zustimmung trug wohl auch dazu bei, dass auf die Maßnahmen mit geringen negativen Emotionen, wie Wut und Angst, reagiert wurde. Dieses grundsätzlich positive Bild trifft aber nicht auf alle Bevölkerungsgruppen im selben Ausmaß zu. Besonders die Jüngeren (18–30 Jahre) reagierten deutlich negativer und gaben im Vergleich zu den über 30-Jährigen deutlich mehr Wut und Angst aufgrund der gesetzten Maßnahmen an. Mehr Angst erlebten auch die Einkommensschwächsten.

Emotionale Reaktionen auf die Krise insgesamt. Auch wenn die emotionale Reaktion auf die von den Regierungen gesetzten Restriktionsmaßnahmen in der Stichprobe recht niedrig ist, zeigt sich doch eine deutliche emotionale Reaktion auf die Ausbreitung des Corona-Virus. Dabei zeigten sich verschiedene Gruppen in dem Sinne, dass 16 % der Befragten eine innerhalb der Stichprobe vergleichsweise geringere emotionale Reaktion angaben, ebenso viele (15 %) jedoch eine vergleichsweise hohe emotionale Veränderung aufgrund der Ausbreitung des Corona-Virus.

Sorgen. Die Ausbreitung des Corona-Virus hat bei den befragten Deutschen und Österreichern in der Anfangszeit des Lockdowns viele Sorgen ausgelöst, wobei sich diese in größerem Ausmaß um andere drehten. Am meisten Sorgen machten sie sich nämlich um die Gesundheit von Angehörigen und Freunden und das Leid, das andere erfahren müssen, gefolgt von Sorgen hinsichtlich der ärztlichen Versorgung und der wirtschaftlichen gesellschaftspolitischen Auswirkungen der Krise. Am wenigsten Sorgen machten sich die Befragten zum damaligen Zeitpunkt um ihre eigene Gesundheit.

Hierbei zeigen sich keine Unterschiede zwischen Jüngeren und Älteren und verschiedenen Einkommensgruppen.

Gruppen. Es ließen sich vier Gruppen, die aufbauend auf dem Health-Beliefe-Modell (HBM) anhand der Skalen Perceived Susceptibility und Engagement in health-promoting behaviorial measures gebildet wurden, hinsichtlich vieler Persönlichkeitsvariablen unterscheiden.

Gruppe 1 *(N = 450): »Sorglose Bagatellisierer«:* schätzt die Gefährlichkeit des Coronavirus (Perceived Severity) und auch die subjektive Einschätzung der Krankheitsanfälligkeit als gering ein (Perceived Susceptibility), d. h. es liegt für diese eine geringe persönliche Bedrohung vor. Damit fehlt ein im HBM angegebener wesentlicher motivationaler Faktor für gesundheitsbezogene Verhaltensweisen. Die Präventionsmaßnahmen der Regierung werden als vergleichsweise wenig effektiv eingestuft und da die Gefährlichkeit des Virus unterschätzt wird, werden diese Maßnahmen als übertrieben erlebt. Damit fehlt ein weiterer Motivationsfaktor, nämlich der wahrgenommene Nutzen (Perceived Benefits), bei der Umsetzung der Maßnahmen. Diese Gruppe schreibt sich selbst wenig Angst, wenige positive sowie negative Affekte im Zusammenhang mit der Pandemie zu, gibt auch vergleichsweise wenige positive sowie negative Stressverarbeitungsstrategien an, und die Angehörigen dieser Gruppen beschreiben sich selbst als Personen, die durch Unsicherheit nicht belastet sind. Sie geben somit wenige persönliche Hürden, z. B. emotionale Belastung oder Unwohlsein aufgrund der Verhaltensmaßnahmen an (Perceived Barriers), die geringe Umsetzung der Schutzmaßnahmen dürfte vorrangig aus der geringen Bedrohungs- und Nutzeneinschätzung resultieren.

Gruppe 2 *(N = 984): »Ressourcenstarke Verantwortungsbewusste«:* Die Personen dieser Gruppe geben ein geringes subjektives Erkrankungsrisiko an (Perceived Susceptibility), setzen die Maßnahmen aber trotzdem um. Sie können ihr eigenes Erkrankungsrisiko gering halten, schätzen die Gefährlichkeit des Virus aber als hoch ein (Perceived Severity). Diese Gruppe fühlt sich somit subjektiv selbst nicht bedroht, erkennt aber die generelle Bedrohung, die vom Coronavirus ausgeht. Die Maßnahmen der Regierung werden als effektiv eingeschätzt (Perceived Benefits), auf diese reagiert diese Gruppe mit wenigen negativen Emotionen (Perceived Barriers), da sie viele persönliche Ressourcen zur Bewältigung der Krise und der Maßnahmen aufweist. So schreiben sich diese Personen eine niedrige allgemeine Ängstlichkeit, einen hohen positiven und geringen negativen Affekt im Zusammenhang mit der Pandemie und hohe positive und geringe negative Stressverarbeitungsstrategien zu. Wohl nicht aus subjektiver aktueller Bedrohung, wohl aber aus Verantwortung für andere, sind diese Personen bereit, Schutzmaßnahmen umzusetzen, wobei sie dabei kaum auf innere Widerstände stoßen.

Gruppe 3 *(N = 468): »Angst-Abwehrer«*: Diese Gruppe schätzt das eigene Erkrankungsrisiko als hoch ein, setzt die Schutzmaßnahmen aber trotzdem nur in geringem Ausmaß um. Der Glaube an die Effektivität und den Nutzen der Maßnahmen (Perceived Benefits) ist gering, ein wesentlicher Motivationsfaktor fehlt somit. Die Schutzmaßnahmen werden auch deswegen als übertrieben und wenig effektiv eingestuft, weil das Coronavirus als vergleichsweise ungefährlich eingestuft wird (Perceived Severity). In der Kosten-Nutzen-Bilanz des HBMs ergibt sich für diese Gruppe ein wenig motivierendes Gesamtbild, da sie auf die Maßnahmen mit starken negativen Emotionen reagiert (Perceived Barriers) und wenige personale Ressourcen aufweist, die in dieser Krise helfen, d. h. kennzeichnend für diese Gruppe sind eine erhöhte Ängstlichkeit, höhere negative Affekte und geringere positive Stressverarbeitungsstrategien. Die Diskrepanz zwischen einem hohen subjektiven Erkrankungsrisiko und den geringen personalen Ressourcen, die notwendig sind, um die präventiven Schutzmaßnahmen ohne zu große persönliche Opfer (emotionales Unwohlsein, Belastung) umzusetzen, führt dazu, dass die wahrgenommene Bedrohung durch die Zuschreibung einer geringen Gefährlichkeit des Virus reduziert wird, d. h. dass hier komplexe Angst-Abwehrmechanismen aktiv werden.

Gruppe 4 *(N = 1004): »ängstlich complient«*: Diese Gruppe schätzt für sich ein hohes subjektives Erkrankungsrisiko (Perceived Susceptibility) ein und nimmt das Virus als gefährlich (Perceived Severity) wahr. Die subjektive Bedrohung ist somit hoch, was im HBM ein wesentlicher Motivator für ein Gesundheitsverhalten ist. Die Schutzmaßnahmen werden auch als effektiv und sinnvoll eingestuft, der Nutzen dieser ist somit hoch (Perceived Benefits). Personen dieser Gruppe reagieren auf die Maßnahmen mit erhöhten negativen Emotionen, sie müssen also einiges an Unwohlsein investieren (Perveived Barriers). Das ergibt sich vermutlich aus geringeren personalen Ressourcen, denn diese Gruppe ist charakterisiert durch erhöhte Ängstlichkeit, generell höhere Affekte (sowohl negative als auch positive sowie erhöhte negative Stressverarbeitungsstrategien). Im Vergleich zu allen anderen Gruppen erlebt diese Gruppe Unsicherheit als größere Belastung, was möglicherweise dazu führt, dass die sicherheitsgebenden Schutzmaßnahmen dann trotz erhöhter persönlicher Barrieren umgesetzt werden.

Aus diesen vier vorgestellten Gruppen lassen sich gruppenspezifische Interventionsstrategien ableiten, um einerseits die fehlende Compliance mit den gesetzlich angeordneten Präventionsmaßnahmen und andererseits die mangelnden Ressourcen zu verbessern. Diese Strategien sind in den Originalpublikationen dargestellt.

4. Diskussion

Bio-psycho-soziale Belastungen. Die referierten Studien belegen in verschiedenen Designs, dass der erste Lockdown psychosoziale Belastungen mit sich brachte. Dies entspricht der These von Eckhard und Bering (in diesem Band), dass eine alleinige bio-medizinische Krankheitsbetrachtung von COVID-19 zu kurz greift und auf ein bio-psycho-soziales Modell erweitert werden muss.

Hinsichtlich psychosozialer Belastungsprofile wurden in den Studien besonders vulnerable Gruppen identifiziert. Dies sind v. a. Frauen, junge Menschen und Familien mit kleinen Kindern sowie einkommensschwächere Gruppen, aber auch Menschen mit psychischen Erkrankungen bzw. bestimmten emotionalen Grunddispositionen wie z. B. erhöhte Ängstlichkeit und Depressivität. Allerdings deckt dieser Fokus auf Risikofaktoren nur einen Teilbereich ab, d. h. das Risikomodell ist um die Komponente der Schutzfaktoren zu erweitern, da sich aus dem Verhältnis dieser beiden Faktorgruppen die Wahrscheinlichkeit für die Entwicklung pandemischer Stressbelastung ergibt.

Risiko- und Schutzfaktoren. Somit zeigen einige Studien entsprechend dieses Modells, dass neben Risikofaktoren auch Schutzfaktoren identifizierbar waren, die die psychosozialen Auswirkungen des Lockdowns abmildern wie z. B. bestimmte Bindungsqualitäten oder stabile Persönlichkeitsfaktoren wie positive Stressverarbeitungsstrategien oder eine ausgeprägtere Toleranz für Unsicherheit.

Ebenso erfahren bestimmte Gruppen im Lockdown gar Entlastung, nämlich dann, wenn soziale oder emotionale Probleme, die im gewöhnlichen gesellschaftlichen Leben bestehen, aufgrund der spezifischen Situation im Lockdown nicht mehr bzw. weniger virulent sind (z. B. sozialphobische Menschen, Kinder mit Schulängsten), bzw. aufgrund der veränderten sozialen Situation mehr auf bestimmte Bedürfnisse eingegangen wird (siehe Studie zu den Elternberichten von an ADHS erkrankten Kindern).

Diese differenziellen Reaktionen sind nicht verwunderlich, denn es ist – wie bereits dargelegt – aus der Psychotraumatologie bekannt, dass Belastungsreaktionen auf schwere Ereignisse sich nicht per se entwickeln, sondern aufgrund eines individuellen Verhältnisses von Anforderungen und Bewältigungsmöglichkeiten (Eichenberg & Senf 2020) bzw. von Risiko- und Schutzfaktoren. Bering, Schedlich und Zurek (in diesem Band) haben bereits in der ersten Auflage dieses Bandes ein entsprechendes Modell der pandemischen Stressbelastung vorgestellt, das nun durch aktuelle Studienergebnisse zunehmend auch mit empirischen Daten untermauert wird. Unsere eigene Studie zeigte, dass auch im ersten Lockdown – der Frühphase der Pandemie – sich bestimmte Kontrastgruppen mit unterschiedlichem Risikoprofil zeigten, wie wir bereits vermutet haben (vgl. Bering & Eichenberg 2020), d. h. es finden sich empirische Belege dafür, dass sich dieses Risiko-/Schutzfaktorenmodell auch auf die Frühphase von Pandemien anwenden lässt. Das bedeutet, dass das Konzept der Risikoprofile sich hier einerseits auf die individuelle Verarbeitung der Belastungen in der Frühphase der pandemischen Krise beziehen muss, aber gleichzeitig auch Risikoprofile hinsichtlich der (Non-) Compliance mit den gesetzlich angeordneten Präventionsmaßnahmen umfassen sollte, die gesamtgesellschaftlich relevant sind, um das Virus einzudämmen.

Verlaufstypen. Wir konnten in unserer Befragungsstudie zum emotionalen Erleben in Zeiten des Lockdowns zeigen, dass es verschiedene Gruppen mit unterschiedlichen Belastungsprofilen gibt. Manche Gruppen zeigten sich bereits in der Frühphase deutlich psychisch belastet, andere stabil, wobei wir aber wissen, dass bei der Stressverarbeitung verschiedene Verlaufstypen zu differenzieren sind, d. h. es gibt solche, die akute Belastungsreaktionen entwickeln und solche, die erst zeitversetzt verschiedene Folgereaktionen ausbilden (vgl. Eckhard, Fuss & Bering in diesem Band). Das bedeutet, dass es gruppenspezifische primär- sowie sekundärpräventive Angebote geben muss, d. h. die gesundheitspsychologische wie klinische Versorgung in Zeiten von Pandemien nicht global sein kann. Sie muss angepasst sein an kulturell wie individuell spezifische Belastungen und Ressourcen bzw. an ein individuelles (maladaptives) Krisenmanagement, das –

entsprechend des Modells unterschiedlicher Verlaufstypen – durch persönlichkeitsspezifische Kontrollstile bestimmt wird. Es stellt ein Forschungsdesiderat dar, diese persönlichkeitsspezifischen Kontrollstile, d. h. die die Frage nach dominierenden horizontalen vs. vertikalen Abwehrmechanismen sowie nach persönlichkeitsspezifischen wie zwanghaften, histrionischen, narzisstischen usw. Verarbeitungsmustern umfassen, auch in Studien, die COVID-19-spezifische Bewältigungsmuster erfassen, zu berücksichtigen.

Bisher völlig ungeklärt ist, wie Gruppen, die psychisch im Lockdown Entlastung erfahren haben, mit dieser Erfahrung umgehen, ganz persönlich aber auch im Umgang mit Präventionsmaßnahmen zum gesamtgesellschaftlichen Schutz vor COVID-19. Der bisherige Fokus der Studien auf belastete Personengruppen muss demnach um solche, die Entlastung erfahren haben, ergänzt werden, um auch für diese Gruppen spezifische Hilfsmaßnahmen anbieten zu können, gerade weil diese Gruppe, die entgegen der gesamtgesellschaftlichen Sorgen sich entlastet fühlt, potenziellem Unverständnis ausgesetzt ist.

FACT-19-Fragebogen zur Erfassung der pandemischen COVID-19-Stressbelastung. Über die Risiko- und Schutzfaktoren hinaus zeigt unsere Studie Anknüpfungspunkte zu den beschriebenen Quellen der pandemischen Stressbelastung im FACT-19 Modell. Hierzu zählen letale Bedrohung, wirtschaftliche Existenz, Isolation und Befürchtungsdynamik (vgl. Bering, Schedlich & Zurek 2020). Da unser empirisches Wissen über die Quellen und die konkreten Risiko- und Schutzfaktoren einer pandemischen Stressbelastung in den letzten Monaten rasant gewachsen ist, ist umso wichtiger, dass erste Instrumente zur Erfassung der pandemischen Stressbelastung – wie z. B. der Fact-19 (Bering, Schedlich & Zurek 2020) – diese Befunde zunehmend integrieren, um möglichst passgenaue Interventionen für Risikogruppen ableiten zu können. Die eigene dargestellte Studie liefert hier v. a. Hinweise für den Bereich der personenbezogenen Faktoren (Bering, Schedlich & Zurek 2020, S. 33).

Gleichzeitig zeigen die bisherigen empirischen Erkenntnisse aber, dass auch mit pandemischen Belastungen kulturspezifisch umgegangen wird, d. h. Skalen zur Erfassung pandemischer Stressbelastungen kulturelle Verarbeitungsmuster berücksichtigen sollten.

Somit lässt sich schlussfolgern, dass die Ergebnisse aus der Literaturrecherche wie auch aus der eigenen empirischen Studie den bio-psycho-sozialen Ansatz untermauern. Darüber hinaus bilden sich Kontrastgruppen ab, die unterschiedliche Risikogruppierungen abbilden und in einer Interventionsplanung gesondert berücksichtigt werden sollten.

Literatur

Attias, D., Pepin, J. & Pathak, A. (2020). Impact of COVID-19 lockdown on adherence to continuous positive airway pressure by obstructive sleep apnoea patients. The European respiratory journal 56 (1). DOI: 10.1183/13993003.01607-2020.

Balhara, Y., Kattula, D., Singh, S., Chukkali, S. & Bhargava, R. (2020). Impact of lockdown following COVID-19 on the gaming behavior of college students. Indian journal of public health 64 (Supplement), S. 172–S176. DOI: 10.4103/ijph.IJPH_465_20.

Bering, R. & Eckhard, A. (2020). Das bio-psycho-soziale Modell der pandemischen Stressbelastung. In: Bering, R. u. Eichenberg, C. (Hrsg.), Die Psyche in Zeiten der Corona-Krise. Herausforderungen und Lösungsansätze für Psychotherapeuten und soziale Helfer (S. 43–53). Stuttgart: Klett-Cotta.

Bering, R. & Eichenberg, C. (Hrsg.). (2020). Die Psyche in Zeiten der Corona-Krise. Herausforderungen und Lösungsansätze für Psychotherapeuten und soziale Helfer. Stuttgart: Klett-Cotta.

Bering, R., Schedlich, C. & Zurek, G. (2020). Psychosoziale und psychotherapeutische Hilfen bei pandemischer Stressbelastung. In: Bering, R. u. Eichenberg, C. (Hrsg.), Die Psyche in Zeiten der Corona-Krise. Herausforderungen und Lösungsansätze für Psychotherapeuten und soziale Helfer (S. 28–42). Stuttgart: Klett-Cotta.

Bobo, E., Lin, L., Acquaviva, E., Caci, H., Franc, N. & Gamon, L. (2020). Comment les enfants et adolescents avec le trouble déficit d'attention/hyperactivité (TDAH) vivent-ils le confinement durant la pandémie COVID-19? L'Encephale 46 (3S), S85–S92. DOI: 10.1016/j.encep.2020.05.011.

Cerbara, L., Ciancimino, G., Crescimbene, M., La Longa, F., Parsi, M.R., Tintori, A. & Palomba, R. (2020). A nation-wide survey on emotional and psychological impacts of COVID-19 social distancing. European review for medical and pharmacological sciences 24 (12), S. 7155–7163. DOI: 10.26355/eurrev_202006_21711.

Clark, B., Macdonald, P., Ambwani, S., Cardi, V., Rowlands, K., Willmott, D. & Treasure, J. (2020). Exploring the ways in which COVID-19 and lockdown has affected the lives of adult patients with anorexia nervosa and their carers. European Eating Disorders Review 28 (6), 826–835. DOI: 10.1002/erv.2762.

Dsouza, D., Quadros, S., Hyderabadwala, Z. & Mamun, M. (2020). Aggregated COVID-19 suicide incidences in India: Fear of COVID-19 infection is the prominent causative factor. Psychiatry Research 290, 113145. DOI: 10.1016/j.psychres.2020.113145.

Eichenberg C. & Senf, W. (2019). Einführung Klinische Psychosomatik. München: UTB.

Eichenberg, C., Großfurther, M., Andrich, J., Hübner, L., Kietaibl, S. & Holocher-Benetka, S. (2021). The Relationship Between the Implementation of Statutory Preventative Measures, Perceived Susceptibility of COVID-19, and Personality Traits in the Initial Stage of Corona-Related Lockdown: A German and Austrian Population Online Survey. Frontiers in Psychiatry, doi: https://doi.org/10.3389/fpsyt.2021.596281.

Eichenberg, C., Grossfurthner, M. & Andrich, J. (Andrich, J. et al. under review). Gleichgültig, verantwortungsbewusst oder überfordert? Eine Online-Befragungsstudie zum emotionalen Befinden junger Erwachsener in der Frühphase des coronabedingten Lockdowns in Deutschland und Österreich.

Erdmann, G. & Janke, W. (2020). SVF. Stressverarbeitungsfragebogen. Stress, Stressverarbeitung und ihre Erfassung durch ein mehrdimensionales Testsystem (4., überarb. & erw. Aufl.). Göttingen: Hogrefe.

Frank, A., Hörmann, S., Krombach, J., Fatke, B., Holzhüter, F. & Frank, W. (2020). Psychisch krank in Krisenzeiten: Subjektive Belastungen durch COVID-19. Psychiatrische Praxis 47 (5), 267–272. DOI: 10.1055/a-1179-4230.

Gerlach, A., Andor, T. & Patzelt, J. (2008). Die Bedeutung von Unsicherheitsintoleranz für die Generalisierte Angststörung: Modellüberlegungen und Entwicklung einer deutschen Version der Unsicherheitsintoleranz-Skala. Z Klin Psych u Psychoth, 37, 190–199.

Gupta, A., Sahoo, S., Mehra, A. & Grover, S. (2020). Psychological impact of ›Lockdown‹ due to COVID-19 pandemic in Nepal: An online survey. Asian journal of psychiatry, 54, 102243. DOI: 10.1016/j.ajp.2020.102243.

Hao, F., Tan, W., Zhang, L., Zhao, X. & Zou, Y. (2020). Do psychiatric patients experience more psychiatric symptoms during COVID-19 pandemic and lockdown? A case-control study with service and research implications for immunopsychiatry. Brain, behavior, and immunity, 87, 100–106. DOI: 10.1016/j.bbi.2020.04.069.

Jacob, L., Smith, L. & Butler, L. (2020). COVID-19 social distancing and sexual activity in a sample of the British Public. J Sex Med, DOI: 10.1016/j.jsxm.2020.05.001.

Kawohl, W. & Nordt, C. (2020). COVID-19, unemployment, and suicide. The Lancet Psychiatry, 7 (5), 389–390. DOI: 10.1016/S2215-0366(20)30141-3.

Kim, A., Nyengerai, T. & Mendenhall, E. (2020). Evaluating the Mental Health Impacts of the COVID-19 Pandemic in Urban South Africa: Perceived Risk of COVID-19 Infection and Childhood Trauma Predict Adult Depressive Symptoms. medRxiv: the preprint server for health sciences. DOI: 10.1101/2020.06.13.20130120.

Kumar, K., Mehra, A., Sahoo, S., Nehra, R. & Grover, S. (2020). The psychological impact of COVID-19 pandemic and lockdown on the migrant workers: A cross-sectional survey. Asian journal of psychiatry 53, S. 102252. DOI: 10.1016/j.ajp.2020.102252.

Laux, L., Glanzmann, P. & Schaffner, P. (1981). Das State-Trait-Angstinventar. Göttingen: Hogrefe.

López, J., Perez-Rojo, G., Noriega, C., Carretero, I., Velasco, C. & Martinez-Huertas, J. (2020). Psychological well-being among older adults during the COVID-19 outbreak: a comparative study of the young-old and the old-old adults. International psychogeriatrics. DOI: 10.1017/S1041610220000964.

Marelli, S., Castelnuovo, A., Somma, A., Castronovo, V., Mombelli, S. & Bottoni, D. (2020). Impact of COVID-19 lockdown on sleep quality in university students and administration staff. Journal of neurology. DOI: 10.1007/s00415-020-10056-6.

Moccia, L., Janiri, D., Pepe, M., Dattoli, L., Molinaro, M. & Martin, V. de (2020). Affective temperament, attachment style, and the psychological impact of the COVID-19 outbreak: an early report on the Italian general population. Brain, behavior, and immunity, 87, 75–79. DOI: 10.1016/j.bbi.2020.04.048.

Münch, U., Müller, H., Deffner, T., Schmude, A. v. K., Martina, Kiepke-Ziemes, S. & Radbruch, L. (2020). Empfehlungen zur Unterstützung von belasteten, schwerstkranken, sterbenden und trauernden Menschen in der Corona-Pandemie aus palliativmedizinischer Perspektive: Empfehlungen der Deutschen Gesellschaft für Palliativmedizin (DGP), der Deutschen Interdisziplinären Vereinigung für Intensiv- und Notfallmedizin (DIVI), des Bundesverbands Trauerbegleitung (BVT), der Arbeitsgemeinschaft für Psychoonkologie in der Deutschen Krebsgesellschaft, der Deutschen Vereinigung für Soziale Arbeit im Gesundheitswesen (DVSG) und der Deutschen Gesellschaft für Systemische Therapie, Beratung und Familientherapie (DGSF). Schmerz (Berlin, Germany), 34 (4), 303–313. DOI: 10.1007/s00482-020-00483-9.

Odriozola-González, P., Planchuelo-Gómez, Á., Irurtia, M. & Luis-García, R. (2020). Psychological effects of the COVID-19 outbreak and lockdown among students and workers of a Spanish university. Psychiatry Research, 290, 113108. DOI: 10.1016/j.psychres.2020.113108.

Parodi, I., Poeta, M., Assini, A., Schirinzi, E. & Del Sette, P. (2020). Impact of quarantine due to COVID infection on migraine: a survey in Genova, Italy. In: Neurological sciences: official journal of the Italian Neurological Society and of the Italian Society of Clinical Neurophysiology, 41 (8), 2025–2027. DOI: 10.1007/s10072-020-04543-x.

Parrado-González, A. & León-Jariego, J. (2020). Covid-19: factors associated with emotional distress and psychological morbidity in spanish population. Revista espanola de salud publica, 94: e202006058.

Pierce, M., Hope, H., Ford, T., Hatch, S., Hotopf, M. & John, A. (2020). Mental health before and during the COVID-19 pandemic: a longitudinal probability sample survey of the UK population. In: The Lancet Psychiatry 7 (10), S. 883–892. DOI: 10.1016/S2215-0366(20)30308-4.

Qin, F., Song, Y., Nassis, G., Zhao, L., Dong, Y. & Zhao, C. (2020). Physical Activity, Screen Time, and Emotional Well-Being during the 2019 Novel Coronavirus Outbreak in China. In: International journal of environmental research and public health 17 (14). DOI: 10.3390/ijerph17145170.

Ren, X., Huang, W., Pan, H., Huang, T., Wang, X. & Ma, Y. (2020). Mental Health During the Covid-19 Outbreak in China: a Meta-Analysis. In: The Psychiatric quarterly 91 (4), S. 1033–1045. DOI: 10.1007/s11126-020-09796-5.

Rimfeld, K., Malancini, M., Allegrini, A., Packer, A., McMillan, A. & Ogden, R. (2020). Genetic correlates of psychological responses to the COVID-19 crisis in young adult twins in Great Britain. Research square. DOI: 10.21203/rs.3.rs-31853/v1.

Rosenstock, I. (2005). Why People Use Health Services. Milbank Quarterly 83 (4). DOI: 10.1111/j.1468-0009.2005.00425.x.

Sio, S., Buomprisco, G., La Torre, G., Lapteva, E., Perri, R. & Greco, E. (2020). The impact of COVID-19 on doctors' well-being: results of a web survey during the lockdown in Italy European review for medical and pharmacological sciences, 24 (14), 7869-7879. DOI: 10.26355/eurrev_202007_22292.

Su, Y., Xue, J., Liu, X., Wu, P., Chen, J. & Chen, C. (2020). Examining the Impact of COVID-19 Lockdown in Wuhan and Lombardy: A Psycholinguistic Analysis on Weibo and Twitter International journal of environmental research and public health, 17 (12). DOI: 10.3390/ijerph17124552.

Anwendung des FACT–19 Modells zur Erfassung der pandemischen Stressbelastung

ALINA ECKHARD, NATHALIE FUSS, ROBERT BERING

Ausgangslage

Auf Grundlage des bio-psycho-sozialen Modells der pandemischen Stressbelastung haben wir das FACT-19 Modell entwickelt (vgl. Bering, Schedlich & Zurek in diesem Band). Es handelt sich um einen Fragebogen, der als Interviewleitfaden oder in einer Selbstanwendungsversion bei Klient*innen der ambulanten und stationären Krankenbehandlung sowie der Rehabilitation angewendet werden kann. In der Regel sind Fragebögen mit metrischen Konstrukten verbunden, die numerische Ausprägungsgrade von psychischen Beschwerden operationalisieren. FACT-19 ist vielmehr als ein Instrument zu verstehen, das psychotherapeutische und rehabilitative Interventionen konzeptionalisiert, die sich aus der pandemischen Stressbelastung ergeben. Es handelt sich somit um ein Modell, das sowohl für die aktuelle COVID-19-Pandemie, aber auch für zukünftige Pandemien Anwendung findet.

Zunächst betrachten wir die Wechselwirkung zwischen Pandemien und psychischer Belastung und rekapitulieren den Forschungsstand von Messinstrumenten, die zur Ermittlung der psychischen Auswirkungen des ersten Lockdowns im Rahmen der COVID-19-Pandemie Anwendung gefunden haben. Hieraus leiten wir die Alleinstellungsmerkmale von FACT-19 ab. Zur Veranschaulichung der Dynamik erläutern wir Standardfallkonstellationen und berufen uns abschließend auf zwei Fallbeispiele.

1. Pandemien und psychische Belastung

Die Bundespsychotherapeutenkammer zieht ein erstes Fazit aus dem Forschungsstand zu den psychischen Auswirkungen der COVID-19-Pandemie. Gesundheitsgefährdende Arbeitsbedingungen von Pflegekräften und medizinischem Personal, der Anstieg häuslicher Gewalt, die Auswirkungen der Kontaktbeschränkungen und finanzielle Engpässe sind nur einige der Faktoren, die eine weitere Zunahme psychischer Belastung in der Allgemeinbevölkerung vermuten lassen (BPtK 2020).

Diese Entwicklung ist in Deutschland bereits seit März 2020 nachvollziehbar. Die Bundesagentur für Arbeit verzeichnet gleich zwei neue Höchststände: Die Arbeitslosenquote liegt nach einem Anstieg auf 6,4 % im August trotz sinkender Tendenz im November noch bei 5,9 % – das sind 385 000 Arbeitslose mehr als im Vorjahr. Hinzu kommen knapp sechs Millionen Menschen in Kurzarbeit. Seit dem Höchststand im April sinkt die Quote sukzessiv, jedoch wird mit Rückkehr in den zweiten Lockdown seit November eine steigende Tendenz registriert (Bundesagentur für Arbeit 2020).

Die Statistiken der Gesetzlichen Krankenversicherungen verdeutlichen eine vergleichbare Entwicklung. So registriert z. B. die Kaufmännische Krankenkasse (KKH) im ersten Halbjahr 2020 einen Zuwachs der Krankmeldungen aufgrund psychischer Erkrankungen um knapp 80 % im Vergleich zum Vorjahreszeitraum (KKH 2020).

Diese Entwicklungen verdeutlichen nicht nur die dynamische Verlaufsgestalt der Pandemie, sondern begründen gleichzeitig die Anzahl wissenschaftlicher Studien zur Ermittlung der Auswirkungen der COVID-19-Pandemie auf die psychische Gesundheit. Die Quantifizierung der Auswirkungen stellt eine entscheidende Voraussetzung für eine angemessene und unmittelbare Reaktion auf diese dar.

2. Operationalisierung der pandemischen Stressreaktion

Welche Stressmodelle haben sich in der Psychologie bewährt? Hier sind die bahnbrechenden Arbeiten von Selye zu nennen, welcher ein auf den drei Phasen Alarm-, Widerstands- und Erschöpfungsstadium basierendes Modell der Stressreaktion entwickelte (1936). Weiner bezeichnete dieses Verlaufsmodell als generelles Adaptionssyndrom, das umweltabhängig spezifische Varianten aufweisen kann (1984). Im Zuge von Weiterentwicklungen des Behaviorismus entstand eine ausdifferenzierte Konzeption der Subjekt-Umwelt-Beziehung, wie sie unter anderem im transaktionalen Stressmodell nach Lazarus und Folkmann (1984) beschrieben ist. Unser Modell setzt an der Subjekt-Umwelt-Beziehung an und verbindet Erkenntnisse aus der Psychotraumatologie mit den Weiterentwicklungen von bio-psycho-sozialen Modellen (Eckhard & Bering in diesem Band).

Bevor wir die Operationalisierung der pandemischen Stressbelastung im FACT-19 erläutern, betrachten wir die Vorgehensweise anderer Autor*innen. Auf der Grundlage der Übersichtsarbeit von Frau Prof. Eichenberg (in diesem Band) und einer erneuten Suche (am 04.12.2020 in PubMed) haben wir uns systematisch mit der Frage beschäftigt, wie die pandemische Stressbelastung in den Studien operationalisiert wird. In der Mehrzahl dieser Studien wird zur Messung der COVID-19-Auswirkungen auf standardisierte Erhebungsinstrumente zurückgegriffen. Wir interessieren uns insbesondere für Arbeiten, die sich durch abgrenzbare Ansätze abheben und ihre Diagnostik um spezifische, auf die pandemischen Auswirkungen ausgerichtete Skalen ergänzt haben. Folgende drei Studien haben wir gesondert betrachtet, Unterschiede tabellarisch hervorgehoben und dem FACT-19 gegenübergestellt (s. Tabelle).

Ahorsu et al. (2020) entwickelten die Fear of COVID-19 Scale (FCV-19S) zur Erfassung von COVID-19-bezogenen Sorgen und Ängsten. Die 7-Item-Skala wurde in der iranischen Allgemeinbevölkerung ($N = 717$) im Hinblick auf Reliabilität und Validität bestätigt.

Parrado-González und León-Jariego (2020) wiesen die psychischen Auswirkungen der landesweiten Quarantäne auf die spanische Allgemeinbevölkerung ($N = 1596$) nach. Als besonders belastet erwiesen sich Frauen, jüngere Befragte (18–26 J.), Studierende sowie Befragte mit niedrigerem Einkommen und geringerem pro Person zur Verfügung stehenden Wohnraum. Ein Zusammenhang zwischen Copingstrategien zum Umgang mit der Quarantäne und einer Reduktion der psychischen Belastung wurde bestätigt.

Taylor et al. (2020) entwickelten die 36-Item COVID-Stress-Scales (CSS) zur Erfassung von COVID-19-bezogener Psychopathologie und zur Identifikation von Betroffenen, die psychische Unterstützung benötigen. Die Skala wurde anhand repräsentativer Stichproben der kanadischen ($N = 3479$) und US-amerikanischen ($N = 3375$) Allgemeinbevölkerung überprüft.

In Tab. 1 werden die den aufgeführten Studien zugrundeliegenden Messinstrumente dem FACT-19 Modell gegenübergestellt und beispielhaft Items benannt.

Tab. 1: Erhebungsinstrumente im Vergleich

Fear of COVID-19 Scale (2020)	Parrado-González und León Jariego (2020)	COVID-Stress Scales (2020)	FACT-19 (2020) (vgl. Bering, Schedlich & Zurek in diesem Band)
Demographische Items	Demographische COVID-19-Items: Erfahrungen mit COVID-19-Risikogruppen-zugehörigkeit Risikowahrnehmung	Demographische Items	Bio-psycho-soziale Merkmale (prä): ▪ Vorbelastungen ▪ Vortraumatisie-rung ▪ körperliche Risi-kofaktoren
COVID-19-bezogene Angstsymptomatik: ▪ Ängste, Sorgen und Befürchtun-gen ▪ Nervosität ▪ Schlafstörungen ▪ Herzrasen	inhaltsbezogene Items: ▪ Einverständnis mit COVID-19-Maßnahmen ▪ wirtschaftliche Konsequenzen ▪ Ansteckungs-vermeidung ▪ Umgang mit Quarantäne	COVID-19-bezogene Stress- und Angst-symptomatik: ▪ Ansteckungs-gefahr ▪ wirtschaftliche Konsequenzen ▪ Xenophobie ▪ zwanghafte Kon-trolle ▪ traumatischer Stress	Quellen pandemi-scher Stressbelas-tung: ▪ Letale Bedrohung ▪ Existenzangst ▪ Isolation ▪ Befürchtungs-dynamik
Förder- und Barrierefaktoren: Keine	Förder- und Barrierefaktoren: Keine	Förder- und Barrierefaktoren: Keine	Förder- und Barrierefaktoren: ▪ Hilfspakete der Bundesregierung ▪ soziale Medien ▪ Familie, Freunde und Bekannte
stand. Diagnostik: ▪ Hospital Anxiety and Depression Scale (HADS) ▪ Perceived Vulnerability to Disease Scale (PVDS)	stand. Diagnostik: ▪ Impact of Event Scale (IES-R) ▪ Goldbergs Health Questionnaire (GHQ-12)	stand. Diagnostik: ▪ Patient Health Questionnaire-4 (PHQ-4) ▪ Short Health Anxiety Inventory (SHAI) ▪ Obsessive Com-pulsive Inventory (OCI-R) ▪ Xenophobia Scale ▪ Marlowe Crowne Social Desirability Scale (MCSD-SF)	stand. Diagnostik: ▪ Symptom-Check-liste (SCL-90-R)

Obwohl Gemeinsamkeiten zwischen den genannten Studien und FACT-19 in Bezug auf die Erfassung COVID-19-bezogener Befürchtungen und individueller (wirtschaftlicher) Konsequenzen deutlich werden, unterscheidet sich FACT-19 wesentlich in Bezug auf das zugrundeliegende Konstrukt und seine Methodik. Im Folgenden beschäftigen wir uns mit den Grundbausteinen.

3. FACT-19 im Dreiecksmodell: Prognose, Psychodynamik und praktische Hilfen

Unsere Operationalisierung der pandemischen Stressreaktion im FACT-19 erfasst die bio-psycho-sozialen Folgen auf Grundlage eines Dreieckmodells (vgl. Bering, Schedlich & Zurek in diesem Band), welches die separate Betrachtung von

1) psychotraumatologischer Vorbelastung,
2) der Identifikation von Entstehungsquellen der pandemischen Stressbelastung und
3) den Wechselwirkungen zu Förder- und Barrierefaktoren ermöglicht.

Dieses Konstrukt basiert auf Vorarbeiten.

Ad 1
Die Erfassung der psychotraumatologischen Vorbelastung beruht auf dem Risiko-faktorenmodell der Psychotraumatologie und dem Kölner Risikoindex (KRI) (Bering & Fischer 2005). Der KRI wurde in Verbindung mit verschiedenen Situa-tionstypologien psychotraumatischer Belastungen entwickelt und beruht auf einem Vorhersagemodell zur Entwicklung von psychischer Belastung. Insbeson-dere haben wir aus den Modellen gelernt, dass wir die Entwicklung einer dauer-haften Störung weniger auf eine Momentaufnahme der psychischen Symptombe-lastung stützen können, sondern wir Vorhersagemodelle auf Risikofaktoren wie z. B. Vortraumatisierungen, Todesbedrohung und Faktoren der sozialen Unter-stützung begründen müssen (Bering et al. 2019). Neben den allgemeinen Risiko-faktoren konnten Bering et al. 2019 spezifische Risikofaktoren identifizieren, die von der Situationstypologie abhängig sind. Bei Gewalt- und Unfallopfern ist es z. B. die Bekanntheit des Täters, nach Banküberfällen der (physikalische) Abstand der Opfer zum Täter oder bei Terroranschlägen die Auswirkungen medialer Ver-breitung (Bering et al. 2019). Für die Entwicklung von dauerhaften psychischen

Störungen nach pandemischer Stressbelastung sind sicherlich z. B. körperliche Risikofaktoren, der Verlust wirtschaftlicher Grundlage oder Todesopfer im persönlichen Umfeld wichtige Faktoren, die für die pandemische Situationstypologie spezifisch sind.

Ad 2

Der zweite Teil des FACT-19 Modells beruht auf den Entstehungsquellen der pandemischen Stressbelastung. Hierunter verstehen wir letale Bedrohung, Existenzangst, Isolation und Befürchtungsdynamik. Mit der Pandemie greifen diese Quellen der pandemischen Stressbelastung in das Leben der Menschen ein und erzeugen Konfliktspannungen. Ähnlich wie im Konfliktmodell aus der Neurosenlehre (Hoffmann & Hochapfel 2018) leiten wir die psychotherapeutischen Interventionen aus den Konfliktgegensatzpaaren ab [Letale Bedrohung: Sterben versus Leben/ Existenzangst: Armut versus Reichtum/ Isolation: Allein sein versus Verbundenheit/ Befürchtungsdynamik: Sorge versus Leichtsinn]. Die Erfassung der dominierenden pandemischen Quellen in Verbindung mit dem individuellen Kontrollstil dient als Kompass für die psychotherapeutische Intervention. Ergänzend verweisen wir auf Senf (in diesem Band), der sich ausführlich mit psychodynamischen Konzepten der Pandemie-Auswirkungen und Bewältigungsstrategien beschäftigt hat.

Ad 3

Der dritte Teil des FACT-19 Modells orientiert sich am Teil 2 (Kontextfaktoren) der *Internationalen Klassifikation der Funktionsfähigkeit, Behinderung und Gesundheit* (ICF) (DIMDI 2005). Hierunter versteht die ICF sogenannte Umwelt- und Persönlichkeitsfaktoren, die sich entweder als Förder- oder Barrierefaktoren auswirken. Soziale Unterstützung, religiöse und kulturelle Rituale oder Sicherheit am Arbeitsplatz können Förderfaktoren zur Bewältigung der Pandemie sein; der Einbruch sozialer Unterstützung (Schließung der Selbsthilfegruppe), Ausfall von Gottesdiensten und Arbeitslosigkeit können Barrierefaktoren sein. Im Unterschied zum Teil 1 und Teil 2 des FACT-19 geht es im dritten Teil um die Entwicklung einer teilhabeorientierten Intervention, die sich praktisch unterstützend auswirkt. Wir fragen uns: Kann die Selbsthilfegruppe auch online organisiert werden? Ist ein spirituelles Leben auch im häuslichen Umfeld praktizierbar? Welche praktischen Hilfen gibt es bei Arbeitslosigkeit unter Pandemiebedingungen? Die Antworten auf diese Fragen bestimmen die praktische Intervention.

4. Typologie und Therapeutische Anwendbarkeit des FACT-19

FACT-19 wurde an verschiedenen Standorten der stationären und teilstationären kurativen und rehabilitativen psychotraumatologischen und psychosomatischen Versorgung in Nordrhein angewendet. Die Datenerhebung wurde während des ersten Lockdowns am 07. April 2020 begonnen (N = 120) und mit Rückkehr zum sogenannten Lockdown Light am 02. November 2020 um einen derzeit laufenden, zweiten Erhebungszeitraum mit flächendeckender Messung der pandemischen Stressbelastung ergänzt (Stand Dezember). Wir befinden uns derzeit im Auswertungs- und Validierungsprozess.

Aus der Datenerhebung in Interviewform im Rahmen eines therapeutischen Gesprächs ergibt sich die unmittelbare therapeutische Anwendbarkeit des Instruments. Die semi-quantitativ gelagerte Auswertung dient der Darstellung eines Profils individueller pandemischer Stressbelastung zur Ableitung notwendiger psychotherapeutischer Interventionen und teilhabeorientierter Leistungen. Die pandemische Stressbelastung wird in ein Verhältnis zur Symptombelastung, gemessen mit der Symptom-Checkliste SCL-90-R (GSI-Wert), gestellt. Das Auswertungsvorgehen folgt den nachstehenden Schritten:

1) *Bio-psycho-soziale Merkmale vor der Pandemie*: Betrachtung der individuellen Vorbelastung durch allgemeinmedizinische Risiken und traumatische Erfahrungen
2) *Auswirkungen der Pandemie*: Identifikation der pandemischen Stressbelastung anhand der Entstehungsquellen
3) *Kontextfaktoren*: Berücksichtigung der Wechselwirkung zwischen Förder- und Barrierefaktoren und der Belastung aus 1) und 2)
4) *Symptomskala:* Ausprägung der generellen subjektiven Symptombelastung.

Wir verweisen exemplarisch auf Standardkonstellationen, die sich der Gewichtung bestehender Belastungen zuordnen lassen und in Tabelle 2 zusammengefasst sind.

Tab. 2: Typologie FACT-19: Standardfallkonstellationen (Ausprägung der Vorbelastung: – *schwach* bis +++ *sehr stark*)

FACT-19	Dreieck	Beispiel A	Beispiel B	Beispiel C	Beispiel D	Beispiel E
Teil 1	Vorbelastung	+	+	–	+	+++
Teil 2	Quelle	Durchläufer	Letale Bedrohung	Existenzbedrohung	Isolation	Befürchtungsdynamik
Teil 3	Kontextfaktoren	ausgewogen	belastend	belastend	belastend	ausgewogen
SCL-90	GSI-Wert	0,7	2,3	1,7	1,6	0,8

Beispiel A: Durchläufer

Beispiel A kennzeichnet eine Fallkonstellation, bei welcher aus Anwendung von FACT-19 deutlich wird, dass einige unserer Klient*innen am stärksten durch die bestehende psychotraumatologische Belastung beeinflusst sind. Die Quellen der pandemischen Stressbelastung haben keine wesentlichen Spuren hinterlassen. Die Richtlinienpsychotherapie wird somit wesentlich von den bio-psycho-sozialen Merkmalen vor der COVID-19-Pandemie (Teil 1) geprägt.

Andere Klient*innen hingegen sind maßgeblich von der COVID-19-Pandemie betroffen. Die Beispiele B, C, D und E beschreiben Fallkonstellationen, in welchen insbesondere der dynamisch geprägte Teil 2 und die Wechselwirkungen der Förder- und Barrierefaktoren (Teil 3) Beschreibungskräfte gewinnen. Die Interventionslinie ist in diesen Fällen im Wesentlichen durch die Bearbeitung der Quellen geprägt.

Beispiel B: Letale Bedrohung

COVID-19-Infektionen konfrontieren Betroffene und ihre Angehörigen mit einer potenziell letalen Bedrohung. Insbesondere, aber nicht ausschließlich ältere Menschen und Angehörige einer Risikogruppe zählen zu der gefährdeten Personengruppe dieser Fallkonstellation. Überfüllte Intensivstationen, Personalmangel, Besuchsverbote in den Krankenhäusern und die Tatsache, Erkrankten nicht angemessen beistehen zu können (Barrierefaktoren) erschweren die Situation sowohl für Betroffene als auch ihre Angehörigen. Zum Umgang mit der Palliativmedizin verweisen wir auf den Beitrag von Münch (in diesem Band).

Beispiel C: Existenzbedrohung

In Fallkonstellation C hat die Zeit des Lockdowns in Form des Verlusts ökonomischer Grundlagen Spuren hinterlassen. Kurzarbeit, Insolvenz, Arbeitsplatzverluste und Überschuldungen führen zu einer wirtschaftlichen Existenzangst. Unternehmen müssen ihren Betrieb einstellen, Selbstständige können ihrer Arbeit nicht nachgehen und die Umstellung auf digitale Prozesse sowie die Arbeit im Homeoffice mit begrenztem Wohnraum (Barrierefaktoren) stellen Klient*innen vor zusätzliche Herausforderungen. Wir verweisen auf Müller (in diesem Band), um aus volkswirtschaftlicher und wirtschaftspsychologischer Sicht die Auswirkungen von Armut und Langzeitarbeitslosigkeit interdisziplinär einzuschätzen.

Beispiel D: Isolation

In dieser Fallkonzeption stehen die nachhaltigen Auswirkungen von Isolationserfahrungen im Vordergrund. Auslöser sind freiwillige oder behördlich angeordnete Quarantäne, Ausgangssperren und Kontaktbeschränkungen. Betroffen sind Klient*innen durch fehlende soziale Einbindung einerseits und innerfamiliäre Konflikte und dem Anstieg häuslicher Gewalt andererseits. Kinderbetreuung und die Übernahme des Bildungsauftrags durch den eingestellten KiTa- und Schulbetrieb sowie der Abbruch von Unterstützungsleistungen z. B. des Ambulant Betreuten Wohnens (Barrierefaktoren) verschärfen die Belastung.

Beispiel E: Befürchtungsdynamik

Das Beispiel E steht für Fallkonzeptionen, in denen neben einer bestehenden psychotraumatischen Vorbelastung Sorgen und Befürchtungen im Vordergrund stehen. Für diese Klient*innen ist die COVID-19-Pandemie eine Zeit geprägt von Angst vor Ansteckung und den gesundheitlichen Folgen für sie selbst und ihre Angehörigen, aber auch vor den wirtschaftlichen und sozialen Folgen der Pandemie. Verstärkt werden die Befürchtungen durch COVID-19-Berichterstattung und soziale Medien (Barrierefaktoren). Aufklärung über Gesundheitsverhalten und Psychoedukation fungieren als ein Gegengewicht zur Belastung.

Natürlich handelt es sich um idealtypische Prototypen, die in Wirklichkeit oft kombiniert sind. Allerdings dient die Typologie zur schnellen Identifikation von Konstellationen und Hilfestellungen, die psychotherapeutisch und teilhabeorientiert definiert sind (vgl. Bering, Schedlich & Zurek in diesem Band).

Grafische Auswertung

Zur Veranschaulichung der Dynamik greifen wir unsere Fallbeispiele Herr M. und Frau L. auf (vgl. Eckhard & Bering in diesem Band) und stellen den Auswertungsprozess anhand dieser im Vergleich zu unserer klinischen Eichstichprobe ($N = 70$) dar. Für allgemeine demographische Informationen zur Stichprobe verweisen wir auf Eckhard, Thaqi & Bertrams (2021).

Fallbeispiel 1

Zunächst betrachten wir ein Fallbeispiel des ersten Lockdowns. Herr M. (48 Jahre) hat im Zuge der COVID-19-Pandemie nach einer Übergangsphase der Kurzarbeit betriebsbedingt seine Arbeit verloren (negativer Umweltfaktor). Aus Sicht unserer Typologie handelt es sich um eine Mischung aus Existenzbedrohung und Isolation (Typ B und C) mit einer klinisch relevanten Symptombelastung bei bekannter Depression. Die individuelle Fallkonzeption kommt zu folgendem Ergebnis:

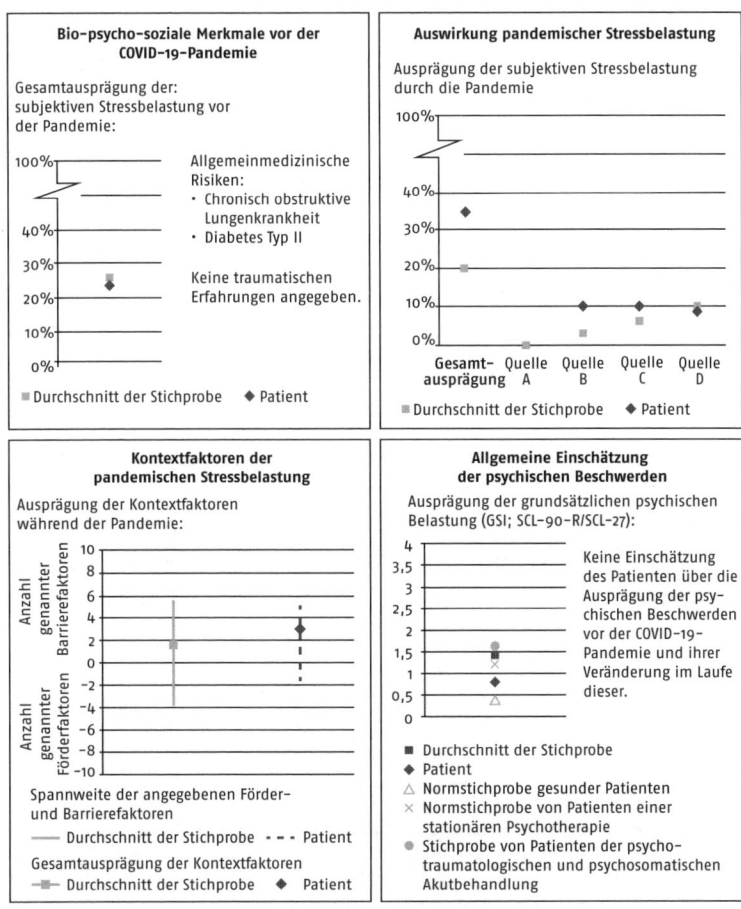

Abb. 1: Fallbeispiel Herr M.

Teil 1: Bio-psycho-soziale Merkmale vor der Pandemie:

Die Gesamtausprägung von Herrn M.s subjektiver Vorbelastung ist unterdurchschnittlich. Es bestehen keine traumatischen Vorerfahrungen, jedoch liegen allgemeinmedizinische Risiken durch eine chronisch obstruktive Lungenkrankheit und Diabetes Typ 2 vor.

Teil 2: Auswirkungen der Pandemie:

Aus der Anwendung von FACT-19 wird im Fall von Herrn M. eine überdurchschnittlich ausgeprägte pandemische Stressbelastung deutlich. Es dominieren die Quellen B Existenzbedrohung (betriebsbedingter Arbeitsplatzverlust) und C Isolation (innerfamiliäre Konflikte nach Einstellung des Schulbetriebs).

Teil 3: Kontextfaktoren:
Herr M. benennt fünf Barriere- und zwei Förderfaktoren. Die negativen Wechselwirkungen überwiegen damit überdurchschnittlich. Als besondere Belastung erlebt Herr M. unter anderem die Quarantäne und den begrenzten Wohnraum. Demgegenüber steht die Unterstützung durch seinen Hund.

GSI: Ausprägung der generellen psychischen Belastung
Die anhand des General Severity Index (GSI) des SCL-90-R gemessene generelle Symptombelastung ist mit einem Wert von 0,83 deutlich größer als der Durchschnitt der außerklinischen Eichstichprobe, aber unterhalb des Werts, den wir in unserer klinischen Stichprobe gemessen haben (Abb. 1).

Therapeutische Anwendbarkeit:
Wir sehen die Fallkonstellation C Existenzbedrohung mit Anteilen von D Isolation. Die Auswirkungen der pandemischen Stressbelastung auf Herrn M. sind für die bio-psycho-soziale Fallkonzeption entscheidend. Welche Aussagen lassen sich nun für den weiteren Therapieverlauf ableiten?
Die psychotherapeutische Interventionslinie ist durch die Bearbeitung der Entstehungsquellen pandemischer Stressbelastung geprägt. Unter Berücksichtigung der Barrierefaktoren werden folgende Interventionen eingeleitet: Aufgrund der finanziell instabilen Situation steht eine kurzfristige Unterstützung in Form von Beratung zu und Vermittlung von staatlichen Hilfen im Vordergrund. Langfristig wird eine Leistung zur Teilhabe am Arbeitsleben eingeleitet, um die Erwerbsfähigkeit wiederherzustellen. Hierfür wird die Profession des Teilhabemanagements einbezogen (Quelle: Existenzbedrohung). Psychotherapeutisch steht die Bearbeitung der innerfamiliären Konflikte sowie die Einleitung konfliktlösender psychosozialer Interventionen im Vordergrund (Quelle: Isolation).

Fallbeispiel 2

Das zweite Fallbeispiel bezieht sich auf die Phase nach dem ersten Lockdown. Frau L. (56 Jahre) ist Küchenhilfe, die bereits vor Ausbruch der COVID-19-Pandemie wegen einer mittelgradigen depressiven Störung arbeitsunfähig war. Bei bestehender Vorbelastung handelt es sich typologisch um eine Isolationsdynamik (s. Tabelle 2; Fallbeispiel D), da sich die pandemische Befürchtungsdynamik und der depressive Rückzug potenzieren.

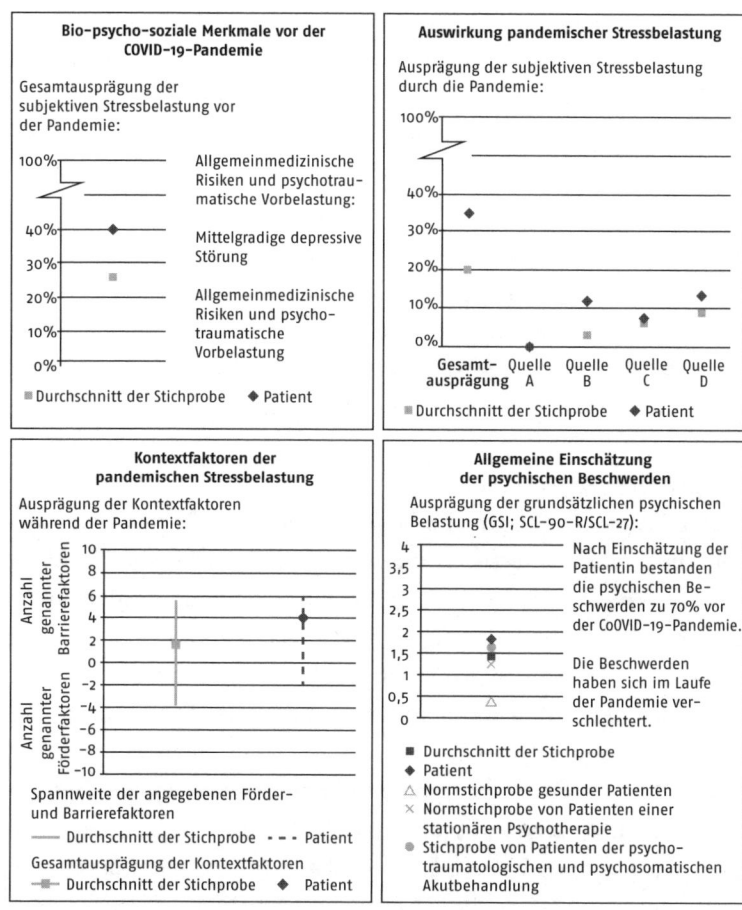

Abb. 2: Fallbeispiel Frau L.

Teil 1: Bio-psycho-soziale Merkmale vor der Pandemie:
Frau L. weist eine stark überdurchschnittliche Vorbelastung durch sowohl allgemeinmedizinische Risiken (Allergien) als auch traumatische Vorerfahrungen (Verlust einer nahestehenden Person, Bedrohung mit einer Waffe) auf.

Teil 2: Auswirkungen der Pandemie:
Die Pandemie zeigt ihre Auswirkungen auf Frau L. in einer ebenfalls überdurchschnittlich ausgeprägten Stressbelastung. Eine Dominanz wird in Entstehungsquelle B Existenzbedrohung (Kurzarbeit) und D Befürchtungsdynamik (Rückzug aus Angst vor Ansteckung) deutlich. Der Rückzug bedingt eine zusätzliche Belastung in Quelle C (Einsamkeit durch Isolation).

Teil 3: Kontextfaktoren
Frau L. benennt sechs Barriere- und zwei Förderfaktoren. Insbesondere die Barrierefaktoren fehlende soziale Einbindung und Exposition zu COVID-19-bezogener Berichterstattung bedingen eine zusätzliche Verschärfung der Belastung.

GSI: Ausprägung der generellen psychischen Belastung
Der GSI-Wert von 1,59 zeigt eine relevante Symptombelastung, die auch für klinische Stichproben überdurchschnittlich ist. Nach Frau L.s Einschätzung haben die Beschwerden zu 70 % bereits vor der Pandemie bestanden und sich im Laufe der Pandemie verschlechtert (Abb. 2).

Therapeutische Anwendbarkeit:
Zusätzlich zur ausgeprägten Vorbelastung weist Frau L. eine überdurchschnittliche pandemische Stressbelastung auf. Wir sehen eine Kombination der Fallkonstellationen C Existenzbedrohung und E Befürchtungsdynamik. Die Barrierefaktoren stehen hierbei in negativer Wechselwirkung zur Belastung.
Dieses Profil verdeutlicht einerseits die Notwendigkeit der Fortführung der Traumatherapie zur Bearbeitung der traumatischen Erfahrungen, gleichzeitig ist die psychotherapeutische Interventionslinie durch die Bearbeitung der Entstehungsquellen pandemischer Stressbelastung geprägt. Der Beginn der geplanten stufenweisen Wiedereingliederung ist aufgrund der andauernden Kurzarbeit nicht absehbar (Quelle B). Daher stehen in der psychotherapeutischen Interventionslinie die Vermittlung psychosozialer Hilfen und die Entwicklung von Strategien zum Umgang mit der Isolation (Quelle C) und Aufklärung über Gesundheitsverhalten, Selbst- und Fremdschutz sowie Psychohygiene im Vordergrund (Quelle D).

5. Fazit

Die Einordnung von FACT-19 in den Forschungsstand zu den psychischen Auswirkungen der COVID-19-Pandemie verdeutlicht, dass sich unser Erhebungsinstrument aufgrund der unmittelbaren therapeutischen Anwendbarkeit abhebt. Die Integration des Risikofaktorenmodells aus der Psychotraumatologie zielt auf die Identifikation von Kontrastgruppen ab, und die (Konflikt-)Quellen der pandemischen Stressbelastung dienen als Kompass der psychotherapeutischen Interventionslinie. Das zugrundeliegende ICF-orientierte Modell ermöglicht die Betrachtung der bio-psycho-sozialen Merkmale in einem Dreiecksmodell. Prä-COVID-19-Faktoren werden zur individuellen Belastung durch die Auswirkungen der Pandemie ins Verhältnis gesetzt, Entstehungsquellen identifiziert und in Wechselwirkung zu Förder- und Barrierefaktoren betrachtet. Diese Kombination ermöglicht uns die Ableitung eines Profils zur Darstellung des individuellen Teilhabebedarfs zur unmittelbaren Reaktion auf die psychischen Auswirkungen der aktuellen COVID-19-Pandemie. Da FACT-19 das Wissen um Risiko- und Resilienzfaktoren aus der Psychotraumatologie, die spezielle Psychodynamik der pandemischen Quellen mit Förder- und Barrierefaktoren aus der ICF kombiniert, dient das Modell sowohl der Bewältigung der COVID-19-Pandemie als auch zukünftiger Pandemien.

Literatur

Ahorsu, D. K., Lin, C. Y., Imani, V., Saffari, M., Griffiths, M. D. & Pakpour, A. H. (2020). The Fear of COVID-19 Scale: Development and Initial Validation. *International journal of mental health and addiction*, 1–9. Advance online publication. https://doi.org/10.1007/s11469-020-00270-8.

Bering, R. & Fischer, G. (2005). Kölner Risiko Index (KRI). In: Strauß, B. & Schuhmacher, J. (Hrsg.). *Klinische Interviews und Ratingskalen*, S. 216–221. Göttingen: Hogrefe.

Bering, R., Schedlich, C. & Zurek, G. (2019). Situationstypologien der Psychosozialen Notfallversorgung. In: Seidler, G. H., Freyberger, H. J., Glaesmer, H. & Gahleitner, S. B. (Hrsg.). Handbuch der Psychotraumatologie, 3. Aufl. (S. 938–953). Stuttgart: Klett-Cotta.

Bundespsychotherapeutenkammer (2020). Corona-Pandemie und psychische Erkrankungen. BPtK-Hintergrund zur Forschungslage. https://www.bptk.de/wp-content/uploads/2020/08/2020-08-17_BPtK-Hintergrund_Corona-Pandemie-und-psychische-Erkrankungen.pdf (abgerufen am 31.10.2020).

Bundesagentur für Arbeit (2020). Arbeitslosenquote & Arbeitslosenzahlen 2020. https://www.arbeitsagentur.de/news/arbeitsmarkt-2020 (abgerufen am 04.12.2020).

DIMDI (2005). *Internationale Klassifikation der Funktionsfähigkeit, Behinderung und Gesundheit*. World Health Organization. Genf: Hogrefe.

Eckhard, A., Thaqi, V. & Bertrams, N. (2021). FACT-19. Die Ermittlung der pandemischen COVID-19-Stressbelastung. *Trauma und Gewalt*. In Vorbereitung.

Hoffmann, S. O. & Hochapfel, G. (2018). *Neurotische Störungen und Psychosomatische Medizin*. 8. Aufl., Stuttgart: Schattauer.

Lazarus, R. S. & Folkmann, S. (1984). Coping and Adaptation. In: Gentry, W. D. (Hrsg.). *The Handbook of Behavioral Medicine* (S. 282–325). New York: Guilford.

Kaufmännische Krankenkasse (2020). Krankenstand in der Corona-Krise. https://www.kkh.de/presse/pressemeldungen/krankenstand-corona (abgerufen am 24.11.2020).

Parrado-González, A. & León-Jariego, J. (2020). COVID-19 factors associated with emotional distress and psychological morbidity in spanish population. *Revista española de salud pública*, 94. https://pubmed.ncbi.nlm.nih.gov/32507849/.

Selye, H. (1936). A syndrome produced by diverse noxious agents. Nature, 138, 32–34.

Taylor, S., Landry, C., Paluszek, M., Fergus, T. A., McKay, D. & Asmundson, G.J.G (2020). Development and Initial Validation of the COVID Stress Scales, *Journal of Anxiety Disorders* (2020), doi: https://doi.org/10.1016/j.janxdis.2020.102232.

Psychoinformation – Wissen reduziert Befürchtungen

GISELA ZUREK

1. Einleitung

Die COVID-19-Pandemie ist ein historisches Ereignis und die gesundheitspolitischen Eingriffe lösen Wirtschaftskrisen und einen politischen Ausnahmezustand aus. Der Verlauf der Pandemie zeigt jedoch auch, dass zwar keine demografische Gruppe von den schädlichen Auswirkungen der Pandemie verschont ist, insgesamt gesehen jedoch die Folgen der Pandemie nicht gleich verteilt sind. Neben der medizinischen Bewältigung der Pandemie wirken auch psychosoziale und psychische Folgen auf die Gesundheit der Menschheit ein. Das Statement des WHO-Regionaldirektors für Europa, Hans Kluge, vom 26.3.2020 betont als Schlüssel zur Resilienz während der COVID-19-Pandemie neben der körperlichen auch die geistige Gesundheit: »Unsere Ängste und Sorgen sollten anerkannt und nicht ignoriert werden, und sie sollten von Mitbürgern, Gemeinschaften und Staat besser verstanden und berücksichtigt werden. Es ist entscheidend wichtig, dass wir uns in den kommenden Wochen und Monaten in Europa und anderswo mit den Herausforderungen für die psychische Gesundheit der Bevölkerung auseinandersetzen: Durch Verteilung zeitnaher, verständlicher und zuverlässiger Informationen an alle, von den jüngsten bis zu den ältesten Mitgliedern der Gesellschaft« (Kluge 2020a). In Sondersendungen im öffentlich-rechtlichen Fernsehen, mit der Berichterstattung auf den ersten Seiten von Zeitungen, durch Podcasts in Radiosendungen, die millionenfach gehört werden, und in den sozialen Medien entsteht ein kollektives Nachdenken. Die Frage, ob die Gesellschaft durch die Corona-Krise auch so etwas wie ein kollektives Trauma erlebt, beantwortet Luise Reddemann, langjährig erfahrene und bekannte Psychotraumatologin: »Ich denke, dass die Erfahrung wenigstens bis jetzt noch nicht kollektiv traumatisierend ist, aber doch viele Menschen verunsichern kann, und wenn dann noch Not dazukommt, z. B. dadurch, dass jemand kein Geld mehr verdienen kann oder sogar schwerer erkrankt, dann bewegt sich das schon in Richtung Trauma. Vor allem für alte Menschen, die noch den Krieg und die Nachkriegszeit erlebt haben, kann die jetzige Erfahrung als Trigger erlebt werden. Das heißt, die alten Belastungen vermischen sich mit den gegenwärtigen und man fühlt sich hilflos und total ausgeliefert. Das wird jetzt durch die quasi Ausgangssperre mit Sicherheit verstärkt« (Reddemann 2020). Der Beitrag verdeutlicht, wie vielfältig die Quellen von Befürchtungen und Sorgen in der gegenwärtigen Pandemie sein können, die mit sachgerechten Informationen über die Lage (vgl. den Beitrag von Schedlich in diesem Band) und mit spezifischen Informationen über psychische Belastungs- und Stressreaktionen und deren Reduktion beantwortet werden können.

Auch im Rahmen von Prävention und Behandlung von Belastungsstörungen gewinnt die Psychoedukation einen immer höheren Stellenwert. In diesem Kontext ist Psychoedukation eine Intervention zwischen Beratung und Schulung, die nicht eine pathologische Krankheitsentwicklung, sondern die psychischen Auswirkungen eines potenziell traumatogenen Ereignisses in den Mittelpunkt stellt und darüber laienverständlich aufklärt (Zurek et al. 2008a). Die Metaanalyse *Five Essential Elements of Immediate and Mid-Term Mass Trauma Intervention*, publiziert im Jahr 2007, bewertet Psychoedukation als das ›Herz‹ einer Anzahl von Interventionen nach Katastrophen, die auf Beruhigung abzielen. Die Normalisierung und Bestätigung erwartbarer und intensiver emotionaler Reaktionen und die Förderung der Fähigkeiten der Überlebenden, diese Zustände zu tolerieren und zu regulieren, sind wichtige Interventionsziele. Dennoch darf man bei allem Bestreben zu beruhigen nicht unterschätzen, dass die Beunruhigung und die Ängste von Menschen sich auf realistische Befürchtungen und reale Bedingungen beziehen (Hobfoll et al. 2007): »Disaster survivors should avoid pathologizing their inability to remain calm and free of the expectable intense emotions that are the natural consequences of such threatening and tragic events« (Hobfoll et al. 2007, S.292). Die Autoren empfehlen, die Psychoedukation über Belastungsreaktionen infolge einer Katastrophe in öffentliche Hilfsmaßnahmen zu integrieren und diese sowohl als Individual- als auch als Gruppenmaßnahme umzusetzen.

Eine Quelle der pandemischen Stressbelastung ist die Sorge vor Ansteckung und den gesundheitlichen Konsequenzen in enger Wechselbeziehung zu individuellen Befürchtungsfantasien (siehe Bering, Schedlich & Zurek in diesem Band). In den Medien und insbesondere in den sozialen Medien kursieren auch unseriöse

Meldungen und Gerüchte. Kernelement von psychoedukativen Maßnahmen ist die Aufklärung über den aktuellen Sachstand aufgrund verlässlicher Informationen (Robert Koch-Institut 2020). Es wird empfohlen, sich bewusst zu informieren, auch wie man richtige von falschen Informationen unterscheiden kann, und was bei der Suche nach Informationen im Internet und anderen Medien zu beachten ist. Neben der Qualität der Information ist auch die Dosierung zu beachten. Ständig Nachrichten zu hören oder fortwährend Online-Informationen zu lesen, kann Stress auslösen und besonders die Befürchtungsdynamik steigern. Regelmäßige Informationspausen sind empfehlenswert.

Für alle Betroffenen, sowohl diejenigen mit schweren Belastungsreaktionen als auch diejenigen mit geringerer psychischer Belastung, ist eine Normalisierung der Belastungsreaktionen ein zentrales Interventionsprinzip zur Beruhigung. Die Standardinterventionslinie knüpft im Rahmen der natürlichen Verarbeitung nach Extrembelastungen an das Prinzip der Normalität an (Fischer 2000). Stressreduzierende und kompensatorische Verhaltensweisen sollten dabei in einer Differenz zur traumatischen Vorerfahrung stehen und damit quasi einen Gegenpol zu der erlebten Ohnmacht und Hilflosigkeit bilden (Fischer 2000). So versuchen z. B. professionelle Helfer in Krisensituationen, Betroffenen möglichst die Entscheidung und Initiative zu überlassen. Beispielhaft für eine potenziell traumatische Situation, die im Gegensatz zu einer pandemischen biologischen Schadenslage zeitlich und situativ eingrenzbar ist, wie etwa eine Gewalttat oder ein Unfall, lautet die Standardinterventionslinie:

Kasten 1: Die Standardinterventionslinie »Prinzip der Normalität«

»Wenn das Ereignis (z. B. die Gewalttat oder der Unfall) vorbei ist, bedeutet dies leider nicht, dass auch die seelische Verletzung vorbei ist. Bei körperlichen Verletzungen müssen Wunden medizinisch versorgt werden und können noch längere Zeit schmerzhaft sein. Es ist eine Zeit lang notwendig, sich zu schonen, um den Heilungsprozess nicht zu verzögern. Schwere körperliche Verletzungen benötigen Zeit zu heilen, seelische Traumatisierungen manchmal sogar länger. Seelische Wunden bedürfen auch einer sorgfältigen Versorgung und Zeit zur Heilung. Nicht Sie sind verrückt, sondern ›verrückt‹ sind vielmehr die Situationen, die Sie erlebt haben. Belastungsreaktionen sind eine normale und grundsätzlich gesunde Antwort des Menschen auf eine extrem verletzende Erfahrung. Fast alle Menschen reagieren derart. Und das auch, wenn sie sehr stabil und belastbar sind. Es gibt eine rationale Erklärung für das, was in Ihnen vorgeht. Ihre Symptome lassen sich durchaus lindern oder sogar völlig auflösen.« (Zurek et al. 2008b).

Auch für Betroffene, die überwiegend durch die Befürchtungsdynamik im pandemischen Stress belastet sind, ist die Standardinterventionslinie ›Prinzip der Normalität‹ geeignet, um stressreduzierend zu entlasten. Hier ist zu unterscheiden, ob im Mittelpunkt der Befürchtungen der Betroffenen die Sorge steht, dass sie sich selbst oder Angehörige infizieren könnten oder infiziert sind, oder ob es sich um einen seelischen Belastungszustand nach überstandener Infektion mit schwereren körperlichen Krankheitsphasen handelt. Für beide Situationen im Folgenden die Formulierung einer Standardinterventionslinie.

Kasten 2: Die Standardinterventionslinie ›Prinzip der Normalität‹ in der COVID-19-Pandemie bei Infektionsbefürchtungen

Wir Menschen können abstrakte Risiken nicht so gut einschätzen. Dies kann zu übertriebenen Befürchtungen und Sorgen führen. Gerade Risiken, die wir nicht sehen, hören oder fühlen können, werden als besonders bedrohlich empfunden. Wenn Sie befürchten, dass Sie oder Ihre Angehörigen infiziert sind oder sich infizieren könnten, dann ist es wichtig, dass Sie sich über verlässliche Quellen informieren wie z.B. beim Robert Koch-Institut, auf Internetseiten der Bundesministerien oder der Bundesregierung oder im öffentlich-rechtlichen Rundfunk. Dies hilft Ihnen, dass sich die Gedanken nicht verselbstständigen können. So können Sie mehr Sicherheit über Ihre Situation herstellen, in der Befürchtungen und Sorgen vollkommen normal und nachvollziehbar sind. Nicht Sie sind verrückt, sondern ›verrückt‹ ist vielmehr die Situation, die Sie erleben. Stressreaktionen und rasch wechselnde Gefühle sind normal in Krisensituationen. Diese Belastungsreaktionen sind eine normale und grundsätzlich gesunde Antwort des Menschen auf eine sehr verletzende Erfahrung. Fast alle Menschen reagieren derart. Und das auch, wenn sie sehr stabil und belastbar sind. Ihre Stressreaktionen lassen sich durchaus lindern oder sogar völlig auflösen.

Die Psychoinformation ist mit konkreten Hinweisen auf Hilfsangebote zu verbinden, die bei akuter Belastung, die unaushaltbar geworden ist, genutzt werden können, wie z.B. Patiententelefone und Videoberatung und -behandlung (siehe Eichenberg in diesem Band). Betroffene können sich u.a. an das Patiententelefon der kassenärztlichen Vereinigung (116117) oder die Telefonseelsorge (0800/1110111 oder 0800/1110222) wenden.

> **Kasten 3: Die Standardinterventionslinie ›Prinzip der Normalität‹ in der COVID-19-Pandemie nach einer Infektion mit schwerem Krankheitsverlauf**
> Auch wenn Ihre körperliche Infektionserkrankung überstanden ist, bedeutet dies leider nicht, dass auch die seelische Belastung vorbei ist. So wie auch schwere körperliche Verletzungen Zeit benötigen, um zu heilen, können seelische Wunden über längere Zeit schmerzhaft sein und bedürfen einer sorgfältigen Versorgung und Zeit zur Heilung. Möglicherweise werden Sie auch noch in der nächsten Zeit unter verschiedenen Belastungsreaktionen leiden. Dies sind normale Reaktionen auf extrem belastende Erfahrungen. Viele Menschen reagieren derart, auch wenn sie sehr stabil und belastbar sind. Ihre Stressreaktionen lassen sich durchaus lindern oder sogar völlig auflösen.

Auch in der Überarbeitung der S3-Leitlinie der Arbeitsgemeinschaft der Wissenschaftlichen Medizinischen Fachgesellschaften AWMF für die Posttraumatische Belastungsstörung (Schäfer et al. 2019) wird Psychoedukation als Vermittlung eines Erklärungsmodells für die Symptome als menschliche Reaktion auf Extrembelastung beschrieben. Die meisten Menschen beurteilen schriftliche Informationen über typisches Erleben und Reaktionen, Bewältigungsstrategien und Betreuungsangebote als sehr hilfreich (de Wolfe 2000). Nach der S2k-Leitlinie *Diagnostik und Behandlung von akuten Folgen psychischer Traumatisierung* der AWMF (Bengel 2019) minimieren folgende Elemente einen pathologisierenden Effekt:

■ Leicht verständliche Informationen über übliche typische posttraumatische Reaktionen sowie deren Verlauf und weitere Behandlung;

■ Darstellung der Symptomatik, auch als zeitverzögerte Reaktion, als eine häufig auftretende Reaktion auf ein ungewöhnliches Ereignis;

■ Selbstregulation ist bei einem großen Teil der Betroffenen möglich und daher sind keine Maßnahmen zu einer spezifischen psychosozialen Unterstützung nötig;

■ Anpassung von leicht zugänglichen und verständlichen Informationen für verschiedene Zielgruppen an den kognitiven Leistungsstand und das Lebensalter (Bengel 2019).

Die Autoren betonen, dass Psychoedukation zudem korrigierend auf die Wahrnehmung und Bewertung bezüglich des Ereignisses, der eigenen Person sowie der Sicht auf die Zukunft wirken kann. Hinweise zur Nachversorgung und zu spezifischen Hilfsangeboten zählen ebenfalls zur Psychoedukation (Gray & Litz 2005).

Die geringe Studienlage belegt, dass Teilnehmer Psychoinformation zwar als hilfreich erleben, jedoch ergeben sich keine positiven Effekte auf die Prävention von Traumafolgestörungen oder verbesserte Bewältigungsstrategien (Zurek 2008a). Die derzeitige Studienlage zeigt, dass kein ausreichender Nachweis für die Effektivität von alleiniger Psychoedukation besteht (NICE 2018). Aus psychotraumatologischer Sicht könnte eine Psychoinformation möglicherweise auch bei einigen Betroffenen von potenziell traumatogenen Erfahrungen sogar eine Verschlechterung des psychotraumatischen Verlaufs bewirken, u. a. dann, wenn retraumatisierende Effekte bewirkt werden (Zurek et al. 2008b). Turpin et al. (2005) weisen darauf hin, dass Materialien, die ausführlich die Symptomatik und die potenziellen negativen Folgen darlegen, zu einer zusätzlichen depressiven Symptomatik beitragen können.

Im europäischen Raum wird der Begriff Psychoinformation statt -edukation diskutiert, der mit identischer Zielsetzung eher den informativen laienverständlichen Wissensanteil an den allgemein als best practice bewerteten Maßnahmen und weniger das erzieherische Moment im Wort ›Edukation‹ betont. Aufgrund der Betonung der informativen Qualität als wesentlicher Intervention in der COVID-19-Pandemie wird im Folgenden der Begriff Psychoinformation verwendet.

2. Psychoinformationen für spezifische Zielgruppen im Internet

Mittlerweile sind im internationalen Raum wie bei der WHO als auch im europäischen Kontext und auf nationaler Ebene Empfehlungen und Handreichungen publiziert, die den psychosozialen Stress während der COVID-19-Pandemie in den Mittelpunkt stellen. Einen umfangreichen Vorschlag zur Berücksichtigung sogenannter trauma-informierter Strategien auf Makro-, Meso- und Mikroebene hat die Arbeitsgruppe »ESTSS Responding to COVID-19 Task Force« der European Society for Traumatic Stress Studies (ESTSS) im Juli 2020 im European Journal of Psychotraumatology unter »Trauma-informed responses in addressing public mental health consequences of the COVID-19 pandemic: position paper of the ESTSS« (Javakhishvili et al. 2020) veröffentlicht. Allgemein gilt, dass Psychoinformation immer möglichst exakt auf die Bedürfnisse der jeweiligen Gruppe von Betroffenen zugeschnitten sein sollte. Im Oktober 2020 weist die WHO-Regionaldirektion für Europa auf zentrale Bereiche für die Förderung der psychischen Gesundheit und des seelischen Wohlbefindens während der Pandemie hin.

Neben der Bekämpfung von Stigmatisierung und Fehlinformationen, die das Leiden verschlimmern, ist die Verlagerung der psychischen Gesundheitsversorgung auf die gemeindenahe Ebene ein wesentlicher Aspekt (Kluge 2020b). Um das Infektionsgeschehen in den Griff zu bekommen, rücken sogenannte Corona-Hotspots in den Blickpunkt, d.h. Regionen, in denen die Grenze von 50 wöchentlichen Neuinfektionen je 100 000 Einwohner überschritten wird. In diesen Regionen werden konsequente lokale Beschränkungsmaßnahmen ergriffen. Hier bekommen gemeindenahe Ansätze und die Betrachtung der sog. Mikroebene im Positionspapier der ESTSS eine zentrale Bedeutung auch für die Implementierung von Psychoinformation. Die sozialräumliche Gliederung der Corona-Hotspots könnte darüber Aufschluss geben, welche Psychoinformationen für welche Bevölkerungsgruppen besonders relevant sind, auch um die psychische Gesundheit zu stärken. Leben beispielsweise in einer Region überwiegend ältere Menschen, dann sind Informationen über den Umgang mit räumlicher und ggfs. sozialer Isolation zur Stärkung des seelischen Wohlbefindens besonders wichtig. Insbesondere für ältere Menschen ist es aktuell wichtig, zuhause zu bleiben und die sozialen Kontakte stark zu begrenzen, um sich vor einer Ansteckung zu schützen. Eine speziell auf diese Zielgruppe ausgerichtete Psychoinformation sollte auch die Angst vor Ansteckung beim Einkaufen, die Sorge vor Verlust von Selbstständigkeit und das Thema Hilfe annehmen zu müssen, berücksichtigen. Ggfs. kann auch auf den Zusammenhang von der aktuellen Krisensituation und wiederauftretenden Erinnerungen an Kriegszeiten hingewiesen werden.

Übereinstimmend betonen die meisten Psychoinformationsmaterialien im Kontext der COVID-19-Pandemie, dass es wichtig ist, sich aktuell zu informieren, aber zweimal am Tag reiche aus. Es ist empfehlenswert, Strategien zu aktivieren, die einen beruhigen, indem man z.B. das Anschauen von Nachrichten vor allem vor dem Schlafengehen reduziere. Es ist wichtig, den Alltag positiv zu gestalten und z.B. an jedem Tag auch Bewegung und Sport zu nutzen, ggf. auch zu Hause. Gegen das Gefühl »Ich bin nicht allein« helfe es, sich mit anderen auszutauschen und anderen zu helfen. Es ist auch empfehlenswert, Hilfe von Familienangehörigen, Freunden oder Personen anzunehmen, die sich in einer ähnlichen Situation befinden. Negative Gefühle sollte man sich eingestehen. Wohltuende Momente wie das Hören von schöner Musik oder das Anschauen von positiv besetzten Filmen sind empfehlenswert. Man könne auch auf Stressbewältigungsstrategien zurückgreifen, mit denen man bereits in der Vergangenheit gute Erfahrungen gemacht habe.

Die Bedeutung von Informationen für die seelische Gesundheit und Resilienz konnten Buchwald & Begic im Rahmen einer Online-Befragung im März 2020 zur Stressbewältigung während der Phase des Kontaktverbots von ca. 400 Personen im Alter von 15–76 Jahren in einem Preprint im April 2020 aufzeigen. Menschen, die das Gefühl haben, emotionale, informationelle und praktische Hilfe und Unterstützung zu bekommen, sind weniger besorgt. Zudem zeige sich ein signifikanter Zusammenhang zwischen allen Formen der sozialen Unterstützung und der Kontaktreduktion. Je mehr emotionale, informationelle und praktische Unterstützung wahrgenommen wird, desto mehr werden die sozialen Kontakte in physischer Form reduziert.

Im Folgenden werden beispielhaft spezifische auf die COVID-19-Pandemie adaptierte Psychoinformationsmaterialien vorgestellt. Die Informationsmaterialien stehen kostenfrei im Internet als Download zur Verfügung und sind teilweise bildhaft aufgearbeitet. Da potenziell traumatische Erfahrungen in erster Linie visuell und sensomotorisch repräsentiert sind, fördert eine zusätzliche visuelle Veranschaulichung den Informationsgehalt und dient dem Integrationsprozess im Gedächtnis (Schedlich et al. 2003).

Nachfolgende Liste gibt eine Übersicht über Psychoinformationsmaterialien in der COVID-19-Pandemie:

Überblick über nationale und europäische Psychoinformationsmaterialien für spezifische Zielgruppen in der COVID-19-Pandemie, einige sind auch in verschiedenen Sprachen erhältlich. (Es besteht kein Anspruch auf Vollständigkeit, die Autorin.)

- WHO – Weltgesundheitsorganisation
  - Coping with stress during 2019-nCoV outbreak
  - #HealthyAtHome – Mental health
  - Looking after our mental health
  - Zielgruppe: Allgemeinbevölkerung
  - https://www.who.int/docs/default-source/coronaviruse/coping-with-stress.pdf?sfvrsn=9845bc3a_2
    https://www.who.int/campaigns/connecting-the-world-to-combat-coronavirus/healthyathome/healthyathome---mental-health
- BZgA – Bundeszentrale für gesundheitliche Aufklärung
  - Psychische Gesundheit in der »Corona-Zeit«
  - Zielgruppe: Allgemeinbevölkerung
  - https://www.infektionsschutz.de/coronavirus/psychische-gesundheit.html

- BdP – Berufsverband der Psychologen
  - Coronavirus: psychologische Tipps zum Umgang mit der Krise
  - Zielgruppe: Allgemeinbevölkerung
  - https://www.bdp-verband.de/aktuelles/2020/03/coronavirus-psychologische-tipps-zum-umgang-mit-der-krise.html
- DGPPN – Deutsche Gesellschaft für Psychiatrie und Psychotherapie, Psychosomatik und Nervenheilkunde
  - Coronavirus: Tipps für die seelische Gesundheit
  - Zielgruppe: Allgemeinbevölkerung
  - https://www.dgppn.de/presse/pressemitteilungen/pressemitteilungen-2020/corona-psyche.html
- Leibniz-Institut für Resilienzforschung
  - Die 10 wichtigsten Empfehlungen zur Stärkung der psychischen Gesundheit während der Coronavirus-Pandemie
  - Zielgruppe: Allgemeinbevölkerung
  - https://lir-mainz.de/assets/downloads/10-wichtigste-Empfehlungen_Resilienter-Umgang_Corona_Pandemie.pdf
- Mental Health Europe
  - Coronavirus: 8 ways to look after your mental health
  - Zielgruppe: Allgemeinbevölkerung
  - https://www.mhe-sme.org/covid-19/
- EFPA – European Federation of Psychologists Associations
  - Provision of first line psychological support
  - Zielgruppe: Allgemeinbevölkerung
  - https://efpa.magzmaker.com/covid_19
- Anne Leichtfuß
  - Task Force Corona Leichte Sprache
  - Wissen über Corona in leichter Sprache
  - Zielgruppe: Personen mit kognitiven Beeinträchtigungen/eingeschränkter Lesefähigkeit
  - https://corona-leichte-sprache.de/page/2-material-sammlung.htm
- BBK – Bundesamt für Bevölkerungsschutz und Katastrophenhilfe
  - Tipps bei häuslicher Quarantäne
  - Zielgruppe: Personen in Quarantäne
  - https://www.bbk.bund.de/SharedDocs/Downloads/BBK/DE/Publikationen/Broschueren_Flyer/Tipps_%20haeusliche_Quarantaene.pdf?__blob=publicationFile

- Jacobi, F.
  - Wie Sie häusliche Isolation und Quarantäne gut überstehen – Psychologische Hilfen in herausfordernden Zeiten
  - Zielgruppe: Personen in Quarantäne
  - https://www.psychologische-hochschule.de/wp-content/uploads/2020/03/jacobi_umgang-mit-quarant%C3%A4ne.pdf
- Vymetal, S.
  - Ministry of the Interior of the Czech Republic, Psychology Section
  - Coronavirus disease COVID-19 – Recommendations for persons in isolation or quarantine
  - Zielgruppe: Personen in Isolation/Quarantäne
  - https://www.mvcr.cz/mvcren/article/coronavirus-disease-covid-19-recommendations-for-persons-in-isolation-or-quarantine.aspx
- ITC – Israel Trauma Coalition
  - Covid-19: Psychosocial Advice to Patients
  - Zielgruppe: Patientinnen und Patienten
  - http://israeltraumacoalition.org/wp-content/uploads/2020/04/Covid-19-Psychosocial-Advice-to-Patients.pdf
- ITC – Israel Trauma Coalition
  - Psychosocial support for the teams working with elderly population, involved in response to the Corona event – Recommendations for Team Manager
  - Zielgruppe: Professionelle Helfer im Umgang mit älteren Menschen
  - http://israeltraumacoalition.org/wp-content/uploads/2020/04/Psychosocial-support-for-teams-working-with-the-elderly.pdf
- Petzold, M. B. et al. (2020)
  - Hinweise zum Umgang mit Stress für Gesundheitsfachkräfte
  - Zielgruppe: Gesundheitsfachkräfte
  - https://link.springer.com/article/10.1007/s00115-020-00905-0
- The British Psychological Society
  - The psychological needs of healthcare staff as a result of the Coronavirus pandemic
  - Zielgruppe: Medizinische Fachkräfte
  - https://www.bps.org.uk/news-and-policy/psychological-needs-healthcare-staff-result-coronavirus-pandemi
- ITC – Israel Trauma Coalition
  - Psychosocial support for the teams involved in response to the Coronavirus event – Recommendation for team leader – Recommendation for team member

– Zielgruppe: Professionelle Helfer
– https://www.mvcr.cz/soubor/psychosocial-support-for-medical-teams-abroad-15-3-pdf.aspx
  http://israeltraumacoalition.org/information-for-dealing-with-the-corona-crisis/
- ITC – Israel Trauma Coalition
  – Covid-19: Remote therapeutic intervention
  – Zielgruppe: Professionelle Helfer, die über Telefon oder digital therapeutisch intervenieren
  – http://israeltraumacoalition.org/wp-content/uploads/2020/04/Covid-19-Remote-therapeutic-intervention.pdf
    http://israeltraumacoalition.org/information-for-dealing-with-the-corona-crisis/
- Vymetal, S.
  – Ministry of the Interior of the Czech Republic, Psychology Section
  – Coronavirus disease (COVID-19) – Coronavirus-related recommendations for psychologists
  – Zielgruppe: PsychologInnen
  – https://www.mvcr.cz/mvcren/article/coronavirus-disease-covid-19-coronavirus-related-recommendations-for-psychologists.aspx
- Vymetal, S.
  – Ministry of the Interior of the Czech Republic, Psychology Section
  – Coronavirus disease COVID-19: Psychological recommendations for journalists
  – Zielgruppe: JournalistInnen
  – https://www.mvcr.cz/mvcren/article/coronavirus-disease-covid-19-psychological-recommendations-for-journalists.aspx
- Masaryk University, Department of Psychology Faculty of Social
  – COVID19: Psychological recommendations and advice for families
  – Zielgruppe: Familien
  – https://psych.fss.muni.cz/en/coronavirus
- Vymetal, S.
  – Ministry of the Interior of the Czech Republic, Psychology Section
  – Coronavirus disease COVID-19 – Recommendations in relation to children
  – Zielgruppe: Kinder
  – https://www.mvcr.cz/mvcren/file/coronavirus-disease-covid-recommendation-in-relation-to-children-pdf.aspx

- Scaut, L.
  - Hallo, ich bin Corona
  - Zielgruppe: Kinder
  - https://dewegwijzer.org/hallo-ik-ben-corona/
    www.dewegwijzer.org/nieuws
- BBK – Bundesamt für Bevölkerungsschutz und Katastrophenhilfe
  - Tipps für Eltern
  - Zielgruppe: Eltern
  - https://www.bbk.bund.de/SharedDocs/Downloads/BBK/DE/
    Publikationen/Broschueren_Flyer/COVID_19_Tipps_fuer_Eltern.pdf?__
    blob=publicationFile
- ITC – Israel Trauma Coalition
  - Advise for parents in light of concerns raised by the Corona epidemic
  - Zielgruppe: Eltern
  - https://www.mvcr.cz/soubor/advice-for-parents-on-dealing-with-
    corona-virus-abroad-15-3-pdf.aspx
    http://israeltraumacoalition.org/information-for-dealing-with-the-
    corona-crisis/

3. Fazit

Psychoinformation ist eine wirksame sekundärpräventive Maßnahme für die Bevölkerung, um die psychosozialen Selbsthilfe- und sozial unterstützenden Notfallkompetenzen in der COVID-19-Pandemie zu stärken. Der Normalisierungsgrundsatz als wesentliche Intervention zielt darauf ab, das Kontrollgefühl wiederherzustellen und Beruhigung zu fördern. Dies ist auch die Standardinterventionslinie für Betroffene, deren pandemische Stressbelastung wesentlich durch die Befürchtungsdynamik ausgeprägt ist. Psychoinformation ist Bestandteil eines ganzen Bündels an Frühinterventionen, die dann am wahrscheinlichsten helfen, wenn sie laienverständlich und altersgerecht auf individuelle Bewältigungsstrategien fokussieren. Im Rahmen der Psychosozialen Notfallversorgung optimiert Psychoinformation die Nachsorge von Betroffenen und deren Angehörigen als auch von professionellen Helfern. Kernelemente sind Normalisierung, Stressreduktion und Hilfestellung bei der Distanzierung von einem potenziell traumatischen Ereignis wie auch Hinweise auf mögliche Hilfsangebote. Daher ist die Bereitstellung von schriftlichem Informationsmaterial über Internetseiten, die spezifisch an Alters- und Zielgruppen adaptiert sind, eine wesentliche Maßnahme in der COVID-19-Pandemie zur Stärkung der psychischen Gesundheit und Resilienz der Bevölkerung, die sich mit den »best practice«-Empfehlungen aus den gängigen nationalen wie europäischen und internationalen Leitlinien deckt.

Literatur

Bengel, J. et al. (2019). S2k-Leitlinie: Diagnostik und Behandlung von akuten Folgen psychischer Traumatisierung. Erschienen online unter: https://www.awmf.org/uploads/tx_szleitlinien/051-027l_S2k_Diagnostik_Behandlung_akute_Folgen_psychischer_Traumatisierung_2019-10.pdf (letzter Zugriff am 18.10.2020).

Buchwald, P. & Begic, P. (2020). Umgang mit Stress – aktuelle Daten zur Stressbewältigung während des Kontaktverbots – Preprint. upload 04 2020; erschienen online unter: https://www.researchgate.net/publication/340310522_Umgang_mit_Corona-Stress_-_aktuelle_Daten_zur_Stressbewaltigung_wahrend_des_Kontaktverbots (letzter Zugriff am 18.10.2020).

deWolfe, D. J. (2000). Training manual for mental health and human service workers in major disasters (U.S. Department of Health and Human Services, Hrsg.). Washington, DC.

Fischer, G. (2000). Mehrdimensionale Pychodynamische Traumatherapie MPTT. Asanger: Heidelberg.

Gray, M. J. & Litz, B. T. (2005). Behavioral interventions for recent trauma: Empirically informed practice guidelines. Behavior Modification, 29, S. 189–215.

Hobfoll, S. E., Watson, P., Bell, C. C., Bryant, R. A., Brymer, M. J., Friedman, M. J., Friedman, M., Gersons, B. P. R., de Jong, J. T., Layne, C. M., Maguen, S., Neria, Y., Norwood, A. E., Pynoos, R. S., Reissman, D., Ruzek, J. I., Shalev, A. Y., Solomon, Z., Steinberg, A. M. & Ursano, R. J. (2007). Five Essential Elements of Immediate and Mid-Term Mass Trauma Intervention: Empirical Evidence. Psychiatry, 70(4), S. 283–315.

Javakhishvili, J. D., Ardino, V., Bragesjö, M., Kazlauskas, E., Olff, M. & Schäfer, I. (2020). Trauma-informed responses in addressing public mental health consequences of the COVID-19 pandemic: position paper of the European Society for Traumatic Stress Studies (ESTSS), European Journal of Psychotraumatology, 11:1, 1780782, DOI: 10.1080/20008198.2020.1780782. Erschienen online unter: https://doi.org/10.1080/20008198.2020.1780782 (letzter Zugriff am 18.10.2020).

Kluge, H. H. (2020 a). Statement-Physical and mental health key to resilience during COVID-19 pandemic. Erschienen online unter: http://www.euro.who.int/en/health-topics/health-emergencies/coronavirus-covid-19/statements/statement-physical-and-mental-health-key-to-resilience-during-covid-19-pandemic (letzter Zugriff am 18.10.2020).

Kluge, H. H. (2020 b). Erklärung über die Zukunft der psychischen Gesundheit, Menschenrechte und den Wiederaufbau in der Europäischen Region. Erschienen online unter: https://www.euro.who.int/de/media-centre/sections/statements/2020/statement-on-the-future-of-mental-health,-rights-and-recovery-in-the-european-region (letzter Zugriff am 18.10.2020).

NICE (2018). Post-traumatic stress disorder. NICE guideline (NG116). London: Gaskell and the British Psychological Society.

Petzold, M. B., Plag, J. & Ströhle, A. (2020). Umgang mit psychischer Belastung bei Gesundheitsfachkräften im Rahmen der Covid-19-Pandemie. Nervenarzt. Erschienen online unter: https://doi.org/10.1007/s00115-020-00905-0 (letzter Zugriff am 18.10.2020).

Reddemann, L. (2020). Corona-Tipps von unseren Fachleuten: Selbsthilfe zur psychologischen Stabilisierung. Erschienen online unter: https://www.klett-cotta.de/nachricht/Corona-Tipps_von_unseren_Fachleuten:_Selbsthilfe_zur_psychologischen_Stabilisierung/131565 (letzter Zugriff am 18.10.2020).

Robert-Koch-Institut (2020). Psychische Gesundheit in der »Corona-Zeit«. Das seelische Wohlbefinden im Blick behalten. Erschienen online unter: https://www.infektionsschutz.de/coronavirus/psychische-gesundheit.html (letzter Zugriff am 18.10.2020).

Schäfer, I., Gast, U., Hofmann, A., Knaevelsrud, C., Lampe, A., Liebermann, P., Lotzin, A., Maercker, A., Rosner, R. & Wöller, W. (2019). S3 Leitlinie Posttraumatische Belastungsstörung. Springer: Berlin.

Schedlich, C., Bering, R., Zurek, G. & Fischer, G. (2003). Maßnahmenkatalog der Zielgruppenorientierten Intervention zur Einsatznachbereitung. In: Bering, R., Schedlich, C., Zurek, G. & Fischer, G. (Hrsg.). Zielgruppenorientierte Intervention. Verfahrensvorschläge zur Reformierung des Truppenpsychologischen Konzepts der Bundeswehr, Untersuchungen des Psychologischen Dienstes der Bundeswehr 2003 (S. 89–115). München: Bundesministerium der Verteidigung – PSZ III 6. Verlag für Wehrwissenschaften.

Turpin, G., Downs, M. & Mason, S. (2005). Effectiveness of providing self-help information following acute traumatic injury: Randomised controlled trial. The British Journal of Psychiatry, 187, S. 76–82. Erschienen online unter: https://doi.org/10.1192/bjp.187.1.76 (letzter Zugriff am 18.10.2020).

Wessely, S., Bryant, R. A., Greenberg, N., Earnshaw, M., Sharpley, J. & Hughes, J. H. (2008). Does psychoeducation help prevent post traumatic psychological distress? Psychiatry, 71(4), S. 287–302. Erschienen online unter: https://doi.org/10.1521/psyc.2008.71.4.287 (letzter Zugriff am 18.10.2020).

Zurek, G., Schedlich, C. & Bering, R. (2008a). Target Group Intervention Programme Heft III. Manual zur Traumabasierten Psychoedukation für Betroffene von Naturkatastrophen, EUTOPA. Erschienen online unter: http://eunad-info.eu/fileadmin/Bildmaterial-EUNAD/PDF_Download/TGIP_EUTOPA_III_web_de.pdf (letzter Zugriff am 18.10.2020).

Zurek, G., Schedlich, C. & Bering, R. (2008b). Traumabasierte Psychoedukation für Betroffene von Terroranschlägen. ZPPM Zeitschrift für Psychotraumatologie, Psychotherapiewissenschaft, 6(2), S. 63–73.

Corona und Homeoffice: Verbreitung, Akzeptanz und Folgen von Homeoffice

ROLAND A. STÜRZ, YVONNE M. HEMMLER

1. Einführung und Themenübersicht

Homeoffice als Variante räumlicher Arbeitsflexibilität, bei der dienstliche Aufgaben teilweise von zu Hause aus erledigt werden, ist in den letzten Jahren zunehmend in den Fokus der politischen Diskussion geraten. So fordert vor allem die SPD seit einiger Zeit ein gesetzliches Recht auf Homeoffice. Diese Forderung wurde zudem jüngst von Bundesarbeitsminister Hubertus Heil im Entwurf des »Mobile Arbeit Gesetzes« mit einem Rechtsanspruch auf mindestens 24 Tage Homeoffice im Jahr konkretisiert (SPD Fraktion im Bundestag, 2019; zdfheute, 2020). Die Digitalisierung stellt dabei eine wesentliche Voraussetzung dar, um ortsungebunden gemeinsam mit Kolleginnen und Kollegen an Projekten zu arbeiten und in den Austausch mit Kundinnen und Kunden zu treten.

Deutschland war bisher kein Vorreiter in Sachen Homeoffice. So lag der Anteil der Berufstätigen in Deutschland, die mindestens ab und zu von zu Hause aus arbeiteten, 2019 bei rund 13 % und damit etwa 3 Prozentpunkte unter dem Durchschnitt der 28 EU-Mitgliedsstaaten. In Ländern wie Schweden, den Niederlanden, Luxemburg oder Finnland lag dieser Anteil bei jeweils über 30 %. Auch im Vereinigten Königreich und Frankreich arbeiteten mehr Berufstätige im Homeoffice als dies in Deutschland der Fall war (Eurostat, 2020). Blickt man auf den Anteil von Berufstätigen, die mindestens ein Viertel ihrer Arbeitszeit mit PC, Laptop oder Smartphone arbeiten, liegt Deutschland mit rund 55 % im europäischen Vergleich im unteren Mittelfeld. Doch während in Dänemark, Schweden, den Niederlanden oder Finnland mehr als die Hälfte dieser Berufstätigen auch mehrmals pro Monat mobil und damit nicht von ihrem Arbeitsplatz aus arbeiteten, waren dies in Deutschland nur 36 % (Hammermann & Stettes, 2017). Die in deutschen Firmen gepflegte Präsenzkultur bewirkte bisher, dass das Potential der Homeoffice-Möglichkeiten bei weitem nicht ausgeschöpft wurde. Mit Daten des »Sozio-oekonomischen Panels« (SOEP) zeigt Brenke (2016), dass rund 42 % aller abhängig Beschäftigten in Deutschland angaben, eine Arbeit im Homeoffice wäre grundsätzlich möglich. Jedoch wurde nur bei rund 12 % der Arbeitsplätze auch tatsächlich Homeoffice genutzt. Je höher die Qualifikationsanforderungen an die Beschäftigten, desto häufiger kann die Tätigkeit auch im Homeoffice ausgeübt werden.

Die Corona-Krise und die zu ihrer Bewältigung ergriffenen Maßnahmen haben jedoch weitreichende Auswirkungen auch auf das mobile Arbeiten von zu Hause aus entfaltet. Um direkten Kontakt und weitere Infektionen zu vermeiden, reagierten Arbeitgeberinnen und Arbeitgeber mit der Ausweitung von Homeoffice auf die Krise. Seitdem finden Arbeitsprozesse verstärkt über das Internet von zu Hause aus statt. Doch wie verbreitet ist Homeoffice jetzt während der Corona-Krise? Wie zufrieden sind Berufstätige mit ihrer Situation, wenn sie von zu Hause arbeiten? Gibt es dabei Unterschiede bei verschiedenen Personengruppen und wollen sie auch nach der Krise verstärkt Homeoffice nutzen? Diesen und weiteren Fragen ging eine für deutsche Onliner repräsentative Untersuchung des Bayerischen Forschungsinstituts für Digitale Transformation (bidt) nach (Stürz et al., 2020). Dabei wurden in zwei Befragungswellen Ende März 2020 und Mitte Juni 2020 jeweils rund 1500 erwachsene berufstätige Internetnutzerinnen und -nutzer unter Nutzung von Google Surveys zu ihren Homeoffice-Erfahrungen befragt (Für nähere Ausführungen zu den Daten und zur Forschungsmethode sei auf Stürz et al. (2020) verwiesen.). Der vorliegende Beitrag gibt einen Überblick über die wichtigsten Ergebnisse aus der Studie und berichtet darüber hinaus über wissenschaftliche Erkenntnisse zu möglichen gesundheitlichen Folgen der Homeoffice-Nutzung. Der Beitrag schließt mit einer Zusammenfassung und möglichen Implikationen.

2. Ergebnisse der bidt-Untersuchung und Folgen von Homeoffice

Nutzung von Homeoffice vor und während der Krise

Der Anteil der berufstätigen Internetnutzerinnen und -nutzer in Deutschland, die zumindest ab und zu Homeoffice nutzten, lag vor der Corona-Krise der bidt-Untersuchung zufolge bei 35 %. Die Nutzung von Homeoffice hat erwartungsgemäß mit Beginn der Corona-Krise zugenommen. Ende März lag der Anteil der Homeoffice-Nutzerinnen und -nutzer bei 43 % und damit um 8 Prozentpunkte höher als vor der Krise. Zum zweiten Befragungszeitpunkt Mitte Juni lässt sich bereits ein leichter Rückgang auf 40 % erkennen, wie aus Abbildung 1 ersichtlich ist.

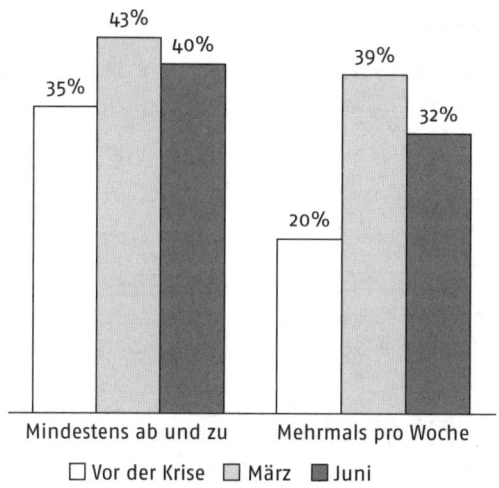

Abb. 1: Nutzung von Homeoffice bei berufstätigen Internetnutzerinnen und -nutzern
Anmerkung: Gewichtete Daten. Quelle: Stürz et al. (2020).

Deutlichen Zuwachs hat die Intensität der Homeoffice-Nutzung erfahren. So hat der Anteil der berufstätigen Internetnutzerinnen und -nutzer, die mehrmals pro Woche Homeoffice nutzten, von 20 % vor der Corona-Krise auf fast 40 % im März zugenommen. Mitte Juni ist dieser Wert zwar wieder gesunken, jedoch arbeitete nach wie vor fast ein Drittel der befragten Berufstätigen mehrmals pro Woche von zu Hause aus.

Darüber hinaus ist festzustellen, dass der Anteil der weiblichen Beschäftigten mit zumindest gelegentlicher Homeoffice-Nutzung vor der Krise niedriger war als der Anteil bei Männern (32 % gegenüber 38 %). Ferner ist der Rückgang der

Homeoffice-Nutzung von Ende März bis Mitte Juni ausschließlich auf die Gruppe der männlichen Befragten zurückzuführen. Der Anteil der mindestens gelegentlich von zu Hause aus arbeitenden weiblichen Befragten hat sich während der Corona-Krise nicht verändert und verblieb bei über 40 %. Bei der intensiven Nutzung unterschieden sich Frauen und Männer vor der Krise hingegen nicht. Rund ein Fünftel beider Gruppen nutzte Homeoffice mehrmals pro Woche. In der Märzbefragung stieg dieser Anteil gleichermaßen auf knapp 40 %. Der Rückgang im Juni ist bei Frauen jedoch mit nur minus 4 Prozentpunkten weniger stark ausgeprägt als bei Männern mit minus 9 Prozentpunkten. Mitte Juni arbeiteten immer noch 29 % der männlichen und 35 % der weiblichen Berufstätigen mehrmals pro Woche von zu Hause aus.

Gründe gegen Homeoffice

Die von den Befragten genannten Gründe, warum sie vor der aktuellen Corona-Krise noch kein Homeoffice genutzt haben, verdeutlichen, weshalb die Steigerung der Nutzung mit 8 Prozentpunkten nur mäßig ausgefallen ist. Wie aus Abbildung 2 ersichtlich, geben 80 % der Befragten, die vor und während der Krise nicht

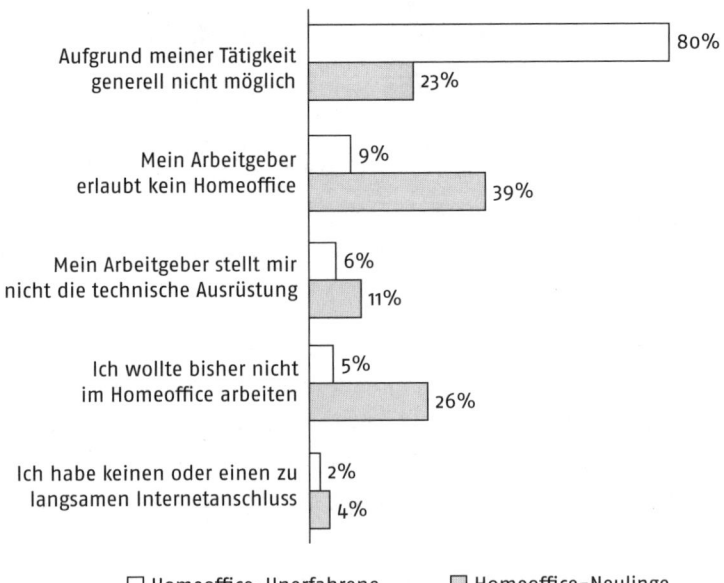

Abb. 2: Gründe für die Nicht-Nutzung von Homeoffice vor der Corona-Krise
Anmerkung: Gewichtete Daten. Mehrfachnennungen möglich. Quelle: Stürz et al. (2020).

von zu Hause aus arbeiteten, an, Homeoffice sei aufgrund ihrer Tätigkeit generell nicht möglich. Bei 9 % der Befragten ohne Homeoffice-Nutzung vor und in der Krise erlaubte es die Arbeitgeberseite vor der Krise nicht. Mangelnde technische Ausstattung, fehlende Bereitschaft zur Arbeit im Homeoffice oder kein bzw. ein zu langsamer Internetanschluss spielten bei diesen Befragten eine untergeordnete Rolle.

Ein anderes Bild ergibt sich bei den Homeoffice-Neulingen – also all jenen Berufstätigen, die während der Corona-Krise erstmals im Homeoffice waren. Bei fast 40 % von ihnen war ein Grund, Homeoffice vor der Krise nicht zu nutzen, die mangelnde Erlaubnis der Arbeitgeberin oder des Arbeitgebers. Deutlich weniger Homeoffice-Neulinge wollten es selbst nicht (26 %). Immerhin 23 % halten ihre Tätigkeit eigentlich nicht fürs Homeoffice geeignet. Mangelnde technische Ausstattung durch die Arbeitgeberin oder den Arbeitgeber gaben 11 % von ihnen als Grund dafür an, warum sie Homeoffice vor der Krise nicht nutzten. Auch bei ihnen spielte die Qualität des Internetanschlusses als Grund nur eine untergeordnete Rolle.

Schwierigkeiten mit der Technik

Dreiviertel der Beschäftigten gaben in der Befragung des bidt Mitte Juni an, mit der im Homeoffice eingesetzten Technik keine großen Schwierigkeiten zu haben. Nur 12 % berichteten von großen Schwierigkeiten. Das mag daran liegen, dass Homeoffice für viele keine gänzlich neue Erfahrung war. Doch selbst bei denjenigen, die erstmals während der Corona-Krise von zu Hause arbeiteten, gab ein ähnlich hoher Anteil an, keine Schwierigkeiten mit der eingesetzten Technik zu haben. Auch nach Altersgruppen unterscheiden sich die Einschätzungen nicht wesentlich voneinander.

Zufriedenheit mit der Situation im Homeoffice

Die Zufriedenheit der Beschäftigten mit der Arbeit von zu Hause aus während der Corona-Krise ist hoch. So gaben am Anfang der Krise Ende März 81 % an, mit ihrer Situation im Homeoffice sehr oder eher zufrieden zu sein. Nach zehn Wochen stieg dieser Anteil bis Mitte Juni noch weiter an. So gaben dann 85 % aller im Homeoffice Arbeitenden an, sehr oder eher zufrieden zu sein. Besonders augenfällig ist dabei die Steigerung des Anteils der »sehr Zufriedenen« von 39 % im März auf 50 % im Juni. Ferner hat im Zeitverlauf vor allem bei den älteren Befragten im

Alter von 55 Jahren und mehr sowie bei Frauen der Anteil der Zufriedenen zugenommen.

Tab.1: Zufriedenheit mit der Situation im Homeoffice im Juni 2020
Anmerkung: Gewichtete Daten. Abweichungen von 100 % sind rundungsbedingt.

	Sehr zufrieden	Eher zufrieden	Eher unzufrieden	Sehr unzufrieden
Alle Berufstätige, die im Homeoffice arbeiteten	50 %	35 %	11 %	4 %
Männer	50 %	36 %	10 %	3 %
Frauen	50 %	35 %	11 %	4 %
Homeoffice-Erfahrene	51 %	36 %	10 %	4 %
Homeoffice-Neulinge	46 %	33 %	15 %	5 %
18–34-Jährige	42 %	40 %	16 %	2 %
35–54-Jährige	51 %	32 %	13 %	5 %
55–Jährige und älter	52 %	37 %	6 %	4 %
Alleine lebend	48 %	33 %	15 %	4 %
Mit Partner/in ohne Kind im Haushalt	53 %	38 %	6 %	2 %
Mit Kind(ern) unter 14 Jahren im Haushalt	44 %	34 %	16 %	6 %
Mit Kind(ern) im Haushalt, alle 14 Jahre oder älter	56 %	34 %	5 %	5 %
Frauen mit Kind(ern) im Haushalt	45 %	35 %	15 %	6 %
Männer mit Kind(ern) im Haushalt	55 %	37 %	5 %	4 %
Frauen ohne Kind(er) im Haushalt	52 %	38 %	8 %	2 %
Männer ohne Kind(er) im Haushalt	49 %	35 %	13 %	3 %

Trotz dieses durchgängig hohen Anteils der Zufriedenen gibt es einige Abweichungen von den Durchschnittswerten bei verschiedenen Personengruppen. Wie aus Tabelle 1 ersichtlich, ist der Anteil Zufriedener unter den Berufstätigen, die bereits vor der Krise zumindest ab und zu von zu Hause arbeiteten, etwas größer als unter den »Homeoffice-Neulingen«. Frauen mit Kind liegen mit 80 % Zufriedenheit etwas unter dem Durchschnitt von 85 %. Frauen ohne Kind dagegen mit 90 % über dem Mittelwert. Sie weisen zusammen mit Männern mit Kind, mit Befragten, die im Haushalt zusammen mit Partnerin oder Partner ohne Kind leben, sowie mit Personen, die im Haushalt mit Kindern leben, die alle 14 Jahre oder älter sind, den höchsten Anteil an Zufriedenen auf. Befragte in Haushalten mit Kindern unter 14 Jahren weisen hingegen nur einen Anteil von 78 % Zufriedenen auf, was der niedrigste Wert der verschiedenen betrachteten Gruppen ist.

Wunsch nach mehr Homeoffice

Die hohe Zufriedenheit und die geringen berichteten technischen Schwierigkeiten spiegeln sich im weit verbreiteten Wunsch nach mehr Homeoffice wider. Rund 70 % der Arbeitnehmerinnen und Arbeitnehmer, die Homeoffice bei ihrer Tätigkeit prinzipiell für möglich halten, wünschen sich, dass die Arbeitgeberseite dafür mehr Möglichkeiten nach der Corona-Krise schafft, als dies zuvor der Fall war. Nur rund ein Drittel wünscht sich keine Ausweitung der Homeoffice-Möglichkeiten nach der Corona-Krise. Die Werte in den beiden Befragungswellen Ende März und Mitte Juni sind nahezu identisch (siehe Tabelle 2). Der Wunsch ist unter Arbeitnehmerinnen etwas stärker verbreitet als unter Arbeitnehmern.

Tab. 2: Wunsch nach mehr Homeoffice
Anmerkung: Gewichtete Daten. Quelle: Stürz et al. (2020).

»Wünschen Sie sich, dass Ihr Arbeitgeber nach der aktuellen Corona-Krise mehr Homeoffice ermöglicht als dies vor der Krise der Fall war?«	Ja	Nein
Alle Arbeitnehmer/innen, die Homeoffice prinzipiell für möglich halten (März)	68 %	32 %
Alle Arbeitnehmer/innen, die Homeoffice prinzipiell für möglich halten (Juni)	69 %	31 %

Erwartungen hinsichtlich der Homeoffice-Möglichkeiten nach der Krise

Eine weitere Frage in der bidt-Untersuchung war, ob die Arbeitnehmerinnen und Arbeitnehmer davon ausgehen, dass dem weit verbreiteten Wunsch nach mehr Homeoffice nach der Corona-Krise auch Rechnung getragen wird. Viele Befragte haben jedoch Zweifel, ob die krisenbedingt forcierten Homeoffice-Möglichkeiten auch später noch aufrechterhalten werden. So gingen 55 % der Befragten davon aus, dass die Arbeitgeberseite die Homeoffice-Möglichkeiten nach der Corona-Krise wieder auf den Umfang vor der Krise reduzieren wird. Bei Arbeitnehmerinnen ist diese Vermutung stärker verbreitet (59 %) als bei Arbeitnehmern (48 %).

Folgen von Homeoffice

Die hohen Zufriedenheitswerte mit der Situation im Homeoffice aus der bidt-Untersuchung spiegeln sich auch in den Ergebnissen anderer Forschungsbemühungen wider. So zeigen zahlreiche empirische Studien positive Effekte von Homeoffice auf die Arbeitszufriedenheit und das subjektive Wohlbefinden bei der Arbeit (Charalampous et al., 2019; Gajendran & Harrison, 2007). Darüber hinaus wird die Arbeit im Homeoffice mit einer höheren Konzentrationsfähigkeit durch weniger Unterbrechungen, einer geringeren Müdigkeit unter der Woche sowie mit weniger krankheitsbedingten Fehltagen assoziiert (Song & Gao, 2018; Waltersbacher et al., 2019). Weitere positive Auswirkungen von Homeoffice sind eine höher erlebte Autonomie sowie eine bessere Work-Life-Balance, bedingt durch die Möglichkeit, Arbeitszeit und -ort nach den eigenen Bedürfnissen zu richten (Gajendran & Harrison, 2007; Messenger, 2017). In diesem Zusammenhang berichten Studien auch über positive Effekte von Homeoffice auf die Vereinbarkeit von Beruf und Familie. So können Arbeitnehmerinnen und Arbeitnehmer im Homeoffice durch die flexible Einteilung der Arbeitszeit zeitliche Konflikte mit familiären Verpflichtungen vermeiden. Zudem kann die durch den Wegfall des Arbeitsweges gewonnene Zeitersparnis für familiäre Aktivitäten genutzt werden (Gajendran & Harrison, 2007; Waltersbacher et al., 2019).

Die unterschiedlichen Zufriedenheitswerte bei verschiedenen Personengruppen in der bidt-Untersuchung deuten jedoch auch auf mögliche Belastungen im Homeoffice hin. So sollte Homeoffice nicht nur als gewinnbringend angesehen werden. Zahlreiche Studien berichten auch von möglichen negativen Auswirkungen auf die Psyche. So wird das Arbeiten im Homeoffice mit vermehrtem Zweifel an den eigenen Fähigkeiten und der Angst, aufgrund des reduzierten persönlichen Kontakts zu Vorgesetzten auf der Karriereleiter nicht aufzusteigen, assoziiert (Charalampous et al., 2019; Waltersbacher et al., 2019). Auch gesundheitliche Beeinträchtigungen wie Stress, Erschöpfung, Niedergeschlagenheit sowie Konzentrations- und Schlafprobleme können Folgen von Homeoffice sein (Song & Gao, 2018; Waltersbacher et al., 2019). Diese Beeinträchtigungen lassen sich unter anderem auf ein Aufweichen der Grenzen zwischen Privatleben und Arbeit im Homeoffice zurückführen. Digitale Kommunikationsgeräte wie Smartphone oder Laptop sind für die Arbeit im Homeoffice unabdingbar, vermitteln gleichzeitig aber auch das Gefühl, ständig erreichbar sein zu müssen (Weichbrodt & Schulze, 2020). Zudem fehlt im Homeoffice die räumliche Trennung zwischen Privatleben und Arbeit. Besonders wenn die Arbeitsleistung am Ergebnis und weniger am individuellen Aufwand bemessen wird, führt die Selbstbestimmung im Homeoffice oftmals zu steigendem Leistungsdruck und dadurch zur Arbeitsextensivierung. So berichten Arbeitnehmerinnen und Arbeitnehmer, dass es ihnen im Homeoffice häufig schwerer fällt als im Betrieb, Feierabend zu machen und gedanklich von der Arbeit abzuschalten (Messenger, 2017; Waltersbacher et al., 2019).

Die Vermutung liegt nahe, dass solche negativen Auswirkungen von Homeoffice vor allem bei Arbeitnehmerinnen und Arbeitnehmern mit elterlichen Verpflichtungen zu erwarten sind, da Kinderbetreuungsaufgaben und berufliche Verpflichtungen im Homeoffice zu einer Doppelbelastung führen können. Gerade jetzt in der Krise mit Einschränkungen bei der externen Kinderbetreuung und beim Schulbetrieb können bei diesen Personengruppen negative Effekte auf die Psyche hervorgerufen werden. Die deutlich geringeren Anteile von Zufriedenen bei Personen mit Kindern unter 14 Jahren und bei Frauen mit Kindern im Haushalt in der bidt-Untersuchung stützen diese Vermutung. Studien legen zudem nahe, dass sich negative Effekte überwiegend bei Arbeitnehmerinnen und Arbeitnehmern zeigen, die unfreiwillig im Homeoffice arbeiten, während positive Effekte vor allem bei einer freiwilligen Entscheidung für das Homeoffice zu erwarten sind (Kaduk et al., 2019; Lapierre et al., 2016).

Darüber hinaus werden soziale Isolation und eine Beeinträchtigung der Beziehungsqualität zu Kolleginnen und Kollegen häufig als Nachteile von Homeoffice diskutiert (Sardeshmukh et al., 2012; Weichbrodt & Schulze, 2020). Empirische Studien legen jedoch nahe, dass solche negativen Effekte erst bei einer hohen Intensität der Homeoffice-Nutzung ohne ausreichende Präsenztage im Unternehmen vor Ort für den persönlichen Austausch zu beobachten sind (Gajendran & Harrison, 2007). Die Ergebnisse der bidt-Untersuchung lassen zudem vermuten, dass die soziale Isolation jetzt in der Krise auch mit außerberuflichen Kontaktbeschränkungen vor allem bei alleinlebenden Arbeitnehmerinnen und Arbeitnehmern im Homeoffice stärker wahrgenommen wird, da diese Gruppe relativ geringe Zufriedenheitswerte aufweist.

3. Zusammenfassung und Implikationen

Eine Untersuchung des Bayerischen Forschungsinstituts für Digitale Transformation (bidt; Stürz et al., 2020) zeigt, dass sich der Anteil derjenigen, die mindestens ab und zu von zu Hause arbeiten, durch die Corona-Krise etwas erhöht hat. Deutlich stärker als die Nutzung von Homeoffice an sich hat jedoch die Intensität der Arbeit von zu Hause aus zugenommen. Gleichzeitig befand sich aber nach wie vor eine Mehrheit der berufstätigen Internetnutzerinnen und -nutzer in Deutschland auch während der Corona-Krise nicht im Homeoffice. Die Zufriedenheit der Befragten mit der eigenen Situation im Homeoffice ist hoch. Die Zufriedenheitswerte schwanken jedoch je nach spezifischer Personengruppe.

Empirische Studien zu den Folgen von Homeoffice zeigen sowohl positive als auch negative Auswirkungen auf die Psyche. So kann Homeoffice auf der einen Seite beispielsweise das subjektive Wohlbefinden bei der Arbeit und die Vereinbarkeit von Familie und Beruf erhöhen. Auf der anderen Seite führt Homeoffice aber auch oftmals zu einem Aufweichen der Grenzen zwischen Privatleben und Arbeit und dadurch zu gesundheitlichen Beeinträchtigungen wie Stress und Leistungsdruck. Auch soziale Isolation ist insbesondere bei einer hohen Intensität der Homeoffice-Nutzung möglich. In Zeiten der Corona-Krise, die ohnehin durch Kontaktbeschränkungen und Quarantänemaßnahmen geprägt sind, kann Homeoffice somit Gefühle von Einsamkeit verstärken (Weichbrodt & Schulze, 2020).

Die gegenwärtige ggf. unfreiwillige Nutzung von Homeoffice sowie Einschränkungen bei der Kinderbetreuung in Kindertagesstätten und Schulen stellen für einige Personengruppen weitere erschwerende Faktoren bei der Homeoffice-Nutzung dar. Die dennoch recht hohen Zufriedenheitswerte zeigen aber, dass die coronabedingte Forcierung von Homeoffice sowohl von der Arbeitgeber- als auch der Arbeitnehmerseite als Chance begriffen werden sollte. Die Parteien sollten jetzt geeignete Regelungen für den dauerhaften Einsatz von flexiblen Arbeitsformen aushandeln und es vermeiden, zur bisherigen deutschen Präsenzkultur zurückzukehren. Wichtig wird bei der Ausgestaltung der Regelungen sein, mögliche negative Auswirkungen im Blick zu haben und solchen entgegenzuwirken. Der Intensität und der Freiwilligkeit der Homeoffice-Nutzung wird dabei eine besondere Rolle zukommen. Bei einem langfristigen Einsatz von Homeoffice über die Corona-Krise hinaus sollten Homeoffice-Tage mit Präsenztagen im Betrieb verknüpft werden, um eine soziale Isolation zu vermeiden, den persönlichen und auch informellen Austausch zu fördern und zu einem besseren Teamzusammenhalt beizutragen. Zudem sollte die Homeoffice-Nutzung nicht von der Arbeitgeberseite vorgeschrieben, sondern gemeinsam mit der Arbeitnehmerin oder dem Arbeitnehmer besprochen und individuelle Vorlieben berücksichtigt werden. Darüber hinaus können individuelle Kompetenzen wie Planungsverhalten und Selbstorganisation für die Arbeit im Homeoffice hilfreich sein, um dem Aufweichen der Grenzen zwischen Berufs- und Privatleben entgegenzuwirken (Azar et al., 2018; Waltersbacher et al., 2019). Diese Kompetenzen sollten daher bei betroffenen Arbeitnehmerinnen und Arbeitnehmern gezielt gefördert und entsprechende Schulungen angeboten werden. Auch explizite Vorgaben bezüglich Arbeitszeit, Arbeitsleistung und Erreichbarkeit können negativen Effekten wie Stress und Leistungsdruck bei geeigneter Ausgestaltung vorbeugen (Bonin et al., 2020). Betriebsärztinnen und -ärzte sollten mögliche psychische Belastungen durch Homeoffice verstärkt ins Blickfeld nehmen, betroffenen Arbeitnehmerinnen und Arbeitnehmern sollten entsprechende betriebsärztliche Hilfsangebote zugänglich gemacht werden. Daneben ist bei einem langfristigen nicht nur krisenbedingten Einsatz von Homeoffice auch die geeignete, ergonomische Arbeitsplatzgestaltung zu Hause ein wichtiges Element, um negative Effekte zu vermeiden (Weichbrodt & Schulze, 2020). Auch hier kommt geeigneten Regelungen auch zur Kostenübernahme eine wichtige Bedeutung zu.

Literatur

Der vorstehende Beitrag basiert zum Teil auf Stürz et al. (2020), entsprechend wurden Inhalte daraus entnommen.

Azar, S., Khan, A. & van Eerde, W. (2018). Modelling linkages between flexible work arrangements' use and organizational outcomes. Journal of Business Research, 91, 134–143. https://doi.org/10.1016/j.jbusres.2018.06.004

Bonin, H., Eichhorst, W., Kaczynsca, J., Kümmerling, A., Rinne, U., Scholten, A. & Steffes, S. (2020). Kurzexpertise: Verbreitung und Auswirkungen von mobiler Arbeit und Homeoffice. Bundesministerium für Arbeit und Soziales. https://www.bmas.de/SharedDocs/Downloads/DE/Thema-Arbeitsrecht/kurzexpertise-homeoffice.pdf;jsessionid=D31E51A40883B9A08E8005E64DFC4C59.delivery2-master?__blob=publicationFile&v=4

Brenke, K. (2016). Home Office: Möglichkeiten werden bei weitem nicht ausgeschöpft. DIW Wochenbericht, 2016(5), 95–106. https://www.diw.de/documents/publikationen/73/diw_01.c.526038.de/16-5-1.pdf

Charalampous, M., Grant, C. A., Tramontano, C. & Michailidis, E. (2019). Systematically reviewing remote e-workers' well-being at work: A multidimensional approach. European Journal of Work and Organizational Psychology, 28(1), 51–73. https://doi.org/10.1080/1359432X.2018.1541886

Eurostat. (2020). Employed persons working from home as a percentage of the total employment, by sex, age and professional status (%) [Datensatz]. https://appsso.eurostat.ec.europa.eu/nui/show.do?dataset=lfsa_ehomp

Gajendran, R. S. & Harrison, D. A. (2007). The good, the bad, and the unknown about telecommuting: Meta-analysis of psychological mediators and individual consequences. Journal of Applied Psychology, 92(6), 1524–1541. https://doi.org/10.1037/0021-9010.92.6.1524

Hammermann, A. & Stettes, O. (2017). Mobiles Arbeiten in Deutschland und Europa: Eine Ausweitung des European Working Conditions Survey 2015. Vierteljahresschrift zur empirischen Wirtschaftsforschung, 44(3), 1–23. https://www.econstor.eu/bitstream/10419/175019/1/IW-Trends_2017-03-01.pdf

Kaduk, A., Genadek, K., Kelly, E. L. & Moen, P. (2019). Involuntary vs. voluntary flexible work: Insights for scholars and stakeholders. Community, Work & Family, 22(4), 412–442. https://doi.org/10.1080/13668803.2019.1616532

Lapierre, L. M., van Steenbergen, E. F., Peeters, M. C. W. & Kluwer, E. S. (2016). Juggling work and family responsibilities when involuntarily working more from home: A multi-wave study of financial sales professionals. Journal of Organizational Behavior, 37(6), 804–822. https://doi.org/10.1002/job.2075

Messenger, J. C. (2017). Working anytime, anywhere: The evolution of telework and its effects on the world of work. IUSLabor, 2017(3), 301–312. https://www.raco.cat/index. php/IUSLabor/article/download/333024/423859

Sardeshmukh, S. R., Sharma, D. & Golden, T. D. (2012). Impact of telework on exhaustion and job engagement: A job demands and job resources model. New Technology, Work & Employment, 27(3), 193–207. https://doi.org/10.1111/j.1468-005X.2012.00284.x

Song, Y. & Gao, J. (2018). Does telework stress employees out? A study on working at home and subjective well-being for wage/salary workers. Institute of Labor Economics. https://www.econstor.eu/bitstream/10419/193287/1/dp11993.pdf

SPD Fraktion im Bundestag. (17. Mai 2019). Ein Recht auf mobiles Arbeiten und Home-office. https://www.spdfraktion.de/themen/recht-mobiles-arbeiten-homeoffice

Stürz, R. A., Stumpf, C., Mendel, U. & Harhoff, D. (2020). Digitalisierung durch Corona? Verbreitung und Akzeptanz von Homeoffice in Deutschland: Ergebnisse zweier bidt-Kurzberfragungen. Bayerisches Forschungsinstitut für Digitale Transformation. https://www.bidt.digital/wp-content/uploads/2020/09/bidt_Studie-Homeoffice-II.pdf

Waltersbacher, A., Maisuradze, M. & Schröder, H. (2019). Arbeitszeit und Arbeitsort – (wie viel) Flexibilität ist gesund? In: B. Badura, A. Ducki, H. Schröder, J. Klose & M. Meyer (Hrsg.), Fehlzeiten-Report 2019: Digitalisierung – gesundes Arbeiten ermöglichen (S. 77–107). Springer.

Weichbrodt, J. & Schulze, H. (2020). Homeoffice als Pandemie-Maßnahme – Herausforderungen und Chancen. In C. Benoy (Hrsg.), COVID-19 – Ein Virus nimmt Einfluss auf unsere Psyche: Einschätzungen und Maßnahmen aus psychologischer Perspektive (S. 93–101). Kohlhammer.

zdfheute. (4. Oktober 2020). Neues Gesetz: Heil will 24 Tage Anspruch auf Homeoffice. https://www.zdf.de/nachrichten/wirtschaft/homeoffice-heil-anspruch-24-tage-100. html

»YOU CAN SAY YOU TO ME« – Subjektivität von sozialkörperlicher Distanz in Zeiten der Corona-Pandemie

VOLKER BECK

1. State of the Virus

Die Corona-Pandemie drückt nach mittlerweile sechs Monaten zunehmend auf die Seele vieler Menschen. Im Herbst 2020 steigen die Inzidenzzahlen weltweit drastisch an; und die Angst vor einem zweiten Lockdown wird größer. Unsere Normalität ist fragil und verwundet. Der Boden wankt und ist brüchig, und viele ängstigen sich vor dem, was kommt. Manche Menschen nutzen drastische Begriffe, um die gegenwärtige Situation zu beschreiben und sprechen davon, dass die Soziale Distanz mit einem »psychologischen Fallout« daherkommt oder dass »das Leben in einer Pandemie wie das Leben in einem Kriegsgebiet ist« (The National 2020). Auf jeden Fall ist eine wachsende Erschöpfung durch die Pandemie in vielen Bevölkerungsgruppen festzustellen. Hier darf durchaus von Corona-Fatigue (chronisches Erschöpfungssyndrom) oder Corona-Depression gesprochen werden, was Studien zum Anstieg depressiver Erkrankungen während der aktuellen Pandemie für die Frühphase belegen (z.B. eine Studie der Donau Universität Krems: https://noe.orf.at/stories/3047223/). Die chronische Stressbelastung des Einzelnen wie der Gesellschaft wirkt sich zunehmend negativ auf die mentale Gesundheit, das psychosoziale Wohlbefinden und die Lebensqualität der Menschen aus (vgl. Eichenberg 2020, in diesem Band). Erste Erkenntnisse zur psychischen und psychosozialen Komorbidität der Corona-Pandemie weisen auf die enormen medizinischen, psychischen und sozialen Belastungen auf Menschen in verschiedenen Altersgruppen hin. Dabei werden die bereits vor der Pandemie

bestehenden Belastungen der Vereinsamung und sozialen Isolation in den Indust-
riegesellschaften deutlich. Die Weltgesundheitsorganisation (WHO) spricht anlässlich des »Internationalen Tages der seelischen Gesundheit 2020« am 10. Oktober 2020 von »zunehmenden Raten an Einsamkeit, Depressionen, schädlichem
Alkohol- und Drogenkonsum sowie selbstschädigendem oder suizidalem Verhalten.« (WHO, 2020)

Aktuelle Veröffentlichungen bestätigen diese Einschätzung der WHO auch für
Deutschland. Weltweit untersuchen gegenwärtig Experten und Wissenschaftler
die psychologischen Auswirkungen der Pandemie. Das Puzzle dieser Einzelteile
wird mehr und mehr kenntlich und macht deutlich, dass die psychologischen
Belastungen durch die Viruskrise gravierend sind. Einige nationale und internationale Ergebnisse werden nachfolgend dargestellt.

2. Psychologische Viruslast

Shiban spricht davon, »dass Quarantänemaßnahmen von psychologischen Auffälligkeiten wie Depressivität und Stressreaktionen begleitet werden können«. In
ersten Erhebungen zeigt sich »dass Maßnahmen zur Beschränkung des gesellschaftlichen Lebens während der COVID-19-Pandemie bei Depressivität die
schweren Symptombelastungen verfünffacht haben.« Auch wenn diese Ergebnisse »vorerst als Trend zu interpretieren« sind, verdeutlichen sie das Belastungspotential für das psychische Wohlbefinden. Diese Belastungsfaktoren »werden
höchstwahrscheinlich weit über die akute Krise hinweg bestehen bleiben«.
(Shiban 2020) Auf der Grundlage einer systematischen Literaturanalyse geben
Wissenschaftler*innen unter der Federführung des Leibniz-Instituts für Resilienzforschung (Mainz) einen Überblick über die psychischen Belastungen in der
gegenwärtigen Pandemie und gehen als Folge von »erhöhten Belastungen durch
Angst und Depressivität« aus. (Gilan 2020)

Zu einem ähnlichen Ergebnis kommt ein Team vom Zentralinstitut für seelische Gesundheit (ZI), das sich mit den Effekten der Corona-Pandemie auf das
Wohlbefinden von Jugendlichen befasst hat. Besonders bemerkenswert ist dabei,
dass »junge Menschen von den Einschränkungen stärker belastet seien als ältere
und dass mit dem zunehmenden Grad der sozialen Isolation das Risiko einer psychischen Belastung immer größer wird« (Rauschenberg 2020). Diese spezifische
Vulnerabilität junger Menschen ist gleichsam bemerkenswert wie wenig überra-
schend, weil bereits vor der Pandemie das Maß von sozialer Isolation und Verein-

samung in der heranwachsenden Generation in den Metropolen sichtbar wurde. So ergab eine Umfrage der Vancouver Foundation aus dem Jahr 2017, »dass fast ein Drittel der Menschen im Alter von 18 bis 24 Jahren in der geschäftigen Stadt angab, sich einsam zu fühlen« (Vancouver Foundation 2017).

Mit den Auswirkungen und Folgen der Corona-Pandemie auf die psychische Gesundheit von Kindern und Jugendlichen befasst sich auch die »COPSY-Studie«. Danach hat sich »die Lebensqualität der Kinder und Jugendlichen in Deutschland während der Corona-Pandemie vermindert. Zugleich haben sich die psychischen und psychosomatischen Auffälligkeiten vermehrt. Vor allem Kinder, deren Eltern einen niedrigen Bildungsabschluss beziehungsweise einen Migrationshintergrund haben, erlebten die coronabedingten Veränderungen als äußerst schwierig« (Universitätsklinikum Hamburg 2020). Diese ersten empirisch belastbaren Daten zu den Effekten der Corona-Pandemie auf die psychische und mentale Gesundheit der Menschen verdeutlichen die Vulnerabilität und das noch nicht voll ausgebildete Resilienzpotential in dieser Altersgruppe. Damit verbunden stellt sich die Frage nach einer altersspezifischen Bewältigung der Corona-Pandemie. Eine Arbeitsgruppe des Zentralinstituts für Seelische Gesundheit (ZI) der Universitäten Mannheim und Heidelberg kommt in ihrer Untersuchung zu dem Ergebnis, dass die »Ausprägungen und Häufigkeiten psychischer Symptomatik sich zwischen 2018 und 2020 nicht unterscheiden.« Wenngleich sie anmerken, dass »ihre Stichprobe nicht repräsentativ für die deutsche Bevölkerung ist« (Kühner et al. 2020). Die in Deutschland feststellbaren Effekte der Corona-Pandemie zeigen sich auch in anderen Ländern. »Die COVID-19-Pandemie hat alarmierende Auswirkungen auf die individuelle und kollektive Gesundheit sowie auf das emotionale und soziale Funktionieren« bringen Pfefferbaum und North die sich weiter zuspitzende Situation auf den Punkt (Pfefferbaum & North 2020). Emerson untersucht zu Beginn der Pandemie im März und April 2020 das Copingverhalten von Menschen 60+ auf die soziale Distanz. Ein großer Teil der Befragten gab an, gestresst (36 %) und/oder einsam zu sein (42,5 %). Fast ein Drittel gab an, dass ihr Gefühl der Einsamkeit während der Zeit der sozialen Distanzierung zunahm (Emerson 2020). Auch in Großbritannien hatte sich »bis Ende April 2020 die psychische Gesundheit im Vergleich zu den Trends vor COVID-19 verschlechtert«, wie die Ergebnisse einer webbasierten Befragung im Rahmen der UK Household Longitudinal Study (UKHLS) an 53 351 Teilnehmern zeigte. Bereits »innerhalb kurzer Zeit« führten die Maßnahmen der sozialen Distanz zu »erheblichen negativen Effekten auf die psychische Gesundheit und das Wohlbefinden bei Menschen ab 16 Jahren in Großbritannien« (Pierce et al. 2020).

Besonders problematisch sind die genderbezogenen psychologischen und psychosozialen Effekte der Pandemie. Laut einer Umfrage aus Kanada, die im Oktober 2020 veröffentlicht wurde, hat sich die Kluft im Bereich der psychischen Gesundheit zwischen den Geschlechtern durch die Pandemie wieder erweitert. Die Umfrage unter 1003 Erwachsenen, die zwischen dem 18. und 22. September 2020 während der Wiedereröffnung der Schulen in Kanada durchgeführt wurde, zeigt, dass Frauen ein höheres Maß an Angst und Einsamkeit hatten als Männer, und Eltern von Kindern unter 18 Jahren hatten ein höheres Maß an Depressionen als Erwachsene ohne Kinder dieser Altersgruppe. Fast ein Viertel der Frauen (24,3 %) gab an, mittelschwere bis schwere Angstzustände zu haben, die signifikant höher sind als die bei Männern festgestellten 17,9 %. Die gleiche geschlechtsspezifische Kluft zeigte sich in Berichten über Einsamkeit (23,3 % bei Frauen und 17,3 % bei Männern) (Centre for Addiction and Mental Health 2020). Diese Entwicklung, die sich auch in Deutschland und vielen anderen Ländern abzeichnet, muss unbedingt gestoppt werden.

Auch andere Bevölkerungsgruppen sind von sozialkörperlicher Distanz unverhältnismäßig stark getroffen, »…die im Dunkeln sieht man nicht.« (Bertolt Brecht, Dreigroschenoper) Die Corona-Krise bedeutet für wohnungslose Menschen eine dramatische Verschlechterung ihrer ohnehin bereits prekären Lebenssituation und stürzt sexuelle Dienstleister*innen aller Art in eine tiefe Krise. Für Menschen in diesen Sozialräumen ist körperliche und soziale Nähe und die Distanz zu ihnen immer eine normalisierte, stigmatisierende sozialkörperliche Einheit und Erfahrung.

3. Sozialkörperliche Distanz zum Virus

Körperliche Distanz ist Soziale Distanz ist Körperliche Distanz. Eine zu rigide Differenz zwischen beiden Phänomenen wird keinem von beiden gerecht. Vielmehr besteht eine dynamische Dialektik zwischen körperlicher und sozialer Distanz. Statt nach trennenden und letztlich eher trivialen Unterschieden zu fragen, sollten vielmehr die strukturbildenden Potentiale der Synthese von körperlicher und sozialer Distanz reflektiert und dabei die zentrale Frage nach den Subjekt-Objekt-Verhältnissen erörtert werden. Deswegen soll nachfolgend der additive Begriff »Sozialkörperliche Distanz« eingeführt und benutzt werden. Damit sind sowohl die körperliche Nähe-Distanz-Relationen wie auch die Relativität innerpsychischen Befindens im Kontext des eigenen Selbst wie im Dialog zu anderen

Personen und Gruppen gemeint. Die gängigen Definitionen von sozialer Distanz in den Psychologielehrbüchern greifen viel zu kurz. Es geht um weit mehr als um eine subjektive Entfernung zu einer Person oder Gruppe oder um ein Artefakt der Kommunikation und Interaktion. Zu Beginn der Pandemie versuchte man eine zu strenge Trennung zwischen beiden Phänomenen aufrechtzuerhalten.

»Der Ausdruck ›soziale Distanzierung‹ impliziert, dass wir sozial Raum zwischen uns schaffen sollten – aber wir müssen uns nur physisch distanzieren« formulierte es Margaret Eaton, nationaler CEO der Canadian Mental Health Association (THE GLOBE AND MAIL 2020). Diese Definition kann und sollte kritisch hinterfragt werden. Eine weitergehende Beschreibung von Sozialkörperlicher Distanz integriert die Nähe-Distanz-Vorstellungen im eigenen Selbst und damit die Nähe oder die Distanz zu grundlegenden Kategorien unserer Lebenswirklichkeit. Wir können inmitten einer vieltausendköpfigen Menschenmasse unendlich einsam sein oder uns in völliger Isolation geborgen, beschützt und beheimatet fühlen. In ihrem wunderbaren Roman »Der Gesang der Flusskrebse« (Owens 2019) erzählt Delia Owens die Geschichte der im Marschland von North Carolina allein an der Küste lebenden Kya, die »gestählt von Millionen Minuten des Alleinseins wusste, was Einsamkeit ist« und die doch riesige Angst davor hatte, »ohne Möwen, ohne Meer, an einem sternenlosen Ort« leben zu müssen.

Unsere Gewohnheiten und Normen von sozialer Distanz sind durch die Viruskrise zutiefst erschüttert und aus dem Gleichgewicht geraten. Körperliche Annäherungen werden einerseits als aufdringlich, grenzüberschreitend oder gar bedrohlich wahrgenommen und vermieden, und gleichzeitig wächst unser Bedürfnis danach stark an. »Nur wer die Sehnsucht kennt …« seufzt Mignon in Goethes Werk Wilhelm Meisters Lehrjahre. Wir sind in einer besonderen Zeit, in der man Angst vor der Umarmung haben muss und sich fragt, ob diese als Mutprobe, Dummheit oder Körperverletzung betrachtet wird. Ein weiteres Beispiel sind Trauernde in einem Friedwald, die kaum anders können, als sich zu umarmen und zu trösten, und sich dann trotzdem der Gedanke einstellt, hoffentlich steckt sich hier und jetzt niemand an. Oder denken wir an den Angehörigen, der nicht zu seiner sterbenden Mutter darf, weil das Pflegeheim zu Recht (!) dafür sorgen muss, dass das Virus nicht in die Einrichtung eingeschleppt wird. In diesem Schrecken steckt zumindest die Erkenntnis, wie wertvoll Nähe, Berührung und soziale Bindung ist. Die Erfahrung der sozialen Distanz weist uns in dialektischer Umkehr auf unsere unerfüllten Sehnsüchte nach Nähe, Gemeinschaftlichkeit und Verbundenheit hin.

Sozialkörperliche Distanz ist kein starres, unbewegliches Koordinatensystem unseres Bewusstseins, sondern es handelt sich vielmehr um ein durch äußere oder innere Einflüsse beeinflussbares und wandelbares Möglichkeitsreservoir. In diesem Sinne ist sozialkörperliche Distanz ein höchst flexibles, flüssiges, veränderliches Anpassungs- und Orientierungspotential und somit eine konstruktive Antwort auf die Zumutungen und Herausforderungen der Pandemie. Eine künstliche Trennung zwischen sozialer und körperlicher Distanz ignoriert überdies vollkommen die Phänomenologie unserer Sinnlichkeit. So fallen z.B. in einem Zoom-Meeting viele Sinneserfahrungen weg. Man kann vermuten, dass länger andauernde Abstands- und Distanzmaßnahmen die Balance unserer Sinne stören und damit Einfluss auf unsere Bindungen und Beziehungen haben.

Gleichwohl viele Wissenschaftler zu Recht die negativen psychosozialen Effekte der Pandemie untersuchen und beschreiben, dürfen wir nicht die positiven Impulse und Ressourcen übersehen, die uns von der Pandemie mitgegeben werden. Wir werden zu einem neuen sozialkörperlichen Verhältnis, zu fundamentalen Erfahrungen wie etwa Freiheit, Einsamkeit, Macht, Liebe, Sexualität, Berührung und vieles mehr gezwungen und müssen diese neuen Verhältnisse kognitiv, sinnlich und emotional adjustieren und verinnerlichen.

4. Das Virus als Metapher

Die Absage von Weihnachtsmärkten, Karneval und Bundesligaspielen, die Sperrstunden in Clubs und Restaurants und die Erstarrung des Kulturbetriebs erschüttern das Fundament unserer gewohnten Normalität. Die Menschen verlieren die Räume und Gelegenheiten, ihre starken Bedürfnisse nach sozialkörperlicher Nähe zu befriedigen und fallen in der Pandemie zumindest temporär auf sich selbst zurück. Die Reaktionen darauf finden sich im Fokus der vielen Untersuchungen über die psychologischen Folgen der Pandemie. Auch wenn dies verständlich und sinnvoll ist, laufen wir mit diesem Unterfangen in die selbstgestellte Falle einer andauernden Psychopathologisierung unserer Gesellschaft. Das Coronavirus darf nicht zu einer psychosomatischen Erkrankung mutieren. Selbstverständlich brauchen wir einen wissenschaftlichen Überblick über die psychosozialen Belastungen, die uns das Virus auferlegt und abverlangt. Gleichzeitig brauchen wir aber vor allem Strategien, wie wir mit den Herausforderungen der neuen Normalität konstruktiv umgehen und wie wir die Verluste der sozialkörperlichen Nähe kompensieren und resilient auf das Virus reagieren können. An vielen Stellen der Pandemie könnten, ja sollten wir Erfahrungen und Erkenntnisse aus der Psycho-

Onkologie übertragen. Diese mittlerweile wissenschaftlich sehr gut fundierte Disziplin verfügt über eine empirisch überzeugend belegte Kompetenz auf dem Gebiet der Krankheitsverarbeitung und der Lebensqualität, wenn plötzlich die Existenz wankt und der sogenannten Normalität unvermittelt der Boden unter den Füßen wegbricht. Bei Krebs ist es so wichtig, nicht alleine zu sein. Dies gilt auch in Zeiten einer ernstzunehmenden Pandemie. Im »Gestaltkreis« (Viktor von Weizsäcker) von Krankheit und Gesundheit geht es um das Verhältnis von Subjekt und Objekt und die Verortungen dieses Verhältnisses in unserem Leben. Gleichwohl geht es, in Anlehnung an die Psycho-Onkologie, auch in der Viruskrise um ein neues Narrativ dieser außergewöhnlichen Situation und um ein metaphorisches Verständnis der Pandemie. Als Psychotherapeuten sollten wir unsere Patienten dabei unterstützen. Dabei wird auch dem Virus selbst eine Subjektivität mit spezifischen Eigenschaften zugeschrieben, wie etwa in dem bemerkenswerten Satz des Staatspräsidenten von China Xi Jinping am 3.2.2020, »Das Virus ist ein Teufel. So ernst die Lage auch sei, man werde diesen Kampf gegen das Böse gewinnen«. Wir sollten diese metaphorischen Beschreibungen des Coronavirus reflektieren, denn solche Metaphern markieren auch das sozialkörperliche Verständnis von Krankheit und Gesundheit. Die Gefahr metaphorischen Denkens liegt, wie es die sogenannten Coronaleugner demonstrieren, im ideologischen Missbrauch und in der Nähe zu einem irrationalen Verschwörungsglauben. Susan Sontag kritisiert metaphorisches Denken in ihrem schon klassisch zu nennenden Essay »Krankheit als Metapher« mit aller Vehemenz: »Krankheit ist keine Metapher und die ehrlichste Weise, sich mit ihr auseinanderzusetzen – und die gesündeste Weise, krank zu sein, darin besteht, sich soweit wie möglich von metaphorischem Denken zu lösen, ihm größtmöglichen Widerstand entgegenzusetzen« (Sontag 2003). Wenn wir dies berücksichtigen, legen wir den Nährboden von Schuldzuweisungen, Dämonisierungen und Stigmatisierungen der Pandemie trocken – und berauben uns zugleich unserer Freiheit, über Nähe und Distanz zu dem Pandemiegeschehen und einer emotionalen Reaktion darauf selbst zu befinden. Gleichzeitig sollten wir das sog. »Positive Denken« auch in der aktuellen Situation kritisch hinterfragen, denn damit werden metaphorische Antworten und emotionale Reaktionen in der Krise wie Ohnmacht, Wut, Hilflosigkeit, Verzweiflung, Depression oder Scham tabuisiert. Durch diese Abspaltung und Verleugnung unerwünschter Gefühle reißen wir eine tiefe Kluft in unser sozialkörperliches Befinden und schaffen eine riesige Distanz zu uns selbst. Das Coronavirus zwingt uns damit zu einem emotionalen Double Bind. Es entspricht dem Wesen des Menschen, dass er sich von Krankheiten und Krankheitsursachen ein Bild macht, dieses Geschehen in Worte und Metaphern einkleidet und jenseits eines naturwissenschaftlichen Paradigmas an eine transzendente Dimension glaubt. Es kommt darauf an, diese jenseitige Dimension zu achten und in die Rationalität unserer Weltsicht zu integrieren und dabei die Metaphern zu prüfen und so zu gestalten, dass diese sich nicht gegen den Menschen richten, sondern positiv dem Leben zugewandt sind. Inmitten der Pandemie brauchen wir Geschichten, die heilen, trösten und ermutigen. Viele Krebspatienten treten in einen Dialog mit ihrer Krankheit und kommunizieren, häufig mit Bildern und Metaphern, mit dem Krebs. Die Logos vieler internationaler wissenschaftlicher Krebsgesellschaften symbolisieren ein Schwert oder einen Speer im Kampf gegen ein gefährliches Tier und reproduzieren damit bewusst metaphorisches Denken. Ein selbst an Krebs erkrankter Onkologe und guter Freund formulierte es so: »In einem inneren Dialog mit seiner Krankheit stellt man seiner eigenen Krankheit Fragen: Was willst Du von mir? Bist Du Strafe? Die Summe meiner Fehler? Willst Du bei mir bleiben? Willst Du mich belehren, anhalten, verändern? Hast Du eine Ursache? Hätte ich Dich verhindern können? Willst Du mich töten? Wirst Du mich verlassen? Wirst Du mich je in Ruhe lassen? Und die Krankheit antwortet. Sie fragt zurück.« Die Krankheit wird mit einem Personalpronomen (»Du«, großgeschrieben) angesprochen, wird personifiziert, bekommt Eigenschaften und Wesensmerkmale zugeschrieben und wird zu einem Subjekt in einem Dialog, zu einem Partner in einer kommunikativen Beziehung, ja Bindung. Ähnlich wie in der Psycho-Onkologie kann in diesem Sinne auch auf das Corona-Virus Subjektivität projiziert werden. Dieser Gedanke kann uns helfen, die Viruskrise besser zu verstehen und in unser Bewusstsein zu integrieren. Vor allem findet ein subjektiviertes Virus eine eigene räumliche, zeitliche und emotionale Verortung in der sozialkörperlichen Distanz. Der chronifizierte Dauerstress der zurückliegenden Monate, der den unsichtbaren Gegner (vorläufig) nicht angreifen, nicht vor ihm flüchten oder sich vor ihm totstellen kann, erhält eine Projektionsfläche für ein kompensatorisches Verständnis. Eine projektive Subjektivierung des Virus ist in der Tat unerträglich, wagemutig und notwendig zugleich. Nur so können wir räumliche, zeitliche und emotionale Positionen sozialkörperlicher Distanz aktiv und selbstbewusst markieren. Nur so können wir uns selbst subjektiv in ein neues, produktives Verhältnis zu dem Virus stellen. Nur so finden wir neue Antworten auf die ungeheure Herausforderung der Pandemie und können damit in schmerzhaften Lern-, Veränderungs- und Erfahrungsprozessen die Voraussetzungen schaffen, um das Virus in unser Leben, in unseren Alltag und in unser Bewusstsein so zu integrieren, wie wir wollen – nicht umgekehrt. Das Virus kan-

nibalisiert unsere bisherige sozialkörperliche Erfahrung und Selbstwahrnehmung. Radikal zerstört es die Illusion vom sozialkörperlichen Abstand zu unserer
Verletzlichkeit, Kränkbarkeit, zu Endlichkeit und Vergänglichkeit und löst damit
jegliche soziale wie auch körperliche Nähe in einer schwer erträglichen Unmittel-
barkeit auf. Plötzlich und abrupt, fast über Nacht, platzen die buntschillernden
Seifenblasen der eingebildeten Omnipotenz des Menschen, und jeglicher körperlicher wie sozialer Abstand zur Natur löst sich in Nichts auf. Genau an dieser Stelle
findet sich dann die Kluft, an der sich Panik von Demut scheidet. In der Pandemie
ist Albert Camus' berühmter Roman »Die Pest« aktueller denn je. Darin beschreibt
der Literaturnobelpreisträger des Jahres 1957 das Spektrum der individuellen wie
gesellschaftlichen Reaktionen auf die Seuche. In seinem Roman stellt Camus die
Werte der Aufklärung gegen die Potenz des Bösen und betont: »… dass gute Taten
nur deshalb so viel Wert haben, weil sie selten vorkommen und dass Bosheit und
Gleichgültigkeit bedeutend häufiger die Beweggründe der menschlichen Handlungen sind … Das Böse in der Welt rührt fast immer von der Unwissenheit her,
und der gute Wille kann so viel Schaden anrichten wie die Bosheit, wenn er nicht
aufgeklärt ist …« (Camus 1998).

5. Herausforderungen durch das Virus

Nach wie vor beherrscht der Zwang zur sozialen und körperlichen Distanz unseren Alltag und unsere öffentliche und private Lebenswirklichkeit. Solange es
keine wirksame und verträgliche Impfung gegen das Virus oder eine erfolgreiche
Therapie bei COVID-19 gibt, müssen wir Wege finden und lernen, mit der chronischen Stressbelastung und den sich daraus ergebenden Herausforderungen umzugehen. Verleugnung, Verdrängung oder Ignoranz sind dabei keine Optionen. Es
bleibt uns nicht erspart, das Virus in unsere neue Normalität zu integrieren. Damit
verbunden ist die Aufgabe, dass wir die Effekte von körperlicher und sozialer Distanz besser als bisher wahrnehmen, verstehen und handhaben. Dies ist eine
wesentliche Voraussetzung dafür, die Bürde der Virus-Krise zu mindern und zu
kompensieren. Das heißt, die psychosozialen Auswirkungen des Virus sollten
genauso beachtet werden wie die medizinischen, was impliziert, dass wir ebenso
an psychosozialen Präventions- und Hilfsangeboten arbeiten müssen wie an
medizinischen Behandlungsoptionen für Erkrankte. Dabei integriert Mentale
Gesundheit als interdisziplinäres, ganzheitlich angelegtes Fach auch Urbanität
und Ökologie. Das Spektrum von Public Mental Health reicht von der Früherken-

nung und Screening über die Etablierung notwendiger Versorgungssysteme bis zu deutlich mehr Kommunikation über die psychosozialen Belastungen, die von »der Pandemie unvermeidlich verursacht werden«, formuliert es Sandro Galea von der Boston School of Public Health (Galea & Lurie 2020). Wie die psychologischen Auswirkungen sozialer Isolation und Distanz verringert werden können, beschreiben Brooks et al. Sie sprechen sich dafür aus, »Maßnahmen der sozialen Isolation so kurz wie möglich zu halten und den Menschen so viel Information wie möglich zu geben«. Dabei »verdienen Beschäftigte im Gesundheitswesen eine besondere Aufmerksamkeit« (Brooks et al. 2020).

Ähnlich argumentieren auch Williams et al. und halten »eine rasche Reaktion« und eine »Exit Strategie« für erforderlich, um die Auswirkungen der sozialen Distanzierung und Isolation von COVID-19 auf die psychische Gesundheit zu mildern. Soziale Distanzierung und Isolation müssen die Tatsache berücksichtigen, dass sich »einige Personen zwar freiwillig oder gewohnheitsmäßig weiterhin sozial distanzieren, andere jedoch so schnell wie möglich ein hohes Maß an sozialem Engagement anstreben« (Williams et al. 2020). Eine Trennung von sozialer und physischer Nähe und Distanz ist nicht sinnvoll und zielführend, weil die Wechselwirkungen zwischen den unterschiedlichen sozialkörperlichen Bedingungen und Erfahrungen viel zu komplex und nicht aus dem inneren wie äußeren Gleichgewicht gebracht werden dürfen. Besonders wichtig ist es dabei, die Subjektivität des Virus und das damit verbundene metaphorische Potential wahrzunehmen, anzunehmen und diese als elementaren Teil der sozialkörperlichen Distanz zu integrieren. Dabei geht es im Grunde gar nicht nur um das Corona-Virus, sondern darum, die Subjektivität der Natur und der Schöpfung anzuerkennen. Der Philosoph Ernst Bloch sprach in seinem Alterswerk »Experimentum mundi« von einem »Subjektkern in der Natur« und wiederholte diesen Gedanken im Schlusssatz seines Hauptwerks »Das Prinzip Hoffnung«, wo er die noch nicht erreichte Heimat als einen Ort der »Humanisierung der Natur und der Naturalisierung des Menschen« beschreibt. Vielleicht gelingt es dem Virus, dem Menschen deutlich zu machen, dass er ein Teil der Natur ist und die Natur mit ihm in einem immerwährenden Dialog steht. Dann ist das Virus nicht nur eine »zynische Antwort der Natur«, sondern, ganz im Sinne der Bloch'schen Hoffnungsphilosophie ein globales Echo des Trompetensignals aus Beethovens Fidelio für eine Revolution gegen die Selbstvernichtung des Menschen.

Literatur

Brooks, S. K., Webster, R. K., Smith, L. E., Woodland, L., Wessely, S., Greenberg, N. & Rubin G. J. (2020). The psychological impact of quarantine and how to reduce it: rapid review of the evidence. Lancet (395), 912–920.

Camus, P. (1998). Die Pest. Reinbek: Rowohlt Verlag.

Centre for Addiction and Mental Health (2020). COVID-19 pandemic adversely affecting mental health of women and people with children. Online verfügbar: http://www. camh.ca/en/camh-news-and-stories/covid-19-pandemic-adversely-affecting-mental-health-of-women-and-people-with-children (07.11.2020).

Emerson, K. G. (2020). Coping with being cooped up: Social distancing during COVID-19 among 60+ in the United States. Rev Panam Salud Publica, 44:e81. https://doi. org/10.26633/RPSP.2020.81

Galea, S. Merchant, R. M. & Lurie, N. (2020). The Mental Health Consequences of COVID-19 and Physical Distancing, The Need for Prevention and Early Intervention. JAMA Intern Med. 180 (6).

Gilan, D., Röthke, N., Blessin, M., Kunzler, A., Stoffers-Winterling, J. & Müssig, M. (2020). Psychomorbidity, resilience, and exacerbating and protective factors during the SARS-CoV-2-pandemic. Deutsches Ärzteblatt Online. https://DOI: 10.3238/arztebl.2020.0625.

Kuehner, C. Schultz, K. Gass, P. Meyer-Lindenberg, A. & Dreßing, H. (2020). Psychisches Befinden in der Bevölkerung während der COVID-19-Pandemie. Psychiatr Prax ,47 (07), 361-360.

Owens, D. (2019). Der Gesang der Flusskrebse. München: Carl Hanser.

Pfefferbaum, B. & North, C. S. (2020). Mental Health and the Covid-19 Pandemic. N Engl J Med, 383, 510-512.

Pierce, M., Hope, H., Ford, T. & Hatch, S. (2020). Mental health before and during the COVID-19 pandemic: a longitudinal probability sample survey of the UK population. Lancet Psychiatry (7), 883–892.

Private Hochschule Göttingen (2020). Studie weist erhebliche Auswirkungen auf das psychische Wohlbefinden durch Beschränkungen während der COVID-19-Pandemie nach. Online verfügbar: https://presse.pfh.de/fileadmin/Content/Pressematerial/Pressemitteilungen_2020/PFH.021.02-05-2020_Forschungsprojekt_Psychologie_Corona.pdf (07.11.2020).

Rauschenberg, C., Schick, A., Goetzl, C., Röhr, S., Riedel-Heller, S., Koppe, G. & Reininghaus, U. (2020) Social isolation, mental health, and use of digital interventions in youth during the COVID-19 pandemic: a nationally representative survey. PsyArXiv Preprints: https://doi.org/10.31234/osf.io/v64hf.

Sontag, S. (2003). Krankheit als Metapher Aids als Metapher. Frankfurt/Main. S. Fischer.

THE GLOBE AND MAIL (2020) Magret Eaton. Social distancing is a misnomer: we should be physically distancing, but remain as social as ever. Online verfügbar: https://www.theglobeandmail.com/opinion/article-social-distancing-is-a-misnomer-we-should-be-physically-distancing/ (07.11.2020).

The National (2020). Dayna Lee-Baggley. Online verfügbar: https://www.cbc.ca/player/play/1807062083842 (07.11.2020).

Universitätsklinikum Hamburg-Eppendorf (UKE) (2020). Online verfügbar: Psychische Gesundheit von Kindern hat sich während der Corona-Pandemie verschlechtert https://www.uke.de/allgemein/presse/pressemitteilungen/detailseite_96962.html (07.12.2020).

Vancouver Foundation (2017). Connect & Engage. A Survey Of Metro Vancouver. Online verfügbar: file:///C:/Users/fbgs1009/Downloads/VF-Connect-Engage-report.pdf.pdf (20.12.2017).

Weltgesundheitsorganisation (WHO) (2020). Welttag für psychische Gesundheit. Online verfügbar: https://www.euro.who.int/de/media-centre/events/events/2020/10/world-mental-health-day (07.11.2020).

Williams, S. N. et al. (2020). Public perceptions and experiences of social distancing and social isolation during the COVID-19 pandemic: a UK-based focus group study. BMJ Open, 0;10:e039334. doi:10.1136/bmjopen-2020-039334.

Kinder und Jugendliche in der Corona-Krise: Zwischen Schutzbedürftigkeit und Disziplinierungsforderung

JAN VAN LOH

Kinder, Jugendliche und junge Erwachsene lösen in Zeiten der Corona-Pandemie abwechselnd Schutzinstinkte und Disziplinierungsimpulse aus. Es stellt sich die Frage, wie wir mit dieser Polarisierung von Gefühlen umgehen sollen, um sowohl der Schutzbedürftigkeit von Kindern gerecht zu werden als auch die Lenkungsfunktion der Bezugspersonen unter den Bedingungen der pandemischen Stressbelastung wahrzunehmen. Die massive Verstärkung von ambivalenten äußeren Konstellationen erfordert Strategien, die auf die zunehmende pandemische Überforderung von Kindern, Jugendlichen und jungen Erwachsenen ebenso reagiert wie auf jene der Eltern.

Durch die Lockdown-Bedingungen sind die betroffenen Sozialsysteme Familie, Schule und Ausbildungsinstitutionen, Freundschaftsbeziehungen und Internetnutzung nicht zu unterscheiden. Insgesamt fällt das hohe Maß an Emotionalität auf, das im öffentlichen Diskurs um die Rolle und das Verhalten junger Menschen zu beobachten ist. So drehte sich ein während des ersten Lockdowns in verschiedenen Medien polemisch ausgetragener Konflikt zwischen dem Virologen Drosten und der Chefredaktion der Bildzeitung um die Frage, ob Kita-Kinder auch dann zur starken Weiterverbreitung des Virus beitragen würden, wenn sie nur sehr selten erkrankten (Stöber 2020).

An diesem Streit zwischen Wissenschaftlern und Journalisten ist die allgemeine Verunsicherung aufgrund von Hilflosigkeit, Ängsten, Wut, Schuldzuweisungen, Aggressionen und Ermüdung abzulesen, die im Zuge der zweiten Welle der Pandemie erneut aufkamen.

Im folgenden Beitrag soll die Pandemie-Dynamik von und mit Kindern und Jugendlichen dargestellt und anhand von Zahlen und klinischen Beobachtungen untermauert werden. Dabei geht es um die Frage nach dem angemessensten Umgang mit der erhöhten Ambivalenzforderung aufgrund von Abstands- und Hygieneregeln, die das Aufbrechen von individuellen und interpersonellen Intuitionen erzwingen. »Intuitiv sind wir in Zeiten der Corona-Krise auf Schutz ausgerichtet. Hierauf hat auch unser neuromuskuläres System eine Antwort« (Mosetter & Mosetter in diesem Band). Zugleich bestehen die ursprünglichen Intuitionen, die sich in dem Bedürfnis artikulieren, das Haus zu verlassen, sich zu treffen, sich gegenseitig anzulachen, miteinander zu sprechen oder andere zu umarmen, wie es bereits von Winnicott als frühe Spiegelung beschrieben worden ist (vgl. Winnicott 1971). Diese sozialen Spiegelungsbedürfnisse werden durch die Krise mit ihren Distanzregeln infrage gestellt, was gerade für Jugendliche zu einem Problem wird, weil sie sich in der Entwicklung befinden und anhand von Begegnung gegenseitig beeinflussen. Fällt diese Möglichkeit weg, kommt es entweder zu entsprechenden Aggressionen, die sich als ödipaler Generationenkonflikt bei bestehenden Beziehungen artikulieren (in Form von Streit in der Familie) oder dadurch, dass die Jugendlichen die Gebote nicht beachten und sich der Disziplinierung zu entziehen versuchen, indem sie trotz Verboten das Haus verlassen, um ihre Freunde ggf. illegal zu treffen. Dadurch folgen sie ihrer primären Intuition und nicht jener, die auf Schutz ausgerichtet ist. Anders gesagt, gelingt es ihnen aufgrund ihrer Entwicklungsthematik u. U. nicht, der erhöhten Ambivalenzforderung Rechnung zu tragen, und es kommt z. B. zur Verleugnung der Problematik und ggf. entsprechenden Hilflosigkeitsgefühlen, verstärkten Disziplinierungsmaßnahmen und Aggressionen auf Seiten der Bezugspersonen.

1. Hintergrund und historischer Verlauf

Obwohl die Dynamik der Infektion – relativ lange, symptomfreie Inkubationszeit, viele unauffällige Verläufe, hohe Infektiösität – zunächst unterschätzt wurde, konnte die Sorge um den möglichen Schaden, den Kinder durch eine Infektion mit dem Virus selbst davontragen könnten, anders als bei der spanischen Grippe zu Beginn des 20. Jahrhunderts (vgl. z. B. Zießler 2020), schnell ausgeräumt werden (vgl. z. B. Merkel 2020). Dadurch rückten die Risikogruppen (Menschen über 60 Jahre und mit Vorerkrankungen) in den Fokus sowie der richtige bzw. angemessenste medizinische, gesellschaftliche und politische Umgang mit der Krise, die von der WHO am 11. März 2020 zur Pandemie erklärt wurde. Eine Woche später kam es in Deutschland zum sogenannten »Lockdown«, durch den das öffentliche Leben lahmgelegt und damit auch die für Heranwachsende relevantesten Institutionen Schule und Sportvereine geschlossen wurden. Während sich der Fokus der am stärksten von Infektion bedrohten Menschen als nächstes auf die »systemrelevanten Berufe«, also medizinisches Personal, Polizei, Kassierer*innen usf. verlagerte, wurden für die Betreuung der jungen Menschen im Schnellverfahren die Prinzipien von Home-Schooling und Notbetreuung entwickelt. Erneut waren es nun Erwachsene, die die Praxis von Home-Office und Home-Schooling miteinander in Einklang bringen mussten sowie Lehrer, die sich der Aufgabe gegenübersahen, ihre interpersonellen didaktischen Konzepte technologisch anzupassen. Der massive Einsatz von digitalen Medien wurde trotz der fehlenden Schulung vieler Lehrer (und teilweise deren fehlender Bereitschaft) (vgl. Wiesinger 2020) als selbstverständliche Möglichkeit betrachtet, die schulischen Präsenzangebote im häuslichen Kontext ebenso zu substituieren wie die direkten sozialen Kontakte. Rund 40 % der Eltern waren mit dem Home-Schooling oder der Haltung und Betreuung durch die Lehrer allerdings unzufrieden (Initiative d21 2020). Mit zunehmender Dauer der allgemeinen Quarantäne im Zuge der ersten Welle waren es vor allem Jugendliche, die die strengen Isolationsregeln und den damit verbundenen Rückweg in die Familien – aus denen sie sich entwicklungstypisch zu lösen begannen – durchbrachen. Dadurch wurden sie aufgrund ihres undisziplinierten Umganges mit Distanz- und anderen Regeln zur Bekämpfung der Pandemie im öffentlichen Diskurs vor allem zu einem späteren Zeitpunkt (dem Beginn der zweiten Welle) von schützenswerten Opfern zu gefährlichen Tätern.

2. Die mehrfache Corona-Krise: Gesundheit, Wirtschaft, Gesellschaft und Umwelt

Insgesamt ist zunächst festzustellen, dass die Pandemie unterschiedliche Krisen parallel hervorgebracht hat: einerseits jene des sozialmedizinischen Umgangs mit der durch Tröpfchen und – wie zunächst nur wenig bekannt war – Aeorosole übertragenen Virusinfektion, die bei Kindern und Jugendlichen insgesamt eher unauffällig verläuft. Andererseits wirkten sich die wirtschaftlichen Folgen der Maßnahmen gegen diese Krise ebenfalls auf Kinder und Jugendliche aus – in Form von potentieller Arbeitslosigkeit der Eltern (vgl. Vlasak & Barth in diesem Band), drohendem Wohnungsverlust durch wirtschaftliche Engpässe bei Kurzarbeit oder Erkrankung oder Tod von Angehörigen oder Freunden (vgl. Münch, in diesem Band). Aber auch eigene Arbeitslosigkeit und vor allem die fehlenden Möglichkeiten, eine Schullaufbahn geregelt zu beenden, eine Ausbildung zu beginnen, betrafen Jugendliche in besonderer Weise. Bei Sportlern oder Künstlern, die ihre eigenen Bestrebungen üblicherweise in Wettkämpfen, Turnieren oder bei kulturellen Ereignissen wie Konzerten, Aufführungen, Ausstellungen u. dgl. weiter entwickeln, kam es zu langandauernden und nachhaltigen Beeinträchtigungen in allen Lebensbereichen, da diese abgesagt werden mussten. Aufgrund der Beschränkung von öffentlichen Versammlungen wurde aber auch die von Kindern und Jugendlichen ins Leben gerufene Bewegung »Fridays for Future«, die eine Verstärkung der wirtschaftlichen und politischen Bemühungen zum Klimaschutz fordert, stark eingeschränkt. Die Widerstandsbewegungen von Corona-Skeptikern wurden über soziale Medien auch an Jugendliche herangetragen, wobei hier die Sorge vor allem deren nur teilweise gefestigter Meinungsbildung galt (vgl. Wienand 2020).

Im Folgenden werden die unterschiedlichen, für Kinder und Jugendliche relevanten Bereiche betrachtet, die coronabedingt verändert wurden.

a) Kinder in den Familien während des ersten Lockdowns: Isolation und häusliche Gewalt

Zwar nahm im weltweiten Lockdown in Los Angeles ebenso wie in Kolumbien die Zahl der Morde auf den Straßen in nicht für möglich gehaltener Weise schlagartig ab (Lehming, 2020; Stuttgarter Zeitung 2020), zugleich wurde aber auf die zu erwartenden Raten von häuslicher Gewalt auch gegen Kinder hingewiesen, die dann auch nicht ausblieben (vgl. Schellong in diesem Band).

Anfang Juli 2020 stellte die Gewaltschutzambulanz der Charité gemeinsam mit dem Justizsenator von Berlin in einer ersten Zwischenbilanz konkrete Zahlen zum Anstieg von häuslicher Gewalt und Kindesmisshandlungen während des Corona-Lockdowns vor (vgl. Senatsverwaltung für Justiz Berlin 2020). Demnach stiegen Verfahren nach dem Gewaltschutzgesetz im ersten Quartal 2020 um 7,5 % im Vergleich zum Vorjahreszeitraum an. Bei den Wohnungsüberlassungen gem. § 2 GewSchG (Gewalttäter müssen auch bei bestehendem Nutzungsrecht die Wohnung befristet verlassen) war ein Anstieg von 23 % aktenkundig geworden. Auch bei den Verfahren der Strafverfolgungsbehörden macht sich die Pandemie bemerkbar. Während die Verfahrenseingänge im März von 1352 Verfahren 2019 auf 739 im Jahr 2020 sanken, stiegen die Verfahren im April, mit den Lockerungen der Abstandsregelungen, von 1089 in 2019 auf 1565 in 2020.

Die Gewaltschutzambulanz der Charité Berlin (Senatsverwaltung für Justiz Berlin 2020) verzeichnete – analog zur anfänglichen Dynamik in Kolumbien oder den USA – zu Beginn des Lockdowns zunächst rückläufige Fallzahlen. Im März 2020 gab es einen Rückgang um 24 % im Vergleich zum März 2019, was ab Ostern 2020 ins Gegenteil umschlug: im Zuge der Lockerungen im Juni 2020 verzeichnete die Gewaltschutzambulanz einen Anstieg von 30 % im Vergleich zum Juni 2019, in den ersten zwei Juniwochen gar einen Anstieg um 50 %. Durch die Lockdown-Bedingungen trat nun der Fall ein, vor dem im Vorfeld gewarnt worden war: Es kam aufgrund des Wegfalls der Möglichkeiten, sich außerhalb des Haushalts mit familienfremden Menschen zu treffen (zum Fußball-TV-Ereignis, Kneipenbesuch, Vereinstätigkeiten, sportlichen Aktivitäten, Aufsuchen von Prostituierten uvm.) vermehrt zu Gewalt gegen Frauen und Kinder. Zugleich blieb aufgrund des Lockdowns auch die soziale Kontrolle durch Lehrer, Erzieher und andere Familien aus, die als Hemmnis wirkt. Während die Fälle von (häuslichen) Kindesmisshandlungen 2020 im ersten Halbjahr im Vergleich zu 2019 um 23 % gestiegen sind, gingen die (außerhäuslichen) Sexualdelikte 2020 im Vergleich zu 2019 um 32 % zurück.

Die Zahlen zur Gewalt gegen Kinder in der Corona-Krise sind im Kontext der Anspannung zu verstehen, die sich einerseits aus der Unsicherheit und den Ängsten der Erwachsenen bezüglich des richtigen Umgangs mit der Pandemie erklären lassen. Die schlagartig veränderten Bedingungen des Tagesablaufs im Lockdown – Zusammenleben auf engem Raum, Getrenntsein von Freunden, Lehrern, Erziehern und Arbeitskollegen, physische Nähe zu den nächsten Familienmitgliedern, teilweise fehlende Betätigung, neue Anforderungen im Hinblick auf Kindererziehung und Beschulung, Koordinationsschwierigkeiten zwischen Home-Office und Home-Schooling u. a. – führten zu vielen simultan auftretenden psychischen Lagen, die ein deutlich gestiegenes Stresslevel vor allem bei den Eltern und damit letztlich auch mehr physische Gewalt – in Berlin ca. ein Promille der Haushalte, ohne Dunkelziffer – mit sich brachten (Senatsverwaltung für Justiz Berlin 2020).

Eine von der DAK finanzierte und von forsa im Mai 2020 durchgeführte Studie zum Umgang mit dem Home-Schooling (DAK 2020a) ergab in diesem Kontext den interessanten Befund, dass zwischen dem Alter der Kinder und der von den Kindern und Eltern berichteten Tendenz zum Streit ein Zusammenhang besteht: Je jünger die Kinder, desto eher kam es zu Streit in der Familie (möglicherweise, weil jüngere Kinder ein höheres Maß an Betreuung erfordern).

Dadurch, dass sich die Aufenthaltsorte, die Zeitabläufe und die Begegnungen für alle gleichzeitig verschoben, entstand aufgrund des Ausfalls von Entscheidungsträgern (Lehrer, Jugendamtsmitarbeiter u. a.) eine Unsicherheit hinsichtlich der hierarchischen Abläufe und daraus eine vielfach chaotische Gemengelage, in denen auf Kinder gleichzeitig mehr und weniger Rücksicht genommen werden musste bzw. konnte. Die meisten Erwachsenen waren mit eigenen Anpassungsleistungen, Ängsten und Depressionen beschäftigt, sowohl was eigene Infektionsmöglichkeiten als auch Schuldgefühle angesichts möglicher Infektion anderer betraf, so dass das »Social Distancing« vielfach zum Bruch in der Kontinuität der Beziehungen und gerade für Kinder und Jugendliche zu Isolation führte. Zu den schlagartig wegbrechenden Beziehungen zählten neben denen zu Lehrern, Mitschülern und Freunden die Mitglieder der eigenen Familie, vor allem die zu Großeltern, da diese in besonderem Maße schutzbedürftig, Kinder und Jugendliche aber potenzielle Gefährder waren und sind. Für Mitglieder von »systemrelevanten Berufen« im Gesundheits- und anderen Bereichen wurden Notbetreuungen eingerichtet, in denen die Heranwachsenden sowohl die Sorge um die Eltern zu bewältigen hatten, als auch selbst einem höheren Risiko von Infektion ausgesetzt waren. Klinisch zeigte sich: Teilweise fanden Patchwork-Familien zu (nicht ohne Grund aufgelösten) Konstellationen vorläufig wieder zusammen, wovon Heranwachsende kurzzeitig auch profitieren konnten, was sich aber in der Regel später nicht stabilisierte, sobald die Eltern zu einer zwar veränderten, aber letztlich üblichen Routine zurückgekehrt waren.

b) Home-Schooling: Überforderung, Ängste, Depressionen, Isolation und Streit

Durch die aus dem Lockdown resultierenden Schulschließungen waren Familien und Schulen nicht mehr voneinander zu trennen. Einerseits waren Kinder dazu gezwungen, die Wohnungen nicht zu verlassen, zugleich aber andererseits an die Schulpflicht gebunden, was die persönlichen Beziehungen zu den eigenen Eltern aufgrund deren unterbrochener Routine, in der arbeitsteiligen Gesellschaft ihre Kinder den professionellen Institutionen zu überlassen, um in dieser Zeit für den Broterwerb zu sorgen, in besonderer Weise belastete.

Kinder waren in dieser Phase vielfach nicht nur isoliert, sondern sich auch selbst überlassen, da Eltern häufig von den Aufgaben als Laien-Pädagogen und dem gleichzeitigen Home-Office so gefordert waren, dass die Kinder »irgendwie alleine klarkommen« mussten. Hier kam es häufig zu Übersteuerungen, da Eltern von den Kindern vor allem verlangten, die von der Schule gestellten Aufgaben zu erledigen, ohne dass den Kindern aber durch das Lehrpersonal der Stoff auch vermittelt worden wäre. Hier zeigte sich, dass vor allem im schulischen Bereich die entsprechenden Technologien nicht sofort in dem erforderlichen Maß einsatzbereit waren – im Gegensatz zu den kommerziellen sozialen Netzwerken (Wiesinger et al. 2020). Als die in Deutschland zunächst vergleichsweise strengen Regeln etwas gelockert worden waren, führte das Universitätsklinikum Hamburg-Eppendorf (UKE) zwischen 26. Mai und 10. Juni 2020 eine Online-Untersuchung zu den Auswirkungen und Folgen der Corona-Pandemie auf die psychische Gesundheit von Kindern und Jugendlichen in Deutschland, die so genannte COPSY-Studie durch (Ravens-Sieberer et al. 2020). Bundesweit wurden 1040 Kinder und Jugendliche zwischen 11 und 17 Jahren sowie 1586 Eltern befragt. Zum Vergleich wurden vorher erhobene Daten bundesweiter Studien herangezogen. In Bezug auf das Home-Schooling bzw. digitalen Unterricht ergab sich, dass für zwei Drittel der Kinder und Jugendlichen Schule und Lernen anstrengender waren als vor Corona. Die Autoren brachten dies in einen Zusammenhang mit dem Fehlen einer gewohnten Tagesstruktur, mangelnden Rückzugsmöglichkeiten und von unterbundenem, direktem Kontakt zu Peers (Ravens-Sieberer et al. 2020). Die oben bereits erwähnte DAK-Studie zum Umgang mit dem Home-Schooling ergab bei den Kindern und Jugendlichen aber deutlich seltener Stress und Sorgen als bei den Eltern, bei denen 52 % der Mütter und 39 % der Väter das Gefühl von Erschöpfung nannten. Gut die Hälfte der Eltern war unzufrieden mit den Schulen bzw. den Lehrern. Die Begrenzung der Spannungen durch soziale Isolation junger Menschen und das Recht auf Bildung sind augenscheinlich zwei der Faktoren, die zu der bildungs- und gesundheitspolitischen Marschroute führten, für die zweite Welle der Pandemie ein gestaffeltes System zu entwickeln, durch das der Präsenz-Schulbetrieb aufrechterhalten werden soll, soweit dies möglich ist (Kultusministerkonferenz 2020). Allerdings wird dieser von Eltern- und Lehrervereinigungen als unangemessen kritisiert, da die Schulen aufgrund der hohen Anzahl von Kontaktpersonen (25 Kinder in einer Klasse = 25 betroffene Familien plus Lehrer) zu potentiellen Spreader-Ereignissen werden (Peter 2020).

Ein weiterer sinnvoller Faktor, der für die Offenhaltung der Schulen spricht, ergab sich auf Seiten der digitalen schulischen Angebote. Eine in den Niederlanden durchgeführte Lerneffektivitätsstudie mit 350 000 Teilnehmern machte nämlich deutlich, dass Unterricht über das Internet offenbar keine sinnvolle Alternative zu Präsenzunterricht darstellt (Engzell et al. 2020). Die Untersuchung ergab, dass sich der inhaltliche Lernrückstand in etwa mit jenem Zeitfenster deckte, in dem die Jugendlichen an den gut ausgestatteten und auch deutlich besser als in Deutschland auf digitales Lernen vorbereiteten holländischen Schulen keinen Unterricht besucht hatten. Offenbar hatten die Schüler beim digitalen Unterricht praktisch nichts gelernt. Da die Schulen durch die digitalen Unterrichtsangebote aber die elterliche Hoheit über die »Screentime« der Schutzbefohlenen neu kontextualisieren, ergeben sich vor allem Fragen nach der Entscheidungskompetenz, die zu zusätzlichen Spannungen zwischen Schulen und Familien führte.

c) Soziale Isolation und öffentliche Wahrnehmung von jungen Menschen

Die Copsy-Studie kam hinsichtlich der sozialen Isolation zu dem Ergebnis, dass jedes zweite Kind das Gefühl hatte, dass das Verhältnis zu seinen Freunden durch den mangelnden physischen Kontakt gelitten habe. Eine andere Studie mit über 6000 während der Krise befragten Heranwachsenden zwischen 15 und 30 Jahren (»JUCO«, Rusack et al. 2020) ergab, dass es im Vergleich zum familiären Umfeld eine relativ große Unzufriedenheit beim Umgang mit den Peers gab. Auch die Zufriedenheit mit der verbrachten Zeit hatte sich durch die Corona-Bedingungen deutlich verschlechtert.

Abgesehen von diesen Zahlen artikulierten die jungen Menschen in der JUCO-Studie überproportional häufig ihren Eindruck, in der Krise übergangen und nicht selbst gefragt zu werden.

d) Digitale Substitute von Beziehungen in der Corona-Krise

Von Beginn der Krise an war es selbstverständlich, dass alle Möglichkeiten auszuschöpfen seien, interpersonelle Begegnungen (Unterricht, Büro, soziale Kontakte u.a.) durch medial vermittelte Begegnungen über das Internet zu substituieren, um die Pandemie einzudämmen. Durch diese Entwicklung kam es zu einem Anstieg der Bildschirmnutzungszeiten von Kindern und Jugendlichen (DAK 2020b), der den Drogenbeauftragten der Bundesregierung zu umstrittenen Äußerungen besorgniserregender Entwicklungen veranlasste (vgl. Stöcker 2020). Die Untersuchung ergab bei der Frage nach der täglichen Nutzung von sozialen Medien in der Gesamtstichprobe aller befragten Heranwachsenden zwischen 10 und 18 Jahren bei 20 % einen Umfang von 5 Stunden und mehr an Wochentagen und 31 % an den Wochenenden. Hier waren besonders die Mädchen betroffen: In der Altersgruppe der 16–18-Jährigen nutzen knapp die Hälfte mehr als 5 Stunden täglich soziale Netzwerke (Jungen lagen hier bei 41 %), während bei den Jungen über 16 Jahren die Computerspieltätigkeit mit 32% deutlich häufiger mit Zeiten über 5 Stunden täglich zu Buche schlug als bei den Mädchen dieser Altersstufe (15%). Es ist insgesamt zu beobachten, dass unter Lockdown-Bedingungen die Nutzungszeit der sozialen Medien um etwa 10% stieg, die der Computerspielzeiten hingegen um 5%.

Es ist nicht möglich, die Ergebnisse allumfassend und für alle Gruppen und deren Eltern an dieser Stelle genauer auszuführen. Für alle Altersgruppen einheitlich standen bei den emotionsregulatorischen Motiven für die Nutzung von sozialen Netzwerken die Aufrechterhaltung der sozialen Kontakte (89%) und die Bekämpfung von Langeweile (86%) jeweils an der Spitze der Nennungen, gefolgt von Aussagen wie »Sorgen vergessen« (38%) »Informationen über Corona suchen« (37%) »Stressabbau« (36%), »Realitätsflucht« (36%) und »Wut loswerden« (13%). Bei den digitalen Spielen stand vor allem die Bekämpfung von Langeweile im Vordergrund (89%), gefolgt von der Aufrechterhaltung sozialer Kontakte (55%), die anderen Funktionen der Emotionsregulation waren hier ähnlich verteilt. Nur bei den Jungen zwischen 16 und 18 weicht der Stressabbau deutlich nach oben vom Gesamtwert ab. Es ergaben sich signifikante, insgesamt aber nur graduelle Unterschiede zwischen den verschiedenen Bildungsgraden und hinsichtlich der familiären Konstellation (z. B. bei getrennten Eltern).

Bei den ebenfalls befragten Eltern fiel die Steigerung bei der Nutzung sozialer Medien in Bezug auf die Nutzungszeiten insgesamt deutlich geringer aus. Bei den Emotionsbewältigungsstrategien durch soziale Medien rangierte im April 2020 hinter der Aufrechterhaltung der sozialen Kontakte (88%) die Informationssuche nach Corona (67%) und die Bekämpfung von Langeweile (58%). Digitale Spiele wurden von Eltern vor allem zur Bekämpfung von Langeweile (75%) und zum Stressabbau (47%) eingesetzt.

3. Corona-Krise: Psychische Belastungen von Kindern und Jugendlichen in Zahlen

Erste Auswertungen der Copsy-Studie zeigten, dass die Lebensqualität der Kinder und Jugendlichen in Deutschland in der Corona-Pandemie deutlich gelitten hat. Sie berichteten vermehrt von psychischen und psychosomatischen Auffälligkeiten, Kinder aus sozial schwächeren, bildungsfernen und Familien mit Migrationshintergrund waren wie auch sonst häufig, besonders schwer betroffen. Die meisten Kinder und Jugendlichen (71%) fühlten sich belastet, machten sich vermehrt

Sorgen, achteten weniger auf ihre Gesundheit und beklagten häufiger Streit in der Familie.

Das Risiko für psychische Auffälligkeiten stieg von rund 18 % vor Corona auf 31 % während der Krise. Die Kinder und Jugendlichen machen sich mehr Sorgen und zeigen häufiger Auffälligkeiten wie Hyperaktivität (24 %), emotionale Probleme (21 %) und Verhaltensprobleme (19 %). Rund ein Viertel (27 %) der Kinder und Jugendlichen und 37 % der Eltern berichteten, dass sie sich häufiger streiten als vor der Corona-Krise. Das folgende Diagramm gibt Aufschluss über psychosomatische Belastungen:

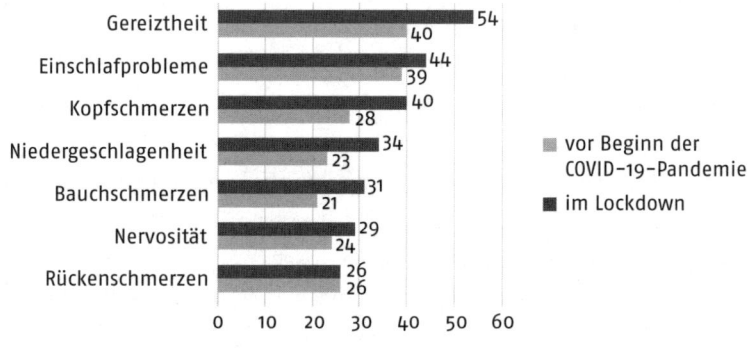

in %, Nennungen mindestens 1x pro Woche

Abb. 1: Psychosomatische Beschwerden von Kindern und Jugendlichen im ersten Lockdown und davor (nach Ravens-Sieberer 2020)

Diese Zahlen lassen sich im Kontext der typischen psychischen Entwicklungsaufgaben von Heranwachsenden betrachten, wobei zunächst festzuhalten ist, dass Kinder und Jugendliche in zwei grundsätzlich verschiedene Gruppen zerfallen. Zum einen wurden nämlich die Jugendlichen durch den Lockdown dazu gezwungen, die entwicklungspsychologisch erwartbaren Autonomiebestrebungen der Pubertät in Form der Rückkehr zu der gemeinsamen und deutlich in ihrem Nähe-Distanz-Gefüge veränderten Tagesstrukturen mit den Eltern vorläufig umzukehren. Zugleich fiel die Möglichkeit weg, die eigenen Identitätsziele durch Orientierung an Peers zu verfolgen – oder wurde ins Internet verlagert. Zwar verlor die Konstellation durch die Lockerungen auch wieder an Schärfe, für die meisten Heranwachsenden brachte die Corona-Krise aber eine schlaglichtartige, punktuelle Alternativbetrachtung des Zustandes der eigenen Familie (Beziehung der Eltern, Wohnverhältnisse, wirtschaftliche Situation u. a.) mit sich.

4. Internationale Ergebnisse

In einer chinesischen Untersuchung (Song et al. 2020) aus der Region Wuhan wurden zwischen 23. März und 08. April 2020 insgesamt 1784 Schüler zwischen 6 und 12 Jahren online befragt, von denen 22,6 % depressive und 18,9 % Angstzustände berichteten. Die Depressionsrate liegt in ähnlichen Stichproben normalerweise um ungefähr 5 % unter diesem Wert, auch für die Angststörungen seien sonst niedrigere Gesamtwerte gefunden worden, so die Autoren.

Eine international angelegte, nicht repräsentative, britische Studie (»Co-Space«, Pearcey et al. 2020; Rajabi 2020) untersuchte Eltern und Kinder nicht nur in Großbritannien, sondern auch in Irland, Dänemark und im Iran. Befragt wurden Heranwachsende zwischen 4 und 18 Jahren und deren Eltern/Bezugspersonen, die Stichprobengrößen lagen zwischen 1100 (Iran) und 10 000 im Vereinigten Königreich und Irland. Hier ergab sich über alle Länder verteilt als Hauptsorge, dass sie selbst oder Familienmitglieder mit dem Virus infiziert werden könnten. Eltern im Iran gaben zu 36 % an, dass ihr Kind Angst hatte, das Haus zu verlassen. Etwa ein Drittel (32 %) der Eltern berichteten von Sorgen ihres Kindes, die Schule oder Arbeit zu verpassen. Iranische Eltern sorgten sich selbst zu 70 % um das Wohlergehen ihrer Kinder, gefolgt von Befürchtungen hinsichtlich deren Zukunft (66 %), der Bildschirmzeit (62 %), den Lebensbedingungen (59 %), dem Verhalten des Kindes (53 %) und der Erziehung (50 %).

Die Befragung anhand des identischen Fragenkataloges ergab im Vereinigten Königreich mit Ausnahme der Angst vor dem Verlassen des Hauses (hier gaben nur 15 % der britischen Eltern an, ihre Kinder hätten entsprechende Ängste) ähnliche Prozentränge. Für Großbritannien konnte zudem ermittelt werden, dass die Streitigkeiten zwischen den Eltern und Kindern nach einem Monat (30. März – Ende April) deutlich nachgelassen hatten (Pearcey et al. 2020).

5. Diskussion

An diesen Zahlen lässt sich einerseits erkennen, dass die Corona-Pandemie und die Maßnahmen zu deren Bekämpfung zu einem deutlich gestiegenen Gesamt-Stresslevel bei allen Beteiligten führten, was sich weltweit auch auf die psychische Gesundheit von Kindern und Jugendlichen auswirkte. Da zu erwarten ist, dass die Pandemie solange nicht für beendet erklärt werden kann, bis geeignete Impfstoffe breitflächig verfügbar sind, kann auch noch keine Entwarnung in interpersonellen Bereichen der Gewalt gegen Kinder, den Entwicklungen von internalisierenden Störungen wie Ängsten und Depressionen und bei den externalisierenden Störungen wie der Ausweitung von Verhaltensauffälligkeiten gegeben werden. Das wichtigste Element zur angemessenen Stressregulation sowohl der Eltern als auch der Kinder scheint der angepasste Besuch von Kitas und Schulen zu sein. Denn dadurch werden einerseits die Überforderung der Eltern als Pädagogen reduziert und andererseits die sozialen Bedürfnisse der Heranwachsenden als möglicher Stressoren deutlich gemildert, zumal die soziale Kontrolle auch die Gewalt gegen Kinder und Jugendliche reguliert.

Auch aus therapeutischer Erfahrung wurde vor allem von Jugendlichen die Trennung von den Freunden und Klassenkameraden als zentraler psychischer Belastungsfaktor benannt. Hier ist bemerkenswert, was die Zahlen nur teilweise veranschaulichen: Auch durch verlängerte Nutzungszeiten von sozialen Netzwerken ließen sich die Bedürfnisse nach persönlicher Begegnung auch bei Heranwachsenden nicht digital substituieren. Offenbar hat die erste Phase der Krise nicht zu einem gesamtgesellschaftlich angepassten Umgang geführt, und flächendeckende Lockdown-Konstellationen scheinen im Verlauf der zweiten Welle unvermeidbar, um die Pandemie einzudämmen.

Im Zuge der zweiten Welle ist klinisch vor allem die Beobachtung zu machen, dass die wesentlichste Befürchtung der Menschen nicht dem Virus selbst gilt, sondern den Quarantäne-Maßnahmen. Dies führt letztlich dazu, dass viele Menschen versuchen, eine potentielle Ansteckung oder Erkrankung zu verheimlichen, um nicht in Quarantäne zu müssen, so dass sich das Virus dann in einem Bereich weiter ausbreitet, der sich dem behördlichen Zugang entzieht. An dieser Dynamik sind Kinder und Jugendliche als Träger des Virus ebenso beteiligt wie Erwachsene.

6. Schlussfolgerungen

Die Frage nach dem angemessensten Umgang mit der Polarisierung von Gefühlen im Zuge der zweiten Welle stellt sich auf immer neue Weise; diese ständige Neuanpassung ist für sich genommen ein nennenswerter Stressor, dem es auch psychoökonomisch Rechnung zu tragen gilt. Die Bewältigung der äußeren Ambivalenzen erfordert große Anstrengungen und Disziplin, die nicht jedem in gleichem Maß gegeben sind. Als BürgerInnen und Eltern kann jeder Einzelne aus den Zahlen den Schluss ziehen, dass es vor allem darum geht, Ruhe zu bewahren. Aus therapeutischer Sicht steht die Schutzbedürftigkeit der Kinder augenscheinlich zwar im Fokus, doch diese ist letztlich immer gegen die sozialen Bedürfnisse abzuwägen. Auf jeden Fall muss aus psychotherapeutischer Perspektive das Ziel im Auge behalten werden, der Spaltung von Familien und der Gesellschaft entgegenzuwirken. Drakonische Disziplinierungsmaßnahmen auch gegenüber Jugendlichen scheinen im liberalen Gesellschaftsmodell Westeuropas nicht in der gleichen Weise dauerhaft durchsetzbar wie etwa in China. Ob die Behörden noch eine Lenkungsfunktion behalten hängt vor allem davon ab, ob es ihnen gelingt, die verdeckte Ausbreitung unterhalb des Erfassungsradars (Rückverfolgung) in den Griff zu bekommen. Der fortgesetzte, zugleich aber ermüdende Dialog mit den Jugendlichen und ihren Bezugspersonen über die Krankheit, die Maßnahmen zur Pandemiebekämpfung und die Möglichkeiten von Impfungen (bei einem laut ARD-Deutschlandtrend vom 12.11.2020 bestehenden Anteil Impfunwilliger von 20 %) ist ein wesentliches Element, das aus kinder- und jugendtherapeutischer Perspektive dazu beitragen kann, weiteren Eskalationen entgegenzuwirken.

7. Empfehlungen

Im August 2020 machte die Bundespsychotherapeutenkammer bezüglich Kindern und Jugendlichen folgende Forderung öffentlich: »Über das reine Homeschooling hinaus ist bei einer zweiten Welle daher ein Betreuungs- und Kontaktangebot zu schaffen, das Kindern und Jugendlichen in stabilen kleinen Gruppen persönliche Nähe und Austausch ermöglicht. Solche Kontakt- und Austauschmöglichkeiten sind unerlässliche Ladestellen, an denen Kinder und Jugendliche ihre sozialen und psychischen Akkus wieder auffüllen können.« (Bptk 2020, S. 19 f.). Neben der an die Institutionen gerichteten, erfolgten Erarbeitung von Konzepten zur Aufrechterhaltung von Präsenzunterricht lassen sich Selbstfürsorge, der Aufbau von Tagesstrukturen und Kommunikation als Strategien benennen, die jeder Einzelne in angemessener Form auch an die Heranwachsenden weitergeben kann, um die Herausforderungen der Krise zu bewältigen. Die klinischen Erfahrungen zeigen, dass therapeutisches Handeln vor allem mit jüngeren Kindern nur sehr eingeschränkt möglich ist, dafür aber durch den Einsatz von Online-Therapieangeboten neue Möglichkeiten für eine deutlich bessere Arbeit mit jenen Bezugspersonen entstanden sind (vgl. Sindelar in diesem Band), die sonst für eine Beteiligung an der Therapie nicht zu gewinnen waren – vor allem die Väter. Daraus ergibt sich für die Fachverbände, die über die Kontingentierung von Bewilligungsumfängen zu entscheiden haben, Anpassungsbedarf hinsichtlich der Möglichkeit, bewilligte psychotherapeutische Leistungen für Kinder auch unbürokratisch in Elternberatungsstunden umwandeln zu können, damit Therapeuten nicht mit zusätzlichen Anträgen auf weitere Elternstunden belastet werden.

In Kontakt zu bleiben ist die wichtigste Losung, die auf den Umgang mit den Jugendlichen auch dann anzuwenden ist, wenn diese – ihren kontroversen Entwicklungsaufgaben entsprechend – Schwierigkeiten haben, den Disziplinierungsforderungen angemessen Rechnung zu tragen. Denn die Beziehungen zu ihnen und insgesamt untereinander werden auch dann noch existieren, wenn die Corona-Krise der Vergangenheit angehören wird.

Für Kinder- und Jugendlichenpsychotherapeuten lässt sich abschließend feststellen, dass die weiterhin uneinheitliche klinische Gesamtsituation und das hohe Maß an Anspannung aufgrund von ambivalenten gesellschaftlichen Situationen ihnen auch in Zukunft ein gesteigertes Maß an Flexibilität und eine spezielle Sensibilität für all jene Situationen abverlangen wird, die mit digitalen Medien zusammenhängen. Auch für sie ist es ratsam, sich gegen diesen Stress psychohygienisch zu schützen. Insgesamt soll aber nicht ungesagt bleiben, dass die meisten Kinder und Jugendlichen aus dieser Krise wahrscheinlich unbeschadet und sogar gestärkt hervorgehen werden.

Literatur

Beck, V. (2020). Die ungewollte Distanz in Zeiten der Corona-Pandemie: eine Analyse der psychischen Auswirkungen. In: Bering, R., Eichenberg, C. (Hrsg.): *Die Psyche in Zeiten von Corona* (S. 54-66). Stuttgart: Klett Cotta.

Bptk – Bundespsychotherapeutenkammer (2020). Corona-Pandemie und psychische Erkrankungen. https://www.bptk.de/wp-content/uploads/2020/08/2020-08-17_BPtK-Hintergrund_Corona-Pandemie-und-psychische-Erkrankungen.pdf (abgerufen am 23.10.2020).

DAK-Gesundheit (2020a). Homeschooling in Corona-Zeiten. Erfahrungen von Eltern und Schülern: Ergebnisse einer Eltern-Kind-Befragung mit forsa.omninet. Pressemitteilung. https://www.dak.de/dak/ bundesthemen/corona-schulschliessungen-belasten-muetter-besonders-2266728.html#/ (abgerufen am 24.10.2020).

DAK-Gesundheit (2020b). Mediensucht 2020 – Gaming und Social Media in Zeiten von Corona. https://www.dak.de/dak/bundesthemen/computerspielsucht-2296282.html (abgerufen am 24. Oktober, 2020).

Engzell, P., Freyd, A. & Verhagen, M. (2020). Learning inequality during the COVID-19 pandemic. https://doi.org/10.31235/osf.io/ve4z7. (abgerufen am 24.10.2020).

Initiative d21 (2020). Erfolgreiches Homeschooling abhängig von Digitalkompetenzen der Lehrkräfte / 75 % der Eltern erleben Hürden. eGovernment-Studie der Initiative d21 und der TU München. https://initiatived21.de/erfolgreiches-homeschooling-abhaengig-von-digitalkompetenzen-der-lehrkraefte-75-prozent-der-eltern-erleben-huerden/ (abgerufen am 17.11.2020).

Kultusministerkonferenz (2020). Schulen müssen offen bleiben / Gesundheits- und Infektionsschutz hat oberste Priorität. https://www.kmk.org/de/presse/pressearchiv/mitteilung/kmk-schulen-muessen-offen-bleiben-gesundheits-und-infektionsschutz-hat-oberste-prioritaet.html (abgerufen am 13.11.2020).

Lehming, M. (2020). Schwere Zeiten für Verbrecher. https://www.tagesspiegel.de/politik/schwere-zeiten-fuer-verbrecher-corona-massnahmen-fuehren-zu-rueckgang-von-gewaltverbrechen/25759184.html (abgerufen am 26.10.2020).

Merkel, U. (2020). Wie gefährdet sind Kinder? Fragen und Antworten zum Corona-Virus. https://www.thueringer-allgemeine.de/politik/fragen-und-antworten-zum-coronavirus-id228548383.html (abgerufen am 13.11.2020).

Pearcey, S., Shum, A., Waite, P., Patalay, P. & Creswell, C. (2020). Report 04: Changes in children and young people's emotional and behavioural difficulties through lockdown. http://cospaceoxford.org/findings/4th-update/ (abgerufen am 26.10.2020).

Pearcey, S., Shum, A., Waite, P. & Creswell, C. (2020). Co-Space Study Supplementary Report 04: Pandemic related worries over time, between keyworker and non-keyworker parent/carers, and households with and without a COVID case; Changes in household arguments over time; Changes in avoidance of COVID-19 discussions with primary and secondary children; Parent-reported stressors. http://cospaceoxford.org/wp-content/uploads/2020/08/Co-SPACE-supplementary-report-04.pdf (abgerufen am 26.10.2020).

Peter, T. (2020). Corona: Bundeselternrat wirft Kultusministern Versagen vor. https://www.rnd.de/politik/corona-kultusminister-haben-versagt-vorwurf-des-bundeselternrates-2MNSNVIRIJFLLCWRISMBUG6G24.html (abgerufen am 13.11.2020).

Rajabi, M. (2020). Report 01 Iran: Covid-19 worries, parent/carer stress and support needs, by child special educational needs and parent/carer work status. http://cospaceoxford.org/findings/covid-19-worries-parent-stress-july-2020/ (abgerufen am 26.10.2020).

Ravens-Sieberer, U., Kaman, A., Otto, C., Adedeji, A., Devine, J., Erhart, M., Napp, A., Becker, M., Blanck-Stellmacher, U., Löffler, C., Schlack, R. & Hurrelmann, K. (2020). Mental health and quality of life in children and adolescents during the COVID-19 pandemic—results of the COPSY study. Dtsch. Arztebl. Int, 117, 828–829. DOI: 10.3238/arztebl.2020.0828.

Rusack, T. (2020). Erfahrungen und Perspektiven von jungen Menschen während der Corona-Maßnahmen. Erste Ergebnisse der bundesweiten Studie JuCo. https://doi.org/10.18442/120 (abgerufen am 14.11.2020).

Senatsverwaltung für Justiz Berlin (2020). Anstieg häuslicher Gewalt und Kindesmisshandlung im Zuge der Corona-Pandemie. https://www.berlin.de/sen/justva/presse/pressemitteilungen/2020/pressemitteilung.954934.php (abgerufen am 26.10.2020).

Song, R. (2020). Mental Health Status Among Children in Home Confinement During the Coronavirus Disease 2019 Outbreak in Hubei Province, China. Wuhan, Hubei, China. JAMA Pediatr.,174(9), 898–900. DOI: 10.1001/jamapediatrics.2020.1619.

Stöber, S. (2020). Wie »Bild« auf Drosten losgeht. https://www.tagesschau.de/
faktenfinder/corona-drosten-bild-101.html (abgerufen am 26.10.2020).

Stöcker, C. (2020). Corona macht süchtig. https://www.spiegel.de/wissenschaft/
mensch/jugendliche-und-soziale-medien-corona-macht-suechtig-a-d272bc19-d532-
45c2-b23b-26d39c28ec49 (abgerufen am 26.10.2020).

Stuttgarter Zeitung (2020). Escobar-Heimat Medellín mit historisch geringer Mordrate.
https://www.stuttgarter-zeitung.de/inhalt.coronavirus-in-kolumbien-escobar-heimat-
medell-n-mit-historisch-geringer-mordrate.be7d5d5a-a3d1-4fbf-866c-8f88f00bd8c5.
html (abgerufen am 26.10.2020).

Wienand, L. (2020). Experten besorgt: Corona-»Querdenker« rekrutieren jetzt Kinder.
https://www.t-online.de/nachrichten/deutschland/id_88706108/experten-besorgt-
querdenker-samuel-eckert-rekrutiert-kinder-gegen-masken.html (abgerufen am
26.10.2020).

Wiesinger, A., Stern, S., Daub, M., Klier, J. & Hartmann, V. (2020). Die Chance für den digitalen Durchbruch. Was Schulen und Politik aus der COVID-19-Krise lernen können.
McKinsey Report. https://www.mckinsey.de/~/media/mckinsey/locations/
europe%20and%20middle%20east/deutschland/publikationen/2020-06-19%20
digitalisierung%20in%20den%20schulen/202006_die%20chance%20fr%20den%20
digitalen%20durchbruch.pdf (abgerufen am 26.11.2020).

Winnicott, D. (1971). *Vom Spiel zur Kreativität*. Stuttgart: Klett-Cotta.

Zießler, J. (2020). Weit schlimmer als Corona: Als die spanische Grippe über Europa
hinwegfegte. https://www.rnd.de/gesundheit/weit-schlimmer-als-corona-als-die-
spanische-grippe-uber-europa-hinwegfegte-FH3ITUM77JANRBDD2GEOXTGVFU.
html (abgerufen am 13.11.2020).

Therapeutische Adaptationen

Online-Psychotherapie in Zeiten der Corona-Krise

CHRISTIANE EICHENBERG

1. Ausgangslage

Die digitale Medienunterstützung in der Psychotherapie, mit der sich das moderne Praxis- und Forschungsfeld E-Mental-Health beschäftigt, wurde innerhalb unseres Berufsstands von Beginn an sehr kontrovers diskutiert. Dabei ist dieses Gebiet gar nicht mehr neu, sondern besteht seit rund 20 Jahren. Während bis vor kurzem Befürworter und Gegner heftig debattierten, ob Psychotherapie im Online-Setting überhaupt lege artis sei, in diesem Rahmen grundsätzlich eine therapeutische Beziehung aufgebaut werde könne, so entwickelte sich im letzten Jahr – aufgrund einer soliden empirischen Basis – auch gesetzlich eine Auflockerung des traditionellen Face-to-face-Settings. Fachärzten bestimmter Fachgebiete war es schon seit dem 01.04.2017 möglich, Videosprechstunden anzubieten. Zum 01.04.2019 wurde die Videosprechstunde *für alle Indikationen* geöffnet. Damit wurde es auch möglich, dass *Psychotherapeuten* die Videosprechstunde abrechnen können, allerdings nur für maximal 20 % ihrer Patienten. Seit dem 01.10.2019 zahlen die gesetzlichen Krankenkassen Ärzten und Psychotherapeuten, die Videosprechstunden durchführen, eine *Anschubfinanzierung* (https://www.kbv.de/html/1150_39923.php).

Die aktuelle Corona-Krise hat in Windeseile eine absolute Trendwende im Bereich der Online-Psychotherapie herbeigeführt. So haben die Kassenärztliche Bundesvereinigung und der GKV-Spitzenverband am 25.03.2020 beschlossen, dass eine Psychotherapeutische Sprechstunde und probatorische Gespräche während der Corona-Pandemie auch per Videotelefonat möglich sind. Danach können in begründeten Einzelfällen die Beratung und Diagnostik von Patienten ohne unmittelbaren Kontakt erfolgen. Argumentiert wird, dass insbesondere Quarantäne-Patienten nicht anders zu versorgen seien, aber auch älteren Menschen nicht zumutbar sei, das Risiko einer Ansteckung auf dem Weg zur Praxis einzugehen. Auch für Gruppentherapien wurden Erleichterungen geschaffen. Bereits genehmigte Gruppentherapiesitzungen können unbürokratisch als Einzeltherapiesitzungen durchgeführt werden. Hierfür ist nur eine formlose Anzeige bei der Krankenkasse erforderlich. Zudem sind Videobehandlungen unbegrenzt möglich, d. h. ihre Beschränkung auf maximal 20 % der Patienten ist während der Corona-Pandemie ausgesetzt. Dabei waren Telefonbehandlungen ebenfalls möglich, um auch jene Patienten versorgen zu können, die nicht über die technischen Voraussetzungen für eine Videotelefonie verfügen oder keine technischen Kompetenzen dafür haben. In akuten Krisensituationen ist die Behandlung in der Therapiepraxis jedoch zwingend, ansonsten bleibt es dem Therapeuten freigestellt, ob er weiterhin Sitzungen (auch Gruppensitzungen) in seiner Praxis anbieten möchte (siehe z. B. Psychotherapeutenkammer Berlin: https://www.psychotherapeutenkammer-berlin.de/nachrichten/wichtige-informationen-fuer-kammermitglieder-zu-den-auswirkungen-der-corona-krise).

Allerdings wurden diese gesetzlichen Lockerungen zeitlich befristet: Telefonbehandlungen sind mit Beginn des 3. Quartals nicht mehr möglich, die erweiterten Optionen für Video-basierte Behandlungen wurden lediglich bis zum 30.9.2020 gewährt (https://www.bptk.de/wp-content/uploads/2020/06/BPtK-Praxis-Info-Coronavirus.pdf). Aktuell (September 2020) steigen die Infektionszahlen in Deutschland, aber v. a. auch in Österreich enorm. Aufgrund des dynamischen Geschehens der COVID-19-Pandemie wäre daher notwendig, gesetzliche Lockerungen bzgl. digitaler Behandlungsoptionen mittel- bis längerfristig umzusetzen, damit Psychotherapeuten wie Patienten die Sicherheit haben, hierauf länger zurückgreifen zu können. Andernfalls besteht das Risiko, die therapeutische Beziehung durch ständige Settingwechsel zu belasten. Es sollte dem therapeutischen Paar daher offenstehen, nun die während des Lockdowns notwendige Umstellung des Settings auch beibehalten zu dürfen, u. U. bis zum Ende der Therapie.

Im Folgenden wird zunächst in das Spektrum von E-Mental-Health, d. h. der Nutzung von digitalen Medien in Prävention, Beratung, Behandlung und Rehabilitation psychischer Probleme und Störungen eingeführt. Psychotherapeuten erhalten somit einen Überblick über verschiedene Szenarien, in denen digitale Medien psychotherapeutische Prozesse unterstützen können. Im Weiteren werden die Besonderheiten der Videobehandlungen beschrieben und Empfehlungen für deren Umsetzung gegeben, weil anzunehmen ist, dass die Videotelefonie in der Corona-Krise das Setting ist, das von den meisten Psychotherapeuten angeboten wird. Viele dieser Empfehlungen sind auch auf das Telefonsetting übertragbar (für dezidierte Empfehlungen zu Beratung und Therapie via Telefon siehe Wenzel et al. 2020). Abschließend werden Kriterien vorgestellt, anhand derer Psychotherapeuten überprüfen können, unter welchen Voraussetzungen ein digitales Medienangebot für den Einzelfall in der jetzigen Krise hilfreich erscheint, im Krisenfall stützt und – im günstigen Fall – sogar eine weitere progressive Entwicklung des Patienten fördert.

2. Das Spektrum von E-Mental-Health

Alle Informations- und Kommunikationstechnologien, die der Vorbeugung, Diagnose, Behandlung, Überwachung und Verwaltung im Gesundheitswesen dienen, lassen sich unter dem Begriff E-Health zusammenfassen. Allerdings hat sich das Feld weiter ausdifferenziert, so z. B. in *E-Mental-Health*, das die Nutzung digitaler Medien in Prävention, Selbsthilfe, Beratung, Therapie und Rehabilitation psychischer und psychosomatischer Störungen umfasst, oder *M-Health*, was sich auf elektronische Angebote auf mobilen Geräten bezieht.

Patientenzentrierte E-Mental-Health-Angebote lassen sich u. a. nach den folgenden Merkmalen systematisieren (für eine differenzierte Systematisierung siehe Eichenberg & Kühne 2014): 1. welche Medien sie nutzen, 2. wie viele Empfänger sie adressieren (z. B. Individual- oder Gruppenangebote), 3. auf welche Störungen und Probleme sie sich beziehen (akut, chronisch usw.) und 4. zu welchem Zeitpunkt die Intervention gesetzt wird (präventiv, kurativ usw.). Entsprechend breit ist das Kontinuum dieser Angebote, die von individuellem Selbstmanagement oder Therapieunterstützung bis hin zu rehabilitativen Gruppenangeboten reichen. Im Folgenden werden die Angebote und Szenarien vorgestellt, die für die ambulante Psychotherapie in der Corona-Krise unmittelbar relevant sind.

Reine Online-Therapie

Bei reinen Online-Therapien handelt es sich zum einen um selbstgesteuerte Interventionsprogramme, die auf einem festgelegten Behandlungsprotokoll basieren. Dabei gibt es verschiedene Stufen dieser Programme, die von selbstgesteuerten Online-Trainings zur Selbsthilfe (sog. internetbasierte *ungeleitete* Selbsthilfe-

oder Interventionsangebote) bis hin zur Online-Psychotherapie mit von Patienten zu bearbeitenden Modulen reichen, bei der oftmals ergänzende Kontakte mit einem Psychotherapeuten z.B. per E-Mail, Telefon oder Kurznachrichtendienst integriert werden (sog. internetbasierte *geleitete* Selbsthilfe- oder Interventionsangebote, als Beispiel siehe Kasten 1) (Andersson et al. 2014). Daher handelt es sich in den meisten Fällen um »minimal contact«-Angebote, da sich diese Konzeption therapeutisch so als am effektivsten erwiesen hat. Die meisten dieser Angebote sind kognitiv-behavorial orientiert mit inzwischen mehr als 100 Wirksamkeitsstudien (Andersson et al. 2014; Peñate & Fumero 2016), die sich am häufigsten auf depressive Erkrankungen und Angststörungen beziehen (Stein et al. 2018). Allerdings gibt es derweil entsprechende Angebote zu fast allen Problem- und Störungsbereichen.

Kasten 1: Beispiel für ein geleitetes Online-Interventionsprogramm

Novego (https://www.novego.de) bietet Online-Interventionsprogramme zu Depression, Angst und Burnout auf der Grundlage kognitiv-behavioraler und systemischer Methoden sowie der Achtsamkeitstherapie. In den mehrwöchigen Kursen bekommen Teilnehmer Psychoedukation, Aufgaben und Tipps, dabei können sie einmal pro Woche unterstützenden Kontakt zu Psychologen aufnehmen. Viele Krankenkassen übernehmen die Kosten. Novego ist als Medizinprodukt registriert und in einer Reihe von Wirksamkeitsstudien positiv evaluiert worden.

Inzwischen existieren auch positiv evaluierte Angebote, die auf psychodynamischer Grundlage beruhen und sich an Einzelpersonen wenden (z.B. »KEN-Online«, Zwerenz et al. 2017) oder die im Gruppensetting durchgeführt werden (Lemma & Fonagy 2013). Allerdings sind aktuell (Stand: 01.04.2020) Gruppentherapien im Videosetting nicht erstattungsfähig (https://www.kbv.de/media/sp/Videosprechstunde_uebersicht_Verguetung.pdf).

Zum anderen können Online-Therapien auch als remote-Therapien geführt werden, d.h. die Sitzungen finden ausschließlich per Telefon oder – inzwischen zunehmend häufiger – per Videokonferenz statt, was auch in psychodynamischen Therapien im Bereich digitaler Angebote eingesetzt wird (Eichenberg & Hübner 2018). Durch die Lockerung gesetzlicher Bestimmungen in der Corona-Krise können auch neue Behandlungen, d.h. mit Patienten, die nie in der psychotherapeutischen Praxis vor Ort gesehen wurden, initiiert werden.

Blended therapy

Bei den sog. *blended therapy-Ansätzen* wird die traditionelle Behandlung mit digitalen Interventionen kombiniert. Auch hier müssen verschiedene Anwendungsmodi unterschieden werden, d. h. E-Mental-Health-Anwendungen können eingesetzt werden 1. vor der Behandlung/zu Behandlungsbeginn (z. B. zur Überbrückung der Wartezeit auf einen Therapieplatz oder zur Vorbereitung von Behandlungen), 2. während der Behandlung, indem z. B. E-Mental-Health Module die Behandlung begleiten oder ein Wechsel zwischen Face-to-face- und Online-Sitzungen stattfindet, 3. in der Nachsorge (z. B. als poststationäre Ausleitungsprogramme, um die Therapieeffekte nachhaltig zu sichern).

In den meisten Fällen werden Psychotherapeuten in der Corona-Krise ihre Patienten in laufenden Behandlungen nur per (Video)Telefonie weiterbehandeln.

Entsprechende Settingänderungen nehmen unmittelbar Einfluss auf die therapeutische Beziehung, dies ist evident. Während umfangreiche Literatur über die entscheidende Rolle der therapeutischen Beziehung in der Face-to-face-Psychotherapie existiert, ist die Forschung über die therapeutische Allianz bei Internetinterventionen noch begrenzt. Belege dafür, dass im Rahmen einer Online-Psychotherapie mit Kontakt zu einem Therapeuten eine stabile und positive therapeutische Beziehung aufgebaut werden kann, stehen uns jedoch schon lange zur Verfügung (für eine Übersicht zu den existierenden Studien zur therapeutischen Beziehung im Online-Setting differenziert für kognitiv-behaviorale und psychodynamische Online-Therapien siehe Eichenberg & Hübner 2020). Allerdings ist bisher auf empirischer Basis nichts darüber bekannt, wie Therapeut und Patient diese Settingwechsel erleben, d. h. den Wechsel aus dem bekannten Setting in der Therapie-Praxis auf das Online-Setting und auch wieder zurück, wenn nach dem Ende der Corona-Krise Behandlungen wieder im traditionellen Setting möglich sein werden. Entsprechende Begleitforschung wäre wichtig, um die Auswirkungen dieser Wechsel auf die therapeutische Beziehung sowohl therapeutenseits als auch patientenseits zu erfassen.

3. Empfehlungen zur Umsetzung von Videotelefonie als psychotherapeutisches Setting

Von Psychotherapeutenkammern und Fachverbänden wurden sehr zeitnah nach den neuen gesetzlichen Regelungen zur psychotherapeutischen Fernbehandlung Handzettel zusammengestellt, die Psychotherapeuten die wichtigsten Regeln für die Umsetzung vor allem von Videotelefonie-Sitzungen vermitteln sollen (Kasten 2) und gleichzeitig Hinweise auf rechtliche Regelungen wie Entschädigungen durch Praxisschließungen geben (siehe z. B. https://www.kbv.de/html/1150_44631.php). Klar ist, dass dies eine Behelfsmaßnahme ist, die keine qualifizierten Fort- und Weiterbildungen ersetzt, wobei jedoch auch in der akuten Situation des Lockdowns im Frühjahr 2020 zumindest basale Fort- und Weiterbildungsmaßnahmen notwendig waren, um im Online-Setting behandeln zu können. Denn es werden Wissensbestände um die Eigenheiten digitaler Kommunikation ebenso benötigt wie Kenntnisse darüber, in welcher Form Interventionen aus dem Face-to-face-Kontext in die verschiedenen Medien übertragen und adaptiert werden können (Kühne & Hintenberger 2020). An der Sigmund Freud PrivatUniversität (SFU), Standorte Wien und Berlin, hatten wir z. b. adhoc eine Online-Fortbildung konzipiert im Umfang von 1 SWS, um Psychotherapeuten in Ausbildung, die ihre Patienten im Online-Setting behandeln wollen, vorzubereiten. Inzwischen hatten wir Zeit, einen akkreditierten Universitätslehrgang an der SFU in Kooperation mit dem in der Fort- und Weiterbildung im Bereich der Online-Beratung tradierten Institut für E-Beratung der Technischen Universität Nürnberg aufzubauen, der 1,5 Semester umfasst, u. a. verschiedene beratende Berufsgruppen für ihre Tätigkeit im Online-Setting qualifizieren soll (https://weiterbildungsakademie.sfu.ac.at/de/).

> **Kasten 2: Exemplarische Auswahl an Handzetteln mit Hinweisen zur Durchführung von Psychotherapie via Videotelefonie**
> Broschüre der Bundespsychotherapeutenkammer zur Videobehandlung generell:
> https://www.bptk.de/wp-content/uploads/2020/03/bptk_praxis-info_09_videobehandlung.pdf
> Empfehlungen zur Durchführung Videokonferenz-basierter Psychotherapie der Interessengruppe E-Health in der Fachgruppe Klinische Psychologie und Psychotherapie der Deutschen Gesellschaft für Psychologie:
> https://lppkjp.de/wp-content/uploads/2020/03/EmpfehlungenVideobasierte-Psychotherapie_DGPs_IG-E-Health_20200326.pdf
> International Psychoanalytic Association:
> https://www.ipa.world/IPA/en/News/corona_remote_sessions.aspx

Die Handzettel erläutern die wichtigsten datenschutzrechtlichen Voraussetzungen (so sind beispielsweise nur zertifizierte Videotelefonie-Programme zugelassen, eine Übersicht findet sich unter https://hih-2025.de/corona/) und geben

Hinweise zum organisatorischen Ablauf (z. B. ist vor der ersten Sitzung eine schriftliche Einwilligungserklärung der Patienten einzuholen) und technischen Bedingungen (man sollte z. b. die Videokommunikations-Software vor der ersten Nutzung mit einer Person, die kein Patient ist, testen). Auch zur konkreten Durchführung einer Sitzung werden Hinweise gegeben (geschlossener Raum, Störquellen wie Mobiltelefone sind patienten- wie therapeutenseits abzustellen) und ebenso wie mit technischen Störungen umgegangen werden kann (Ausweichen auf alternative Kontaktmöglichkeiten wie Anrufe, wenn die Internetverbindung ausfällt). All diese Hinweise sind richtig und wichtig, können aber natürlich nicht alle Herausforderungen und mögliche Probleme in diesem – für Behandler wie Patient – meist ungewohnten Setting abbilden. Ein wichtiges Thema sind nicht nur mögliche Grenzverletzungen auf beiden Seiten (ausführlich zu Grenzverletzungen im Online-Setting siehe Eichenberg & Küsel 2017), die häufig unbewusst passieren (Aufweichen von Settingregeln, in dem z. b. der Therapeut für die Videositzung sein Wohnzimmer und nicht mehr seinen Praxisraum nutzt; Patient isst während der Sitzung oder Familienangehörige laufen durchs Zimmer usw.), sondern ebenso eine fehlende Reflexion darüber, dass eine Videobehandlung keine Face-to-face-Behandlung ist, sondern vielmehr ein »Camera-to-Camera-Kontakt« (Kühne & Hintenberger 2020). Dies impliziert, dass in dieser Kommunikationssituation mehr paraverbale Sprechersignale (ähnlich wie am Telefon) gesetzt werden sollten, deutlich gesprochen wird (Wenzel et al. 2020) und wir ebenso berücksichtigen, dass wir nur einen Ausschnitt des Gegenübers wahrnehmen können (und z. B. nicht ein nervöses Spielen an den Händen). Für eine gelingende videobasierte Psychotherapie ist daher zentral, dass dem Therapeuten und Patienten diese Unterschiede bewusst sind, sie gleichzeitig in der jetzigen Krise aber auch nutzen und darauf zurückgreifen, was in der bisherigen Therapie schon erarbeitet wurde. So können und sollten auch bei dissoziativen oder Erregungszuständen auch via Videotelefonie dieselben Übungen angeleitet werden, die der Patient schon kennt. Das heißt Unterschiede des Settings wahrnehmen, dennoch an Bekanntes anknüpfen und im Online-Setting auch haltgebende Strukturen aufbauen (der Therapeut sitzt z. B. immer am selben Platz). Das sind sicherlich hilfreiche Aspekte für die Gestaltung der ersten Online-Sitzungen. Dazu gehört ferner, sich und dem Patienten eine gewisse Eingewöhnungszeit einzuräumen, d. h. selbst wenn im Online-Setting grundsätzlich aufdeckend gearbeitet werden kann, hiermit zu Beginn eher vorsichtig zu sein.

In den oben genannten Handzetteln fehlen ebenso behandlungstechnische Hinweise. Wie können die jeweiligen Methoden eines Therapieverfahrens an das

Videosetting adaptiert werden? Das wirft für psychoanalytische Behandlungen z. B. ganz andere Fragen auf (z. B. nach anderen Qualitäten in der Übertragungs- und Gegenübertragungsbeziehung) als für systemische Therapien (welche technischen Voraussetzungen müssen erfüllt sein, um mit mehreren Familienmitgliedern eine Videositzung abzuhalten? Sind Videositzungen auch für Kinder möglich?) oder für die Verhaltenstherapie (wie können videobasierte Sitzungen durch strukturierte Online-Module ergänzt werden?). Daher werden im nächsten Abschnitt generelle behandlungstechnische Überlegungen zum digitalen Medieneinsatz gegeben, die in der Corona-Krise evtl. weniger strikt gelten, da die Weiterbehandlung mit dem Ziel der Prävention und Abmilderung von Krisenzuständen von psychisch sowieso schon belasteten Patienten das erste Ziel ist. Dennoch muss reflektiert werden, für welche Patientengruppen welche Art der digitalen Psychotherapie indiziert ist oder in welchen Fällen eben doch auf traditionelle Sitzungen zurückgegriffen werden muss, unter Berücksichtigung aller hygienerelevanten Maßnahmen (siehe https://www.ptk-nrw.de/fileadmin/user_upload/pdf/Aktuelle_Informationen/2020/02/hygieneleitfaden_pp_1_.pdf).

4. Überlegungen zum digitalen Technikeinsatz in der Psychotherapie: Kriterien für die Behandlungsplanung

Exemplarisch sollen folgende Überlegungen Anregungen geben und helfen zu entscheiden, ob und wenn ja unter welchen Bedingungen die Integration welcher digitaler Medienintegration in laufende Psychotherapien sinnvoll ist. Diese Überlegungen knüpfen hier sowohl an die Medienintegration in psychodynamischen als auch in kognitiv-behavioralen Therapien an. Dabei ist diese Entscheidung natürlich gemäß eines adaptiven Behandlungsprozesses im Verlauf der Therapie immer wieder zu überprüfen; und in Zeiten der Corona-Krise ist selbstverständlich, dass die entsprechenden Kriterien eher weicher auszulegen sind im Sinne des Ziels, dass eine »Erhaltungstherapie« Vorrang vor dem Anspruch hat, in einer Zeit, in der Psychotherapie-Patienten ja nicht nur – wie wir alle – eine globale Krise mit individuell ganz unterschiedlichen Themen und Belastungsgraden (siehe Bering, Schedlich, Zurek in diesem Band) zu bewältigen haben, sondern per se unter psychischen Störungen leiden, die heute ein erhöhtes Potenzial haben, symptomatisch zu aggravieren.

Technikeinsatz und Behandlungsphase. Ob in einer Behandlungsphase der digitale Medieneinsatz indikativ oder kontraindikativ ist, muss im Einzelfall entschieden werden. Kann bei dem spezifischen Patienten ein Beziehungsaufbau auch via Videotelefonie zu Beginn einer Therapie gelingen? Bringen ungeleitete Online-Selbsthilfemodule therapiebegleitend einen zusätzlichen Effekt oder sind sie eher therapieausleitend als »Erhaltungsmaßnahme« zur Stabilisierung der Therapieerfolge indiziert? Fördern E-Mental-Health-Angebote zu Beginn die Therapiemotivation und unterstützen die Veränderungsbereitschaft? Tragen sie im Einzelfall z.B. nach stationären Maßnahmen dazu bei, die in der Klinik gelernten Techniken weiter anzuwenden oder verhindern poststationäre Chat-Gruppen die Ablösung von der therapeutischen Gemeinschaft und fördern damit regressive Tendenzen?

Gerade in diesen Zeiten, in denen stationäre Reha-Maßnahmen für die Patienten abrupt beendet wurden, stellt sich die Frage, ob poststationäre Online-Angebote stabilisierend sein können.

Technikeinsatz und biografische Erfahrungen. Auch biografische Erfahrungen in Bezug auf Mediensozialisation und -konsum haben Einfluss, wie Patienten nun den Settingwechsel erleben. Welche Rolle spielten Medien in der Kindheit des Patienten? Patienten, die sich als Kind von ihren Bezugspersonen häufig z.B. an den Fernseher »abgeschoben« fühlten, werden den Vorschlag des Therapeuten, in Zeiten von Corona auf das Video-Setting zu wechseln oder ein ungeleitetes Selbsthilfeprogramm zu nutzen, anders erleben als Patienten, die Medien nicht als »deprivierendes Setting« erlebt haben.

Technikeinsatz und störungsspezifische Symptomatik. Möchten Therapeuten zusätzlich zur (Video-)Behandlung störungsspezifische Online-Selbsthilfemodule empfehlen und einsetzen, muss zunächst die Verfügbarkeit entsprechender Angebote geprüft werden. Während z.B. therapiebegleitende Serious Games (siehe Eichenberg & Schott 2017) für Kinder, Jugendliche und Adoleszente für verschiedene Störungen existieren, sind evaluierte Angebote für ältere Patientengruppen rar. Gleiches gilt für ungeleitete Online-Selbsthilfemodule, die international zwar für ein breites Störungsspektrum angeboten werden, jedoch in den Sprachen einzelner Länder nur für die hochprävalentesten Störungen zur Verfügung stehen. Wichtig ist, dass Therapeuten alle therapeutischen Online-Ressourcen, die sie empfehlen, selbst hinsichtlich ihres Qualitätsnachweises überprüft haben.

Technikeinsatz und Persönlichkeitsakzentuierung. Das Medienangebot bzw. die – Corona-krisenbedingt recht abrupte – Einführung digitaler Medien in laufende Psychotherapien sollte die spezifische Persönlichkeitsakzentuierung des Patienten berücksichtigen. Ein zwanghaft strukturierter Patient wird z. b. das Medienangebot ganz anders wahrnehmen und nutzen als ein narzisstisch oder histrionisch akzentuierter. Bei einem zwanghaft strukturierten Patienten sollte reflektiert werden, ob ein nun zusätzlich zur Videotherapie angebotenes ungeleitetes Online-Selbsthilfeprogramm nicht ggf. übermäßig genutzt wird. Bei einem zusätzlichen Mail-Angebot zwischen den (Video-)Sitzungen könnte ein histrionischer Patient zum »Oft- oder Vielschreiber« werden und bei narzisstisch akzentuierten Patienten könnte ein zusätzliches Angebot zu Online-Modulen die innere Frage aufwerfen, ob der Therapeut nicht kompetent genug sei.

Technikeinsatz und Strukturniveau. Das Strukturniveau des Patienten entscheidet auch darüber, ob auch im virtuellen Raum die Settingregeln eingehalten werden können, so z. B. bei der Videotelefonie. Bei neurotischen Patienten können durch z. B. textbasierten Austausch via Mail oder auch Chat Übertragungsprozesse gesteigert werden, die therapeutisch gut nutzbar sind (Colon 1999). Bei Patienten mit niedrigerem Strukturniveau kann der Mangel an physischer Präsenz jedoch auch destabilisieren, sodass abgewogen werden muss, in welcher Behandlungsphase welches digitale Kommunikationsmedium hinreichend Containment gibt und zu einer progressiven anstatt (malignen) regressiven Entwicklung des Patienten beiträgt.

Adaption der Behandlungstechnik an die technische Umgebung. Letztlich entscheidet auch die Therapieschule, inwiefern das traditionelle Setting flexibilisierbar ist und die spezifischen Methoden an digitale Settingoptionen adaptierbar sind. In der Verhaltenstherapie sind übende Verfahren sicherlich leichter in E-Mental-Health-Programme umsetzbar als in der Psychoanalyse oder der Gestalttherapie. Die Grundelemente der klientenzentrierten Psychotherapie lassen sich in E-Mail-gestützten Therapien leichter umsetzen als kreativtherapeutisches Vorgehen, und systemische Ansätze brauchen wiederum besondere technische Voraussetzungen, wenn sie online mit mehreren Familienmitgliedern arbeiten möchten.

5. Erfahrungen von Psychotherapeuten mit Online-Therapien in Zeiten des Lockdowns: Empirische Studien

Während in Zeiten des Lockdowns bereits erste Erfahrungsberichte von Psychotherapeuten veröffentlicht wurden, die in Zeiten der Corona-Pandemie aus ihrem Behandlungsalltag im Videotelefonie-Setting berichten (https://www.bptk.de/der-schutzraum-der-praxis-fehlt/), so liegen inzwischen empirische Studien vor, die diese Erfahrungen systematisch erhoben haben.

Einer Umfrage der Deutschen Psychotherapeuten Vereinigung (2020) zufolge, an der Anfang April 2020 4466 Psychotherapeuten teilnahmen, gaben 77 % der Befragungsteilnehmer an, dass sie die Möglichkeiten der Videobehandlung nutzen, 95 % davon erst seit Beginn der Corona-Krise, d.h. sie stellten sich ad hoc auf dieses neue Setting ein. Ein weiteres Ergebnis war, dass sich die Therapeuten auf die Videobehandlung eingelassen haben, trotz behandlungstechnischer Bedenken, um bestimmte Patientengruppen weiter versorgen zu können. Manche genannten Nachteile – wie z.B. Kinder nicht per Videosetting behandeln zu können – würden relativiert werden können, wenn eben entsprechende Weiterbildungen etabliert würden. So beschreibt z.B. Sindelar in unserem Band, auf welche Weise auch Kinder erfolgreich in dieser medialen Umgebung behandelt werden können und berichtet von ihren Erfahrungen damit.

Insgesamt ist beachtenswert, dass ein Großteil der Psychotherapeuten die Herausforderung angenommen hat, sich – trotz Bedenken – auf ein unbekanntes Setting eingelassen zu haben und das, obwohl wir nicht nur als Behandler sondern auch als Privatpersonen einen Ausnahmezustand erleben, d.h. auch selbst betroffen sind. Daher sind auch für uns Psychotherapeuten im Umgang mit der Corona-Pandemie Maßnahmen der Psychohygiene von zentraler Bedeutung (s. Zurek in diesem Band). Dies erscheint umso wichtiger, weil Studien zeigen, dass Patienten im Lockdown eine Aggravation ihrer Symptomatik erfahren haben, was wiederum – neben der Umstellung auf das Online-Setting – eine Belastung für Psychotherapeuten darstellt. Dies illustrieren Zahlen einer Studie der Donau Universität Krems, in der über 1500 Psychotherapeuten befragt wurden: Diese beobachteten aufgrund der gesetzlich angeordneten Präventionsmaßnahmen bei 70 % ihrer Patienten negative Auswirkungen in dem Sinne, dass bestehende Symptome sich verschlimmerten und bereits überwundene Traumata reaktiviert wurden. (https://noe.orf.at/stories/3047223/)

Gleichzeitig scheinen die im Lockdown gewonnenen Erfahrungen eine Einstellungsänderung der Psychotherapeuten gegenüber Online-Therapie herbeigeführt zu haben. Eine österreichische Befragung von 700 Psychotherapeuten zeigte, dass vor der COVID-19-Pandemie nur ca. ein Drittel positiv gegenüber E-Mental Health eingestellt war; nach den Erfahrungen während der Pandemie änderte sich dies auf zwei Drittel, die positiv der Online-Therapie gegenüber standen. In der Befragung wurde auch deutlich, dass die Psychotherapeuten für eine weitere Lockerung der gesetzlichen Bestimmungen plädierten, denn 9 von 10 Psychotherapeuten gaben an sich vorzustellen, das Online-Setting auch »nach Corona« flexibel anzuwenden, wenn es in den Leistungskatalog der Krankenkassen aufgenommen würde (https://www.sfu.ac.at/wp-content/uploads/SFU_Presseinfos_ 2020_08_28_E-Psychotherapie.pdf).

6. Fazit

Psychotherapeutische (Weiter-)Behandlung in Zeiten der Corona-Pandemie bringt eine Reihe von Herausforderungen mit sich – für uns Psychotherapeuten wie auch für unsere Patienten. Wir haben den Anspruch, unsere Patienten weiter zu behandeln, auch wenn wir selbst ggf. gar nicht technikaffin sind oder wenn Patienten – selbst, wenn sie eine Therapie weiterhin dringend benötigen – das Online-Setting ablehnen oder nicht über die technischen Voraussetzungen verfügen. Telefonische Kontakte sind hier niederschwellig und werden von älteren Patientengruppen eher bewältigt und akzeptiert als Videokonferenzen. Gerade diese Patientengruppe braucht aufgrund ihrer häufig einsameren Alltagssituation und auch aufgrund größerer Krankheitsängste, weil sie als Hochrisikogruppe für COVID-19-Infektionen gilt, besondere Unterstützung.

Insgesamt ist es ratsam, uns nicht zu überfordern. »Erhaltungstherapien«, d. h. niederschwellige Kontakte anzubieten, auch über das Telefon, wenn uns oder die Patienten die technischen Voraussetzungen für Videositzungen überfordern, sind wertvoll, können stützend sein und die Aggravation vorhandener psychischer Störungen abmildern in dieser Zeit, die auf verschiedenen Ebenen Krisenpotenzial birgt.

Diejenigen Psychotherapeuten, die sich auf das Neuland der »digitalen Psychotherapie« mit ihren Patienten begeben, sollten vor allem bei den ersten Gehversuchen technikbasierter Sitzungen Geduld miteinander haben, in dem Sinne, dass sie sich auf das neue Setting einstimmen. Manche Patienten werden uns auch fragen, was sie – zuhause sitzend – zwischen den Sitzungen psychisch für sich tun können. Neben den allgemeinen Hinweisen zur Psychohygiene (siehe auch den

Beitrag von Zurek in diesem Band) werden sie uns auch nach Internetressourcen fragen. Insgesamt gibt es evaluierte Online-Programme zur Stressbewältigung (siehe z. B. https://www.novego.de/novego-programme/relax/), zur Prävention von depressiven Erkrankungen (www.moodgym.de) oder auch Apps, die helfen, die eigene Stimmung zu monitoren (https://mymoodpath.com/de/). Zur Animierung körperlicher Betätigung eignen sich auch sog. Exergames, d. h. Computerspiele, bei denen der körperliche Einsatz der Spieler im Vordergrund steht (z. B. Wii Fit). In die (Video-)Behandlung eingebundene Online-Tools sollten vom Therapeuten vorab auf Qualität und im Einzelfall auf die behandlungstechnische Indikation geprüft werden.

Insgesamt haben wir aus der Phase des ersten Lockdowns gelernt, dass sich die bisherigen Erkenntnisse zur Inanspruchnahmebereitschaft von E-Mental Health Anwendungen in Krisenzeiten schlagartig ändern. Während vor der COVID-19-Pandemie in mehreren Studien gezeigt wurde, dass die Offenheit für E-Mental Health Anwendungen von der Therapieschule (Vigerland et al. 2014) und von der Technikaffinität und -erfahrung abhängig ist (Eichenberg, Grabmayer & Green 2016; Kerst, Zielasek & Gaebel 2019), so scheinen sich diese Determinanten in pandemischen Krisensituationen aufzulösen. Vielmehr zeigt sich eine hohe Bereitschaft, das traditionelle auf das digitale Setting umzustellen bei einem Großteil der praktizierenden Psychotherapeuten. Ein gegenteiliger Befund zeigt sich für die Patienten: Während ein durchgehender Befund vor der Pandemie war, dass Patienten E-Mental Health gegenüber offener sind als Psychotherapeuten (z. B. Schröder et al. 2017), so wurden letztlich nur 40 % der Patienten im Videosetting versorgt (DPTV 2020). Digitale Behandlungsbarrieren auf Seiten der Patienten in dieser spezifischen Situation zu erfassen, stellt ein Forschungsdesiderat dar.

Letztlich zeigt uns die aktuelle Krisensituation, dass wir als Psychotherapeuten stets Schritt halten sollten mit den allgemeinen Nutzungsmöglichkeiten und Trends im Bereich von E-Mental Health, um informiert entsprechende Möglichkeiten ausschöpfen zu können. Gleichzeitig sollten wir aber auch wissen, wie unsere Patienten digitale Medien nutzen und Online-Therapieoptionen gegenüberstehen. Eine eigene Studie ergab, dass jedoch lediglich ein Drittel der 160 befragten Psychotherapeuten angaben, in der Anamnese Aspekte der digitalen Mediennutzung zu erheben (Eichenberg et al., under review).

Literatur

Andersson, G., Cuijpers, P., Carlbring, P., Riper, H. & Hedman, E. (2014). Guided Internet-based vs. face-to-face cognitive behavior therapy for psychiatric and somatic disorders: a systematic review and meta-analysis. World Psychiatry, 13(3), S. 288–295.

Colon, Y. (1999). Chatte(er)ring through the fingertips: Doing group therapy online. (Online). http://web.archive.org/web/20040616205705/www.echonyc.com/~women/Issue17/public-colon.html (29. 03. 2020).

Deutsche Psychotherapeutenvereinigung (2020). Umfrage Psychotherapeutische Videobehandlung. (Online) https://www.deutschepsychotherapeutenvereinigung.de/index.php?eID=dumpFile&t=f&f=11152&token=8efba22d7afdbd29ab5f0a824eb29c7d2aa94b9c (25. 10. 2020).

Eichenberg, C., Grabmayer, G. & Green, N. (2016). Acceptance of serious games in psychotherapy: An inquiry into the stance of therapists and patients. Telemedicine and e-health, DOI: 10.1089/tmj.2016.0001.

Eichenberg, C. & Hübner, L. (2020). Therapeutische Beziehung im Zeitalter digitaler Medien: Perspektiven und Ergebnisse aus Verhaltenstherapie und psychodynamischer Psychotherapie. In: A. Merz & B. Wildeisen (Hrsg.), Liebes Leben in der Psychiatrie (S. 137–167). Norderstedt: BoD.

Eichenberg, C. & Hübner, L. (2018). Psychoanalyse via Internet: Ein Überblick zum aktuellen Stand der Diskussion um Möglichkeiten und Grenzen. Psychotherapeut, 63(4), S. 283–290. https://doi.org/10.1007/s00278-018-0294-0

Eichenberg, C. & Kühne, S. (2014). Einführung Onlineberatung und -therapie. Grundlagen, Interventionen und Effekte der Internetnutzung. München: UTB.

Eichenberg, C. & Küsel, C. (2017). E-Mental Health: Potenzielle Grenzverletzungen. Deutsches Ärzteblatt, Ausgabe PP, 12, S. 590–592.

Eichenberg, C., Piening, K. & van Loh, J. (under review). Exploration und Berücksichtigung von Medienproblemen in der Psychotherapie von Erwachsenen: Eine Online-Befragung von Psychotherapeuten.

Eichenberg, C. & Schott, M. (2017). Serious Games for Psychotherapy: A Systematic Review. Games for Health, 3, S. 127–135.

Kerst, A., Zielasek, J. & Gaebel, W. (2019): Smartphone applications for depression: a systematic literature review and a survey of health care professionals' attitudes towards their use in clinical practice. Eur Arch Psychiatry Clin Neurosci. doi: 10.1007/s00406-018-0974-3 [Epub ahead of print].

Kühne, S. & Hintenberger, G. (2020). Onlineberatung und -therapie in Zeiten der Krise. Ein Überblick. e-beratungsjournal.net, 16, 1, Artikel 3: https://www.e-beratungsjournal.net/wp-content/uploads/2020/03/kuehne_hintenberger.pdf

Lemma, A. & Fonagy, P. (2013). Feasibility study of a psychodynamic online group intervention for depression and anxiety. Psychoanalytic Psychology, 30(3), S. 367–380.

Müller, K. W. & Wölfling, K. (2017). Pathologischer Mediengebrauch und Internetsucht. Stuttgart: Kohlhammer.

Peñate, W. & Fumero, A. (2016). A meta-review of Internet computer-based psychological treatments for anxiety disorders. J Telemed Telecare, 22(1), S. 3–11.

Schröder, J., Berger, T., Meyer, B., Lutz, W., Hautzinger, M., Späth, C., Eichenberg, C., Klein, J.-P. & Moritz, S. (2017): Attitudes towards Internet interventions among psychotherapists and individuals with mild to moderate depression symptoms. Cognitive Therapy and Research. DOI: 10.1007/s10608-017-9850-0

Stein, J., Röhr, S., Luck, T., Löbner, M. & Riedel-Heller, S. (2018). Indikationen und Evidenz von international entwickelten Online-Coaches zur Intervention bei psychischen Erkrankungen – ein Meta-Review. Psychiat Prax 45(01), S.7–15. https://doi.org/10.1055/s-0043-117050

Vigerland, S. et al. (2014). Attitudes Towards the Use of Computerized Cognitive Behavior Therapy (cCBT) with Children and Adolescents: A survey among Swedish mental health professionals. Interventions 1(3). DOI: 10.1016/j.invent.2014.06.002

Wenzel, J., Jaschke, S. & Engelhardt, E. (2020). Krisenberatung am Telefon und per Video in Zeiten von Corona. e-beratungsjournal.net, 16, 1, Artikel 4: https://www.e-beratungsjournal.net/wp-content/uploads/2020/04/wenzel_et_al.pdf

Zwerenz, R., Becker, J., Johansson, R., Frederick, R.J., Andersson, G. & Beutel, M.E. (2017). Transdiagnostic, Psychodynamic Web-Based Self-Help Intervention Following Inpatient Psychotherapy: Results of a Feasibility Study and Randomized Controlled Trial. JMIR Ment Health 4(4), e41. https://doi.org/10.2196/mental.7889

Kinder- und Jugendlichen-psychotherapie Online in Zeiten der Corona-Krise

BRIGITTE SINDELAR

1. Die berufsrechtliche Situation für die Online-Psychotherapie in Österreich – vor und in der Corona-Krise

In Österreich liegt eine »Internetrichtlinie – Kriterien zur Ausgestaltung der psychotherapeutischen Beratung via Internet« des Bundesministeriums für Soziales, Gesundheit, Pflege und Konsumentenschutz (BMSGPK) vor, veröffentlicht Anfang 2020 (BMSGPK, 2020). Festgehalten wird darin, dass »Psychotherapie als Behandlung, insbesondere als Krankenbehandlung samt psychotherapeutischer diagnostischer Abklärung und Indikationsstellung [...] via Internet nicht lege artis« sei (S. 6). Gefolgert wird daraus: »Psychotherapeutische Tätigkeiten via Internet sind daher in jenem Bereich der psychotherapeutischen Berufsausübung anzusiedeln, der sich der Beratung allgemein und der Beratung unter spezifischen Rahmenbedingungen widmet« (ebd.). Dennoch ist die »Psychotherapeutische Beratung via Internet [...] rechtlich als Ausübung der Psychotherapie zu qualifizieren«. Noch schwieriger wird die Situation der Psychotherapie via Internet in Österreich durch folgende Feststellung: »Die Schwelle einer psychotherapeutischen Beratung zu einer psychotherapeutischen Behandlung via Internet wird jedenfalls dann überschritten werden, wenn in einer Summenbetrachtung die Indikation für eine psychotherapeutische Behandlung gegeben ist«. Demnach ist also eine psychotherapeutische Behandlung via Internet und Telefon in Österreich nicht erlaubt. Die Kinder- und Jugendlichenpsychotherapie findet in dieser Richtlinie keine Erwähnung. Die Richtlinie wurde vor der Corona-Krise erlassen.

Die Corona-Krise hat den verpflichtenden Charakter dieser Richtlinie verändert. Während der Corona-Krise wird der Kostenzuschuss zur Psychotherapie per Telefon oder Internet durch die Krankenkassen gewährt. Die Corona-Krise hat die Online-Psychotherapie in Österreich zumindest befristet legalisiert (zur Situation in der BRD siehe den Beitrag von Eichenberg in diesem Band).

2. Ausgangslage der Online-Psychotherapie von Kindern und Jugendlichen

Während mittlerweile zahlreiche empirische Studien zu Machbarkeit und Wirksamkeit von Online-Psychotherapie in der Erwachsenenpsychotherapie vorliegen, ist der Forschungsoutput dazu in der Kinder- und Jugendlichenpsychotherapie vergleichsweise gering, die Skepsis der Psychotherapeut*innen größer als in der Erwachsenentherapie. Es liegen jedoch bereits durchweg ermutigende Ergebnisse vor, am häufigsten zu Angststörungen und zur kognitiven Verhaltenstherapie (z. B. Bry, Chou, Miguel & Comer 2018; Carpenter, Pincus, Furr & Comer 2018) sowie Metaanalysen (Slone, Reese & McClellan 2012; Clinical update: Telepsychiatry with children and adolescents 2017; Domhardt, Streubl & Baumeister 2020). Übereinstimmend kommen sie zum Schluss, dass in keiner der empirischen Untersuchungen von negativen Auswirkungen digitaler Medien berichtet wird, im Gegenteil, sogar Ergebnisse vorliegen, die der digitalisierten psychotherapeutischen Intervention eine vergleichbar hohe Wirksamkeit attestieren wie der psychotherapeutischen Behandlung im persönlichen Kontakt.

Die ermutigenden Ergebnisse sind aber keinesfalls so zu verstehen, dass die Online-Psychotherapie bei Kindern und Jugendlichen auf dem Weg ist, die Behandlung im persönlichen Kontakt zu verdrängen oder mit ihr gleichzuziehen. Denn es führt kein Weg daran vorbei, auch die Einschränkungen gegenüber der im persönlichen Kontakt durchgeführten Psychotherapie wahrzunehmen.

Die wissenschaftliche Auseinandersetzung mit dieser Fragestellung ist nicht so neu wie vielleicht anzunehmen: 1976 berichten Straker, Mostyn & Marshal von TV-Konferenzen zwischen Krankenschwestern und Sozialarbeitern einer pädiatrischen Einrichtung und einem Kinderpsychiater, der kindliche Patient*innen und deren Mütter mittels interaktiver TV-Konferenz untersuchte und behandelte, und von positiven Bewertungen dieser Intervention durch die Patient*innen und ihre Mütter (Straker, Mostyn & Marshall 1976). Die Schlussfolgerung der Autor*innen vor 44 Jahren war, dass solche Behandlungen mittels TV eine Verbesserung der Gesundheitsversorgung für Patient*innengruppen, die diesbezüglich unterversorgt sind, einbringen könnte. Der Einsatz von Telekonferenzen bei der Behandlung von psychischen Störungen von Kindern und Jugendlichen ist also mindestens 44 Jahre alt.

3. Anmerkungen zur Skepsis gegenüber dem Einsatz digitaler Medien in der Kinder- und Jugendlichenpsychotherapie

Digitale Medien bieten Chancen in der kinder- und jugendpsychotherapeutischen Behandlung, die gerade im Zusammenhang mit der Corona-Krise, aber auch außerhalb dieser an Bedeutung gewonnen haben. Dass die Corona-Krise dazu führt, sich damit intensiv auseinanderzusetzen und dies die Auseinandersetzung beschleunigt hat, ist als Vorteil zu sehen.

Befindlichkeiten von Psychotherapeut*innen gegenüber den Medien Computer und Internet mögen zwar durchaus der aufmerksamen Beachtung auch seitens der Psychotherapiewissenschaft wert sein, sind aber angesichts der Notwendigkeit, die Jüngsten unserer Gesellschaft in dieser Krisensituation zu unterstützen und dabei insbesondere die, die ihr im Zustand der behandlungsbedürftigen psychischen Störung ausgesetzt sind, als aktuell nachrangig anzusehen. Es ist Teil der psychotherapeutischen Berufsethik, sich Weiterentwicklungen in Bereitschaft zur professionellen Weiterbildung zu stellen.

Die skeptische Einstellung von Kinder- und Jugendlichenpsychotherapeut*innen gegenüber dem Einsatz von digitalen Medien in ihrer Arbeit ist in zwei Themenfeldern zu orten: Eines davon ist das Risikopotential des Internet 2.0 für die Entwicklung einer Computerspiel- oder Internetsucht und daraus folgend die Bedenken, durch Online-Psychotherapie speziell mit Jugendlichen diese zu befördern. Das andere Themenfeld ist Unsicherheit bezüglich der eigenen Medienkompetenz, aber auch der Datensicherheit von Videotelefonie.

Mit der Corona-Krise hat sich hier die Situation schlagartig geändert: Die Frage, ob (Video-)Telefonie zum Einsatz in der Kinder- und Jugendlichenpsychotherapie grundsätzlich zu befürworten oder abzulehnen ist, stellt sich nicht mehr, sobald sie die einzige Möglichkeit ist, die Psychotherapie weiterzuführen. Diese »Gretchenfrage« wurde abgelöst von den Fragen, wie eine Fortsetzung der psychotherapeutischen Behandlung mittels digitaler Ressourcen bestmöglich zu gestalten ist, welche Einschränkungen zu beachten sind, wie die Sprache des Spiels und der Metaphern medial weitergeführt werden kann, welche Rahmenbedingungen zu beachten sind. An der Sigmund Freud Privatuniversität Standort Wien und Berlin haben wir dazu eine Online-Fortbildung zur Online-Psychotherapie mit Kindern und Jugendlichen implementiert, die Psychotherapeut*innen in Ausbildung, die ihre kindlichen und jugendlichen Patient*innen nun im Online-Setting behandeln wollen, vorbereitet und unterstützt (siehe den Beitrag von Eichenberg in diesem Band).

Kinder und Jugendliche sind wegen seelischer Leidenszustände in psychotherapeutischer Behandlung und verfügen daher über eine geringere Resilienz gegen zusätzliche Belastungen, wie sie in der Corona-Krise gegeben sind. Daher ist grundsätzlich davon auszugehen, dass sie gerade jetzt die psychotherapeutische Behandlung dringend brauchen. Die Einschränkungen der Settingveränderung der persönlichen Begegnung zur Begegnung im virtuellen Raum sind evident, aber kein Grund, die Psychotherapie gerade mit dieser besonders vulnerablen Patient*innengruppe zu unterbrechen, wenn eine persönliche Begegnung nicht möglich ist.

4. Besonderheiten der Kinder- und Jugendlichenpsychotherapie

Den Ausführungen zu Chancen und Risiken der medial gestützten Psychotherapie vorangestellt seien zusammengefasste Hinweise auf die Besonderheiten der psychotherapeutischen Behandlung von Kindern und Jugendlichen, die folglich auch auf die Online-Therapie gestaltend Einfluss nehmen.

Zuerst einmal ist festzuhalten, dass zwar die Kinder- und Jugendlichenpsychotherapie ein aus der Altersspanne definierter Terminus ist, aber innerhalb dieser Altersspanne sowohl die psychotherapeutische Beziehung als auch die Interventionstechniken bei Kindern im Vergleich zu Jugendlichen große Unterschiedlichkeiten aufweisen, dem Entwicklungsstand des Kindes oder Jugendlichen entsprechend. Daher stellt die Entwicklungspsychologie in der Kinder- und Jugendlichenpsychotherapie eine Kenntniserfordernis des*der Psychotherapeut*in dar.

Auch die Beziehung zwischen Psychotherapeut*in und Patient*in unterscheidet sich essentiell von der psychotherapeutischen Beziehung in der Psychotherapie Erwachsener, dies schon allein dadurch, dass sich Therapeut*in und Patient*in unähnlicher sind als es in der Erwachsenenpsychotherapie je sein kann. Auch wenn Abhängigkeit von bestimmten Personen ein psychopathologisches Symptom des Kindes oder Jugendlichen sein kann, wie zum Beispiel beim Kind, das an einer Schulphobie leidet, so ist die Abhängigkeit von den erwachsenen Bezugspersonen immer auch die Lebensrealität des Kindes und Jugendlichen. Und damit ist die Psychotherapie von Kindern und Jugendlichen immer nur unter Einbeziehung der Bezugspersonen, meistens der Eltern, überhaupt möglich und die Elternarbeit eine Conditio sine qua non (Sindelar 2011).

Kinder- und Jugendlichenpsychotherapie findet in anderen Kommunikations- und Interventionsformen statt. Das szenische Agieren ist zentrales Element im psychotherapeutischen Prozess, den kreativen Raum bereitstellend, den das Kind als Projektionsfläche und Beziehungsraum zwischen ihm und dem*der Psychotherapeut*in nutzt. Die Via Regia zur kindlichen Gefühlswelt ist das Spiel, in dem das Kind Gefühle und emotionale Konflikte ausdrückt und verarbeitet, von Erfahrungen berichtet, Katharsis erleben kann, Unbewusstes mitteilt, Konfliktlösungen probt, und dies im Dialog mit dem*der Psychotherapeut*in. Dies verlangt, dass der*die Psychotherapeut*in in der vom Kind gewählten Sprache des Spiels antwortet, die Botschaft für sich entschlüsselnd, um sie unmittelbar wieder in die Sprache des Spiels zurück zu übersetzen. Dazu muss er*sie die jeweils aktuelle Spielwelt kennen und verstehen. Zugleich ist das Spiel immer mit Elementen der Körperlichkeit verbunden, schon allein dadurch, dass es handelnd stattfindet und daher Bewegung verlangt. Die Frage, die in der Erwachsenentherapie seit Jahrzehnten diskutiert wird, ob das Einbeziehen des Körpers in den psychotherapeutischen Dialog hilfreich oder hinderlich, vermeidbar oder erstrebenswert ist, stellt sich in der Kinderpsychotherapie nicht. Denn es findet statt (Sindelar 2017).

In der Psychotherapie von Jugendlichen tritt das handelnde Spiel mit zunehmendem Alter immer mehr in den Hintergrund, ist aber als Begleitung des verbalen Dialogs noch immer bedeutsam. Das Spiel verlagert sich vom Handeln in die Metapher, in das Gespräch über die Inhalte und Ereignisse in der Welt des Jugendlichen.

Diese grundlegenden Charakteristika führen unweigerlich zur Frage, ob Kinder- und Jugendlichenpsychotherapie online überhaupt möglich ist, wo doch der physische Handlungsraum im Online-Dialog kein gemeinsamer sein kann, körperliche Interaktion ausgeschlossen ist. Bewegungsspiele, die eine Fülle an Ausdrucksmöglichkeiten bieten, können prima vista nicht stattfinden.

5. Computerspiele und Online-Gaming als Ausdrucksform und Interventionstechnik in der Kinder- und Jugendlichenpsychotherapie

Kinder und Jugendliche heute sind Digital Natives. Daher verfügen sie über Anwenderkenntnisse im Umgang mit digitalen Medien, was ihnen in der Umstellung auf Online-Therapie zugutekommt. Sie haben zumeist Erfahrungen mit den verschiedenen Genres der digitalen Spielewelten und verwenden Computerspiele so, wie sie auch andere Spiele verwenden. Computerspiele sind Teil der kindlichen und jugendlichen Sprache der Gefühle geworden, die der*die Psychotherapeut*in kennen, verstehen und beantworten kann und muss, wie andere Spiele auch. Der*die Psychotherapeut*in muss sich mit der aktuellen Welt der Computerspiele genauso auseinandersetzen wie mit anderen Spielen, um die jeweils individuellen Motive des Kindes oder Jugendlichen für die Auswahl der Spiele verstehen zu können und dies in die Behandlung einbringen zu können.

Frölich und Lehmkuhl listen Hauptmotive von Kindern und Jugendlichen für Computerspiele auf, wie die »Ermöglichung von Kontaktaufnahme und Interaktion in der realen und virtuellen Welt, Vertreibung der Langeweile, Ablenkung, ›Sensation Seeking‹, Verbesserung von Problemlösekompetenzen durch den Herausforderungscharakter der Spiele, Aufsuchen eines Zustandes von ›Arousal‹ und ›Flow-Erleben‹, Wettbewerbscharakter der Spiele, Kooperation und Gemeinschaftserleben, Anregung der Fantasietätigkeit, Stimmungsregulation, Realitätsflucht bei Sorgen im Alltagsleben« (2012, S. 2) und sprechen damit Inhalte an, die auch Gegenstand der psychotherapeutischen Behandlung von Kindern und Jugendlichen sind.

Schon die von Kind oder Jugendlichen getroffene Auswahl der Spielfigur, die Art des Zusammen- oder Gegeneinander-Spiels gibt dem*der Psychotherapeut*in Interventionsmöglichkeiten, die sich nur im Medium, nicht aber im Inhalt von im persönlichen Kontakt gespielten Spielen unterscheiden. Das gemeinsame Spiel im Netz, eingebettet in eine Videokonferenz, in der beide den Bildschirm des anderen sehen können, wird so zur virtuellen Begegnung in der virtuellen Welt, die es genau wie das gemeinsame Spiel im Therapiezimmer erlaubt, psychotherapeutische Techniken des Spiegelns, des Verbalisierens und Markierens von Gefühlen, die Katharsis, das Erproben von Handlungsalternativen anzuwenden. Realität der Kinder- und Jugendlichenpsychotherapie ist seit langem, dass auch im Therapieraum gemeinsam am Computer gespielt wird und dieses Spiel wie alle anderen Spielformen zum psychotherapeutischen Dialog für den psychotherapeutischen

Prozess genutzt wird. Dies in einer Videotelefonie weiterzuführen bringt ein Element der Kontinuität in den Prozess ein. Je präsenter dem*der Psychotherapeut*in die Chancen von Computerspielen und im Besonderen des Online-Gamings sind, umso besser kann er*sie ihr Potential psychotherapeutisch nutzen und zugleich die Risiken beachten (Sindelar 2014, S. 110).

Serious Games. Der bisher oft zögerliche Zugang der Kinder- und Jugendlichenpsychotherapeut*innen zum Einsatz digitaler Medien hat sich in den letzten Jahren vor allem in der Anwendung von Serious Games gelockert, die großteils störungsspezifisch orientiert und hinsichtlich der psychotherapeutischen Methode verhaltenstherapeutisch ausgerichtet sind (Eichenberg & Marx 2014). Verstanden werden sie grundsätzlich nicht als psychotherapeutische Behandlungsform, sondern als Adjuvans zur Psychotherapie. Hier findet sich auch das Potential von Serious Games zur Verbesserung der Versorgungslage von Kindern mit psychischen Störungen, für die aus räumlichen und/oder sozioökonomischen Gründen der Zugang zur psychotherapeutischen Behandlung nicht möglich ist. Rasch entwickelt hat sich außerdem das Angebot an Serious Games mit psychoedukativer Zielsetzung bei Kindern und Jugendlichen mit körperlichen Erkrankungen wie zum Beispiel Diabetes oder auch Karzinomen oder substanzgebundenen Abhängigkeiten. Naheliegend ist, dass sich daraus auch die wissenschaftliche Auseinandersetzung mit der Optimierung der Spielgenres, Spielanforderungen und Spielfiguren in der Konzeption von Serious Games entwickelt (Eichenberg, Küsel & Sindelar 2016).

6. Empfehlungen zur Kinder- und Jugendlichenpsychotherapie mittels Video (Telefonie) während der Corona-Krise

Einbeziehung der Eltern in die Umstellung des Settings. Elternarbeit ist immer ein unverzichtbarer Bestandteil in der Psychotherapie von Kindern und Jugendlichen, die nicht aus Handlungsanweisungen besteht, sondern zum Ziel hat, die Einstellung der Eltern zu ihrem Kind zu verändern, um die Beziehungsqualität zu verbessern. Krisensituationen wie die Corona-Krise erfordern aber auch konkrete Anleitung, wie dem Kind und dem Jugendlichen – dem Entwicklungsstand entsprechend – die »Corona-Krise« zu erklären ist, wie die Compliance der Kinder und Jugendlichen bei den Maßnahmen zur Eindämmung zu fördern ist, wie sie entängstigt werden können anstatt durch Beschwichtigung die Angst zu erhöhen (Sindelar Center 2020).

Bevor die Online-Sitzung oder die telefonische Sitzung mit dem Kind begonnen werden kann, sind die Eltern bzw. die Sorgeberechtigen (in Österreich: Obsorgeberechtigten) zu informieren, warum der Settingwechsel notwendig und sinnvoll ist, und ihr Einverständnis zum Settingwechsel einzuholen. In der Folge ist mit den Eltern das Weiterbestehen der Rahmenbedingungen von Termin und Absageregelung, Zeitrahmen und Honorar zu besprechen. Zu klären ist, ob die technischen Voraussetzungen für die Videotelefonie oder die telefonische Kommunikation gegeben sind. Ebenso ist auf die Aspekte des Datenschutzes und der Datensicherheit hinzuweisen. Außerdem ist mit den Eltern zu besprechen, dass das Kind und der Jugendliche einen eigenen Raum braucht, in dem die Online-Sitzung ungestört abgehalten werden kann.

Altersspezifische Aspekte. Die Einschränkungen der psychotherapeutischen Arbeit sind aufgrund der Andersartigkeit des psychotherapeutischen Geschehens je nach Alters- und Entwicklungsstufe unterschiedlich groß.

Psychotherapiebedürftige Kinder bis zum Schulalter können mittels Videotelefonie oder telefonischem Kontakt dabei unterstützt werden, die Beziehung zum*zur Psychotherapeut*in nicht zu verlieren. Eine Online-Psychotherapie ist mit ihnen nicht möglich, sehr wohl aber Entlastung, wenn der*die Psychotherapeut*in dem Entwicklungsstand des Kindes entsprechend beruhigen und informieren kann, ohne das Kind zu beschwichtigen. Bei dieser Altersgruppe ist die Intensivierung der Elternarbeit das Mittel der Wahl, um den ebenfalls belasteten Eltern Hilfen anzubieten, mit den evtl. verstärkten Symptomen ihrer Kinder besser umzugehen.

Im Unterschied zu Jugendlichen gestalten Kinder den Prozess vor allem im szenischen Agieren, ihr Denken und Fühlen ist anschaulich und handlungsgebunden. Die Weiterführung der Psychotherapie erhält die Beziehung aufrecht, damit das Kind nicht durch die Unterbrechung der psychotherapeutischen Beziehung wiederum den Verlust einer Bezugsperson erleben muss. Um die konzentrative Belastbarkeit des Kindes nicht zu überfordern, kann hier auch eine Kürzung der Zeiteinheit der Sitzung auf die Hälfte bei gleichbleibender Frequenz zielführend sein. Zu berücksichtigen ist auch, dass Kinder in diesem Alter wahrscheinlich Hilfe brauchen, um in ein Videotelefonat einsteigen zu können. Auch bei Kindern dieser Altersgruppe ist die Intensivierung der Elternarbeit zu empfehlen, die Beratung inkludierend, wie dem Kind die Corona-Krise zu erklären ist, wie die Compliance der Kinder bei den einschränkenden Maßnahmen im Lebensalltag zu gewinnen ist, wie die Kinder entängstigt werden können.

Kinder in etwa ab dem Ende des Grundschulalters und Jugendliche sind durch den Umstieg auf die Videotelefonie weniger eingeschränkt, bedingt dadurch, dass die verbale Kommunikation nun eine größere Bedeutung bekommt und ihr Denken immer weniger anschauungsgebunden wird, aber auch durch die Realität, dass sie zumeist bereits die erforderliche Medienkompetenz entwickelt haben und die Bedienung der Technik für sie selbstverständlicher ist.

Änderungen des psychotherapeutischen Dialogs in der Online-Therapie mit Kindern und Jugendlichen. Die psychotherapeutische Begegnung im persönlichen Kontakt ist ein komplexes Geschehen im verbalen und nonverbalen Dialog, in dem nicht nur der Inhalt des Gesprochenen, sondern auch die Intonation, die Stimmmodulation, die Mimik und Gestik wesentlich auf das psychotherapeutische Beziehungsgeschehen und den psychotherapeutischen Prozess Einfluss nehmen und wirksam werden. Dass der Wechsel des Settings zum Telefonat oder zur Videotelefonie hier wesentliche einschränkende Auswirkungen hat und die Kommunikation verändert, ist evident (siehe dazu auch den Beitrag von Eichenberg in diesem Band): Die Stimmmodulation wird in der Übertragung durch Mikrofon und Lautsprecher undifferenzierter, schon beginnend bei der Sprechweise, die sich bekanntlich verändert, wenn in ein Mikrofon gesprochen wird. Auch die Mimik wird bei einer gängigen technischen Ausstattung wechselseitig bei weitem weniger deutlich wahrnehmbar. Die Einschränkung des Blickfeldes durch die Kamera reduziert auch die gestische Unterstützung der Kommunikation. Und dazu kommt ein neues Element, das sowohl für das Kind bzw. den*die Jugendlichen als auch für den*die Psychotherapeut*in irritierend wirken kann: Während einer Videokonferenz sieht man immer nicht nur den*die andere*n, sondern auch sich selbst, sofern man das eigene Bild nicht ausblendet.

Kinder, die die psychotherapeutische Beziehung im Setting des persönlichen Kontakts aufgebaut haben, erwarten intuitiv weiterhin die differenzierte Wahrnehmung ihres Ausdrucks in der Online-Therapie. Die Enttäuschung, wenn diese Qualität der psychotherapeutischen Beziehung abnimmt, wird von ihnen nicht spontan dem Setting zugeordnet, sondern kann als abnehmende Aufmerksamkeit und Zuwendung des*der Psychotherapeut*in erlebt werden, ohne dass dies dem Kind oder Jugendlichen bewusst wird. Daher ist es unbedingt notwendig, dass der *die Psychotherapeut*in in der ersten Sitzung mit dem Kind und Jugendlichen diesen Aspekt anspricht.

7. Erfahrungen zur psychotherapeutischen Versorgung von Kindern und Jugendlichen im Lockdown

Seit der Erstauflage dieses Buches liegen Ergebnisse zur Auswirkung der Corona-Pandemie auf die seelische Gesundheit von Kindern und Jugendlichen vor: So zeigt beispielsweise die COPSY-Studie, eine Online-Befragung von 1040 Kindern und Jugendlichen im Alter zwischen 11 und 17 Jahren und deren Eltern sowie von 546 Eltern in Fremdeinschätzung ihrer 7- bis 10-jährigen Kinder, eine deutliche Zunahme von psychosomatischen Beschwerden, Schlafstörungen, Gereiztheit und Niedergeschlagenheit der Kinder und Jugendlichen sowie einen Anstieg des Risikos für psychische Auffälligkeiten von 18 auf 30 Prozent. Dabei waren die Effekte bei Kindern und Jugendlichen aus Familien mit schlechtem Familienklima und gleichzeitig niedrigem Bildungsabschluss der Eltern oder Migrationshintergrund oder beengtem Raum größer (Ravens-Sieberer et al. 2020). Kinder und Jugendliche sind hiermit als Risikogruppe für psychische Störungen im Zusammenhang mit der Corona-Pandemie zu identifizieren und ein erhöhter Bedarf für Kinder- und Jugendlichenpsychotherapien ist zu erwarten.

Ebenso liegen bereits Erfahrungen mit dem Settingwechsel zur Online-Therapie in der psychotherapeutischen Behandlung von Kindern und Jugendlichen vor, auch wenn diese naturgemäß noch nicht in empirischen Forschungsergebnissen dokumentiert und publiziert sind. Eigene Erfahrungen im Rahmen einer tiefenpsychologisch ausgerichteten psychotherapeutischen Privatpraxis in Wien mit Schwerpunkt in der Kinder- und Jugendlichenpsychotherapie (Sindelar Center) haben gezeigt, dass Kinder ab etwa dem zweiten und dritten Grundschuljahr in einer Online-Therapie Computerspiele sowohl als Ausdrucksmittel als auch zur Verarbeitung psychischer Konflikte gut nutzen können, sofern die digitale und räumliche Ausstattung für das Kind verfügbar ist. Kindern, die auch bereits im persönlichen Setting spontan Online-Spiele in der Therapie verwendeten, fiel es erwartungsgemäß leicht, den Prozess in der Videotherapie fortzusetzen. Sie schlossen meistens nahtlos an die Spiele an, die sie bereits im Therapieraum verwendet hatten, verbalisierten aber auch das Bedauern, nun nicht mehr im direkten Kontakt die virtuellen Spielszenen mit dem*der Therapeut*in nachspielen und umgestalten zu können. Sie nahmen also die Einschränkungen durch den Settingwechsel sehr wohl wahr. Kinder, die bisher in der psychotherapeutischen Sitzung keine Computerspiele eingesetzt hatten, brauchten Ermunterung und Spielvorschläge, griffen aber dann die Themen, die sie vorher in die Therapie eingebracht hatten, sehr rasch auf. So wurden Themen wie Angst, Aggression, Minderwertigkeitsgefühle, soziale Probleme mit Gleichaltrigen, Versagensängste, Regressionswünsche, Ambivalenzkonflikte im gemeinsamen Online-Spiel dargestellt und bearbeitet. Übertragungsphänomene adressierten die Repräsentanz des*der Psychotherapeut*in in der Spielfigur, wobei die Kinder durchgängig die Auswahl der Spielfigur zum*zur Therapeut*in übernahmen, so wie sie im realen Spiel dem*der Therapeut*in die Rolle im Spiel zuteilen. Auch Verbalisierungen der Emotionen im Spielverhalten und Spielgeschehen konnten als Interventionstechniken gut eingesetzt werden, Mentalisierungsprozesse konnten angestoßen werden, kathartische Handlungen in der virtuellen Welt gesetzt werden, wobei häufig gerade im Zusammenhang mit letzterem das Bedauern über die geringere Sinnlichkeit des Virtuellen von den Kindern angesprochen wurde.

Ähnlich gestalteten sich die Erfahrungen mit Jugendlichen, die allerdings das Fehlen der gesicherten Ungestörtheit und Vertraulichkeit des Therapieraumes als beeinträchtigend erlebten. Sie brachten häufig auf ihrem eigenen Computer Installiertes oder Abgespeichertes ein.

Umgekehrt stellte sich die Elternarbeit, wie erwartet, durch die Anwesenheit der Kinder und Jugendlichen als schwierig heraus, da die Eltern, ähnlich wie die Jugendlichen, die Ungestörtheit vermissten. Hier war eine zeitliche Flexibilität seitens des*der Psychotherapeut*in hilfreich, Termine in die Abendstunden zu verlegen.

Bemerkenswert erscheint noch eine Erfahrung nach der Öffnung nach dem Lockdown: Die Neuanmeldungen zur Psychotherapie brachten eine deutliche Verschiebung des Altersschwerpunkts. Es wurden deutlich mehr Kinder im Alter von dreieinhalb bis fünf Jahren vorgestellt. Die Vorstellungsgründe waren vor allem Hyperaktivität, Affektdurchbrüche und Impulskontrollstörungen, die von den Eltern schon vor dem Lockdown tendenziell beobachtet worden waren, aber nun ein Ausmaß angenommen hatten, das den Kindergartenbesuch deutlich erschwerte und bei nicht wenigen Kindern unmöglich machte.

Ausnahmslos bei allen Kindern und Jugendlichen zeigte sich psychodiagnostisch eine markant hohe Angstbereitschaft, vor allem als Angst vor Neuem, vor der Zukunft und Verlust- und Verlassenheitsangst.

8. Fazit

Die während der Corona-Krise weitgehend nur per (Video-)Telefonie mögliche psychotherapeutische (Weiter-)Behandlung von Kindern und Jugendlichen erfordert sowohl von ihnen und ihren Eltern als auch von den Psychotherapeut*innen die Bereitschaft und Fähigkeit zur Anpassung an die Möglichkeiten und Grenzen der Psychotherapie dieses Settings. Das Spiel als primäres Ausdrucksmittel und Interventionstechnik lässt sich auch im Online-Setting realisieren, auch in Form des Computerspiels, allerdings mit Kindern bis zum Ende der Grundschulzeit stark begrenzt, mit jüngeren Kindern bis zum Schulalter gar nicht. Elternarbeit mittels (Video-)Telefonie sollte in dieser Zeit intensiviert werden. Selbstgesteuerte Interventionsprogramme oder Selbsthilfeprogramme mit keinem oder minimalem Kontakt sind für Kinder und Jugendliche nicht geeignet, da die Psychotherapie mit ihnen immer beziehungsgetragen ist.

Bisherige persönliche und in der Supervision von Psychotherapeut*innen in Ausbildung gewonnene Erfahrungen belegen, dass Kinder und Jugendliche ihre Kreativität auch im Online-Setting einbringen können und dieselben emotionalen Problemfelder, die sie im Face-to-Face-Setting mittels Spielmaterial bearbeitet haben, auch spontan in das Medium der Computerspiele übertragen.

Literatur

BMSGPK. (2020). *Internetrichtlinie – Kriterien zur Ausgestaltung der psychotherapeutischen Beratung via Internet.* Wien: Österreichisches Bundesministerium für Soziales, Gesundheit, Pflege und Konsumentenschutz (BMSGPK).

Bry, L.J., Chou, T., Miguel, E. & Comer, J.S. (2018). Consumer smartphone apps marketed for child and adolescent anxiety: A systematic review and content analysis. *Behavior Therapy, 49*(2), S.249–261.

Carpenter, A.L., Pincus, D.B., Furr, J.M. & Comer, J.S. (2018). Working from home: An initial pilot examination of videoconferencing-based cognitive behavioral therapy for anxious youth delivered to the home setting. *Behavior Therapy, 49*(6), S.917–930.

Clinical update: Telepsychiatry with children and adolescents. (2017). *Journal of the American Academy of Child & Adolescent Psychiatry, 56*(10), S.875–893. doi: https://doi.org/10.1016/j.jaac.2017.07.008.

Domhardt, M., Steubl, L. & Baumeister, H. (2020). Internet- and mobile-based interventions for mental and somatic conditions in children and adolescents: A systematic review of meta-analyses. *Zeitschrift für Kinder- und Jugendpsychiatrie und Psychotherapie, 48*(1), S.33–46. doi:10.1024/1422-4917/a000625.

Eichenberg, C. & Marx, S. (2014). Serious Games: Zum Einsatz und Nutzen in der Psychotherapie. *Verhaltenstherapie & Psychosoziale Praxis, 4*, S.1007–1017.

Eichenberg, C., Küsel, C. & Sindelar, B. (2016). Computerspiele im Kindes- und Jugend-
alter. Geschlechtsspezifische Unterschiede in der Präferenz von Spielgenres, Spielanforderungen und Spielfiguren und ihre Bedeutung für die Konzeption von Serious Games.
Merz. Zeitschrift für Medienpädagogik 60. Jg/6, S. 97–109.

Frölich, J. & Lehmkuhl, G. (2012). *Computer und Internet erobern die Kindheit: Vom norma-
len Spielverhalten bis zur Sucht und deren Behandlung.* Stuttgart: Schattauer.

Österreichischer Bundesverband für Psychotherapie. (4.4.2020). *Coronavirus – Informationen für Psychotherapeutinnen. Stand 3.4.2020.* Von ÖBVP Österreichsicher Bundesverband für Psychotherapie: https://www.psychotherapie.at/psychotherapeutinnen/
coronavirus-informationen-psychotherapeutinnen#pthinternet abgerufen.

Ravens-Sieberer, U., Otto, C., Kaman, A., Adedeji, A., Devine, J., Napp, A.-K., Erhart, M.,
Becker, M., Blanck-Stellmacher, U., Löffler, C., Schlack, R. & Hurrelmann, K. (2020).
Psychische Gesundheit und Lebensqualität von Kindern und Jugendlichen während der
COVID-19-Pandemie – Ergebnisse der COPSY-Studie. *Dtsch Arztebl Int 117*, S. 828–9;
DOI: 10.3238/arztebl.2020.0828; ONLINE first.

Sindelar Center. (25. 03 2020). *Corona-Info für Eltern und Kinder.* Von Sindelar Center:
https://www.sindelarcenter.at/corona-info/ abgerufen.

Sindelar, B. (2011). Kinder- und Jugendlichenpsychotherapie. In: B. Rieken, B. Sindelar & T.
Stephenson, *Psychoanalytische Individualpsychologie in Theorie und Praxis. Psychotherapie, Pädagogik, Gesellschaft* (S. 275–305). Wien – New York: Springer.

Sindelar, B. (2014). Kinder und Jugendliche, gefangen im weltweiten Netz. *Zeitschrift für
freie psychoanalytische Forschung und Individualpsychologie 1/1*, S. 97–116. doi:
10.15136/14.1.1.xx-x5.

Sindelar, B. (2017). Kinderpsychotherapie mit Körper, Seele und Geist. In: P. Geißler & B.
Rieken (Hrsg.). *Der Körper in der Individualpsychologie. Theorie und Praxis* (S. 125–138).
Gießen: Psychosozial-Verlag.

Slone, N. C., Reese, R. J. & McClellan, M. J. (2012). Telepsychology outcome research with
children and adolescents: A review of the literature. *Psychological Services, 9*(3),
S. 272–292. doi:10.1037/a0027607.

Straker, N., Mostyn, P. & Marshall, C. (1976). The use of two-way TV in bringing mental
health services to the inner city. *The American Journal of Psychiatry, 133*(10), S. 1202–1205.

VÖPP. (4.4.2020). VÖPP *Mitteilung anlässlich zur Krise.* Von Vereinigung österreichischer
Psychotherapeuten und Psychotherapeutinnen: https://www.voepp.at/voepp-
mitteilung-anlaesslich-zur-krise/ abgerufen.

Die psychischen Folgen der Pandemie konstruktiv bewältigen – die Möglichkeiten der Resilienz

ROSMARIE BARWINSKI

1. Einleitung

Hegels 250. Geburtstag und die globale COVID-19-Pandemie fallen zusammen. Was können wir von Hegel lernen, um die pandemische Stressbelastung besser zu bewältigen? Wie können wir seinen Dialektikbegriff einführen, um die Gegensätzlichkeiten von z. B. Isolation und Solidarität aufzuheben? In diesem Beitrag zeige ich auf, wie die »dialektische Haltung« Hilfestellung leistet, Resilienz zu fördern und Polarisierung kollektiv zu überwinden. Wir bewegen uns an der Schnittstelle von Philosophie und Psychotherapiewissenschaften.

Die Pandemie wird von einem großen Teil der Bevölkerung der betroffenen Länder als äußerst belastend erlebt. In der Schweiz, wo ich lebe, haben zu Beginn der Pandemie vor allem die Bilder der überfüllten Intensivstationen im geographisch nahen und durch seine Grenzgänger wirtschaftlich eng verbundenen Italien schockiert. Zusammen mit der Mitteilung, dass nicht alle Infizierten mit schweren, lebensbedrohlichen Symptomen medizinische Versorgung erhalten, hat dies zu einem Gefühl der Hilflosigkeit und Ohnmacht beigetragen.

Von den Regierungen der von der Pandemie betroffenen Länder wurden innerhalb von wenigen Tagen Maßnahmen ergriffen, die niemand erwartet hatte. Es trat ein Kriegszeiten ähnlicher Zustand ein, den in der Schweiz nur wenige ältere Menschen bisher erlebt hatten. Hinzu kommt die anhaltende wirtschaftliche Unsicherheit. Wann die zur Eindämmung der Pandemie getroffenen Maßnahmen gelockert oder aufgehoben werden, ist bis dato ungewiss.

Um zu verdeutlichen, wie die durch die Pandemie ausgelöste Belastungssituation verarbeitet wird, können psychodynamische Modelle aus der Psychotraumatologie Hilfestellung leisten. Der Einbezug solcher Konzepte kann nicht nur dazu beitragen, Reaktionen der Bevölkerung und politische Entscheidungen besser zu verstehen, sondern auch Möglichkeiten aufzeigen, wie diese herausfordernde Situation konstruktiv bewältigt werden kann.

2. Verlaufsmodell psychischer Traumatisierung

Fischer und Riedesser (1998) entwickelten ein Verlaufsmodell der psychischen Verarbeitung traumatischer Erfahrungen, das in drei Phasen gegliedert werden kann: »traumatische Situation«, »traumatische Reaktion« und »traumatischer Prozess«. Der Begriff der traumatischen Reaktion erfasst die Verhaltensweisen, die Traumatisierte in den ersten Wochen nach einem traumatischen Ereignis zeigen. Diese Reaktion zeichnet sich durch den Wechsel zwischen Intrusion und Vermeidung aus. Intrusionen zeigen sich zum Beispiel in Form von Panik, überwältigender Angst und Flashbacks (Bilder des traumatischen Geschehens). Vermeidung findet ihren Ausdruck darin, dass Situationen gemieden werden, die an das traumatische Geschehen erinnern könnten. Eine intrapsychische Form von Vermeidung ist die Verleugnung des traumatischen Geschehens. Es wird vorgetäuscht, das traumatische Ereignis sei nicht geschehen oder dessen emotionale Bedeutung wird nicht emotional zur Kenntnis genommen. Der Wechsel von Überflutung und Vermeidung bzw. Verleugnung macht es langsam möglich, das Schreckliche denken zu können und als Teil der eigenen Geschichte zurückzulassen. Frühestens nach 14 Tagen, oft sogar aber erst nach vier Wochen, beginnen sich Traumabetroffene von ihren traumatischen Erfahrungen zu erholen. Die Zukunftspläne werden wieder positiver gesehen. Kommen weitere erschreckende Nachrichten oder belastende Lebensumstände hinzu, verzögert sich die Erholungsphase und kann sogar gänzlich ausbleiben. Bei einem malignen Verlauf, sinngleich einer ungünstigen Entwicklung, kann die traumatische Reaktion in ein chronisches Zustandsbild übergehen. Das heißt, dass Betroffene weiterhin unter dem belastenden Wiedererleben des traumatischen Ereignisses leiden sowie Vermeidungsverhalten zeigen. Dann ist die Traumaverarbeitung misslungen. Hier spricht man von einem traumatischen Prozess, der zu verschiedenen Krankheitsbildern führen kann.

Phasen im Umgang mit der Pandemie

Das skizzierte Modell zeigt nicht nur auf, wie Traumata verarbeitet werden, sondern hat allgemeine Gültigkeit bei der Verarbeitung von Stressbelastungen. Wenn wir versuchen, mit diesem Modell die Reaktionen der Menschen zu verstehen, die nach der Mitteilung erfolgten, dass die Pandemie das eigene Land erreicht hat und die auch heute noch das Verhalten prägen, dann werden folgende Erklärungen möglich:

1. Die Nachricht, dass durch das Coronavirus nicht nur einzelne Betroffene fernab infiziert sind, wurde von vielen Menschen als Schock erlebt. In Zeitungsberichten und Radiointerviews wird sogar von »Schockstarre« gesprochen, so Dr. Nicolai von Ondarza in einem Gespräch mit Martin Gramlich in SWR2, der »nach einer Art Schockstarre [...] eine Welle europäischer Solidarität und praktischer Hilfe« konstatiert (SWR2, 26.3.2020).

   Dies ist vielleicht auch der Grund, warum notwendige politische Entscheidungen hierzulande schließlich zu spät getroffen und eingeführt wurden. Man hatte nicht erwartet, dass die Zustände in Wuhan auch im eigenen Land zur Wirklichkeit werden würden.

   Zu Beginn der Pandemie wie auch wiederum heute, wo die »zweite Welle« auch die Schweiz erreicht hat, kommt die Schwierigkeit hinzu, dass nicht abgeschätzt werden kann, wie lange Maßnahmen gegen die Pandemie aufrechterhalten werden müssen. Wir haben es somit nicht nur mit einer einmaligen Stresssituation zu tun, sondern mit einer andauernden Belastung, die Züge einer kumulativen Traumatisierung bei einzelnen Betroffenen annehmen kann. Kumulative Traumatisierung meint, dass nicht ein Ereignis allein eine traumatische Wirkung zeigt, sondern erst durch eine Vielzahl von Mikro-Ereignissen langsam ein traumatischer Effekt entsteht. Es sind dann die täglichen Mitteilungen und Erfahrungen, die mit zunehmender Dauer die psychischen Widerstandskräfte eines Menschen überfordern.

2. Mit dem Abklingen des Schocks beginnt die traumatische Reaktion, der Wechsel zwischen Vermeidung/Verleugnung und Panik. Noch Wochen nachdem bekannt war, wie viele Menschen infiziert sind und die Zahl der Infizierten täglich markant stieg, wurde fatalerweise immer noch von großen Teilen der Bevölkerung, aber auch von Politikern, die Bedeutung dieser Informationen verleugnet oder bagatellisiert. Diese Haltung konnte abrupt in den entgegengesetzten Pol der traumatischen Reaktion umschlagen: in Panik, wenn Menschen von Ängsten überflutet werden und Gefahren nicht mehr situationsadäquat

eingeschätzt werden können. Dieser biphasische Wechsel zwischen Panik und Verleugnung wird nicht nur im Verhalten Einzelner offensichtlich, sondern zeigt sich auch als kollektives Phänomen: Maßnahmen werden nicht befolgt, weil die Gefahr der Pandemie für sich und andere verleugnet wird, oder das Gegenteil trifft zu: Menschen geraten in Panik und können nicht mehr unterscheiden, was tatsächlich als Risikoverhalten gilt und was nach wie vor möglich wäre, ohne sich und andere zu gefährden. Diese beiden Reaktionstendenzen können durch öffentliche Medien verstärkt werden (siehe den Beitrag von Huss und Eichenberg in diesem Band).

Das Steckenbleiben in einem der beiden Pole verhindert eine konstruktive Bewältigung der potenziell traumatischen Situation: Mit Verleugnung geht das Risiko einher, Gefahren zu bagatellisieren, nicht wahrzunehmen und notwendige Maßnahmen nicht zu befolgen oder – auf politischer Ebene – nicht anzuordnen. Panik verhindert ebenso einen konstruktiven Umgang mit der Situation, weil nicht zwischen gefährlichen Situationsfaktoren und Bedingungen unterschieden werden kann, wo zum Beispiel Einschränkungen keinen wirklichen Nutzen bringen. Die Angst ist dann allgegenwärtig. Eine Überprüfung der Situation ist im Panik-Zustand nicht möglich.

3. Ob Erholung möglich wird oder ein traumatischer Prozess beginnt, hängt auf der individuellen Ebene von der psychischen Disposition, von Vorbelastungen sowie der aktuellen Situation des Einzelnen ab. Vorerkrankungen, ein unsicherer sozialer Status oder die Angst, die finanzielle Lebensgrundlage zu verlieren, erschweren die Verarbeitung des Schocks und der andauernden Stresssituation, die die Pandemie für viele Menschen bedeutet.

Wie kann das Steckenbleiben in den beiden genannten gegensätzlichen Polen »Panik« versus »Verleugnung« verhindert werden? Wie kann die Entwicklung von konstruktiven Bewältigungsstrategien gefördert werden? Und wie können eigene Ressourcen dazu genutzt werden, die kollektive Traumatisierung zu bewältigen? Diese Fragen sind eng mit dem Begriff der Resilienz verknüpft.

3. Wie kann Resilienz entwickelt und gefördert werden?

Der Begriff »Resilienz« leitet sich vom englischen Wort »resilience« ab, das mit Spannkraft, Widerstandsfähigkeit oder Elastizität übersetzt werden kann und die Fähigkeit einer Person beschreibt, widrige Lebensumstände erfolgreich zu bewältigen und sich ihnen gegebenenfalls anzupassen. Resiliente Menschen verfügen über eine positive Selbst- und Fremdeinschätzung trotz Risikobelastung; die Abwesenheit psychischer Störungen trotz möglicherweise extremer Belastungen sowie die Fähigkeit zur Bewältigung von Entwicklungsaufgaben oder belastenden, evtl. traumatischen Erfahrungen (vgl. Wustmann 2004). Resilienz stellt das Gegenstück zur Vulnerabilität dar, der Verwundbarkeit eines Menschen gegenüber ungünstigen Lebensumständen. Im Gegensatz zu einem resilienten gelingt es dem vulnerablen Menschen nicht, den Widrigkeiten des Lebens zu trotzen, da ihm Bewältigungskompetenzen und soziale Unterstützung fehlen, um Belastungssituationen zu meistern.

Resilienz ist jedoch kein stabiles Persönlichkeitsmerkmal. Resilienz variiert je nach Zeit und Situation (Rutter 2000). Wir Menschen können zu einem Zeitpunkt resilient sein und zu einem anderen vulnerabel, wenn wir schwere Schicksalsschläge erleiden mussten, wie zum Beispiel den Tod eines nahestehenden Menschen. Da Resilienz kein Persönlichkeitsmerkmal ist, kann sie in jeder Altersstufe erlernt werden. Sie kann in Interaktionen mit der sozialen Umwelt erworben werden, aber auch wieder verlorengehen (Rutter 2000).

Resilienz ist meiner Meinung nach aber noch mehr (vgl. Barwinski 2016). Anstatt von angeborenen Fähigkeiten oder einem Menschenbild auszugehen, in dem ein Mensch ausschließlich als Produkt seiner Umwelt betrachtet wird, plädiere ich für einen Ansatz, in dem der Eigenaktivität des Einzelnen Rechnung getragen wird.

Eine solche Theorie liegt aus entwicklungspsychologischer Sicht von Jean Piaget vor. Nach Piaget sind nicht die Sinne die Quelle menschlicher Erkenntnis und auch nicht die Sprache, sondern die Aktivität (»action«). Die kognitive und emotionale Ausstattung einer Person ist demzufolge niemals bloß ein Produkt von Anlage und Umwelt. Die Eigenaktivität bildet einen dritten Kausalfaktor. Aktivität im Sinne von Piaget meint nicht nur etwas zu machen, sondern in den späteren Entwicklungsstadien vor allem geistige Aktivität. Als »Operator« der Veränderung betrachtet Piaget die reflektierende Abstraktion: die Fähigkeit, die eigenen konkreten Handlungen oder mentalen Überlegungen zu reflektieren und aufgrund dieser Reflexion zu neuen Einsichten zu gelangen.

Aber wie funktioniert genau die Eigenaktivität, die als zentral für die Entwicklung sowie für die Aufrechterhaltung und Schaffung von Resilienz erachtet werden kann? Wie wird konkret die Konstruktion von neuen, gesundheitsfördernden Haltungen möglich? Diesen Fragen will ich im Folgenden nachgehen, um Möglichkeiten aufzuzeigen, wie die psychischen Folgen der durch COVID-19 ausgelösten Pandemie konstruktiv bewältigt werden können.

Dialektik und Resilienz

Aus Platzgründen muss im vorliegenden Artikel auf die Diskussion der theoretischen Grundlagen (Kesselring 1984; Fischer 1989), die der Konstruktion von sogenannten salutogenetischen Strategien zugrunde liegen, verzichtet werden. Im Folgenden werde ich lediglich einige Aspekte der Theorie vorstellen, die für das Verständnis der Methodik, die zur Entwicklung von Eigenaktivität genutzt werden kann, unerlässlich sind.

Ausgangspunkt der folgenden Überlegungen ist der »unbewusste Begriff« (Werthmann 1975). Damit ist – sehr vereinfacht ausgedrückt – gemeint, dass jeder »Begriff« sich widersprechende Pole enthält. Zum Beispiel ist Nähe nicht vorstellbar ohne eine Vorstellung von Distanz. Wenn der Bezug zu einem Pol verloren geht, zum Beispiel nur Nähe zu anderen Menschen gesucht wird und Distanz als unerträglich erlebt wird, kann von einem pathogenen Beziehungsmuster gesprochen werden.

Um gesund zu werden, müssen die aufgespaltenen Polaritäten wieder verbunden werden. Auf das Beispiel der Nähe-Distanz-Regulation bezogen bedeutet dies: Gesunde Nähe ist nur möglich, wenn ich mich auch distanzieren kann.

Wie ein solcher Widerspruch gelöst und damit die Gefangenheit aus dem Alles-oder-Nichts-Prinzip aufgelöst werden kann, ist dafür ausschlaggebend, ob Resilienz gestärkt oder entwickelt werden kann. Mit Hilfe von Eigenaktivität oder, wie Piaget diese Fähigkeit nennt, der reflektierenden Abstraktion, wird es möglich, die Erstarrung in der Oszillation zwischen den beiden Polen eines Widerspruchs aufzulösen und eine Metaebene zu erreichen.

Ich verstehe Resilienz in diesem Sinne nicht als Persönlichkeitseigenschaft und auch nicht als Produkt der Umwelt. Resilienz ist durch die Fähigkeit charakterisiert, Belastungen so zu bewältigen, dass persönliche Entwicklung möglich wird. Menschen, die man als resilient bezeichnet, wachsen an Herausforderungen. Man könnte von einem positiven Rückkopplungseffekt in dem Sinne sprechen, dass jede neue Konfliktsituation die Chance in sich birgt, sich entwickeln zu können.

Die Entwicklung und Aufrechterhaltung von Resilienz kann entsprechend diesem Konzept neu definiert werden als eine bestimmte Form der Lösung von Widersprüchen, mit der Entwicklungs- und Reifungsprozesse einhergehen. Wie die Aufhebung von Widersprüchen dazu genutzt werden kann, Eigenaktivität zu fördern, soll im Folgenden aufgezeigt werden. Es geht dabei darum, wie pathogenetische in salutogenetische Mechanismen umgewandelt werden können und damit Resilienz langfristig gestärkt werden kann, um die Aufgaben konstruktiv zu meistern, die die aktuelle Pandemie von uns fordert.

4. Welche Haltung bzw. welche Maßnahmen braucht es, um Resilienz zu stärken?

Um die Frage zu beantworten, wie im Umgang mit der Pandemie Eigenaktivität möglich wird, möchte ich in einem ersten Schritt zwischen der individuellen, persönlichen Ebene und der gesellschaftlichen Ebene unterscheiden. Die Methodik, die der Entwicklung einer förderlichen Haltung zugrunde liegt, ist dabei auf beiden Ebenen die gleiche. Diese Methodik habe ich in einem 5-Punkte-Programm zusammengefasst (vgl. Barwinski 2016).

5-Punkte-Programm

Das 5-Punkte-Programm umfasst:

1. Problematisches Verhalten
2. Bestimmung des Gegenpols
3. Suche nach positiven Komponenten
4. Verknüpfung der positiven Komponenten
5. Umsetzung in den Alltag.

Im Folgenden versuche ich den Widerspruch, der sich in der traumatischen Reaktion zeigt, und der meiner Meinung nach auch das aktuelle Verhalten vieler Menschen im Umgang mit der Pandemie bestimmt, nach dem 5-Punkte-Programm zu lösen. Gehen wir zurück zu unserer Ausgangsposition. Ich hatte beschrieben, dass in der traumatischen Reaktion die Polarisierung zwischen Panik und Verleugnung das Verhalten und Erleben von Betroffenen auszeichnet.

Ausgangspunkt für das 5-Punkte-Programm ist ein schädigendes Beziehungsmuster, das zu Schwierigkeiten führt. Bei der Corona-Krise ist es auf der individuellen Ebene die Verleugnung, die verhindert, dass die Gefahr durch die Pandemie ernst genommen wird und rechtzeitig notwendige Maßnahmen befolgt werden. Punkt 1 kann dementsprechend wie folgt erfasst werden:

Punkt 1: Problematisches Verhalten ausfindig machen

Verleugnung: Verleugnung hat als Konsequenz, dass Gefahren von den Betroffenen nicht wahrgenommen werden und dementsprechend Möglichkeiten, um sich und andere zu schützen, nicht genutzt werden.

Beim zweiten Schritt geht es darum, einen Gegenpol zu Punkt 1 zu benennen, wie dies mit dem Konzept des »unbewussten Begriffs« theoretisch begründet wird. Jeder »Begriff« zeichnet sich durch widersprüchliche Pole aus. Schritt 2 in unserem 5-Punkte-Programm kann also wie folgt formuliert werden:

Punkt 2: Bestimmung eines Gegenpols zum problematischen Verhalten, der auch zu Schwierigkeiten führt
Panik: Panik geht einher mit Affektüberflutung und dem Verlust der Fähigkeit, zwischen Risikoverhalten und ungefährlichen Situationen zu unterscheiden.

Als nächster Schritt sollte gezielt nach den positiven Komponenten, die gleichwohl in einem als problematisch wahrgenommenen Verhalten enthalten sind, gesucht werden. (Dieses Vorgehen geht wiederum auf Überlegungen von Jean Piaget zurück, demzufolge die Fähigkeiten, die entwicklungsförderlich sind, von der niedrigeren auf der nächsthöheren Entwicklungsstufe nutzbar gemacht werden sollten.)

Punkt 3: Suche nach positiven Komponenten der beiden problematischen Verhaltensmuster
Positiv am Abwehrmechanismus der Verleugnung ist, dass Abstand möglich wird. Abstand zu erlangen, kann mit Hilfe bewusster Verdrängung – dem gezielten Beiseite-Stellen – erreicht werden. Ein bewusstes Distanzieren ermöglicht es, sich mit der Realität auseinanderzusetzen, ohne die gesamte Wahrnehmung auszublenden. Eine solche Haltung verhindert, von Affekten überflutet zu werden und ermöglicht auf einer rationalen, vernünftigen Ebene nach Lösungen zu suchen.

Die positive Komponente des entgegengesetzten Pols, der Panik, ist, so seltsam dies auch klingen mag, dass Angst überhaupt empfunden werden kann. Die Wahrnehmung der eigenen Angst ist aber nur dann konstruktiv, wenn Angst als »Signalangst« genutzt werden kann. Signalangst meint, dass Angst als »Frühwarnsystem« fungiert, um sich zu schützen. Ein Frühwarnsystem ist eine Einrichtung, die als Warnsystem aufkommende Gefahren frühzeitig erkennt und Gefährdete möglichst schnell darüber informiert. Es soll durch rechtzeitige und umfassende Reaktion helfen, Gefahren abzuwenden oder Folgeerscheinungen zu mildern. Ein Mensch, der keine Angst empfindet, gefährdet sich, weil er bzw. sie reale Gefahren nicht als gefährlich erkennen kann.

Für den nächsten Schritt in unserem 5-Punkte-Programm stellt sich die Frage, wie die beiden positiven Komponenten der genannten Pole miteinander verbunden werden könnten.

Punkt 4: Verknüpfung der beiden positiven Komponenten

Bei den beiden Polen »Verleugnung« versus »Panik« führt die Verbindung von »bewusster Verdrängung« und »Signalangst« zu folgendem Konstruktionsschritt: *Weil Abstand zu überwältigenden Affekten möglich wird, kann Angst als Signalangst konstruktiv genutzt werden.*

Im Folgenden geht es darum, wie die erarbeiteten Ziele im Alltag realisiert werden könnten. Damit sind wir beim letzten Punkt des 5-Punkte-Programms angelangt:

Punkt 5: Suche nach einer Haltung, wie die Verknüpfung der beiden positiven Komponenten umgesetzt werden könnte

Angst zu nutzen, um sich zu schützen, heißt zuerst einmal bewusst zu realisieren, dass es Angst ist, die ein überlegtes Handeln verhindert.

Zentral ist hier, dass es um die Stärkung der Eigenaktivität geht und nicht um eine bloße Anpassung an äußere Erfordernisse. Es braucht den mit den vier Punkten erfassten vorangehenden Veränderungsprozess, um neue, konstruktive Haltungen und Verhaltensweisen umsetzen zu können.

Erst die eigene Panik als übersteigerte Angst zu erkennen und sich von überwältigender Angst distanzieren zu können, ermöglicht zu überprüfen, ob zum Beispiel eine Situation tatsächlich für sich und andere das Risiko einer Ansteckung erhöht. Häufig sind es eigene Fantasien oder sogenannte subjektive Theorien, unter welchen Umständen eine Ansteckung möglich sei, die im Panikzustand nicht hinterfragt und überprüft werden. Eine Überprüfung wird jedoch nur dann möglich, wenn genügend Informationen zur Verfügung stehen, die eine Kontrolle ermöglichen. Spätestens an diesem Punkt wird deutlich, dass die individuelle Ebene – sich in einen Zustand zu versetzen, der Überprüfung und Nachdenken möglich macht – nur schwer von der gesellschaftlichen Ebene getrennt werden kann.

Es ist unmittelbar begreiflich, dass der Umgang mit einer Pandemie nicht auf der individuellen Ebene gelöst werden kann, sondern es das Mitwirken aller braucht, um Maßnahmen zu erarbeiten und durchzusetzen. Bei einer Pandemie geht es um eine kollektive Belastungssituation, die nur bewältigt werden kann, wenn wir eine zweite Polarisierung berücksichtigen: den Widerspruch zwischen Gesellschaft und Individuum.

Gesellschaft und Individuum

Auch hier kann es zur Aufspaltung der beiden Pole kommen, wenn Einzelne in ihrem Handeln das Wohlergehen der Gesellschaft unberücksichtigt lassen oder die Gesellschaft bestimmte Gruppen oder Menschen ausgrenzt.

Für Ersteres sind zu Beginn der Pandemie »Hamsterkäufe« ein Beispiel. Viele Menschen deckten sich mit einem Notvorrat ein. Die kollektive Panik führte zu egoistischem Verhalten. Das Wohl der Gesellschaft schien ausgeblendet worden zu sein. Ein Problem, das die ganze Gesellschaft betrifft, wurde individuell zu lösen versucht. Nach dem Motto: »Ich muss selbst ums Überleben kämpfen, weil ich mich nicht darauf verlassen kann, dass vom Staat für mich gesorgt wird.« Ein Beispiel für das Abdriften in den entgegengesetzten Pol ist, wenn bestimmte Gruppen oder Menschen von der Regierung nicht berücksichtigt oder an Maßnahmen nicht beteiligt werden.

Mit einem Zitat von Georg Wilhelm Friedrich Hegel (1807) – Corona und Hegels 250. Jahrestag liegen gleichauf – kann die Lösung des Widerspruchs zwischen Gesellschaft und Individuum gut auf den Punkt gebracht werden: »Wir das Ich und Ich, das Wir ist.« Diese Definition eignet sich sehr gut, um die beiden genannten Pole zu erfassen, die sich ergeben, wenn die vorherrschende Mentalität einer Gesellschaft in ihre Extreme zu zerfallen droht: In ein »Ich, das kein Wir ist« (wie dies in den Hamsterkäufen zum Ausdruck kommt) und ein »Wir, das kein Ich ist« (wenn bestimmte Gruppen aus der Gesellschaft zum scheinbaren Wohl der Allgemeinheit ausgegrenzt werden). Beide Extreme schlagen ineinander um und bedingen sich gegenseitig. »Ich, das kein Wir ist«, der radikale Egoismus und Egozentrismus schlägt bei geeignetem Anlass um in das »Wir, das kein Ich ist« – eine das Wohl des Einzelnen missachtende Haltung.

Um die Polarität zwischen Gesellschaft und Individuum aufzuheben, kann das 5-Punkte-Programm zu Hilfe genommen werden:

Punkt 1: Problematisches Verhalten ausfindig machen

Egoismus: Der radikale Egoismus schadet letztlich auch dem Einzelnen, wenn zum Beispiel Hamsterkäufe dazu führen, dass für alle bestimmte Grundnahrungsmittel nicht mehr zur Verfügung stehen.

Punkt 2: Bestimmung eines Gegenpols zum problematischen Verhalten, der auch zu Schwierigkeiten führt

Ausgrenzung von Gruppen: Die Ausgrenzung von Gruppen schwächt den Zusammenhalt einer Gesellschaft. Aus ökonomischer Sicht kostet sie den Staat langfris-

tig mehr, weil deren Versorgung vom Staat übernommen werden muss (Erwerbs-
losigkeit ist hierfür ein Beispiel, vgl. Klein und Strasser 1997).

Punkt 3: Suche nach positiven Komponenten der beiden problematischen Verhaltensmuster
Eigene Bedürfnisse zum Ausdruck bringen: Als positive Komponente des radikalen
Egoismus und Egozentrismus kann die Fähigkeit verstanden werden, eigene
Bedürfnisse zum Ausdruck zu bringen.

Ausnahmeregelungen: Bei der Ausgrenzung von Gruppen oder Individuen ist
ein positiver Aspekt, dass bestimmte Gruppen eine Ausnahmeregelung brauchen.

Punkt 4: Verknüpfung der beiden positiven Komponenten
Die Verbindung der positiven Komponenten der beiden Pole kann wie folgt
zusammengefasst werden:

Ausnahmeregelungen, um bestimmte Gruppen zu integrieren
Wenn die Bedürfnisse Einzelner deutlich werden, können sie gezielt von anderen
und vom Staat unterstützt werden. Möglicherweise braucht es für bestimmte
Gruppen Sonderregelungen, um die Gemeinschaft zu stärken.

Punkt 5: Suche nach einer Haltung, wie die Verknüpfung der beiden positiven
Komponenten umgesetzt werden könnte
Eine Umsetzung dieser Haltung findet sich zum Beispiel zu Beginn der Pandemie
darin, dass sich in der laufenden Corona-Krise unzählige Helfer in der gesamten
Schweiz zu Gruppen zusammengetan haben, um Angehörigen von Risikogruppen zu helfen. Es gibt hunderte Freiwillige, die bei Alltagsaufgaben, wie Einkaufen oder der Besorgung von Medikamenten, ihre Unterstützung anbieten. Das
Kümmern um Einzelne stärkt das Gefühl des Zusammenhalts. Ein anderes Beispiel ist der unter dem Motto »WirVsVirus« bekannte Aufruf der Bundesregierung zu einem bundesweiten Hackathon. Ziel war es, innovative digitale und
analoge Lösungen für Probleme zu finden, welche die Solidarität fördern und die
Schweiz gestärkt aus der Krise hervorgehen lassen. Das Spektrum an Möglichkeiten ist breit – die Projekte können den Schutz von Risikogruppen, wirtschaftliche
Auswirkungen der Krise, Lösungen für Familie und Kinder sowie erleichterte
Heimarbeit angehen. Auch der interkantonale Austausch von Patienten in der
Schweiz oder auch zwischen Ländern stärkt die Solidarität im eigenen Land und
europaweit. »Wir das Ich und Ich, das Wir ist«, ist möglich geworden.

5. Fazit

Die durch COVID-19 ausgelöste Pandemie kann als Belastungssituation verstanden werden, deren Verarbeitung in drei Phasen entsprechend dem Verlaufsmodell psychischer Traumatisierung eingeteilt werden kann: Die Mitteilung, dass die Pandemie auch das eigene Land erreicht hat, wurde von vielen Menschen zuerst verleugnet, dann als Schock erlebt, der mit Gefühlen der Ohnmacht, Depersonalisation und Derealisation einhergeht. Nach dem Schock beginnt die traumatische Reaktion mit dem biphasischen Wechsel zwischen einerseits Verleugnung der Gefahr und andererseits Überwältigung durch Panik die Verarbeitung des Traumas zu bestimmen. Erst wenn die Bewältigung misslingt, kann die traumatische Reaktion in ein chronisches Zustandsbild übergehen, das zu verschiedenen Krankheitsbildern führen kann.

Unsere Gesellschaft scheint sich immer noch in der traumatischen Reaktion zu befinden. Ein Wechsel zwischen Panik und der Tendenz, Gefahren zu verleugnen, bestimmt den Umgang mit der Pandemie. Eine konstruktive Handhabung dieser äußerst belastenden Situation kann nur gelingen, wenn die Polarisierung zwischen Verleugnung und Panik bzw. zwischen dem Kollektiven und dem Individuellen aufgehoben werden kann, um sowohl auf der individuellen Ebene Eigenaktivität entwickeln zu können, als auch auf der gesellschaftlichen Ebene Ausgrenzung zu vermeiden. Damit ist zugleich die dialektische Haltung für einen menschlichen Umgang mit der Pandemie und deren Folgen benannt, für die Suche nach kreativen Auswegen, sowohl auf der individuellen als auch auf der gesellschaftlichen Ebene. Können die genannten Polarisierungen aufgehoben werden, führt dies zu einem konstruktiven Umgang mit der Krise, der Resilienz und Wachstum beim Individuum ermöglicht sowie das Gemeinschaftsgefühl und die Solidarität in der Gesellschaft stärkt.

Literatur

Barwinski, R. (2016). Resilienz in der Psychotherapie. Entwicklungsblockaden bei Trauma, Neurosen und frühen Störungen auflösen. Stuttgart: Klett-Cotta.

Fischer, G. (1989). Dialektik der Veränderung in Psychoanalyse und Psychotherapie. Modell, Theorie und systematische Fallstudie. Kröning: Asanger.

Fischer, G. & Riedesser, P. (1998). Lehrbuch der Psychotraumatologie. München: Reinhardt. (4. Auflage) Fischer, G. & Riedesser, P. (2009). Lehrbuch der Psychotraumatologie. Stuttgart: UTB.

Hegel, G. W. F. (1807). System der Wissenschaft. Erster Theil: Die Phänomenologie des Geistes. Bamberg und Würzburg: Goebhardt.

Horowitz, M. (1986). Stress Response Syndromes. New York: Jason Aronson.

Kesselring, T. (1984). Die Produktivität der Antinomie. Hegels Dialektik im Lichte der genetischen Erkenntnistheorie und der formalen Logik. Frankfurt/M.: Suhrkamp.

Klein, G. & Strasser, H. (1997). Schwer vermittelbar. Opladen: Westdeutscher Verlag.

Rutter, M. (2000). Nature, nurture and psychopathology. A new look at an old topic. In: Tizard, B. & Varma, V. (Hrsg.). Vulnerability and Resilienz in Human Development. London, Philadelphia: Jessica Kingsley Publishers, S. 21–38.

Werthmann, H. V. (1975). Die zwei Dimensionen der psychoanalytischen Interpretation und der unbewusste Begriff. Psyche, 2, S. 118–130.

Wustmann, C. (2004). Resilienz. Widerstandsfähigkeit von Kindern in Tageseinrichtungen fördern. Weinheim: Beltz.

Zur Bewältigung von Albträumen in der Corona-Krise

NINA BERTRAMS, REINHARD PIETROWSKY, ROBERT BERING

1. Einleitung

Patienten leiden isoliert oder in Verbindung mit anderen psychischen Störungen unter dem eindrucksvollen Phänomen der Albträume. Unter Albträumen verstehen wir luzide Erinnerungsbilder, die in der Regel mit Todes-, Gewalt- oder anderen Fantasieszenarien verbunden sind. Sie lösen starke Ängste aus, welche die Betroffenen häufig in der Nacht voller Entsetzen aufschrecken lassen. Formal gehören Albträume zu den nichtorganischen Schlafstörungen und zählen in dieser Gruppe zu den *Parasomnien*. Auch Schlafwandeln, Sprechen im Schlaf, Zähneknirschen oder dissoziative Phänomene mit nächtlichen Handlungssequenzen werden den Parasomnien zugeordnet. Im nächtlichen Schlafrhythmus treten Albträume vorwiegend in der zweiten Nachthälfte im REM-Schlaf auf.

Opfer von Gewalttaten leiden sehr häufig unter Albträumen, die szenisch besonders durch das wiederholte Erleben von »Hilflosigkeit und Ausgeliefertsein« gekennzeichnet sind. Dies führt auch nach dem Aufwachen oft zu anhaltendem intrusiven Wiedererleben. In anderen Fällen werden in Albträumen Szenen wiederholt, die innerpsychische Konflikte der Betroffenen repräsentieren. Aus therapeutischer Sicht erschließen sich zwei unterschiedliche Ansatzpunkte. Wir unterscheiden die Einschlaf- von der Durchschlafphase. So ist die Einschlafphase von Ängsten geprägt, in denen die Betroffenen wach bleiben, weil sie die Albträume fürchten, und der zweite Teil der Nacht ist geprägt von den Albträumen selbst, die den Schlaf stören. Somit unterscheiden wir therapeutisch Interventionen, die sich auf die Einschlafstörung beziehen von solchen Interventionen, die auf die Durchschlafstörung ausgerichtet sind.

Mittlerweile liegen zahlreiche Studien vor, die die Beeinflussung der Schlafqualität durch die Pandemie und Quarantänemaßnahmen untersuchten (Rajkumar 2020; Cellini et al. 2020). Angst, Depression und Stress zeigen sich konsistent als typische psychische Reaktionen, die eine verminderte Schlafqualität vermitteln (Xiao et al. 2020). Eine niedrigere Ausprägung dieser Symptome war positiv mit dem Vorhandensein von ausreichend sozialer Unterstützung korreliert. Beschäftigte im Gesundheitswesen litten mit einer höheren Wahrscheinlichkeit an Schlafstörungen als andere Berufsgruppen (Huang und Zhao 2020). Trauminhalte greifen in der pandemischen Stressbelastung Themen auf, die durch die allgemeine Bedrohungslage ausgelöst werden. Insgesamt spielen schwere Krankheitsverläufe, wirtschaftliche Existenzängste, social pressuring durch Isolation und Befürchtungen eine große Rolle (vgl. den Beitrag von Bering, Schedlich & Zurek in diesem Band). Hierbei denken wir an Angst vor dem Tod oder einem schweren Krankheitsverlauf, Fantasien, eine geliebte Person zu verlieren, aber wir denken auch an wirtschaftliche Zusammenbrüche, die plötzlich Gegenstand des Trauminhaltes werden können. Ebenso können durch »Lagerkoller« oder Partnerschaftsstreitigkeiten entstandene Konfliktspannungen in Träumen einen Ausdruck finden.

2. Welche Hilfen haben sich bewährt?

Bewährt haben sich zum einen unspezifische Verfahren wie der regelmäßige Einsatz von Entspannungstechniken (z. B. Progressive Muskelrelaxation (PMR) nach Jacobson, Autogenes Training). Zum anderen wird durch gezielte Psychoedukation zur Schlafhygiene das Schlafverhalten der Betroffenen günstig beeinflusst, wie an anderer Stelle nachzulesen ist (Buysse et al. 2011). In unserem Beitrag wollen wir genauer auf spezifische Techniken der Therapie von Albträumen eingehen. Hierzu gehören die (1) Weckertechnik, (2) Imagery Rehearsal Therapy und die Anwendung von (3) Doxazosin als pharmakologische Intervention.

Weckertechnik

An spezifischen Techniken zur Beeinflussung von Albträumen ist die sogenannte »Weckertechnik« nutzbar. Diese zielt darauf ab, dass die Patienten zunächst die für sie typische Uhrzeit für das Auftreten von Albträumen identifizieren. Gleichzeitig wird an einem individuellen Schlafritual gearbeitet, welches zum Beispiel

Entspannungsübungen, ein Bad mit ätherischen Ölen, das Hören von Hörbüchern oder Musik beinhaltet. Mit Patienten, die an einer PTBS leiden, wird zusätzlich ein Notfallkoffer erarbeitet, der nutzbare Techniken enthält, um intrusive und dissoziative Symptome zu unterbrechen (Reorientierungstechniken, Skills, traumaspezifische Imaginationsübungen wie die »Tresorübung« und der »Wohlfühlort« nach Reddemann 2003). Wenn die typische Uhrzeit ermittelt ist, zu der Albträume auftreten, stellen die Patienten sich den Wecker eine halbe Stunde vor dieser Zeit. Wenn der Wecker schellt, führen sie einen Ortswechsel durch. Das heißt, sie verlassen das Bett und widmen sich einer bereits am Abend vorbereiteten beruhigenden Tätigkeit. Dies kann z. B. das Lösen eines SUDOKU oder das Ausmalen von Mandalas sein. Nach ungefähr 45 Minuten begeben sich die Patienten wieder ins Bett und führen erneut ihr Einschlafritual durch. Durch diese Maßnahme entwickeln Patienten in der Einschlafphase weniger Ängste, durch den Albtraum aus dem Schlaf gerissen zu werden. Mit dieser Technik kann besonders die erste Schlafphase der Nacht verbessert werden, weil sich die Ängste vor dem Albtraum reduzieren. Sie ist im Übrigen auch gut geeignet für Patienten, die unter Schlafwandeln oder Pavor nocturnus leiden.

Fallbeispiel Weckertechnik

Frau W. berichtet, dass sie unter Albträumen leide, die inhaltlich einen Bezug zu real erlebten Traumatisierungen hätten. Nachdem sie an einigen aufeinanderfolgenden Nächten die Uhrzeit der Albträume notiert hat, wird deutlich, dass diese typischerweise um 2:30 Uhr auftreten. Gleichzeitig wird ein Einschlafritual erarbeitet. Die Patientin führt PMR nach Jacobson durch und hört im Bett für sie entspannende Musik. Sie hat sich bereits eine Vorlage zum Mandala-Malen und einen Schlaf- und Nerventee vorbereitet und stellt den Wecker auf 2:00 Uhr. Wenn dieser schellt, verlässt sie das Bett, um die vorbereitete beruhigende Tätigkeit für einen Zeitraum von 45 Minuten auszuführen. Anschließend geht sie wieder zu Bett, um das o. g. Einschlafritual erneut zu starten. Das Aufwachen vor den Albträumen verhindert, dass diese regelmäßig auftreten, und die Patientin ist nachts nicht mehr emotional belastet. Bei dennoch auftretenden Albträumen, intrusiven sowie dissoziativen Symptomen kann sie Reorientierungstechniken, Skills und Imaginationsübungen aus der Psychodynamisch Imaginativen Traumatherapie (Tresorübung, Wohlfühlort) nach Reddemann nutzen. (Die Fallgeschichte zur Weckertechnik ist frei erfunden und didaktisch aufgearbeitet.)

Imagery Rehearsal Therapy

Neben allgemeinen Möglichkeiten der Deutung kann die Bedrohlichkeit von Albträumen erfolgreich verändert werden, indem die Patienten sie in der Therapiestunde berichten, ein anderes Ende fantasieren und sich dieses immer wieder intensiv vorstellen (Imagery Rehearsal Therapy (IRT) nach Krakow, z. B. Krakow & Zadra 2010). Einer furchterregenden Albtraumsequenz, die mit Hilflosigkeitserleben verbunden ist, wird ein gutes Ende gegeben. Die Betroffenen überleben unbeschadet dadurch, dass sie sich mächtig und handlungsfähig imaginieren. Hierdurch gewinnen wir eine imaginative Überschreibung des Albtraumes mit einem gut gesetzten Ende. Wir empfehlen, dass die selbstgewählten Auflösungen der Albträume schriftlich fixiert werden oder dass sie durch ein Symbol zusätzliche Kraft gewinnen. Bei dem Symbol kann es sich um ein Maskottchen, aber auch einen Gegenstand bis hin zu einem Baseballschläger handeln, der während der Nacht mit ins Bett genommen wird. Vor allem ist es wichtig, dass die neue Traumgeschichte immer wieder imaginiert wird, am besten vor dem Einschlafen. Die vorgeschlagene Strategie zielt darauf ab, der ungelösten Gestalt des Albtraumes eine gestalthafte Lösung zu geben, die sich kognitiv und vor allem emotional ausglättet.

Eine modifizierte, für den deutschsprachigen Raum manualisierte Version wurde 2011 von Thünker und Pietrowsky als »Standardisierte Albtraumtherapie« entwickelt. Dieses Konzept dient als Behandlungsgrundlage auch für Patienten, die isoliert an Albträumen leiden. Es besteht aus einem achtstündigen Therapieprogramm, in dem in der Anamneseerhebung die Albtraumsymptomatik im Vordergrund steht und bereits eine erste Rekonstruktion erfolgt. Das Therapiekonzept wird vorgestellt und den Patienten Informationen zur Schlafhygiene und zur Entstehung von Albträumen vermittelt. Die Patienten dokumentieren über den gesamten Verlauf ihre Albträume und werden bereits in der ersten Sitzung in Dokumentationstechniken angeleitet. Ein Merkblatt und ein Fragebogen mit Leitfragen sind im Manual enthalten und werden ausgedruckt. Ein Handout »Regeln zur Schlafhygiene« wird den Patienten am Ende der Stunde mit nach Hause gegeben (Thünker & Pietrowsky 2011). Sie dokumentieren ihre Albträume in freier Form, diktieren sie oder nutzen den Fragebogen. Dabei beschreiben sie die Anzahl der Albträume in jeder Nacht, die damit verbundenen Emotionen, die Sinneseindrücke und Kognitionen, ob sie selbst involviert waren und ob sie eine solche Situation schon einmal erlebt haben. Sie verwenden dabei Formulierungen in der Gegenwarts- und Ich-Form, wodurch es leichter fällt, sich detailliert an den Albtraum zu erinnern. In der zweiten Sitzung wird ein Entspannungsverfahren vermittelt, wahlweise die Progressive Muskelentspannung (PMR) nach Jacobson oder das Autogene Training (AT) nach Schultz. Im Rahmen des nächsten Therapiebausteins wird eine Fantasiereise durchgeführt, um die Albtraumbearbeitung vorzubereiten. Hierzu stellt das Manual vier verschiedene Fantasiereisen zur Auswahl, mit deren Hilfe geübt werden kann. Die Patienten erhalten eine CD, auf die sowohl eine Fantasiereise als auch ein Entspannungsverfahren zum Üben zu Hause aufgespielt ist. In der vierten Sitzung wird mit der Albtraummodifikation begonnen. Dabei wird ein emotional negativ besetzter Traum so abgewandelt, dass er für die Patienten keine Belastung mehr darstellt. Zunächst erfolgt dies mit therapeutischer Unterstützung in der Sitzung, einen weiteren Traum modifizieren die Patienten dann als Hausaufgabe selbstständig. Bei der Albtraummodifikation wird ein wiederkehrender oder belastender Albtraum ausgewählt und so umgeschrieben, dass die Konsistenz zum ursprünglichen Traum erhalten bleibt, allenfalls noch eine leichte affektive Beteiligung besteht und die neue Traumgeschichte für den Patienten schlüssig erscheint. Anschließend wird der Traum erst unter therapeutischer Anleitung und dann durch eigenes regelmäßiges Üben imaginiert. Bevorzugt geschieht dies vor dem Zubettgehen. Die letzten Sitzungen werden in länger werdender Frequenz durchgeführt und eventuell auch die Aufnahme einer ambulanten Psychotherapie im Richtlinienverfahren geplant. Bei Patienten mit Traumatisierungen sollte ein erfahrener Psychotherapeut eine modifizierte Vorgehensweise wählen, in der Imaginationsübungen aus der PITT nach Reddemann (2003) (Wohlfühlort, Tresorübung) und Stabilisierungstechniken genutzt werden, um auftretende dissoziative Zustände und intrusive Symptome zu unterbrechen. Albträume müssen nicht detailliert geschildert werden, und es sollte insgesamt mehr Zeit zur Verfügung stehen. Die Imaginationsübungen werden erst auf den Abend gelegt, wenn die Albtraummodifikation angstfrei durchlaufen werden kann (Thünker & Pietrowsky 2011).

Fallbeispiel Standardisierte Albtraumtherapie

Frau N, 53 Jahre, von Beruf Friseurin, stellt sich mit Krankheitsängsten, Existenzängsten und Albträumen seit der Corona-Pandemie vor. Sie betreibe seit über 20 Jahren einen Friseursalon, der aufgrund der Corona-Krise im Frühjahr 2020 vorübergehend schließen musste. Sie meint, dass sie die finanziellen Einbußen nicht mehr aufholen könne, »die Viren haben meine Existenz vernichtet«. Neben den Existenzängsten und der Angst vor COVID-19 beschreibt sie eine ausgeprägte Schlafstörung aufgrund von Albträumen. Sie wache nachts zwischen drei und vier Uhr auf und wenn sie dann wieder einschlafe, habe sie Albträume von Corona. Konkret träumt sie etwa, dass sie ihren Garten umgrabe und dass dann Corona-Viren aus dem Boden kämen. Diese seien so groß wie Walnüsse. Und dann sei alles um sie herum voll mit diesen großen Corona-Viren und sie bekomme furchtbar Angst und wisse nicht, wie sie diese Viren losbekäme und sie sich davor schützen könne. In einem anderen wiederkehrenden Albtraum würde sie den Wasserhahn aufdrehen und aus dem Wasserhahn kämen lauter Corona-Viren, die sich dann über ihre Hand und ihren Körper ausbreiten würden. Voller Angst würde sie von diesen Albträumen erwachen, können dann lange nicht mehr einschlafen und wäre auch am Tag noch sehr nervös, beeinträchtigt und mitgenommen.

In der Therapie erfolgte zunächst eine Vorstellung des Therapiekonzeptes der Imagery-Rehearsal-Therapie. Die Sitzungen erfolgen wöchentlich für 50 Minuten, lediglich die letzte Sitzung wird nach zwei bis drei Wochen durchgeführt. In der ersten Sitzung wurde ein Albtraum für die weitere Behandlung ausgewählt, das war der Traum, in dem beim Umgraben im Garten massenweise große Corona-Viren aus dem Boden kommen. Die Patientin schildert diesen Albtraum im Detail und kann sich gut vorstellen, in den folgenden Nächten ihre Albträume in freier Form zu dokumentieren. Sie erhält eine Einführung in die Schlafhygiene und in die Progressive Muskelrelaxation nach Jacobson. Im Anschluss werden eine einfache und nachfolgend eine vertiefte Imaginationsübung mit Veränderung einer Szene durchgeführt. Die Patientin erhält eine CD mit einer Entspannungs- und einer Imaginationsübung zum Mitnehmen. Ab der vierten Stunde erfolgt die eigentliche Umschreibung des Albtraums. Dies erfolgt gemeinschaftlich zwischen Patientin und Therapeut. Dazu werden die Elemente des Albtraums ausgewählt, die im neuen Traum weiterhin enthalten sein sollen, weil sie für die Rahmenhandlung des Traums wichtig sind (sie gräbt ihren Garten um), und es werden die Elemente des Albtraums ausgemacht, die in der neuen Traumversion nicht mehr erscheinen sollen (große Corona-Viren). Für diese Elemente werden Alternativen gesucht. Das ist ein kreativer und spannender Prozess. Für die Patienten wurde dann die Alternative gefunden, dass sie beim Umgraben ihres Gartens auf Knollen stößt, erst kurz erstaunt ist und dann feststellt, dass das ja lauter kleine Kartoffeln sind, die sie im Boden findet und ausgräbt. Darüber ist sie erfreut und findet das sogar lustig. Diese neue Traumkonstruktion imaginiert die Patientin jeden Abend vor dem Zubettgehen. Die Frequenz der Albträume nimmt dadurch deutlich ab, die emotionale Intensität noch gelegentlich auftretender Albträume ebenso und die Schlafqualität wird besser. Gelegentlich tritt noch ein Albtraum mit Corona-Viren auf, bei dem die Patientin aber schon während des Traumes denkt, das können ja keine Corona-Viren sein, das sind irgendwelche anderen lustigen Dinger, und sie erlebt keine große Angst mehr in diesen Träumen.

Pharmakologische Ansätze

Schließlich ist noch auf pharmakologische Ansätze der Albtraumtherapie hinzuweisen. Bei der spezifischen Behandlung von Albträumen haben wir die Erfahrung gemacht, dass klassische Substanzen wie Z-Substanzen oder niederpotente Neuroleptika die Spezifität von Albträumen nicht erreichen. Das heißt, die pharmakologische Zielsetzung der Beruhigung führt nicht zur Aufhebung der Albträume. In diesem Fall haben wir die Möglichkeit, auf Doxazosin auszuweichen. In ca. 30 bis 40 Prozent, so unsere Erfahrung, werden therapieresistente Albträume therapeutisch erreicht.

Einige Studien und Falldarstellungen beschreiben eine Reduktion traumaspezifischer Albträume und eine Besserung von Schlafstörungen bei amerikanischen Kriegsveteranen (Peskind et al. 2003; Raskind et al. 2002; Raskind et al. 2003) und Zivilpersonen (Griffith 2005) durch den α1-Rezeptor-Antagonisten Prazosin. In einer Metaanalyse, die 21 Studien zur Behandlung von Albträumen mit Prazosin verglich, fanden Kung et al. (2012) eine zwar geringe, aber positive Evidenz, die auf die Effektivität von Prazosin bei der Behandlung von Albträumen hindeutet. Neurobiologische Modelle (Bering 2011) postulieren eine adrenerge Überaktivität bestimmter neurobiologischer Systeme des zentralen Nervensystems (ZNS), die zur Verfestigung der Symptome einer PTBS beitragen. Die beschriebene positive Beeinflussung der PTBS-Symptomatik durch Prazosin wird einer α-adrenergen Blockade in den beteiligten ZNS-Strukturen zugeschrieben. Aufgrund klinischer Studien wird vermutet, dass eine erhöhte Noradrenalin-Freisetzung im ZNS und/oder eine erhöhte Empfindlichkeit der postsynaptischen Adrenorezeptoren für die Pathophysiologie der PTBS mitverantwortlich sind. Ein Übermaß an α1-adrenerger Stimulation führt in der Pathophysiologie der PTBS zu erhöhter Freisetzung von Corticotropin-Releasing Faktoren. Dies führt zur Reduktion von Tiefschlafphasen und erhöht das Arousal. Aus diesen Gründen eröffnen α1-Rezeptoren-Antagonisten einen potentiellen Zugang zur Pathophysiologie von Symptomen, die mit einer PTBS assoziiert sind. Doxacor wird eingesetzt, wenn psychotherapeutische Methoden und eine spezifische psychopharmakologische Behandlung einer Depression zu keiner durchgreifenden Besserung geführt haben. Doxacor verfügt über keine Zulassung in der Behandlung von Albträumen, die Gabe erfolgt daher als so genannter Off-Label-Use. Der Patient muss über das Fehlen der arzneimittelrechtlichen Zulassung für das betreffende Anwendungsgebiet, mögliche Risiken und Kontraindikationen sowie die wesentlichen Unterschiede in Bezug auf Chancen und Risiken der Anwendung im Vergleich zu Behandlungsalternativen aufgeklärt werden. Die Albträume müssen schwerwiegend sein und die Lebensqualität nachhaltig negativ beeinflussen, andere Behandlungsformen ausgeschöpft sein. Zur Behandlung von Albträumen im Rahmen von Posttraumatischen Belastungsstörungen kommt leitliniengerecht die traumafokussierte Psychotherapie zum Einsatz. Medikamente zur Behandlung von Schlafstörungen dürfen nicht mit Medikamenten zur Behandlung von Albträumen verwechselt werden. Auf Benzodiazepinhypnotika sollte aufgrund des Abhängigkeitspotentials verzichtet werden.

Fallbeispiel einer pharmakologischen Intervention mit Doxacor

Eine 37-jährige Patientin erlebte als Pkw-Fahrerin einen Frontalzusammenstoß mit Totalschaden beider Wagen, ohne Personenschaden. Dadurch wurde der tödliche Pkw-Unfall einer Fußgängerin reaktualisiert, dem sie als 14-jährige Beifahrerin ausgesetzt war. Während des aktuellen Unfallgeschehens erlebte die Patientin die Ereignisse wie im Film, sah sich selbst in der Unfallszene aus der Zuschauerperspektive von oben. Danach hatte sie suizidale Ideen, setzte sich in kein Auto mehr, zitterte, weinte viel, und befand sich in ständiger Anspannung. Sie zog sich von sozialen Kontakten zurück, vermied es, das Haus zu verlassen. Konzentrations- und Gedächtnisstörungen traten auf. In den nächtlichen Albträumen vermischten sich beide Unfallereignisse. Die Patientin entwickelte Ängste vor den Albträumen und versuchte deshalb gezielt, ihren Schlaf zu reduzieren. Drei Monate nach dem Ereignis kam die Patientin zur Therapie. Eine ambulant eingeleitete antidepressive Therapie mit Paroxetin wurde zunächst in der Dosis unter Drug-Monitoring angepasst, dann zusätzlich 2 mg Doxazosin zur Nacht verordnet. In der zweiten Nacht schlief die Patientin erstmals sechs Stunden am Stück und konnte sich an keine Träume erinnern. In der fünften Nacht träumte sie erneut, erlebte ihre Träume jedoch nicht mehr als bedrohlich.

3. Fazit

Abschließend ist festzuhalten, dass Albträume durch psychotherapeutische Strategien erfolgreich behandelt werden können (Gieselmann et al. 2019; Morgenthaler et al. 2018) und Psychotherapie die vorrangige Therapie bei der Behandlung von Albträumen sein sollte. In (den seltenen) therapieresistenten Fällen ist die Anwendung eines Pharmakons gerechtfertigt. Hierbei ist nach unserer Erfahrung die Medikation eines α1-Rezeptor-Antagonisten im Off-Label-Use indiziert. Um die Verständlichkeit zu erhöhen, wurden die unterschiedlichen Ansätze voneinander getrennt. In der klinischen Praxis kommen multimodale Behandlungsformen zum Einsatz, die psychoedukative, psychotherapeutische sowie pharmakologische Ansätze berücksichtigen.

Literatur

Buysse, D. J., Germain, A., Moul, D. E., Franzen, P. L., Brar, L. K., Fletcher, M. E., Begley, A., Houck, P. R., Mazumdar, S., Reynolds, C. F. & Monk, T. H. (2011). Efficacy of brief behavioral treatment for chronic insomnia in older adults. Archives of internal medicine, 171, S. 887–895.

Bering, R., Kuzmanovic, B., Behmenburg, C. & Fischer, G. (2006). Schlaf- und Traumastörungen. Psychotherapeutische und somatologische Behandlungsstrategien. Zeitschrift für Psychotraumatologie und Psychologische Medizin, 1, S. 27–45.

Cellini N, Canale N, Mioni G et al. (2020) Changes in sleep pattern, sense of time and digital media use during COVID-19 lockdown in Italy. J Sleep Res; doi: 10.1111/jsr.13074

Gieselmann, A., Ait Aoudia, M., Carr, M., Germain, A., Gorzka, R., Holzinger, B., Kleim, B., Krakow, B., Kunze, A. E., Lancee, J. Nadorff, M. R., Nielsen, T., Riemann, D., Sandahl, H., Schlarb, A., Schmid, C., Schredl, M., Spoormaker, V. I., Steil, R., van Schagen, A. M., Wittman, L., Zschocke, M. & Pietrowsky, R. (2019). Aetiology and treatment of nightmare disorder: State of the art and future perspectives. Journal of Sleep Research, e12820, doi.org10.1111/jsr.12820.

Griffith, L. J. (2005). Case Report: Use of Prazosine for treatment of Posttraumatic Stress Disorder. American Family Physicians 1, 72(5), S. 758, 761.

Huang Y. & Zhao N. (2020). Generalized anxiety disorder, depressive symptoms and sleep quality during COVID-19 outbreak in China: a web-based cross-sectional survey. Psychiatry Research, 288: doi:10.1016/j.psychres.2020.112954

Krakow, B. & Zadra, A. L. (2010). Imagery Rehearsal Therapy: Principles and practise. Sleep Medicine Clinics, 5, S. 289–298.

Kung, S., Espinel, Z. & Lapid, M. I. (2012). Treatment of nightmares with prazosin: a systematic review Mayo Clinic Proceedings, 87(9), S. 890–900.

Kuschel, B., de Broux, J., Bredenbeck, C. & Bering, R. (2006). Doxazosin zur Behandlung von Albträumen bei der Posttraumatischen Belastungsstörung. Zeitschrift für Psychotraumatologie und Psychologische Medizin, 1, S. 47–56.

Morgenthaler, T. I., Auerbach, S., Casey, K. R., Kristo, D., Maganti, R., Ramar, K., Zak, R. & Kartje, R. (2018). Position paper for the treatment of nightmare disorder in adults: an American Academy of Sleep Medicine Position Paper. Journal of Clinical Sleep Medicine, 14(6), S. 1041–1055.

Peskind, E. R., Bonner, L. T., Hoff, D. J. & Raskind, M. A. (2003). Prazosin reduces trauma-related nightmares in older men with chronic posttraumatic stress disorder. Journal of Geriatric Psychiatry and Neurology, 16, S. 165–171.

Rajkumar, R. P. (2020). COVID-19 and mental health: A review of the existing literature. Asian Journal of Psychiatry, 52: doi:10.1016/j.ajp.2020.102066

Raskind, M. A., Thompson, C., Petrie, E. C., Dobie, D. J., Rein, R. J., Hoff, D. J., McFall, M. E. & Peskind, E. R. (2002). Prazosin reduces nightmares in combat veterans with posttraumatic stress disorder. Journal of Clinical Psychiatry, 63(7), S. 565–568.

Raskind, M. A., Peskind, E. R., Kanter, E. D., Petrie, E. C., Radant, A., Thompson, C. E., Dobie, D. J., Hoff, D., Rein, R. J., Straits-Tröster, K., Thomas, R. G. & McFall, M. (2003). Reduction of nightmares and other PTSD symptoms in combat veterans by prazosin: A placebo-controlled study. American Journal of Psychiatry, 160, S. 371–373.

Reddemann, L. (2003). Psychodynamisch imaginative Traumatherapie (PITT). Zeitschrift für Psychotraumatologie und Psychologische Medizin, 1(2), S. 1–8.

Sinanovi O., Mufti M. & Sinanovi S. (2020). Covid-19 Pandemia: Neuropsychiatric Comorbidity and Consequences. Psychiatria Danubina, 32 (2), 236–244.

Thünker, J. & Pietrowsky, R. (2011). Alpträume – ein Therapiemanual. Göttingen: Hogrefe.

Xiao H., Zhang Y., Kong D., Li S. & Yang N. (2020). Social Capital and Sleep Quality in Individuals Who Self-Isolated for 14 Days During the Coronavirus Disease 2019 (COVID-19) Outbreak in January 2020 in China. Medical Science Monitor, 26: doi:10.12659/MSM.923921.PMID: 32194290 Free PMC article.

Corona-Stress ist Körper-Stress: Wege aus der Stressfalle

KURT MOSETTER, REINER MOSETTER

1. Körper-in-Situation

In der aktuellen Situation, in der wir zu *social distancing*, zum Zuhausebleiben und zum Arbeiten im Homeoffice aufgefordert sind, kann uns die folgende Formel gleichsam als kleine praktische Navigationshilfe dienen: *Nichts Seelisches ist ohne Körper; nichts Körperliches ist ohne Seele.*

Welche Faktoren entscheiden darüber, ob und wie gut wir die Belastungen der Corona-Krise bewältigen? Was bedeutet Körper-Stress und wie funktioniert eine »Körper-Entstressung«?

Intuitiv sind wir in Zeiten der Corona-Krise auf Schutz ausgerichtet. Hierauf hat auch unser neuromuskuläres System eine Antwort. Außenfaktoren schränken uns räumlich auf die eigenen vier Wände ein; innerlich richten wir uns auf Verteidigung aus. Homeoffice und Kurzarbeit binden uns an das häusliche Umfeld, das somit auch neuromuskulär neu geordnet wird. Dieses Phänomen nennen wir *neuromuskuläre pandemische Stressreaktion*. Sie kann sich sowohl durch somatopsychische als auch durch psychosomatische Beschwerdebilder äußern.

Auch wenn wir nicht direkt körperlich belastet sind (wie etwa bei einem Autounfall), sind wir als betroffene Personen immer auch *Körper-in-Situation*.

Seelischen Stress, Dauer-Angst, angeordneten Rückzug und vorsorgliche Gefahrenabwehr setzt der Körper in spezifische Aktivierungs- und Reaktionsmuster um. Er schafft ein entsprechendes Körperbild, ein Beugemuster: Die vordere Seite (der ventrale neuromuskuläre Bereich) wird verkürzt; die Schultern werden eingedreht (Anteversion und Innenrotation); der Nacken eingezogen (siehe Abb. 2, links). *Alles Seelische hat auch einen Körper und gestaltet sich körperlich.*

So wird unser Innenleben für Außenstehende sichtbar und Teil unserer Körper-
sprache. Es sind aber nicht nur die Menschen untereinander, die sich so gegenseitig wahrnehmen und sich aufeinander einstimmen. Unsere Körperwahrnehmung
ist vor allem damit beschäftigt, eine Beziehung zu sich selbst aufzubauen und
interozeptiv zu unterhalten.

Die Körperhaltung und die neuromuskuläre Körper-Aktivität und -Anspan-
nung stehen mit emotionalen Prozessen in laufender Wechselwirkung. Sich-Beu-
gen bedeutet sich bildhaft dem Virus »unterordnen«, interorezeptiv signalisiert
Beugung »Gefahr!«. *Alles Körperliche hat auch einen seelischen Sinn* (Craig 2014;
Damasio 2001).

So sprechen wir von zwei Seiten derselben Medaille (Mosetter & Mosetter
2008). Hier soll es vor allem um die körperliche Seite gehen. Die spezielle Situation in der Corona-Krise und die Bedrohung durch die Lungenkrankheit COVID-
19 stellen auch auf dieser körperlichen/leiblichen Ebene eine Herausforderung
dar. **Wie können wir die Einflüsse und Bedeutungen des Körpers erkennen,
verstehen und produktiv aufgreifen?**

Unter Dauerbelastung, langanhaltender Sorge und Angst entwickelt der Körper
unterschiedliche Beschwerdebilder. Diese sind durch körperliche, muskuläre
Gesetzmäßigkeiten *erklärbar* – und somit auch *veränderbar*:

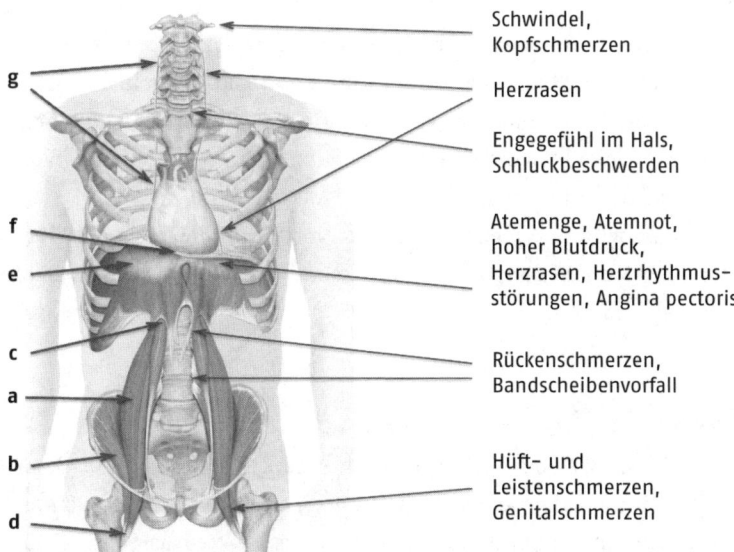

Abb. 1: Die intrasomatische neuromuskuläre Dynamik des Körpers und ihre Symptome
(© Mosetter/Mosetter)

Hier ein paar Beispiele:

Überhöhte Spannungsmuster im myofaszialen System der Hüftbeuger (siehe Abb. 1a und Abb. 1b) übertragen sich funktionell anatomisch direkt in und auf die Bandscheibenfächer (siehe Abb. 1c). Eine stereotype Tonuserhöhung im Rahmen eines Spannungsmusters der Erstarrung führt unmittelbar zu Rückenschmerz, zur Kompression der Bandscheibenfächer bis hin zu Bandscheibenvorfällen und Nervenwurzelkompressionen.

An den unteren Übergängen des Iliopsoas, welche durch die Leiste an die Innenkante des Oberschenkelknochens (Femur) führen (siehe Abb. 1d), löst die erhöhte Spannung Leistenschmerzen, Hüftschmerzen und Genitalschmerzen aus.

Über die anatomischen Verbindungen der Hüftbeuger mit dem Zwerchfell (siehe Abb. 1e), welche um den 4. bis 1. Lendenwirbelkörper bis in die Schnittstelle am 12. Brustwirbelkörper ineinander verwoben sind, wird der sogenannte Herzsattel im Zwerchfell (siehe Abb. 1f), in welchem das Herz und seine Nervenverästelungen eingebettet sind, komprimiert: Ein weites Spektrum an Herzsymptomatologien kann so anatomisch provoziert werden. Häufige Beschwerden wie Atem-Enge und Herzrasen können bis hin zu manifester Angina Pectoris und bedrohlichen Herzrhythmusstörungen eskalieren. Interessant ist hierzu: Die »Angst« ist verwandt mit »Enge« und der »Beengung«; und mit »Angina«, der »Beklemmung«.

Spannungsmuster von Angst, Stress, Flucht, Kampf oder Erstarrungsverhalten können sich aus dem Muskelsystem von Iliopsoas und Zwerchfell über funktionell anatomische Gesetzmäßigkeiten bis in Engegefühle im Hals, Schluckbeschwerden, Bandscheibenvorfälle im Bereich der HWS und nicht zuletzt Schwindel und Kopfschmerz ausbreiten.

Über stressassoziierte Aktivierungen des Nervus phrenicus in der HWS (siehe Abb. 1g) kann es zudem zu Irritation in dessen Verästelungen im Zwerchfell und im Herzbeutel kommen.

Körperbilder

»In der Streck-Bewegung verkörpert sich eine Zuwendung, eine Öffnung hin zur Welt, während die Beuge-Bewegung vielmehr mit der Zuwendung zum eigenen Körper und einer Abwendung von der Welt einhergeht.« (Waldenfels 2000)

Unter andauernder Überlastung und in Erschöpfungszuständen greifen wir auf stammesgeschichtlich alte Wahrnehmungs- und Verhaltensmuster zurück: Schutzreflexe, Kampf- und Fluchtreaktionen werden aktiviert. Unsere körperlich-motorische Aktivität und entsprechende Körperbilder gehören so wesentlich zum Affekt in solchen Grundsituationen. Unser Körper ist nicht nur der ausführende Arm dieser Affekte und des seelisch-mentalen Befindens. Er fungiert auch als deren wahrnehmende und rückwirkende, selbst-wahrnehmende Seite.

Deshalb ist es von entscheidender Bedeutung, dass wir uns die Signale aus und von unserem Körper bewusst machen und nicht in emotional-körperliche Stolperfallen geraten. Diese Signale sind als implizite (unterschwellige, unbewusste) Erinnerungen unseres Körper-Gedächtnisses gegenwärtig.

Wir sollten also immer wieder eine Meta-Perspektive einnehmen und versuchen, nicht nur in einem *mentalen* inneren Dialog, sondern auch über einen *körperlichen Dialog* uns selbst zu begegnen. Die Entwicklung und Etablierung von Belastungsstörungen kann so **sekundärpräventiv** abgewendet werden.

Bei den defensiven Verhaltensmustern, insbesondere bei den Beugehaltungen, kommt ein weiterer Faktor hinzu. Unser Alltag ist von Körperhaltungen und Bewegungsabläufen bestimmt, in denen wir vorwiegend gebeugt sind. Insbesondere das **Sitzen** prägt und bestimmt unseren Tagesablauf. Als eine motorische Verhaltensformel scheint die Sitz-Haltung (am Schreibtisch usw.) wie geschaffen zu sein für eine Verwicklung in psychische Stressoren (berufliche Belastung, Angst usw.) und entsprechende Verhaltensweisen und emotionale Grundverfassungen (Angespanntheit, Erschöpfung, Rückzugsverhalten). Zudem ist das Sitzen für den Körper eine statische Dauerbelastung, welche damit nicht nur den Bewegungsapparat, sondern auch die in ihn eingebundenen Organe und Organschaltkreise einengen.

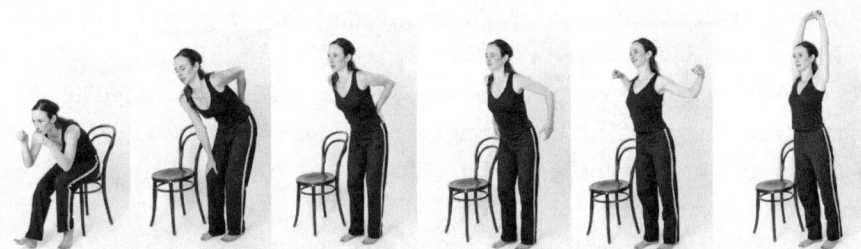

Abb. 2: Vom Körperbild des Sitzens und Sich-Beugens zum Bild des Sich-Aufrichtens (alle Übungsbilder mit freundlicher Erlaubnis von Lisa Gretler)

Wenn wir zu oft und zu viel sitzen und wenn eine solche Beugehaltung zugleich eine seelische Haltung des Sich-Klein-Machens bedeutet und Erschöpfung in sich birgt, sollten wir versuchen, uns aus einer solchen Verwicklung zu befreien: Indem wir körperlich immer wieder bewusst aus dieser Beugehaltung herausgehen und gezielt entgegensteuern.

Schlafstörungen und innere Unruhe

Insbesondere auch für ein funktionierendes Immunsystem sind ausreichend Schlaf sowie ein ausbalancierter Schlaf-Wach-Rhythmus sehr wichtig. Dieser Rhythmus, der unsere Regeneration und damit auch unsere Immunabwehr ermöglicht, wird von mehreren Faktoren beeinflusst. Für seine Steuerung ist das Hormon Melatonin zuständig. Ein entscheidender Außenreiz für die Produktion von Melatonin ist das Tageslicht. Wie neuere Forschungen zeigen, bestimmen neben dem Tageslicht alle Informationen des Körpers und insbesondere die der oberen Halswirbelsäule auf dem Weg zur Zirbeldrüse – dem Produktionsort von Melatonin – den Schlaf-Wach-Rhythmus mit. Hohe Spannungen und Fehlstellungen der Halswirbelsäule führen also zu einer Irritation des Melatonin-Weges und damit zu Störungen des Schlaf-Wach-Rhythmus.

Atembeschwerden und Atem-Enge

Für eine gute und freie Atmung ist vor allem das Zwerchfell zuständig. Es ist ein großer flächig aufgebauter Muskel, der die Brust- und die Bauchhöhle voneinander trennt. Mit seinen rhythmischen Bewegungen leistet das Zwerchfell eine ständige feine Massage für alle Organe des Bauchraums.

Das Zwerchfell wird vom Nervus phrenicus gesteuert (siehe Abb. 1 g). Dieser Rückenmarksnerv (auch Zwerchfellnerv genannt) entspringt im Halswirbelbereich aus dem 3. bis 5. Halssegment. Von dort verläuft er durch die Brusthöhle zum Zwerchfell. Muskuläre Verspannungen und Blockaden der Halswirbelsäule können den Nervus phrenicus und damit die Steuerung und Funktion des Zwerchfells deutlich beeinträchtigen. Dann gelingen das An- und Entspannen des Zwerchfells nicht richtig.

Dieser Störungsweg greift ineinander mit einer direkten Einengung der Atmung. In Beugehaltung ist der Oberkörper nach vorne geneigt. Nicht nur der Brustbereich wird dadurch enger, sondern automatisch muss der Nacken dabei einknicken. Auf Dauer verspannt er sich.

Als wichtiger Atemmuskel zieht sich das Zwerchfell beim Einatmen zusammen, seine Wölbung flacht ab und vergrößert so den Brustraum. Dadurch entsteht in der Lunge ein Unterdruck; Atemluft strömt in die Lungenflügel. Beim Ausatmen entspannt sich das Zwerchfell, und die Lunge zieht sich wieder zusammen. Ist das Zwerchfell verspannt, kommt es zu Engegefühlen im Brustraum, zu Störungen der Atmung mit Kurzatmigkeit bis hin zu asthmatischen Beschwerden.

Zudem: Jede Bewegung und jedes Training bedeuten Muskel-Aktivität. Und umgekehrt gilt, gerade in Zeiten von #StayHome: Immobilisation und Sarkopenie treffen in besonderem Maße auch die Atem- und Atemhilfs-Muskulatur. Diese Insuffizienz korreliert unmittelbar mit gravierender Belastung der Atmung, reduzierter Sauerstoffversorgung und Beeinträchtigungen der Lungenschleimhäute. Gleichzeitig reduziert sich die Verfügbarkeit essentieller Muskelhormone (Myokine) (Fiuza-Luces et al. 2013). So werden auf zellbiologischer Ebene Schritte zur Chronisch Obstruktiven Lungenerkrankung (COPD) getriggert.

Schmerzen

Alle Gelenke, Wirbelkörper, Bandscheiben, Knorpel und mit diesen Strukturen verbundene Nervenäste verdanken ihre anatomische Führung, Zentrierung und ihr reibungsloses Funktionieren einer ausgewogenen Balance des Muskelsystems. Starke Fehl- und Überspannungen dieses Systems bringen diese fein abgestimmten Abläufe aus dem Lot.

Form follows function: Die Funktionen gestalten, prägen und ernähren die Strukturen und Formen des Körpers. Fehlfunktionen aber schädigen die Strukturen. Verspannungen und Muskelverkürzungen vorne (Bauchmuskeln und Hüftbeuger; siehe Abb. 1b) erzeugen zwangsläufig Gegenspannungen im Rücken; sonst würden wir nach vorn gebeugt zusammenbrechen. So versucht die Muskulatur des Rückens ständig, uns aufzurichten. Wenn aber der Organismus in dieser Situation nicht mehr in einem ständigen freien Wechsel *entspannt* und *anspannt*, sondern *vorne und hinten Daueranspannung erzeugt,* geraten Weichteile wie Knorpel, Bandscheiben und Nervenäste unter Dauerdruck.

Veränderungen der Haltung, eine *Aufrichtung* aus unwillkürlichen Angst- und Schutz-Haltungsmustern und Beuger-Fixierungen können derlei Dauerspannungen des Rückensystems wieder auflösen. Bei einem wiedergewonnenen dynamischen Körper-Gleichgewicht müssen weder die Vorder- noch die Rückenseite übermäßig viel arbeiten. Die Weichteile werden in Ruhe und Entlastung ernährt, gepflegt und regelgerecht versorgt.

Die meisten Rückenschmerzen haben also in einem falsch bzw. einseitig benutzten Muskelsystem ihren Ausgangspunkt. Sie können im Frühstadium durch spezielle Übungsmethoden relativ einfach verhindert bzw. behoben werden.

Die Angst im Körper: Selbstschutz auf drei Ebenen

»Auf den Stufen vielzelliger Lebewesen wird die Fähigkeit, mit sich selbst identisch und von Fremdem verschieden zu sein, von einem Immunsystem übernommen. Auf einer noch komplizierteren Ebene tritt der ›Schmerz‹ zur Sicherung und Identifizierung des Selbst hinzu, und auf der komplexesten Ebene [...] finden wir schließlich die ›Angst‹ als Zeichen der ›Selbstbehauptung‹.« (v. Uexküll 1997)

Die Corona-Krise stellt quasi einen Dauerimperativ an unseren Selbstschutz und (auch bestärkt durch die mediale Dauer-Präsenz) an den zu leistenden Fremdschutz dar. So verlässt die Angelegenheit der Immunabwehr sozusagen seine biologische Stufe und seine Domäne. Was normalerweise auf der zellulären Stufe geleistet wird, ufert gleichsam aus. Verunsicherung, Angst, Furcht und das Empfinden von Kontrollverlust dominieren.

Auf der Ebene der Emotionen halten Angst und Furcht (lebens)wichtige kognitive Informationen über unsere gegenwärtige innere und äußere Gefahren-Lage bereit.

Üblicherweise meint der Begriff Angst dabei eher ein allgemeines Grundgefühl, das gleichsam von innen kommt. Furcht wird eher als von der Außenwelt hervorgerufen verstanden und konkreten Situationen zugeordnet. In der Corona-Pandemie droht nun die konkrete Furcht zu generalisieren oder abzuklingen und sich mehr und mehr zu einem (medien- und bilder-gesättigten) grundlegenden Lebensgefühl zu verselbständigen.

Bei Gefahr kennt unser Organismus zwei hilfreiche, lebensrettende Reaktionen: Kampf oder Flucht. Dafür setzen sogenannte Bereitstellreaktionen ein, um Kampf oder Flucht prompt umsetzen zu können. Insbesondere werden Atmung und Herztätigkeit beschleunigt und die Durchblutung und Grundspannung in den Muskeln wird gesteigert.

Das Problem: Diese stammesgeschichtlich alten körperlichen Bereitstellreaktionen und Aktivitätsmuster passen nicht zu den Gefahren und Bedrohungen, die in der heutigen Zeit zu bewältigen sind. In einer Mobbingsituation im Büro oder bei Angst vor einem Verlust des Arbeitsplatzes sind diese nicht wirklich hilfreich. Vielmehr werden die Körperreaktionen dauernd vor-aktiviert bzw. bereitgestellt, sie werden jedoch nicht ausagiert und aktiv beendet.

Zum einen führt dies zu den bereits genannten Fehl- und Überspannungen des muskulären Systems und zu entsprechenden körperlichen Schmerz-Symptomen. »Hinzu kommt, dass in Zeiten von Shutdown und Homeoffice Bewegung und Sport zu kurz kommen« (fM 2020), was die körperliche Stress-Situation zudem verschärft.

Zudem kann man (zweitens, etwas zugespitzt) sagen: Neben der bedrängenden äußeren Informationslage über die Massenmedien droht eine Art Verselbstständigung der inneren Informationslage. Der Körper-Sinn und sein Körper-Gedächtnis (s. o.) setzen so quasi eine *pandemische neuromuskuläre Selbsthypnose* um.

Eng damit verbunden ist ein dritter Aspekt. Was die Corona-Krise besonders auszeichnet, ist – bedingt durch das Tragen eines Mund-Nasenschutzes (MNS) – ein deutlicher Verlust der *Mimik der Anderen*.

Über unsere Mimik

Grundsätzlich gilt: Vor allen bewussten Wegen verwirklicht sich zwischen-menschliche Kommunikation körperlich bzw. zwischen-leiblich. (Mosetter u. Mosetter 2014)

Die Kälte einer Stimmung, die Wärme einer Atmosphäre lassen uns eine entsprechende innere und äußere Haltung annehmen. Der eigene Körper nimmt die Stimmung auf und zeigt dies in seiner Gestik *und vor allem in seiner Mimik*.

Diese *Zwischenleiblichkeit* läuft so (in Form von Eindrücken) zum eigenen Körper und (in Form von körperlichem Ausdruck) wieder zurück. (Bei einer solchen Kreisfigur der Wechselseitigkeit lässt sich gar nicht bestimmen, wo der Anfang und wo das Ende ist.)

Der eigene Körpersinn ist so immer schon bei den anderen Menschen und umgekehrt. (Fuchs 2003) Man kann noch weiter gehen und sagen: Von der frühkindlichen Entwicklung an erwächst unser Selbst-Sinn aus der Begegnung mit anderen Menschen heraus. Der Philosoph Martin Buber brachte dies auf die Formel: »Das Ich bildet sich am Du.« (Emrich 2009)

Diesen fundamentalen Umstand gilt es in der aktuellen Situation doppelt zu beachten. Denn es ist nicht allein die Angst gekoppelt mit einem unguten Selbstgefühl, welche derzeit das Thema ist.

Es gilt vielmehr die Gesamt-Gefüge zu beachten. Vom *Ich* – hin zum *Du* bzw. *Wir* – und zurück zum *Ich*. (Von der ersten Person – hin zur zweiten bzw. dritten Person – und zurück zur ersten Person.)

Unser Selbstgefühl (unser inneres Befinden), unser Gefühl für die Umwelt (Erkennen von Gefahr) und unser Mitgefühl für unsere soziale Mitwelt (Empathie) sind aufs engste miteinander verwoben (auch neuroanatomisch). (Bauer 2020)

Wir können uns am Gegenüber selbst-vergewissern. Aber auch an uns selbst können wir uns selbst-vergewissern:

Alle Emotionen und Affekte nehmen in unserer mimischen Muskulatur Gestalt an. Über unsere Mimik drücken wir uns aus – und wir werden durch sie geprägt. Unterschiedliche Emotionen haben unterschiedliche Gesichtsbilder und Aktivitätsmuster der mimischen Muskulatur.

2. Veränderungen über den Körper – Übungen

Während viele Fitness-Konzepte auf unspezifische neuromuskuläre Aktivierung ausgerichtet sind, setzt das Konzept der Myoreflextherapie und der KiD-Übungen (Kraft in der Dehnung) an sensomotorischen Schlüsselpunkten der neuromuskulären pandemischen Stressreaktion an. Und: Wir können sie einfach und auf kleinem Raum umsetzen.

Wir leben in einem ständigen und umfassenden Dialog nicht nur mit anderen Menschen, sondern auch mit uns selbst. Unser Organismus ist *ein sich selbst regulierendes System*.

Die *Myoreflextherapie* greift die Interozeption und Eigensteuerung des Körpers auf, indem sie an den Sensoren des Muskelsystems spezifische manuelle Reize setzt (Druckpunktstimulation). Dabei geht es um ein Wiedererlangen einer reibungs- und schmerzfreien Bewegungsgeometrie und eines entsprechenden Körperbildes. (Mosetter & Mosetter 2010). Im Sinne einer *neuromuskulären Stress- und Traumatherapie* wurde dieser Therapieansatz spezifisch ausgearbeitet (Mosetter & Mosetter 2005).

Die KiD-Übungen arbeiten mit denselben Körper-Sensoren. Dabei geht es nicht um ein passives Stretching; und auch nicht um die üblichen Kraftübungen. Wir werden hier nicht in Positionen der Verkürzung aktiv, sondern in Positionen der Auf-Dehnung. Wir aktivieren unser Muskelsystem nicht in Beugungen, sondern in Streckungen.

> **Beachten Sie dabei die folgenden Regeln:**
> - Üben Sie zweimal täglich für ungefähr 5–10 Minuten.
> - Führen Sie die Übungsschritte jeweils in beide Richtungen, mit beiden Körperseiten aus; jeweils für ca. 30–40 Sekunden.
> - Gehen Sie langsam vor. Lösen Sie die Übungen behutsam wieder auf.

Mit den folgenden Übungen können Sie lernen, mit Ihren Körper-Sinnen zu arbeiten. Sie lernen, im Alltag unbewusst ablaufende und eingeschliffene Spannungsmuster über die Spürhilfe Ihrer tastenden Finger wahrzunehmen (Mosetter & Mosetter 2003). Mit dieser Spürhilfe kann Ihr Organismus neue Regulationen und Entspannungen einleiten. **Das Regulieren der körperlichen Spannung bedeutet nicht nur auf der körperlichen Ebene ein Sichern und Wiedergewinnen des eigenen Handlungsspielraums, sondern auch auf seelischer Seite** (Mosetter & Mosetter 2015). So können wir dem sozialen und emotionalen Druck, der zurzeit dauerhaft vorherrscht und der uns unter die Haut geht, körperlich entgegenwirken. **Aus Körper-Stress wird so Körper-Entstressung.**

Angst im »Spiegel«

Eine Möglichkeit, den eigenen Affekten über sich selbst zu begegnen und diese so bewusst zum Thema zu machen, ist die Betrachtung im Spiegel: Angst zeigt sich auch im Gesicht. Der Augenringmuskel (M. orbicularis oculi) ist stark angespannt, ebenso der M. corrugator supercilii mit der Zornfalte und der M. frontalis mit den queren Stirnfalten. Der Lippenheber (der M. zygomaticus) ist gleichsam erstarrt. Mit der Betrachtung im Spiegel können Sie diesen Ausdruck bis ins Groteske überzeichnen – bis Sie über eine Entspannung zum Lachen verführt werden.

Mit dem Ausdruck von Entspannung und Freude ist eine hohe Aktivität des Augenringmuskels, eine minimale Aktivität der Zornfalte und der Stirnquerfalten verbunden. Gleichzeitig ist der Lippenheber (der M. zygomaticus) aktiv, wohingegen die Kaumuskulatur in ihrem Spannungsmuster wieder nachlässt.

Den Kiefer spüren

Eine weitere Möglichkeit, sich mit diesen Emotionen und Ihrem mimischen Körperbild auseinander zu setzen, besteht darin, dass wir die entsprechenden Gesichtsmuskeln berühren und mit sanftem Druck massieren.

Über Ihren Fingerdruck bekommt der Körper so seinen Zustand (den Zustand seiner Mimik) quasi »gespiegelt«. Über das Stimulieren und Spüren der entsprechenden Spannungsmuster der Gesichtsmuskulatur kann diese wieder gegenregulieren und ent-spannen.

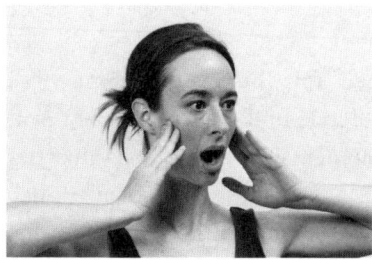

Abb. 3: Den Kiefer tasten

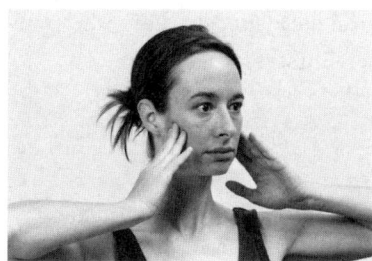

Abb. 4: Den Kiefer tasten

Legen Sie den Mittel- oder Zeigefinger jeweils auf das Kiefergelenksköpfchen, direkt vor dem Ohrläppchen. Wenn Sie den Mund öffnen, gleiten die Finger jeweils in das Kiefergelenks-Grübchen.

Öffnen Sie den Mund so weit wie möglich und bewegen Sie Ihren Unterkiefer spielerisch tanzend nach links und rechts, nach vorne und hinten jeweils auf einen Ihrer Finger zu.

Auch den Fingerdruck können Sie in verschiedene Richtungen und auch in die Tiefe senden. Manchmal begegnet er dabei schmerzhaften, verspannten Bereichen der Kaumuskeln. Bleiben Sie dann in genau dieser Position und spielen Sie weiter mit dem Kiefer, bis die unangenehme Empfindung nachlässt.

Mit der Kaumuskulatur berühren wir innere, archaische Aggressions-, Angst- und Stress-Zonen. Eine Ent-Spannung dieser Strukturen führt somit weit über den Kieferbereich hinaus zu einer Ent-Stressung.

Achten Sie darauf, dass Sie die Schultern lockerlassen. Schultern und Oberarme sollten eher nach hinten fallen. So bleibt der Schulter-Nacken-Bereich entspannt.

Die eigene Mimik spüren

In dieser Übung tasten Ihre Finger systematisch gleichsam ein ganzes Terrain ab. Das, was Ihre Finger dort an Verspannungen finden und erspüren, ist Ihre ganz persönliche Behandlungsregion!

Über diese Bereiche im Gesicht können Entlastungen der Kieferhöhlen, des Auges und der Nase, aber auch der ganzen Gesichtsmuskulatur und des Schädels erreicht werden. Häufig zeigt sanfter Druck auf diese Punkte eine stark entspannende Wirkung. Auch die Halswirbelsäule kann reflektorisch mit entspannen.

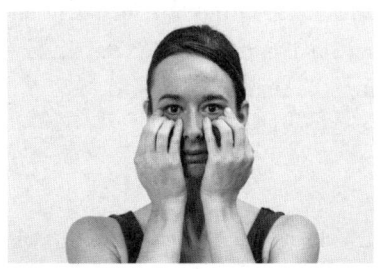

Tasten Sie mit Ihren Fingern Ihr Gesicht auf dem Jochbein und auf der Wange.

Abb. 5

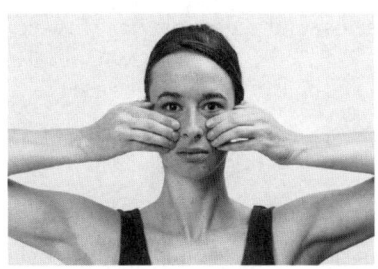

Wandern Sie auch an dem knöchernen Grad der Wangenknochen in Richtung Nase.

Abb. 6

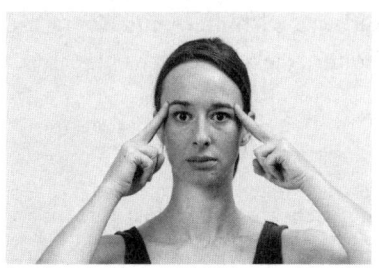

Auch der Bereich um die Augen und der Augenbrauen kann abgetastet und »erfahren« werden.

Abb. 7

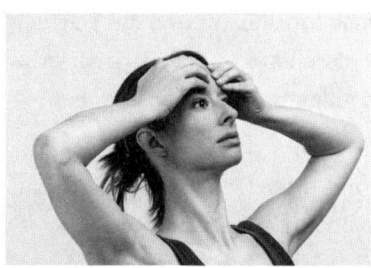

Legen Sie die kleinen Finger an den Verlauf der Augenbrauen, so dass die Fingerspitzen an den Seiten der oberen Nasenwurzel aufliegen. Legen Sie die anderen Finger Ihrer Hände mit leichtem Druck auf der Stirn ab.

Wandern Sie über den Bereich der Stirn und erspüren Sie angespannte und

Abb. 8

schmerzhafte Bereiche.

Über den Körper und das in diesem aufbewahrte Körpergedächtnis lassen sich eingefärbte Gedächtnisinhalte *berühren* und der *körpereigenen Regulation* öffnen. Aus der Körper-Mimik der Angst kann so (wieder) eine »Haltung« der Offenheit und der Daseinsfreude werden; gegenüber sich selbst und gegenüber der Mitwelt.

Atem-Übung

Atmen Sie dreimal tief ein; halten Sie jeweils die Luft kurz an; atmen Sie anschließend wieder aus und halten Sie ebenfalls kurz inne.

Legen Sie nun Ihre Hände auf die Rippenbögen und atmen Sie tief aus. Greifen Sie sodann mit den Händen sanft unter die Rippenbögen zu den Strukturen des Zwerchfells. Atmen Sie nun tief ein. Geben Sie mit den Händen der Atembewegung etwas nach. Atmen Sie dann wieder aus; greifen Sie auch hier mit den Händen etwas nach und wiederholen Sie den gesamten Atemlauf.

Legen Sie nun die linke Hand an den Rippenbogen. Strecken Sie den rechten Arm nach hinten oben, die Finger sollten gestreckt sein.

Atmen Sie nun tief ein. Greifen Sie beim Ausatmen mit der linken Hand etwas weiter unter Ihren Rippenbogen und tasten Sie dabei nach eventuell empfindlichen und verspannten Bereichen. Heben Sie beim Einatmen den Brustkorb an und strecken Sie Ihren rechten Arm noch etwas weiter nach hinten.

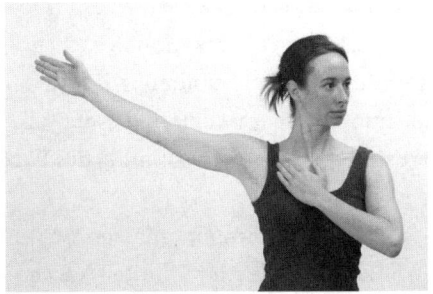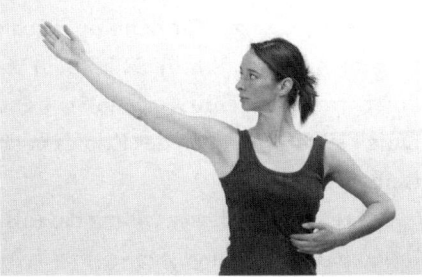

Abb. 9: Atmen und Tasten

Legen Sie die linke Hand nun auf den Brustmuskel rechts unter Ihrem Schlüsselbein und drücken Sie sanft dagegen. Atmen Sie tief ein; heben Sie Ihren Brustkorb und bewegen Sie Ihren rechten Arm in alle Richtungen. So spüren Sie die Kraft und die Anspannungen in ihrem Brust- und Atemhilfsmuskel.

Tasten Sie mit Ihren Fingern das Terrain des Schlüsselbeins ab. Das, was Ihre Finger dort an Verspannungen finden und erspüren, ist Ihre persönliche Behandlungsregion.

Übung »Der Nackengriff«

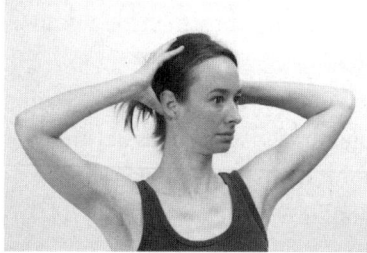

Abb.10: Der Nackengriff

Legen Sie die Daumen hinter den Ohren an. Die Handinnenflächen sind dabei nach vorne geöffnet (siehe Abb.10). Hinter den Ohren können Sie so jeweils eine kleine knöcherne Erhöhung, den sogenannten Warzenfortsatz ertasten. Von ihm aus führt unten ein Muskel (der sogenannte Portraitmuskel) seitlich am Hals entlang nach vorne zum Schlüsselbein.

Legen Sie nun die Finger leicht am Hinterkopf auf. Halten Sie die Halswirbelsäule gerade, neigen Sie den Kopf nach vorne und führen Sie das Kinn in Richtung Brustbein (Doppelkinn). So können Sie unter Ihren Daumen spüren, wie sich der Portraitmuskel dehnt. Suchen Sie mit den Daumen spielerisch nach dieser Stelle. Durch leichtes Drehen des Kopfes verändert sich ebenfalls die Spannung des Portraitmuskels.

Achten Sie bei dieser Übung darauf, dass Sie die Schultern lockerlassen. Schultern und Oberarme sollten eher nach hinten fallen. So bleibt der Schulter-Nacken-Bereich entspannt. Hilfreich ist auch die Vorstellung von einer Sonne, die aus dem Brustbein strahlt. Dadurch weitet und öffnet sich der gesamte Bereich des Brustkorbs.

Halten Sie mit den Fingern die Position und wandern Sie mit den Daumen spielerisch weiter; an der sogenannten Nackenlinie entlang in Richtung Halswirbelsäule. Verweilen Sie bei verspannten oder schmerzhaften Stellen und Muskelknötchen. Massieren Sie diese mit Ihren Daumen.

Ferner können Sie jeweils alle fünf Finger anspannen und damit den Hinterkopf sanft in die Zange nehmen. Die Schultern bleiben weiterhin entspannt.

Übung Ausfallschritt

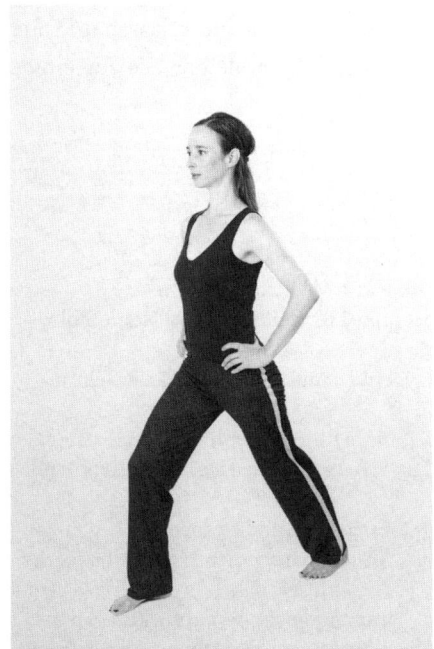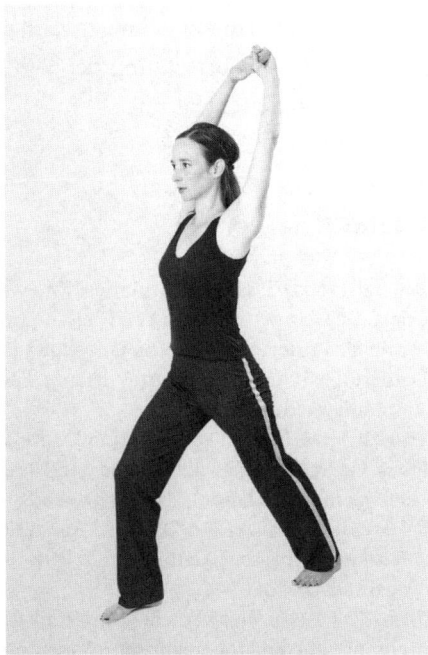

Abb. 11: Der Ausfallschritt

Nehmen Sie eine stabile Ausgangsstellung im Stehen ein. Die Beine sollten dabei hüftbreit auseinander stehen. Machen Sie nun einen relativ großen Schritt nach vorn. Ihre Stellung soll dabei stabil bleiben; der Oberkörper bleibt aufgerichtet.

Beugen Sie nun beim vorderen Bein das Knie, sodass Sie in der Leiste (im Iliopsoas-Muskel) und im Oberschenkel des hinteren Beins eine deutliche Dehnung verspüren. Hängen Sie sich gleichsam in diesen Spannungsbogen hinein. Sollten Sie keine Dehnungsspannung verspüren, müssen Sie die Schrittlänge eventuell etwas verlängern.

Heben Sie nun Ihre Arme leicht vom Oberkörper ab und drehen Sie sie leicht nach außen, sodass sich der Brustkorb öffnet. In Ihrer Vorstellung kann eine Sonne aus dem Brustbein strahlen, da sich dadurch der gesamte Bereich des Brustkorbs weitet und öffnet. Verbleiben Sie für einige Atemzüge in dieser Haltung.

Führen Sie die Arme nach oben in die Waagerechte. Auch hier werden die Arme leicht aufgedreht; die Daumen weisen eher nach hinten. Dadurch wird der Brustkorb geöffnet.

Führen Sie die Arme weiter nach oben in Richtung Decke. Dadurch erfährt die

Bauchmuskulatur ebenfalls eine Dehnung, die nahtlos in die Dehnung der Leistengegend übergehen kann.

Achten Sie bei dieser Übung darauf, dass Sie die Schultern lockerlassen und den Kopf in gerader Fortsetzung der Wirbelsäule halten. Verbleiben Sie für einige Atemzüge in dieser Haltung.

Literatur

Bauer, J. (2002). Das Gedächtnis des Körpers. Frankfurt a. M.: Eichborn.

Craig, A. D. (2014). How Do You Feel? An Interoceptive Moment with Your Neurobiological Self. Princeton: Princeton University Press.

Damasio, A. R. (2001). Descartes' Irrtum. Fühlen, Denken und das menschliche Gehirn. 6. Auflage. München: DTV.

Emrich, H. M. (2009). Vom Sinn der Depression. Journal für Philosophie & Psychiatrie 1.

Fiuza-Luces, C., Garatachea, N., Berger, N. A. & Lucia, A. (2013). Exercise is the real polypill. Physiology (Bethesda), 28(5), S. 330–358.

fM (2020). fitness MANAGEMENT Redaktion: »Corona-Krise und Homeoffice verstärken Rückenschmerzen«. Online unter: https://www.fitnessmanagement.de/corona/back-again 29.06.2020.

Fuchs, T. (2003). Non-verbale Kommunikation: Phänomenologische, entwicklungspsychologische und therapeutische Aspekte. Online unter: www.klinikum.uni-heidelberg. de/.

Mosetter, K. & Mosetter, R. (2014). Beziehungen und Selbst-Beziehungen der Körperlichkeit. Psychotherapie-Wissenschaft 1. 19–27.

Mosetter, K. & Mosetter, R. (2003). Kraft in der Dehnung. Ein Praxisbuch bei Stress, Dauerbelastung und Trauma. Düsseldorf: Patmos.

Mosetter, K. & Mosetter, R. (2005). Dialektische Neuromuskuläre Traumatherapie. Zeitschrift für Psychotraumatologie und Psychologische Medizin, 2, S. 31–45.

Mosetter, K. & Mosetter, R. (2008). Traumatische Belastungen: Der Körper als Bühne und szenische Macht. Zeitschrift für Psychotraumatologie und Psychologische Medizin, 1, S. 8–24.

Mosetter, K. & Mosetter, R. (2010). Myoreflextherapie. Regulation für Körper, Gehirn und Erleben. Konstanz: Vesalius.

Mosetter, K. & Mosetter, R. (2015). Wie der Rücken die Seele und die Seele den Rücken heilt. München: Arkana/Random House.

von Uexküll, Thure (1997). Subjektive Anatomie. Stuttgart: Schattauer.

Waldenfels, B. (2000). Das leibliche Selbst. Vorlesungen zur Phänomenologie des Leibes. Frankfurt a. M.: Suhrkamp.

Licht – ein Helfer in der Corona-Pandemie

BO KÄHLER, ANNE MARIE VESTER, ROBERT BERING
(aus dem Dänischen übersetzt von Robert Bering)

1. Licht, der gebetene Gast

Wenn ein ungebetener Gast unvorhergesehen die Bevölkerung gewollt und unge-wollt in die Kontaktsperre drängt, dann ist man auf Eigeninitiative angewiesen. Das gilt auch für die Heilkunde. Was können Psychotherapeuten raten, wenn es um die Gestaltung des Wohnraums ihrer Klienten geht? Wie können Ärzte und Psychotherapeuten ihre Behandlung durch schulmedizinische und komplemen-täre Verfahren ergänzen? Wir betrachten diese Fragen aus der Perspektive von Lichtquellen.

In Zeiten von weltweitem »social distancing« bekommt der persönliche Wohn-raum eine neue Bedeutung. Wie Architekten wenden wir unsere Aufmerksam-keit auf den Lichteinfall in die eigenen vier Wände und öffnen uns für das Wech-selspiel von Licht und Gestalt. So schreibt der berühmte Architekt Le Corbusier im Jahr 1922: »Architektur ist das kunstvolle, korrekte und großartige Spiel der unter dem Licht versammelten Baukörper.« (Corbusier 2008) Wir ergänzen und interessieren uns für das Zusammenspiel von Licht und den Möglichkeiten der Gestaltung von Gesundheit.

Lichttherapien sind anerkannte Verfahren zur Behandlung verschiedener Erkrankungen. Ein einfaches Beispiel ist die Neugeborenengelbsucht. Bei allen Neugeborenen, deren Gelbsucht altersbezogene Schwellenwerte übersteigt, muss zur Vorbeugung der Schädigung des Gehirns (Kernikterus) rechtzeitig eine Behandlung durch eine Phototherapie mit blauem Licht eingeleitet werden. Eine Metaanalyse von van Maanen und Mitarbeitern (van Maanen et al. 2016) zeigt, dass Lichtbehandlung effektiv ist, wenn es darum geht, Schlafprobleme zu behandeln. Licht wirkt sich auf die Abwehrbereitschaft des Immunsystems aus (González Maglio et al. 2016). Hautärzte verwenden Lichtbehandlungen seit über 100 Jahren (Ingold 2015).

Nun zu unserem Ansatz: Zunächst beschreiben wir die Eigenschaften von Licht aus Sicht der Physik. Auf physikalisches Wissen gestützt, geben wir »Tipps« für den gezielten Einsatz von Licht und für die bewusste Vermeidung von Lichtquellen mit hohem Blauanteil. Weil die Lichttherapie bei der Behandlung von saisonalen Depressionen breite Anerkennung gefunden hat, beschreiben wir die Studienlage. Mit großem Interesse blicken wir auf die Komplementärmedizin. Hierbei interessiert uns insbesondere, inwiefern Lichtquellen an Stelle von Nadeln zur Stimulation von Akupunkturpunkten verwendet werden können. Auch die Virologen interessieren sich für Licht. Wir werden uns abschließend auf Studien berufen, die sich mit der Wechselwirkung von Licht und COVID-19 beschäftigt haben.

2. Physik des Lichtes

Für die klassische, die physikalische Beschreibung von Licht gibt es zwei komplementäre Modelle. Einerseits wird Licht als Teilchen, sogenannte Photonen, beschrieben, während das andere Modell Licht als elektromagnetische Welle beschreibt. Eine Wellenlänge ist grafisch veranschaulicht der Abstand zwischen zwei benachbarten »Wellenbergen«. Die Frequenz der Welle ist definiert über die Anzahl der Wellenberge pro Sekunde. Elektromagnetische Wellen mit einer langen Wellenlänge haben eine geringere Photonenenergie als Strahlung mit einer kürzeren Wellenlänge. Das Wellenmodell des Lichts findet analog zu Wellenmodellen zur Beschreibung von Wasserbewegungen oder Schallausbreitung Verwendung. Die Theorie, die Eigenschaften von Licht zeitgemäß beschreibt, stammt aus der Quantenelektrodynamik, die unter anderem von Richard Feynman Ende der 1950er Jahre entwickelt wurde.

Was ist der Unterschied zwischen Licht und Materie? Materieteilchen können zusammenstoßen, sich gegenseitig ablenken oder sogar gegenseitig zerstören. Kurz gesagt: Materie wechselwirkt miteinander. Trifft hingegen Licht aufeinander, passiert nichts. Das erkannte bereits der schottische Physiker James Clerk Maxwell, der vor über 150 Jahren mit den nach ihm benannten Gleichungen das Verhalten von Licht als elektromagnetische Strahlung beschrieb (https://www.weltderphysik.de/gebiet/teilchen/licht/wechselwirkung-von-licht/).

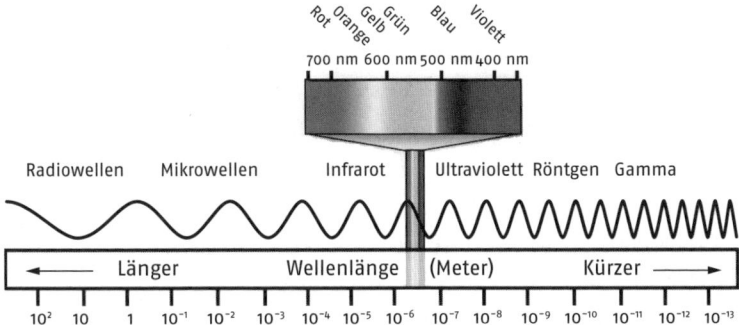

Abb. 1: Der visuelle Teil des elektromagnetischen Spektrums (© Bo Kähler)

In der Alltagssprache benutzen wir den Begriff Licht, um den Teil des elektromagnetischen Spektrums zu beschreiben, der für Menschen sichtbar ist (Abb. 1). Außerhalb dieses sichtbaren Bereichs der elektromagnetischen Strahlung liegt bei längerer Wellenlänge zum Beispiel die Infrarotstrahlung und bei kürzerer Wellenlänge zum Beispiel die ultraviolette Strahlung. Licht mit nur einer Wellenlänge nennt man monochromatisch (nur eine Farbe). Dieses Licht kennen wir z. B. von einfarbigen Leuchtdioden. Werden mehrere Wellenlängen miteinander kombiniert, so nennt man es polychromatisch; und es können verschiedene Farben erzeugt werden. Für einen Fernsehbildschirm werden typischerweise rot, blau und grün verwendet. Unterschiedliche Kombinationen von Überlagerungen können sich qualitativ durch das gesamte Farbenspektrum eines Regenbogens bewegen. Treten alle drei (rot, blau und grün) Farben mit gleicher Intensität auf, so entsteht weißes Licht. Die menschliche Farbwahrnehmung erfasst auch eine Farbe, die nicht innerhalb des Regenbogenfarbenspektrums liegt (monochromatisch). Das gilt zum Beispiel für Rosa und Magenta, die als Kombination von rot und blau in unterschiedlichen Anteilen verstanden werden kann.

Je mehr Photonen pro Zeiteinheit ausgestrahlt werden, desto intensiver ist das Licht, was zu einer stärkeren Lichtwahrnehmung führt. Trifft Licht auf einen Gegenstand, so wird je nach Material ein Teil des Spektrums reflektiert (zurückgesendet). Ein anderer Teil wird absorbiert und ein weiterer Teil kann gegebenenfalls durch das Material hindurchtreten. In diesem Fall sprechen wir davon, dass Material Licht filtert. Die Farbe eines Gegenstandes ist davon abhängig, welches Licht reflektiert wird. Lichtwellen haben im Unterschied zu Klangwellen eine Polarisation. Diese ist zum Beispiel bekannt durch die Verwendung von polarisierenden Sonnenbrillen. Auf die gleiche Art und Weise, wie ein Rotfilter Licht mit roter Wellenlänge passieren lassen kann, so lassen Polarisationsfilter Licht nur in einer bestimmten Polarisationsrichtung hindurch. Zwei Filter, die zueinander in 90 Grad stehen, werden aus diesem Grunde kein Licht hindurchlassen. Eine Änderung der Polarisation des Lichts ändert nicht die Farbe. Schließlich kann Licht auch in Intensität und spektraler Zusammensetzung moduliert werden.

3. Die Auswirkung von Licht auf die Physiologie

Die Bedeutung von Licht und speziell Sonnenlicht für den menschlichen Körper war bereits in der Antike bekannt, sie ging im Mittelalter vorübergehend verloren. Im 19. Jahrhundert wurde das Buch von *Johann Wolfgang Döbereiner* (1816) mit dem Titel »Anleitung zur Darstellung und Anwendung aller Arten der kräftigsten Bäder und Heilwässer welche von Gesunden und Kranken gebraucht werden« neu aufgelegt. In diesem Buch beschreibt er die Bedeutung von Licht und dessen Farben für die körperliche und geistige Gesundheit. Heutzutage wird Licht in verschiedenen Gebieten der Medizin angewendet. So reicht das Anwendungsspektrum von der Strahlentherapie zur Behandlung von Krebserkrankungen in der Onkologie bis hin zur Behandlung von saisonal depressiven Störungen auf psychiatrischem Fachgebiet. In der Fachsprache heißt dieses Gebiet der Medizin *Photobiomodulationstherapie*. Die *Photobiomodulationstherapie* wird definiert als die Nutzung nichtionisierender elektromagnetischer Strahlung (Photonen) zur Auslösung photochemischer Veränderungen in zellulären Strukturen, die für Photonen sensibel sind. Die Mitochondrien (intrazelluläre Energieerzeuger) sind für diesen Prozess besonders empfänglich. Ein einfaches Beispiel für die Photobiologie ist die Vitamin-D-Synthese. Unterstützt man die Vitamin-D-Synthese durch gezielte künstliche Lichtquellen, so spricht man von einer Photobiomodulationstherapie.

In der Retina, der Netzhaut des Auges, finden sich sogenannte intrinsische fotosensitive retinale Ganglienzellen (IpRGC). Sie erfüllen ihre Funktionen als Taktgeber des körpereigenen Tag-Nacht-Rhythmus; sie wirken auf die Pupillenregulation und sind an der Regulation der Ausschüttung von Melatonin über die Zirbeldrüse beteiligt. Wir sehen, dass die Verwendung von Licht als »Heilmittel« ein hohes Potential hat, weil es durch die Photobiomodulation zur Aufrechterhaltung der Körperregulation unerlässlich ist.

4. Licht als Heilmittel

Die therapeutische Anwendung von Licht bei psychischen Störungen erfolgt in drei Schritten. Zunächst beschäftigen wir uns mit der Selbsthilfe. Wir geben einfache Hinweise, wann und wie die Lichtdurchflutung gefördert und wann und wie Lichtquellen gezielt vermieden werden sollten. Im zweiten Schritt gehen wir auf die Studienlage zur leitliniengestützten Behandlung von saisonalen Depressionen ein. Im Kontext dieser Erkenntnisse befassen wir uns abschließend mit aktuellen Entwicklungen aus der Komplementärmedizin. Zur Übersicht siehe Tabelle 1.

Tab. 1: Lichtquellen als Heilmittel. Auszüge unserer Empfehlungen für die Selbsthilfe, Phototherapie und Komplementärmedizin

Selbsthilfe
Licht in den eigenen vier Wänden ■ Gib Licht die Möglichkeit, durch die Fenster zu scheinen ■ Ess- und Arbeitstisch sowie Sitzmöbel benötigen Lichteinfall ■ Erlaube Deiner Haut Lichtkontakt ■ Folge dem Tagesrhythmus: Helligkeit am Tage und Dunkelheit in der Nacht
Reduziere Lichtquellen mit hohem Blauanteil am Abend ■ Vermeide Fernseher, Computer, LED-Lampen (mit blauem Spektrum)   – mindestens zwei Stunden, bevor Du schlafen gehst ■ Entferne Neonröhren, wenn Du nachts auf eine Lichtquelle angewiesen bist ■ Benutze die Nachtbildeinstellung an Deinem PC und Handy
Phototherapie
■ Empfehlungen der S3 Leitlinien zur Behandlung von saisonalen Depressionen
Komplementärmedizin
■ Farbbrillen ■ Chromo-Aurikulo-Therapie nach Daniel Asis ■ Dynamic Earacupuncture supported Trauma Regulation (DeSTAR)

Selbsthilfe

Im Folgenden einige Tipps (für sich selbst und für andere Personen), die entweder Lichtkontakt fördern oder sensibilisieren sollen, Lichtquellen zu vermeiden.

Gib Licht die Möglichkeit, durch die Fenster zu scheinen

Licht in den eigenen vier Wänden bekommt eine umso größere Bedeutung, je stärker Ausgangs- und Kontaktsperren unseren Lebensraum einschränken. Wir empfehlen Lichteinfall zu fördern und Sichtschutz in der eigenen Wohnung zu überdenken. Behindern Gardinen, Plissees oder große Pflanzen den Lichteinfall?

Ess- und Arbeitstisch sowie Sitzmöbel benötigen Lichteinfall

Mach Dir bewusst, in welcher Form zum Beispiel der Esstisch in der Wohnung im Verhältnis zum Licht positioniert ist. Man kann sich mit dem Rücken zur Sonne platzieren und gleichzeitig mit den Kindern Hausaufgaben machen, lesen oder arbeiten, wo gleichzeitig die Lichtquellen Kontakt mit Deinem Körper bekommen.

Erlaube dem Licht Hautkontakt

Mach Dir bewusst, zu welcher Tageszeit die Sonne am höchsten steht und das Licht am stärksten ist. Gib Dir selbst die Möglichkeit, bis zu 30 Minuten direkten Sonnenkontakt zu bekommen, ohne einen Sonnenbrand zu riskieren. Auch wenn Du in Deiner Wohnung vom Lichteinfall abgekehrt bist, so bieten Nacken und Rücken ausreichend Kontaktzonen. Mache Dir beim Spazierengehen bewusst, wie der Lichteinfall auf Dein Gesicht erfolgt.

Folge dem Tagesrhythmus

Licht am Tag, Dunkelheit in der Nacht. Licht weckt uns am Morgen auf; in der Nacht bringt Dunkelheit uns zur Ruhe. Bist Du müde am Morgen, gehe am besten Richtung Tageslicht, einem Fenster, oder setz Dich einer Lichtquelle aus, die Tageslicht ersetzt. Es sind insbesondere die kalten blauen Farben, die uns wachrütteln. Am Abend ist es förderlich, die warmen Nuancen vom Sonnenuntergang zu nutzen.

Vermeide Lichtquellen mit hohem Blau-Anteil am Abend

Mache einen Haushaltscheck für Lichtquellen. Habe ich Neonröhren entfernt, auf die ich verzichten kann? Habe ich mich genau informiert, wie hoch der Blau-Anteil meiner LED-Lampen ist? Experimentiere mit Farblichtern, lasse Dich hierbei von Deinem Gefühl lenken, was angenehm und unangenehm ist. Zur Schlafenszeit kann man Brillengläser testen, die Blaulicht filtern.

Vermeide »künstliche« Lichtquellen mit hohem Blauanteil mindestens zwei Stunden vor dem Schlafengehen

Vermeide nach Möglichkeit Licht mit hohem Blauanteil vor der Schlafenszeit. Stelle hierfür Fernseher, PC und Mobiltelefone mindestens zwei Stunden vor dem zu Bett gehen aus. Für Menschen mit besonderer Sensibilität ist es wichtig, dass kein Blaulicht am Abend gegeben ist, da es indirekt über lichtempfindliche Ganglienzellen der Netzhaut (iPRGC) die Produktion des Schlafhormons Melatonin verringert. Hierbei können Brillen helfen, die Wellenlängen bis zu 550 nm zu blockieren (Gooley et al. 2010).

Benutze die Nachtbildschirmeinstellung Deines PC und Handys

Stelle sicher, dass der Nachtmodus des Computerbildschirms und Handys eingeschaltet ist, damit blaue Lichtquellen vermieden werden. Nicht alle von uns wissen, wie der Nachtmodus von PC und Handy eingestellt werden. Nimm Dir etwas Zeit, um die Einstellungsoption zu finden.

Lichttherapie zur Behandlung von Depressionen

Im Grundsatz gilt, dass bei akuten schweren depressiven Episoden eine Kombinationsbehandlung mit medikamentöser Therapie und Psychotherapie angeboten werden sollte. Die saisonal abhängige Depression ist ein bestimmter Subtyp der rezidivierenden depressiven Störung. Hierbei ist die Winterdepression die häufigste. Betroffene zeigen speziell im Herbst und Winter Symptome, während sie im Frühling und Sommer unbeeinträchtigt sind. Die S3 Leitlinien der DGPPN (2015) zur Behandlung von Depressionen erklären sich ausführlich zur Anwendung der Lichttherapie (»Phototherapie«). Im Klartext heißt es in der Empfehlung 3/53 der Leitlinien mit einem Empfehlungsgrad A:

»Lichttherapie soll als Behandlungsform bei Patienten mit leicht- bis mittelgradigen Episoden rezidivierender depressiver Störungen, die einem saisonalen Muster folgen, erwogen werden«.

Das bevorzugte Gerät für die Lichttherapie ist eine Lichtquelle, die weißes, fluoreszierendes Licht abgibt, bei dem der UV-Anteil herausgefiltert wird, und die Lichtintensitäten größer als 2500 Lux erzeugt (Lam et al. 2019). Nach aktueller Studienlage zeigt die Phototherapie innerhalb von einer bis vier Wochen eine messbare Besserung. Die Wirksamkeit von Lichttherapie bei saisonal abhängigen Stimmungsstörungen ist durch eine Metaanalyse aus 23 randomisiert-kontrollierten Studien (Golden et al. 2005) belegt. Ein relevanter Einwand sind Beobachtungen zur Nachhaltigkeit der Lichttherapie bei saisonalen Depressionen, denn viele Patienten zeigen eine rasche Wiederkehr der depressiven Symptome nach dem Absetzen der Lichttherapie. Eine Möglichkeit der Nachhaltigkeitsproblematik entgegen zu treten besteht darin, die Lichttherapie bei Ansprechen während der Winterjahreszeit fortzusetzen und in den Sommermonaten zu pausieren. Einzelne Studien beschreiben die spezifische Anwendung von Farblicht. Orange Brillengläser, die blaue Wellenlängen hemmen, haben sich positiv auf den Verlauf bipolarer depressiver Störungen ausgewirkt (Henriksen et al. 2020).

Komplementärtherapie

Im Folgenden beschäftigen wir uns mit Innovationen zur Anwendung von Lichtquellen in der Traumatherapie, die sich z. B. für Klienten mit intrusiven letalen Bedrohungsszenarien (vgl. auch Bering, Schedlich & Zurek in diesem Band) eignen könnten. Hierbei schildern wir die Anwendung von Farbbrillen und gehen ausführlicher auf die Anwendung der Lichtakupunktur auf Grundlage der französischen Schule der Ohrakupunktur ein.

Einsatz von Farbbrillen

Alle Farben finden sich im Tageslicht. Je mehr Menschen auf Licht reagieren, desto empfindsamer sind sie auch gegenüber einzelnen Farben. Die Farbe, die Menschen optimal stimuliert, ist individuell und von Tagesschwankungen abhängig (außer Blaulicht). Aus diesem Grunde verwenden wir 7 bis 12 Farbbrillen um festzustellen, auf welche Farbe unsere Klienten mit positiven Emotionen reagieren. Ein Beispiel für ein Protokoll ist Chromo-BIT (Solvey 2016; Asis et al. 2017). Zur genaueren Anwendung von Farbbrillen verweisen wir auf https://www.newm-dk.com/terapibriller. Dort sind mehrsprachige Protokolle abgelegt.

Von der Ohrakupunktur zur Chromo-Aurikulotherapie

Die Akupunktur ist eine Methode der traditionellen chinesischen Medizin (TCM), bei der eine therapeutische Wirkung durch »Nadelstiche« an bestimmten Punkten des Körpers erzielt werden soll. Im Unterschied zur TCM beruht die französische Schule der Ohrakupunktur um Paul Nogier nicht auf Meridianen, sondern auf der somatotopischen Organisation der Ohrmuschel sowie auf Reflexpunkten (Nogier 1969). Werden pathologische Punkte des Ohres stimuliert, so kommt es zur Auslösung eines vaskulären autonomen Signals (VAS), das vom Behandler als Aufschlag des Pulses wahrgenommen werden kann. Die Arbeiten Nogiers wurden soweit weiterentwickelt, dass die Kartierung des Ohres in Form eines auf dem Kopf stehenden Fötus von der WHO anerkannt wurde und gleichermaßen die zerebralen Strukturen einschließt (vgl. Strittmatter 2013).

Wir veranschaulichen diese nun am Beispiel der Regulation von Symptomen einer Posttraumatischen Belastungsstörung. Während die Wirksamkeit von Akupunktur zur Behandlung der PTBS in einer Metaanalyse ausführlich diskutiert (Grant et al. 2017) wurde, ist die Chromo-Aurikulotherapie wissenschaftliches Neuland. Die Arbeiten von Daniel Asis und Kollegen haben darauf aufmerksam gemacht, dass Protokolle aus dem EMDR mit Grundzügen der Chromo-Aurikulotherapie kombiniert werden können. Anstelle der Augenbewegung des EMDR als cerebrale Stimulation stimulieren wir die limbische Zone der Ohrmuschel durch Lichtakupunktur mit Gelb- oder Grünlicht. Asis und Kollegen gehen davon aus, dass durch die elektromagnetische Stimulation der limbischen Zone (siehe Abb. 2) durch sichtbares Licht im Bereich des Ohrläppchens eine zerebrale Stimulation erfolgt. Hierbei stützen sie sich auf Arbeiten von Romoli et al. (2014). Dabei haben sie die Wirksamkeit in einer naturalistischen Studie zeigen können (Asis et al. 2012; Asis 2016; Yoshizumi et al. 2018).

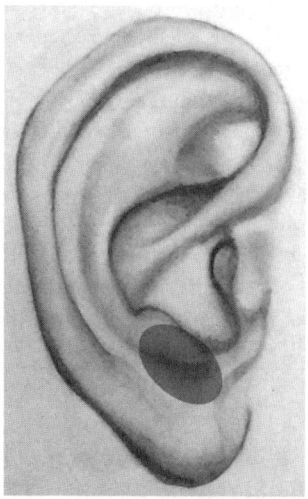

Abb. 2: Limbische Zone der Ohrmuschel (mit freundlicher Genehmigung von Anne Marie Vester)

Dynamic Earacupuncture supported Trauma Regulation (DeSTAR)

Eine Modifikation der Technik von Daniel Asis ist die Dynamic Earacupuncture supported Trauma Regulation, die in einer Pilotstudie beschrieben und evaluiert wurde (DeSTAR; Vester & Bering 2019). DeSTAR kombiniert die Technik der

Lichtakupunktur von Asis mit psychodynamischen Ansätzen der Fallkonzeption, Variationen der Traumaexposition und einem Konzept zur Evaluation. In Tabelle 2 haben wir das Protokoll für die Durchführung der Exposition aufgeführt. Als Faustregel gilt unsere Empfehlung, dass die Voraussetzungen für die Indikation der Exposition leitlinientreu erfolgen.

Mit dem Rüstzeug einer psychodynamischen Fallkonzeption (Kenntnis der Diagnose, Verlaufstyp, Kontrollstil, Indextraumatisierung, Traumaschema, Traumakompensatorisches Schema sowie Basisinterventionslinie, vgl. Fischer 2000) führen wir die akupunkturgestützte Traumaregulation durch (siehe Tab. 2). Der Puls der A. radialis wird mit dem Daumen getastet, um während der Stimulation der limbischen Zone eine VAS-Reaktion zu erfassen. Der Punkt mit der längsten VAS-Reaktion wird unter der Exposition mit einem grünen Lichtpunkt um die Region der limbischen Zone stimuliert (siehe Abb. 2). Hier verwenden wir ein Microlight, das in unterschiedlichen Farben zur Verfügung steht (Inova Microlight Green 525 nm).

Tab. 2: Exposition durch DeSTAR modifiziert nach Daniel Asis (aus Vester & Bering 2019)

- Palpieren Sie das rechte und das linke Ohr.
- Fokussieren Sie zunächst das Ohr, das die meisten Schmerzen auslöst.
- Nehmen Sie den Puls der A. radialis.
- Stimulieren Sie den Reflexpunkt des Corpus amygdaloideum mit grünem Licht ggf. bds.
- Behandeln Sie das Gebiet kontinuierlich mit dem deutlichsten VAS.
- Bitten Sie den Klienten, sich an ein Bild, einen Sinn und ein Körpergefühl zu erinnern, dass das traumatische Ereignis repräsentiert.
- Lassen Sie die Klientin/den Klienten auf der SUD-Skala von 0–10 bewerten.
- Bleiben Sie in der Körper-Sensation/Erinnerung, bis die SUD-Skala absinkt.
- Bewerten Sie die Symptome/Körpersensation auf einer Skala von 1–10.
- Setzen Sie den Prozess so lange fort, bis die Klientin/der Klient eine Reduktion der Symptome/Körpersensation angibt.

Der Klient wird gebeten, sich die Indexintrusion oder ein assoziiertes Körpergefühl vorzustellen. Die SUD-Skala wird bestimmt. Es eröffnen sich verschiedene Varianten der Klient-Therapeut-Interaktion. Dominiert ein Körpergefühl, so wird der Klient aufgefordert, Assoziationsbrücken zu erinnerbaren Erlebniszuständen zu bilden. Der Klient wird gebeten, die Signale der Abwehr (Schmerzen, Unwohlsein usw.) umzukehren und die dissoziativen Anteile des Schmerzerlebens zu assoziieren. Hierdurch kehrt sich Abspaltung in Integration um. Dominieren intrusive Bilder, Gerüche oder taktile Wahrnehmungen, so werden diese Intrusionsäquivalente analog dem EMDR prozessiert (SUD-Skala, negative Kognitionen, positive Kognitionen, Körpertest und Kohärenztest). Die Klienten können auch durch die Exposition geführt werden, indem stets die Balance zwischen Traumaschema und Traumakompensatorischem Schema wie auf einer Schaukel variiert wird. Sind die Klienten unter der Exposition relativ stabil, so können wir das explorativ gewonnene Wissen zum Traumaschema in unsere Interventionen einbinden. Die Exposition wird so lange durchgeführt, bis eine Änderung/Besserung auf der SUD-Skala eintritt und die Symptomatik für den Klienten akzeptabel ist. Hierbei können die beschriebenen Varianten kombiniert werden.

Wir empfehlen nach Abschluss der Exposition, mit den Klienten Zeit zu verbringen, um sicher zu gehen, dass Orientierung und ein Sicherheitsgefühl wiedergewonnen wurden. Klienten geben die Rückmeldung, dass sie besonders von Psychotherapiesitzungen profitieren, wenn die Erfahrungen unter der Exposition ausführlich reflektiert und abgewogen werden. Da die DeSTAR wissenschaftlich (noch) nicht abgestützt ist, haben wir besonderen Wert darauf gelegt, eine Evaluationsfragebogenbatterie zu entwickeln, die eine geordnete Aufklärung über die Technik als Heilversuch einschließt.

Licht und COVID-19-Infektion

Während wir bisher in erster Linie die positive Wechselwirkung von Licht auf die Psyche aus schul- und komplementärmedizinischer Sicht diskutiert haben, geht es im folgenden Abschnitt um die Frage, ob die Photobiomodulation Krankheitsverläufe von COVID-19 günstig beeinflussen kann. Dieser Ansatz geht auf die Beobachtung zurück, dass spezifische rote und nahezu infrarote Wellenlängen einen antiinflammatorischen Effekt haben. Neuere Studien empfehlen die Photobiomodulationstherapie zur allgemeinen Stärkung des Immunsystems als adjuvante Therapie (Walski et al. 2020). Diese Empfehlung wurde auch kürzlich in Verbindung mit der COVID-19-Erkrankung ausgesprochen (Fernandes et al. 2020; Domínguez et al. 2020). Darüber hinaus wird die Wirkung von Sonnenlicht in Verbindung mit seiner Wechselwirkung zum Vitamin-D3-Haushalt diskutiert. Große Aufmerksamkeit haben Studien von Moozhipurath et al. (2020) und Tang et al. (2020) bekommen, weil sie gezeigt haben, dass die hohe Exposition mit Sonnenlicht und ultravioletten Wellenlängen negativ mit der Todesrate von COVID-19-Infektionen korreliert.

5. Fazit

Wir stellen fest, dass Licht auf verschiedene Weisen in den Alltag integriert und spezifisch für so genannte Phototherapien eingesetzt werden kann. Hierzu haben wir Aspekte der Selbsthilfe aufgeführt, leitliniengestützte Protokolle zur Behandlung von saisonalen Depressionen dargestellt und schließlich Novitäten beschrieben, deren wissenschaftliche Evidenz »noch« auf Expertenmeinungen beruhen. Phototherapien finden somit in Fachkreisen der Psychiatrie als auch in der Komplementärmedizin Anerkennung. Das gilt auch für erste Hinweise, dass Licht als adjuvante Therapie bei der Behandlung der COVID-19-Infektion eingesetzt werden kann.

Literatur

Asis, D. (2016). ILA 2016—Dr. Daniel Asis—Auricular Chromotherapy in the treatment of Psychological Trauma. https://www.youtube.com/watch?v=RYq7eEh_3wA.

Asis, D., Yoshizumi, A. & Luz, F. (2012). Auricular Chromotherapy: a novel technique in the treatment of psychological trauma. Deutsche Zeitschrift für Akupunktur 55(4), (November 22, 2012), S. 9–11. https://doi.org/10.1016/j.dza.2012.11.003.

Asis, D., Ceresa, A., Solvey, R. C.F. de & Solvey, P. (2017). Chromo-Psychotherapies. Auricular Chomotherapy chromo-CIT. Eigenverlag des Autors. www.asisdolor.com.ar.

Corbusier, L. (2008). Vers une architecture. FLAMMARION.

da-Palma-Cruz, M., da Silva, R. F., Monteiro, D., Rehim, H. M. M. A., Grabulosa, C. C., de Oliveira, A. P. L., & Lino-dos-Santos-Franco, A. (2019). Photobiomodulation modulates the resolution of inflammation during acute lung injury induced by sepsis. Lasers in Medical Science, 34(1), 191–199. https://doi.org/10.1007/s10103-018-2688-1.

Domínguez, A., Velásquez, S. A., & David, M. A. (2020). Can Transdermal Photobiomodulation Help Us at the Time of COVID-19? Photobiomodulation, Photomedicine, and Laser Surgery, 38(5), 258–259. https://doi.org/10.1089/photob.2020.4870.

Döbereiner, J. W. (1816). Anleitung zur Darstellung und Anwendung aller Arten der kräftigsten Bäder und Heilwässer welche von Gesunden und Kranken gebraucht werden. Cröker.

DGPPN, BÄK, KBV, AWMF (2015). S3-Leitlinie/NVL Unipolare Depression. 2. Auflage, Version 5. Herausgeber der S3-Leitlinie/Nationalen VersorgungsLeitlinie Unipolare Depression, 2020. https://doi.org/10.6101/AZQ/000364.

Fernandes, A. B., de Lima, C. J., Villaverde, A. G. J. B., Pereira, P. C., Carvalho, H. C., & Zângaro, R. A. (2020). Photobiomodulation: Shining Light on COVID-19. Photobiomodulation, Photomedicine, and Laser Surgery, 38(7), 395–397. https://doi.org/10.1089/photob.2020.4882.

Fischer, G. (2000). Mehrdimensionale Psychodynamische Traumatherapie – MPTT. Manual zur Behandlung psychotraumatischer Störungen. Heidelberg: Asanger.

Golden, R. N., Gaynes, B. N., Ekstrom, R. D., Hamer, R. M., Jacobsen, F. M., Suppes, T., Wisner, K. L. & Nemeroff, C. B. (2005). The efficacy of light therapy in the treatment of mood disorders: A review and meta-analysis of the evidence. The American Journal of Psychiatry, 162(4), S. 656–662. https://doi.org/10.1176/appi.ajp.162.4.656.

González Maglio, D. H., Paz, M. L. & Leoni, J. (2016). Sunlight Effects on Immune System: Is There Something Else in addition to UV-Induced Immunosuppression? BioMed Research International, 2016, S. 1–10. https://doi.org/10.1155/2016/1934518.

Gooley, J. J., Rajaratnam, S. M. W., Brainard, G. C., Kronauer, R. E., Czeisler, C. A. & Lockley, S. W. (2010). Spectral Responses of the Human Circadian System Depend on the Irradiance and Duration of Exposure to Light. Science Translational Medicine, 2(31), 31ra33. https://doi.org/10.1126/scitranslmed.3000741.

Grant, S., Colaiaco, B., Motala, A. & Shanman, R. (2017). Needle Acupuncture for Posttraumatic Stress Disorder (PTSD). RAND National Defense Research Institute, (January).

Henriksen, T. E. G., Grønli, J., Assmus, J., Fasmer, O. B., Schoeyen, H., Leskauskaite, I., Bjorke-Bertheussen, J., Ytrehus, K. & Lund, A. (2020). Blue-blocking glasses as additive treatment for mania: Effects on actigraphy-derived sleep parameters. Journal of Sleep Research, e12984. https://doi.org/10.1111/jsr.12984.

Ingold, N. (2015). [Negotiating light therapy. Kellogg versus Finsen, and the controversy about the health effects of light rays around 1900]. Therapeutische Umschau. Revue Therapeutique, 72(7), 451–456. https://doi.org/10.1024/0040-5930/a000699.

Lam, R. W., Teng, M. Y., Jung, Y.-E., Evans, V. C., Gottlieb, J. F., Chakrabarty, T., Michalak, E. E., Murphy, J. K., Yatham, L. N. & Sit, D. K. (2019). Light Therapy for Patients With Bipolar Depression: Systematic Review and Meta-Analysis of Randomized Controlled Trials. The Canadian Journal of Psychiatry, 070674371989247. https://doi.org/10.1177/0706743719892471.

Moozhipurath, R. K., Kraft, L., & Skiera, B. (2020). Evidence of protective role of Ultraviolet-B (UVB) radiation in reducing COVID-19 deaths. Scientific Reports, 10(1), 17705. https://doi.org/10.1038/s41598-020-74825-z.

Nogier, P. F. M. (1969). Lehrbuch der Auriculotherapie. Maisonneuve-Verlag, 57-Sainte-Ruffine. Frankreich.

Romoli, M., Allais, G., Airola G., Benedetto C., Mana O., Giacobbe M., Pugliese, A. M., Battistella, G. & Fornari, E. (2014). Ear acupuncture and fMRI: a pilot study for assessing the specificity of auricular points. Neurological Science, May; 35 Suppl 1, S. 189–93.

Salehpour, F., Mahmoudi, J., Kamari, F., Sadigh-Eteghad, S., Rasta, S. H. & Hamblin, M. R. (2018). Brain Photobiomodulation Therapy: A Narrative Review. Molecular Neurobiology, 55(8), S. 6601–6636. https://doi.org/10.1007/s12035-017-0852-4.

Sigman, S. A., Mokmeli, S., Monici, M., & Vetrici, M. A. (2020). A 57-Year-Old African American Man with Severe COVID-19 Pneumonia Who Responded to Supportive Photobiomodulation Therapy (PBMT): First Use of PBMT in COVID-19. The American Journal of Case Reports, 21, e926779. https://doi.org/10.12659/AJCR.926779.

Sigman, S. A., Mokmeli, S., & Vetrici, M. A. (2020). Adjunct low level laser therapy (LLLT) in a morbidly obese patient with severe COVID-19 pneumonia: A case report. Canadian Journal of Respiratory Therapy: CJRT = Revue Canadienne de La Therapie Respiratoire: RCTR, 56, 52–56. https://doi.org/10.29390/cjrt-2020-022.

Solvey, R. (2016). ILA 2016 – The Use of Sound and Colour for Psychotherapy. https://www.youtube.com/watch?v=NxSzSnoDV_Q.

Strittmatter, B. (2013). Taschenatlas der Ohrakupunktur nach Nogier/Bahr. 5., aktualisierte Auflage. Stuttgart: Karl F. Haug.

Tang, L., Liu, M., Ren, B., Wu, Z., Yu, X., Peng, C., & Tian, J. (2020). Sunlight ultraviolet radiation dose is negatively correlated with the percent positive of SARS-CoV-2 and four other common human coronaviruses in the U.S. The Science of the Total Environment, 751, 141816. https://doi.org/10.1016/j.scitotenv.2020.141816.

van Maanen, A., Meijer, A.M., van der Heijden, K.B. & Oort, F.J. (2016). The effects of light therapy on sleep problems: A systematic review and meta-analysis. Sleep Medicine Reviews, 29, S. 52–62. https://doi.org/10.1016/j.smrv.2015.08.009.

Yoshizumi, A.M., Asis, D.G. & Luz, F.A. (2018). Auricular Chromotherapy in the Treatment of Psychologic Trauma, Phobias, and Panic Disorder. Medical Acupuncture, 30(3), S. 151–154. https://doi.org/10.1089/acu.2018.1281

Vester, A.M. & Bering, R. (2019). Was kann die Akupunktur zur Behandlung der Posttraumatischen Belastungsstörung beitragen? Trauma – Zeitschrift für Psychotraumatologie und ihre Anwendungen, 17(4), S. 72–83.

Walski, T., Dąbrowska, K., Drohomirecka, A., Jędruchniewicz, N., Trochanowska-Pauk, N., Witkiewicz, W., & Komorowska, M. (2019). The effect of red-to-near-infrared (R/NIR) irradiation on inflammatory processes. International Journal of Radiation Biology, 95(9), 1326–1336. https://doi.org/10.1080/09553002.2019.1625464.

Umgang mit Sterbenden und Hinterbliebenen

URS MÜNCH

Der Umgang mit Schwerstkranken und Sterbenden, also mit Palliativpatient*innen im Rahmen der Corona-Pandemie ist an mehreren Punkten herausfordernd. Je nach Versorgungskontext können diese sich unterscheiden. Im Folgenden soll nach einem kurzen Überblick über den Umgang mit Sterbenden im Allgemeinen auf die Besonderheiten derjenigen mit stark begrenzter Lebenszeit eingegangen werden, die mit oder ohne COVID-19 stationär in Kliniken als Patient*innen behandelt werden. Anschließend soll auf besondere Aspekte ambulanter Versorgungsstrukturen und denen der stationären Pflegeeinrichtungen eingegangen werden. Zugehörige Schwerstkranker, damit sind Familienmitglieder und Nahestehende gemeint, sind selbst meist sehr belastet und nach Verlust die Hinterbliebenen, die trauern. Auch für sie können Regelungen und Sicherheitsmaßnahmen in Folge der Pandemie für zusätzlichen Stress sorgen, auf den im zweiten Teil dieses Kapitels eingegangen wird.

1. Umgang mit Sterbenden

Für den Umgang mit allen Schwerkranken und Sterbenden gilt: selten ist jemand alleine krank. Die Definition der WHO der Palliativversorgung bezieht neben den Erkrankten auch die zu ihnen gehörenden Menschen ein: eine systemische Perspektive (Sektion Psychologie der DGP 2016). Es gilt, mögliche Belastungen nicht nur des erkrankten Menschen, sondern auch im direkten Umfeld zu identifizieren. Somit nehmen Zugehörige eine wichtige Rolle ein. Als diejenigen, die nach dem Tod des nahestehenden Menschen zurückbleiben, bedürfen sie auch als Hinterbliebene für ihre jeweilige Ausprägung der Trauer möglichst passende Unterstützungsangebote. Die Definition der WHO zur Palliativversorgung nennt zudem vier Dimensionen, die dem Menschenbild der Behandelnden und Unterstützenden zugrunde liegen: das sonst in Psychiatrie, Psychotherapie und Psychosomatik übliche bio-psycho-soziale Menschenbild wird um die spirituelle Dimension ergänzt. Die Konfrontation mit der eigenen Endlichkeit, Leid, Sterben und Trauer kann eine zutiefst existentielle Erfahrung sein und sich demzufolge auf das psychische Befinden auswirken, sowohl Krise als auch Wachstum bedeuten, auch im Sinne eines posttraumatischen Wachstums.

Bei der palliativen Arbeit und der mit Trauernden wird für Palliativpsycholog*innen, Psychoonkolog*innen, Psychotherapeut*innen, Sozialarbeiter*innen und anderen Vertretern des Felds das übliche inhaltliche Spektrum ihrer Arbeit um den Umgang mit Pandemiestress im Sinne einer zusätzlichen akuten letalen Bedrohung und Isolationserleben (vgl. Bering, Schedlich & Zurek in diesem Band) erweitert. Das aktuell beste Modell der psychischen Krankheitsverarbeitung von Palliativpatient*innen ist das der »Double Awareness«, auf Deutsch doppelte Bewusstheit (Colosimo et al. 2017). Verschiedene mögliche Zustände im Dasein als fortgeschritten erkrankter Mensch sind geordnet nach den Angelegenheiten des Sterbens und denen des Lebens. Zentral für eine möglichst adäquate Verarbeitung ist die Bewusstheit über die Prognose sowie die Fähigkeit, zwischen verschiedenen Zuständen wechseln zu können, auch im Sinne einer Auszeit vom Kranksein und der Konfrontation mit der eigenen Endlichkeit. Problematisch wird es, wenn nicht flexibel in Bezug auf die jeweiligen Bedürfnisse und Erfordernisse gewechselt werden kann. Aufgabe bei der Unterstützung ist, zu ermöglichen, dass Flexibilität und damit Coping und Adaptionsfähigkeit erreicht werden können. Jegliche Phasenmodelle wie z. B. von Kübler-Ross (Student 2019) haben keine Evidenz und richten schlimmstenfalls bei Betroffenen Schaden an (Münch 2020).

Klären und wirksam sein

Im Erstkontakt mit schwerstkranken Menschen ist es hilfreich, kurz und knapp einen Überblick über Belastungen zu erhalten und zügig einen guten Kontakt aufzubauen (Sektion Psychologie der DGP 2016). Manchmal gibt es nur das eine Gespräch. Für Belastungen des Systems kann das Genogramm einen hilfreichen Überblick liefern (Fryszer & Schwing 2006), ansonsten können alternativ zu den in der S3-Leitlinie Palliativmedizin empfohlenen Kurzscreenings bei Depression und Angst (AWMF 2019) folgende Fragen verwendet werden:

1. Fühlen Sie sich depressiv?
2. Gibt es Dinge, die Ihnen aktuell oder in den letzten Tagen Sorgen bereitet haben?
3. Sind Sie mit sich selbst im Frieden?

Anknüpfend daran kann je nach Situation vertieft exploriert und abgeleitet werden, was für welche Problematik hilfreich sein könnte. Corona-bedingte mögliche Belastungen sollten angesprochen und abgeklärt werden. Eine klinisch relevante Depression bedarf der Behandlung. Weitere mögliche zentrale Themen der Palliativpsychologie sind Trauer über die krankheitsbedingten Verluste, Verbesserung der Lebensqualität, erlebte psychische Verletzungen im Krankheitsverlauf, unerfüllte Bedürfnisse, Konflikte, Lebenssinn und -bilanz sowie Stärkung der Autonomie und des Würdeerlebens (Sektion Psychologie 2016, Chochinov 2017). Notwendig ist der Blick darauf, ob noch wichtige Dinge zu erledigen sind bzw. das Bedürfnis dazu besteht. Würdestärkend kann nach dem Beruf »Was *sind* Sie von Beruf?« – einen Beruf hat ein Mensch ein Leben lang – und/oder den Wurzeln gefragt werden. Darüber hinaus sind eine große Zahl von Palliativpatient*innen Kriegskinder. Ein Angebot, auch über diese Zeit und die damit verbundenen Erfahrungen zu sprechen, kann hilfreich sein. Auf der spirituellen Ebene kann die Frage »Was gibt Ihrem Leben Sinn?« oder »Was ist Ihnen heilig?« einen Einstieg bieten. Darüber hinaus sollte das Thema Todeswunsch angesprochen werden. Todeswünsche gilt es zu explorieren, denn zumeist sind sie ein »so will ich nicht mehr leben«, da Symptome oder Umstände zu belastend werden. Neben (Angst vor) Leiden sind Autonomieverlust und das Gefühl, für andere eine Belastung zu sein, wesentliche Auslöser für diesen Wunsch. Das Urteil zum § 217 StGB des Bundesverfassungsgerichts Februar 2020 hat in der Diskussion um den assistierten Suizid die Autonomie jedes Einzelnen und das Recht auf freie Entscheidung und Unterstützung sehr betont, sorgt jedoch in der aktuellen Diskussion dafür, dass Demut als Haltung oder Alternativen wie z. B. die Letztverlässlichkeit in der Palliativversorgung kaum noch ernsthaft diskutiert werden und wenig Raum finden. Letztverlässlichkeit meint die Sicherheit für sterbende Erkrankte, dass ihr Leid bis zum Sterben so gering wie nur möglich gehalten wird und sie bei Situationen unerträglichen Leids mittels Sedierung nichts davon mitbekommen bei Inkaufnahme der damit verbundenen Lebenszeitverkürzung.

Für Unterstützende gilt es, selbst eine Haltung zu dem Thema zu entwickeln. Palliativversorgung geht nicht ohne eigene Haltung und eigene Reflexion zum Thema Tod und Sterben. Ganz wichtig: es geht immer nur um ein Angebot. Das

Einzige, was wir Menschen in diesem Leben wirklich müssen, ist Sterben. Dorthin gibt es nicht *den* Weg, obschon es für viele Menschen hilfreich ist, mit sich, bestimmten Umständen oder anderen Menschen Frieden zu schließen und die Situation an- oder hinzunehmen.

Versorgung im Voraus planen

Im Umgang mit schwerkranken und sterbenden Menschen ist unbedingt so weit wie nur möglich frühzeitig zu klären, ob eine Vorsorgevollmacht und eine Patientenverfügung vorliegen. Sind diese für die aktuelle Situation zutreffend? Was soll getan werden, wenn sie in der kommenden Zeit intensivpflichtig werden und beatmet, reanimiert oder dialysiert werden müssten? Versorgung bzw. Behandlung im Voraus planen ist gerade für die besonders vulnerablen Patient*innengruppen wichtig. Psychosoziale Fachkräfte sollten darauf einen Blick haben und dazu kompetent beraten können. Weitere Informationen unter https://www. div-bvp.de/die-div-bvp-2/. Gerade angesichts einer sehr begrenzten Lebenszeit kann ein Therapiebegrenzungsbogen Sicherheit schaffen, dass nichts passiert, was Leiden nur unnötig verlängert. Bisher gibt es keine veröffentlichten Studien, in denen speziell die psychische Belastung von Palliativpatient*innen unter COVID-19-Bedingungen untersucht und mit denen zu Zeiten davor verglichen wurden. Es ist aber anzunehmen, dass diejenigen, denen enger Kontakt zu den nahestehenden Menschen wichtig ist, zusätzlich unter den Kontaktbeschränkungen und den pandemiebedingten Einschränkungen der Bewegungsfreiheit, Selbstbestimmung und Autonomie leiden. Der Pandemiestress kann bei den Betroffenen Isolationserleben, Hilflosigkeit und Ohnmacht fördern und damit Todeswünsche, Depressivität, Angst und Demoralisierung verstärken. Diese wirken sich negativ auf andere komplexe Symptome wie z. B. Schmerz und Atemnot aus. Darüber hinaus kann die Angst vor Atemnot und Erstickung infolge einer (möglichen) zusätzlichen schwer/infaust verlaufenden COVID-19-Erkrankung als weiteres belastendes Symptom hinzukommen. Das Risiko ist den meisten bewusst. Durch die pandemiebedingten Veränderungen und direkten Auswirkungen können auf der spirituellen Ebene drängende Sinnfragen neben Angst eine noch größere Rolle spielen und bedürfen einer Thematisierung. Weitere hilfreiche Impulse für palliativpsychologisches Arbeiten unter Pandemiebedingungen sind bei Gramm et al. (2020) zu finden.

So lange aufgrund fehlender COVID-19-heilender Behandlungsmöglichkeiten und einer noch nicht ausreichend durch Impfstoff weitgehend geschützten Bevölkerungsmehrheit physische Distanz eingehalten werden muss, entfällt ohne entsprechende Schutzkleidung gerade für den psychosozialen und spirituellen Versorgungsbereich die Möglichkeit des Körperkontakts, der wertschätzenden, tröstenden oder Entspannung und Gelassenheit fördernden Berührungsmöglichkeiten. Mund-Nasenschutzmasken sorgen zudem dafür, dass Mimik und nonverbale Kommunikation eingeschränkt sind. Demzufolge bedarf es eines verbal deutlich aktiveren Zuhörens, der Achtsamkeit auf deutliche Aussprache und des Ausdrucks von Empathie über Worte.

Besonderheiten bei schwerstkranken und sterbenden COVID-19-Patient*innen

In der psychosozialen Unterstützung und Behandlung von COVID-19-positiven Patient*innen setzen einige Institutionen und Kliniken auf videogestützte Kommunikation. Angesichts dessen, dass niemand dazu gezwungen werden sollte, in Isolationsbereichen zu arbeiten, ist das eine hilfreiche Alternative. Sie setzt allerdings voraus, dass die technischen Ausrüstungen gegeben sind und die Isolierten auch die Technik ausreichend beherrschen. Gerade, aber nicht nur bei den älteren Patient*innen, die in der Palliativversorgung die größere Zahl ausmachen, gibt es doch noch genügend Menschen, denen das Smartphone fremd und nicht Freund ist. Zudem reduziert sich die Möglichkeit der Kommunikation bei zunehmender Schwäche und Zunahme belastender Symptome bei Krankheitsfortschritt. Die Möglichkeiten der Begleitung und Unterstützung Sterbender mittels videogestützter Kommunikation sind demzufolge begrenzt. Angesichts der extrem knappen personellen Ressourcen im Intensiv- und COVID-Bereich bedeutet gerade bei stark geschwächten und sterbenden Menschen jede Form von Unterstützung zur Ermöglichung videogestützter Kommunikation einen zusätzlichen Aufwand, der unter zunehmender Belastung gerade der Pflegenden immer weniger zu leisten ist.

Ob videogestützt oder direkt, es erfordert Einfühlungsvermögen darin, was es bedeutet, den ganzen Tag unter Angst, Sorge und Hilflosigkeit in Bezug auf den möglichen Krankheitsfortschritt von COVID-19 und einer weiteren lebenslimitierenden Grunderkrankung verbringen zu müssen: die Abhängigkeit vom medizinischen Personal, viel Zeit, in einem Zimmer quasi eingesperrt. Umso wichtiger ist für Unterstützende, auch in dieser Situation eine Würde wahrende Haltung einzunehmen, die im Rahmen des Möglichen Autonomie stärkend ist (AWMF 2019, Kapitel 16; siehe auch Gesellschaft für Patientenwürde www.patienten

wuerde.de). Es erfordert aber auch Einfühlungsvermögen für die Situation vieler Zugehöriger, die höchstens vor der Stationstür Sachen abgeben können, sich vielleicht selbst aufgrund sehr reduzierter Möglichkeiten aktiver Unterstützung noch hilfloser und ohnmächtiger fühlen als es bei drohendem Verlust eines geliebten Menschen ohnehin der Fall ist. Da wird das Telefon extrem wichtig. Und wenn der sterbende Mensch nicht mehr so oft ans Telefon kann, mag das eine Vielzahl unguter Fantasien auslösen, wenn keiner abnimmt.

Sofern möglich und gewollt ist psychosoziale Arbeit in den Isolierbereichen aus der klinischen Erfahrung deutlich hilfreicher. Das gilt für alle COVID-19-positive Menschen, die zu irgendeiner Form der Kommunikation fähig sind und unter ihrer Erkrankung und den Auswirkungen der Quarantäne leiden. Im Isolierbereich ist es möglich, die vielfältigen Funktionen und Aufgaben, die z. B. Palliativpsycholog*innen haben, auszuüben: vor Ort vermitteln, übersetzen, beraten, psychologisch-ethisch klären, reflektieren, entlasten, es mit den Betroffenen aushalten, Unterstützung bei der Entscheidungsfindung und beim Kontakthalten mit den Zugehörigen, bzw. Verbindungsglied sein (Sektion Psychologie der DGP 2016; Gramm et al. 2019). Mittels moderner Technik sind bei Bedarf auch Gespräche zu dritt oder viert möglich, auch Abschiednehmen via Video. Aus eigener Erfahrung ist die Tätigkeit für Erkrankte im Isolierbereich zudem ein Signal von Solidarität und wird trotz Schutzkleidung und damit verbundener Nicht-Erkennbarkeit jenseits von Stimme und Statur von den Betroffenen sehr wertgeschätzt. Bei Intensivpflichtigen COVID-19-Patient*innen, die wach sind, aber über Tracheostoma beatmet werden, bedarf es einer Kommunikation mit Ja-Nein-Fragen. Arbeit in Schutzkleidung erfordert, dass sich Fachkräfte bei jedem Kontakt verbal zu erkennen geben und bedenken, dass ihre Mimik nicht gesehen wird. Schutzkleidung erlaubt aber in gewissem Ausmaß physische empathische Berührung. Die im Isolierbereich Tätigen erleben psychosoziale Arbeit vor Ort ebenfalls als solidarisch und in der Regel unterstützend. Es ermöglicht auch spontane Gespräche mit ihnen über Belastungen, Sorgen und Nöte.

Palliativ ohne COVID-19

Palliativpatient*innen in Krankenhäusern ohne COVID-19-Erkrankung haben selbst bei strikten Besuchsverboten eingeschränktes Besuchsrecht. Sozialer Kontakt ist direkt und ohne Schutzkleidung möglich, wenn auch unter Einhaltung der Abstands- und Hygieneregeln. Vielen Betroffenen sind eine Stunde am Tag von einer Person zu wenig, manche erleben es aber auch als Entlastung, nicht selbst etwas tun zu müssen, wenn Besuch aufgrund fehlender Kraft zu anstrengend wird. COVID-19 ist für viele dennoch sehr verunsichernd, da ihnen bewusst ist, dass sie zu einer Hochrisikogruppe gehören. Die Palliativpatient*innen, die zwar fortgeschritten erkrankt sind, aber einen unbändigen Lebenswillen haben, treibt zudem die Sorge um, dass sie im Fall von Überlastungen des Gesundheitswesens durch COVID-19 bei einer Triage durch den Rost fallen und keine Maximalversorgung erhalten. Das zeigt unter anderem die Verfassungsbeschwerde gegen Triage vom Juli 2020.

Die personelle Besetzung auf Palliativstationen und in Palliativdiensten bzw. psychoonkologischen Diensten und die im Vergleich zur Zeit vor Corona leider reduzierte ehrenamtliche psychosoziale Unterstützung erlauben in der Regel dennoch trotz Pandemie eine einigermaßen adäquate psychosoziale Unterstützung, zumindest für fortgeschritten onkologisch Erkrankte, sofern psychosoziale Berufsgruppen nicht fachfremd eingesetzt werden (Kiepke-Ziemes & Münch 2020).

Versorgung ambulant und in stationären Pflegeeinrichtungen

Anders sieht das für Palliativpatient*innen in der ambulanten Versorgung, in Hospizen und anderen stationären Pflegeeinrichtungen aus. Zumeist gibt es hier sowieso nur eine sehr eingeschränkte und oft nicht verfügbare psychosoziale Unterstützung durch Fachkräfte. Deren Arbeit sowie die der Ehrenamtlichen wird zudem häufiger durch restriktive Besuchsregelungen eingeschränkt (Münch et al. 2020). Die Aufnahme in Hospize gerade aus Krankenhäusern ist unter Pandemiebedingungen erschwert. Nur wer nachweislich COVID-19-negativ ist, wird genommen – wenn denn ein Platz frei wird. So lange genug als hilfreich erlebte soziale Unterstützung aus dem direkten Umfeld vorhanden ist, lassen sich viele Einschränkungen der Pandemie im häuslichen Umfeld abfedern. Denjenigen, die alleinstehend sind, droht hingegen als Hochrisikogruppe nicht nur physische, sondern auch vielleicht viel mehr als sonst soziale Isolation. Wie oben beschrieben: Für die Teilhabe an videogestützter Kommunikation braucht es Technik, Fähigkeit, ausreichend Konzentration und Kraft sowie Wissen und Erfahrung um die Nutzung des Internets und verwandter Kanäle. Diejenigen, die das nicht haben oder können, sind davon ausgegrenzt. Ambulant und in stationären Pflegeeinrichtungen sorgen normalerweise Ehrenamtliche für psychosoziale Unterstützung. Ein beträchtlicher Teil von ihnen gehört aber selbst zur COVID-19-Risikogruppe und hat den aktiven Besuchsdienst eingestellt: eine weitere Einschränkung hilfreicher Angebote. Hier wird ein ohnehin bestehendes Versorgungsdefizit durch die Pandemie deutlich sichtbar, auch wenn kreative Lösungen wie Gespräche am Fenster oder ein verstärktes nachbarschaftliches Bewusstsein und Unterstützung Schwächerer manche Not lindern. Jede*r Leser*in, die diesem Notstand Abhilfe schaffen möchte, sei dazu motiviert, sich am besten mit Netzwerken der spezialisierten ambulanten Palliativversorgung (SAPV) in Verbindung zu setzen.

2. Die, die bleiben: Umgang mit den Zugehörigen

Belastung und Risikofaktoren Zugehöriger von schwerstkranken und sterbenden Menschen

Ob mit oder ohne Corona: Zugehörige Schwerstkranker und Sterbender brauchen dringend einfach verfügbare psychosoziale Unterstützungsangebote. Hohe Belastung vor Verlust ist Risikofaktor für eine anhaltende Trauerstörung oder je nach Vulnerabilität und Erlebnissen auch Depressionen oder Posttraumatische Belastungsstörungen (Münch 2020). Pflegende bzw. sich kümmernde Zugehörige erleben im Schnitt mehr psychische Belastung als die Erkrankten selbst und liegen deutlich über den Werten der Allgemeinbevölkerung: Traurigkeit, Sorgen, Angst, Erschöpfung und Schlafstörungen gehören zu den häufigsten Belastungen in einer Studie von Oechsle und Kolleg*innen (2019) mit pflegenden Angehörigen von Patient*innen auf Palliativstationen. Ebenso zeigten 47 % der Befragten Ängste und 39 % depressive Symptome in der Spannbreite moderat bis schwer.

In der häuslichen ambulanten Palliativversorgung können schwindende Kräfte und Überforderung und Angst bei fortschreitender Krankheit Distress erhöhen. Dann bleibt aufgrund der Hilflosigkeit für Kranke nur noch der Weg ins Krankenhaus, so dass kein Sterben zuhause erfolgen kann, obwohl es ursprünglich gewünscht war. Für internetaffine pflegende Zugehörige gibt es Möglichkeiten wie www.pflegen-und-leben.de, bei denen Beratung und Unterstützung unabhängig von Öffnungszeiten stattfinden kann.

Auch bei den Zugehörigen derjenigen, die nicht im familiären Umfeld gepflegt werden und/oder sterben, kann pandemischer Stress bedingt durch Ohnmacht und Hilflosigkeit infolge von Besuchsverboten, Quarantäne oder sehr eingeschränktem Besuch deutlich zunehmen. Sich durch viel Aktivität und Aktionismus beim Umsorgen von der eigenen Trauer und der Angst abzulenken, was nach dem Verlust kommt, ist so kaum möglich. Gerade in dieser Situation sind proaktive Unterstützungsangebote, Raum für Entlastung, Verständnis und Mittler-

dienste zum geliebten Menschen wichtig und wesentlich. Denn weitere Risikofaktoren für störungswertige Trauer sind stark ausgeprägte Trauer vor Verlust,
als traumatisch erlebte Todesumstände sowie aus den Umständen des Sterbens
heraus entstehende Schuldgefühle, das Erleben eines massiven Bruchs durch den
Verlust und eine sehr enge Beziehung zum verstorbenen Menschen (Münch
2020). Es ist demzufolge notwendig, präventiv so früh wie es nur geht Menschen
zu identifizieren, bei denen diese Risikofaktoren vorhanden sind. Möglich ist das
mittels des Multiprofessionellen Fragebogens zur Trauerbewältigung MFT (Müller et al. 2020). Behandlungsteams sollten sich nach Versterben der Patient*innen
um die Zugehörigen sorgen, sofern diese einverstanden sind. Günstig ist es, diese
spätestens 2–4 Wochen nach Verlust zu kontaktieren und bei Bedarf Unterstützungsangebote zu vermitteln.

Trauer in Zeiten der Corona-Pandemie, Anhaltende Trauerstörung

Die Auswirkungen der COVID-19-Pandemie sorgen dafür, dass das Risiko für
psychische Störungen bzw. störungswertige Trauer bei den vulnerablen Zugehörigen deutlich erhöht wird. Erste Studienteilergebnisse scheinen das zu bestätigen
(Harrop et al. 2020), bzw. deuten darauf hin, dass akute Trauerreaktionen schwerer ausfallen (Eisma & Tamminga 2020). Trauerprozesse lassen sich am besten mit
dem Dualen Prozessmodell der Trauerverarbeitung (Stroebe & Schut 1999) verstehen. Ähnlich wie bei dem Modell der doppelten Bewusstheit gibt es zwei
einander gegenüberstehende Bereiche: verlustorientiert und wiederherstellungs-
orientiert. Wichtig ist nach dem Modell kein statischer Ablauf einer Reihenfolge,
sondern dass möglichst flexibel zwischen diesen Bereichen und den damit verbundenen Zuständen oszilliert werden kann. Abwehr ist demzufolge nur problematisch, wenn es die Flexibilität des Wechselns behindert (Müller & Willmann
2016, Münch 2020). Dieses Modell erleben die meisten Trauernden als sehr plausi-
bel, und es ist im Gegensatz zu z. B. Phasenmodellen nicht leistungsorientiert und
auf alle (Trauer-)Kulturen übertragbar. Lange wurde fehlende oder nur gering ausgeprägte Trauer als pathologisch eingestuft, da Trauerarbeit vermieden würde. Es
konnte aber mittels Forschung gezeigt werden, dass es viele Menschen gibt, die
kaum oder wenig Trauer erleben und trotzdem mit dem Verlust auf Dauer gut
zurechtkommen, was ebenfalls gut in das Duale Prozessmodell integrierbar ist
(Müller & Willmann 2016). Einen klinisch störungswertigen Zustand beschreibt
aber die im ICD-11 vorgesehene Diagnose einer »Prolonged Grief Disorder«, übersetzt mit anhaltende Trauerstörung. Dafür muss der Verlust mindestens sechs

Monate zurückliegen, die Trauer die jeweiligen kulturellen Normen deutlich überschreiten und die Funktionsfähigkeit der Trauernden über lange Zeit stark beeinträchtigt sein (Münch 2020). Zur Diagnostik existiert aktuell auf Deutsch der Erhebungsbogen für Anhaltende Trauer PG-13+9 (Müller et al. 2020). Wissenschaftlich fundierte psychotherapeutische Interventionen sind bei Wagner (2019) und Münch (2020) ausgeführt. Diese helfen, Betroffenen einen Umgang mit der Trauer zu ermöglichen und im Leben mit Trauer zurechtzukommen, bzw. im Sinne eines posttraumatic growth auch daran wachsen zu können (Calhoun et al. 2010).

Zu bedenken ist auch, dass gerade bei Trauernden innerhalb des ersten Jahres nach Verlust ein deutlich erhöhtes Suizidrisiko im Vergleich zur Normalbevölkerung besteht. Belastete Zugehörige – insbesondere Partner*innen der Erkrankten – sind oft in der Situation, bei eigenen Ängsten und Sorgen Rollen und Aufgaben der/des Erkrankten übernehmen und den Alltag stemmen zu müssen. In ihrem Erleben müssen sie funktionieren, was sie einerseits aufrecht hält, andererseits extrem viel Kraft kostet und zumeist daran hindert, sich Zeit für sich selbst bzw. für Unterstützungsangebote zu nehmen.

Nicht in jeder Institution ist direktes Abschiednehmen möglich. Wo es irgendwie geht, sollte es Zugehörigen ermöglicht werden, vom Sterbenden Abschied zu nehmen bzw. vom Verstorbenen, notfalls eben mit entsprechender Schutzkleidung. Mitarbeitende in diesen Bereichen sollten von Verstorbenen Fotos machen, damit Hinterbliebene zumindest diese Form von Abschied haben, falls keine andere erlaubt oder möglich ist (Münch et al. 2020). Bei Stillstand des öffentlichen Lebens, dem so genannten »Lockdown« sind oft auch Beisetzungen in Bezug auf die Personenzahl eingeschränkt, was ebenfalls von Zugehörigen als große Belastung erlebt werden kann, da sie sich entweder allein fühlen oder nicht dabei sein können. Diese Betroffenen können dazu anregt werden, dies dann nachzuholen, wenn es wieder möglich ist, z. B. im Rahmen einer persönlich gestalteten Gedenkfeier zu Hause oder an einem für die verstorbene Person bedeutungsvollen Ort mit allen Freunden und Nahestehenden (Münch et al. 2020).

Für Trauernde gibt es vielfältige Online-Angebote und -Informationen, wie z. B. www.gute-trauer.de, www.netzwerk-brs.de, https://bv-trauerbegleitung.de/angebote-fuer-trauern/ oder für virtuelles Andenken gedenkseiten.de, auf die verwiesen werden kann. Diese beinhalten auch für die Unterstützer*innen Trauernder hilfreiche Hinweise. Zugehörige Trauernder können hilfreiche Rollen einnehmen, indem sie bei Quarantäne oder geltenden Kontaktbeschränkungen für Beileidsbekundungen, Anteilnahme und Unterstützung das Telefon, Emails,

SMS-Nachrichten oder andere Kanäle wie WhatsApp oder Signal nutzen. Trauer-
beratungsstellen und ehrenamtliche Hospizhelfer*innen können zudem ebenfalls via Telefon oder soziale Medien im Kontakt mit Trauernden bleiben, wenn
direktes Aufsuchen nicht möglich ist (Münch et al. 2020).

3. Fazit

Auch in der Versorgung und Unterstützung schwerstkranker und sterbender
Menschen sowie den Zugehörigen und Hinterbliebenen gilt es, die veränderten
Umstände der Pandemie zu berücksichtigen und kreativ darauf zu reagieren.
Sofern möglich und persönlich vertretbar, ist der direkte Kontakt, auch in Schutz-
kleidung, immer einem virtuellen vorzuziehen. Psychosoziale und spirituelle
Versorgung und Unterstützung lindern Leid, können traumatische Erfahrungen
erträglicher machen oder von vornherein die Möglichkeit traumatischer Erfah-
rungen präventiv reduzieren. Dafür ist es sehr sinnvoll, wenn diese Arbeit in ein
Gesamtkonzept psychosozialer Notfallversorgung unter Pandemiebedingungen
eingebettet ist (DIVI 2020).

Literatur

AWMF (2019). Erweiterte S3-Leitlinie für Palliativpatienten mit einer nicht-heilbaren
    Krebserkrankung. Kapitel 16.5. Abgerufen am 17.12.2020 von https://www.leitlinien
    programm-onkologie.de/fileadmin/user_upload/Downloads/Leitlinien/Palliativ
    medizin/Version_2/LL_Palliativmedizin_2.0_Langversion.pdf
Calhoun, L. G., Tedeschi, R. G., Cann, A. & Hanks, E. A. (2010). Positive Outcomes
    following Bereavement: Paths to Posttraumatic Growth. Psychologica Belgica 2010,
    50-1%2, 125-143, DOI: http://dc.doi.org/10.5334/pb-50-1-2-125.
Chochinov, H. M. (2017). Würdezentrierte Therapie. Was bleibt – Erinnerungen am Ende
    des Lebens. Göttingen, Vandenhoeck und Ruprecht.
Colosimo, K., Nissim, R., Pos, A. E. & Hales, S. (2017). »Double Awareness« in Psychothe-
    rapy for Patients Living with advanced Cancer. Journal of Psychotherapy Integration.
    2017, February 27, Advance online publication. http://dx.doi.org/10.1037/int0000078.
Deutsche Interdisziplinäre Vereinigung für Intensiv- und Notfallmedizin DIVI (2020)
    Klinische Psychosoziale Notfallversorgung – Handlungsempfehlungen. Abgerufen am
    17.12.2020 von https://www.divi.de/joomlatools-files/docman-files/publikationen/
    covid-19-dokumente/200321-COVID19-psychosoziale-notfallversorgung.pdf.
Eisma, M. C. & Tamminga, A. (2020). Grief before and During the COVID-19 Pandemic:
    Multiple Group Comparisons. Journal of Pain and Symptom Management 60,6. https://
    doi.org/10.1016/j.jpainsymman.2020.10.004.

Fryszer, A. & Schwing, R. (2006). Systemisches Handwerk. Göttingen, Vandenhoeck & Ruprecht.

Harrop E., Farnell D., Longo M. & Goss S. (2020). Supporting people bereaved during COVID-19: Study Report 1, 27 November 2020. Cardiff University and the University of Bristol.

Gramm, J., Trachsel, M. & Berthold, D. (2019). Psychotherapeutisches Arbeiten in Palliative Care. Verhaltenstherapie. DOI: 10.1159/000504455

Gramm, J., Berthold, D. & Hofmann, S. (2020) COVID-19 Pandemie – Impulse für Palliativpsycholog*innen. Sektion Psychologie der DGP. Abgerufen am 16.12.2020 von https://www.dgpalliativmedizin.de/images/COVID_19_Sektion_Psychologie.pdf.

Kiepke-Ziemes, S. & Münch, U. (2020). Sechs Monate Corona-Pandemie in Deutschland: Psychosoziale und spirituelle Aspekte aus Sicht der Palliativversorgung. Zeitschrift für Palliativmedizin 2020; 21(06): 279–284. DOI: 10.1055/a-1266-7203.

Müller, H. & Willmann, H. (2016). Trauer: Forschung und Praxis verbinden. Zusammenhänge verstehen und nutzen. Göttingen, Vandenhoeck und Ruprecht Edition Leidfaden.

Müller, H., Berthold, D., Bongard, S. & Gramm, J. (2020). Komplizierte Trauer erfassen. Ein systematischer Review. Psychother Psychosom Med Psychol 2020; 70(12): 490–498. DOI: 10.1055/a-1144-3705.

Münch, U. (2020). Anhaltende Trauer. Wenn Verluste auf Dauer zur Belastung werden. Göttingen: Vandenhoeck und Ruprecht Edition Leidfaden.

Münch, U., Müller, H., Deffner, T. & von Schmude, A. (2020). Empfehlungen zur Unterstützung von belasteten, schwerstkranken, sterbenden und trauernden Menschen in der Corona-Pandemie aus palliativmedizinischer Perspektive. Schmerz 34, 303–313 (2020). https://doi.org/10.1007/s00482-020-00483-9.

Oechsle, K., Ullrich, A., Marx, G. & Benze, G. Psychological burden in family caregivers of patients with advanced cancer at initiation of specialist inpatient palliative care. BMC Palliat Care 18, 102 (2019). https://doi.org/10.1186/s12904-019-0469-7.

Sektion Psychologie der DGP (2016). Palliativpsychologie – Berufsbild für Psychologinnen und Psychologen in der Palliativversorgung. Abgerufen am 16.12.2020 von https://www.dgpalliativmedizin.de/images/Berufsbild_PalliativpsychologIn_DGP_2016.pdf.

Stroebe, M. & Schut, H. (1999). The Dual Process Model of Coping with Bereavement: Rationale and Description. Death Studies. 23 (3): 197–224. Doi:10.1080/074811899201046.

Student, J. C. (2019). Die Sterbephasen – Informationen und Hinweise für Helferinnen und Helfer. Die hospiz zeitschrift palliative care, 2/2019, Nr. 82, 21. Jg., 6–9.

Wagner, B. (2019). Psychotherapie mit Trauernden. Grundlagen und therapeutische Praxis. Weinheim: Beltz.

TEIL IV

Auswirkungen auf und Hilfen für vulnerable Zielgruppen

Ältere Menschen

SUSANNE ZANK

1. Einleitung

Ältere Menschen sind eine Vielzahl sehr unterschiedlicher Personen. Unterschieden werden mindestens drei Gruppen: Das sogenannte dritte Alter zwischen 65 und 80 Jahren, in der in der Regel genügend Ressourcen vorhanden sind, um biologische Abbauprozesse auszugleichen und ein gelingendes Altern zu ermöglichen. Im vierten Alter ab 80 Jahren lassen die Kompensationsmöglichkeiten nach bei gleichzeitiger Zunahme von physischen und psychischen Verlusten. Aufgrund der ungebrochenen Zunahme der Lebenserwartung allgemein und der Lebenserwartung alter Menschen, die sehr alt werden, werden die über 100-Jährigen als eigenständige Gruppe definiert. Es handelt sich also um eine Lebensspanne von 40, gar 50 Jahren (die bisher älteste Frau der Welt wurde nachweislich 122 Jahre alt). Diese lange Lebensspanne bewirkt zwangsläufig, dass alte Menschen sehr unterschiedlich sind (Martin & Kliegel 2014).

So sind 60 % der 60–65-Jährigen und 17 % der 65–70-Jährigen noch berufstätig (Statistisches Bundesamt 2019). Es gibt viele Menschen im dritten Lebensalter, die sich bei guter Gesundheit in Ehrenämtern engagieren, als Großeltern oder pflegende Angehörige teilweise umfangreiche Familienarbeit leisten. Auch bei den Hochaltrigen gibt es noch viele Personen, die ihre Gesundheit als gut beschreiben, aktiv am sozialen und gesellschaftlichen Leben teilhaben. Aber es gibt auch besonders vulnerable Menschen, die multimorbide in Privathaushalten oder Institutionen leben und häufig pflegebedürftig sind. Diesen Personenkreis gibt es auch in jüngeren Altersgruppen, z. B. bei Menschen mit lebenslangen Behinderungen, allerdings überwiegen diese Einschränkungen bei den Hochaltrigen. Dies betrifft besonders Menschen mit Erkrankungen aus dem dementiellen Formenkreis, die stark alterskorreliert sind (Hank et al. 2019).

Diese einführenden Sätze sollen dafür sensibilisieren, dass es allgemeine Empfehlungen für die Gruppe der Älteren nicht geben kann. Die Herausforderungen durch das COVID-19-Virus bestehen für ältere und jüngere Menschen u. a. im medizinischen Risiko zu erkranken, den Folgen der Einschränkungen sozialer Kontakte bis hin zur Quarantäne von Einzelpersonen und Institutionen der Altenhilfe, den in europäischen Nachbarländern bereits praktizierten Selektionsprozessen bei der Verteilung von Intensivbetten und Beatmungsgeräten sowie den bislang unkalkulierbaren ökonomischen und gesellschaftlichen Konsequenzen. Im Folgenden wird zunächst über die psychologische Belastung von älteren Personen berichtet. Anschließend werden die Konsequenzen der Kontakteinschränkungen dargestellt und schließlich besonders vulnerable Personen beschrieben.

2. Daten zur Belastung in der Bevölkerung

An der Universität Erfurt werden in Zusammenarbeit mit den wichtigen Gesundheitsorganisationen (z. B. Robert Koch-Institut, Bundeszentrale für gesundheitliche Aufklärung) seit dem 03. 03. 2020 wöchentlich bzw. vierzehntägig repräsentative, umfangreiche Querschnittdaten zur psychologischen Lage der Bevölkerung erhoben (https://cosmo.sciencemediacenter.de). Es werden vier Altersgruppen befragt (18–29, 30–49, 50–64, 65–74). Lediglich in der vierten Erhebung wurden auch Menschen über 74 Jahren inkludiert. Das bedeutet, dass die psychologische Situation einer wesentlichen Risikogruppe nicht regelmäßig erfasst wird, was möglicherweise ein Resultat von Altersdiskriminierung ist. Die Ergebnisse zeigen, dass ältere Menschen resilienter und jüngere Personen weniger resilient im Vergleich zu einer Normstichprobe sind. Die Hochalten haben besonders hohe Resilienzwerte. Im Einklang mit diesen Befunden steht, dass die jüngeren Befragten vermehrt Gefühle von Einsamkeit, Niedergeschlagenheit/depressive Stimmung und Nervosität/Ängste im Vergleich zu älteren Probanden berichten. Lediglich die Gefühle von Hoffnungslosigkeit sind in allen Altersgruppen vergleichbar besonders hoch ausgeprägt. In der aktuellen 24. Erhebungswelle vom 27./28. Oktober 2020 kurz vor dem zweiten Lockdown ist das Belastungserleben seit September in allen Altersgruppen deutlich gestiegen. In allen Altersgruppen unter 65 Jahren fühlen sich 50 % belastet, bei den über 65-Jährigen sind es lediglich 38 %. Die höhere Resilienz der alten und hochalten Menschen resultiert vermutlich aus lebenslangen Bewältigungsstrategien und temporären Vergleichsprozessen, denn die Hochalten haben Krieg und Nachkriegszeit bewältigen müssen. Allerdings korreliert die höhere Resilienz bei den älteren Menschen mit der Einstellung, gegenüber einer Infektion weniger anfällig zu sein und sich leichter schützen zu können. Dies könnte darauf hinweisen, dass diese Personen notwendige Schutzmaßnahmen weniger ernst nehmen und daher auf die Notwendigkeit, Schutzmaßnahmen einzuhalten, verstärkt hingewiesen werden müssten. Wenn in den Medien ältere Menschen pauschal angesprochen werden, fühlen sich diese häufig nicht gemeint. Deshalb sollten in der Kommunikation in den Medien statt »ältere Menschen« möglichst konkrete Spezifizierungen adressiert werden, z. B. Menschen über 65 Jahre oder Menschen, die unter chronischen Erkrankungen wie Herz-Kreislauf-Erkrankungen, Diabetes usw. leiden (siehe auch Empfehlung zur öffentlichen Kommunikation und Berichterstattung https://www.dggg-online.de).

3. Einschränkung sozialer Kontakte

Der Mensch ist ein soziales Wesen, deshalb sind soziale Kontakte sehr wichtig für das Wohlbefinden. Die Corona-Krise erzwingt eine erhebliche Reduktion sozialer Kontakte, und diese sollen sich, wenn irgend möglich, auf die Menschen beschränken, die in einem Haushalt leben. Hierbei ist zu berücksichtigen, dass 26 % der 65–74-Jährigen und 40 % der über 75-Jährigen alleine leben (Deutsches Zentrum für Altersfragen, Corona-Krise-Stellungnahmen https://www.dza.de). In der öffentlichen Debatte wurde mehrfach diskutiert, diese Kontaktsperren für Ältere beizubehalten und für Jüngere schrittweise aufzuheben. Dies wird mit der höheren Sterblichkeit durch das Virus bei sehr alten Menschen begründet. Allerdings handelt es sich bei den Verstorbenen weit überwiegend um multimorbide Menschen, die auch im jüngeren Alter gefährdet sind.

Die Ergebnisse des repräsentativen Deutschen Alterssurvey (DEAS) belegen, dass unzureichende soziale Kontakte negative Auswirkungen auf die Gesundheit haben können. Bei Menschen über 65 Jahren wirken sich verringerte Aktivitäten mit anderen negativ auf die Lebenszufriedenheit, die subjektive und funktionale Gesundheit aus (Huxhold et al. 2013). Alltägliche Kontakte zu anderen Menschen sind entscheidend wichtig für Personen ohne nahe Angehörige oder Freunde, um die Entwicklung von Depressionen zu verhindern (Huxhold et al. 2020). Darüber hinaus sind es vor allem wechselseitige Unterstützungsleistungen, die zum subjektiven Wohlbefinden beitragen. Dabei sind alte Menschen keineswegs nur

Empfänger von Unterstützung, sondern leisten substanzielle Beiträge für die Familien und die Gesellschaft, indem sie z.B. Enkelkinder betreuen, familiäre Pflege übernehmen oder sich in Ehrenämtern engagieren.

Die Bedeutung älterer Menschen für die familiäre Sorgearbeit und die Wichtigkeit sozialer Kontakte allgemein impliziert, dass eine strikte häusliche Isolierung nicht gerechtfertigt werden kann. Eine soziale Kontaktsperre nur für ältere Menschen birgt die Gefahr der Altersdiskriminierung und unterstützt nachhaltig negative Altersbilder, die sich ebenfalls negativ auf die Gesundheit und das Wohlbefinden auswirken (Dutt et al. 2016).

Sollten die Kontakteinschränkungen über einen längeren Zeitraum aufrechterhalten bleiben, müssen Wege gefunden werden, ein Mindestmaß an sozialen Kontakten zu ermöglichen. Dies können regelmäßige Telefonanrufe durch Familienmitglieder, aber auch durch soziale Helfer sein. Auch die Nutzung von modernen digitalen Medien ist zunehmend möglich. Bei den 60-Jährigen nutzen ca. 85 % das Internet, bei den 70-Jährigen sind es etwa 60 % (Huxhold & Otte 2019). Eine repräsentative Studie zur Hochaltrigkeit in Nordrhein-Westfalen berichtet, dass 26 % der Hochaltrigen das Internet nutzen. Diese Zahlen zeigen jedoch, dass gerade die hochalten Personen, die häufig durch Multimorbidität besonders vulnerabel sind, nur begrenzt Zugang zu den neuen Medien haben. Dies ist besonders bedauerlich, weil die Nutzung Einsamkeitsgefühle reduziert (Schlomann et al. 2020). Die Nutzung des Internets bedeutet jedoch nicht, dass auch moderne Videotelefonie z.B. über Skype oder Zoom bedient werden kann, die durch den Sichtkontakt attraktiver als ein Telefonat ist. So schnell wie möglich sollte dafür gesorgt werden, dass das Internet und seine Nutzungsmöglichkeiten auch den Hochaltrigen sowie weniger gebildeten und materiell schlechter gestellten Personengruppen aller Altersgruppen zur Verfügung gestellt werden. Zudem muss gewährleistet werden, dass die Geräte von den Betroffenen bedient werden können.

In zahlreichen Alten- und Pflegeheimen waren Besuche über Monate gänzlich untersagt, denn die Sterberate ist bei alten multimorbiden Menschen besonders hoch. Ziel dieser Maßnahme war der Schutz besonders gefährdeter Personen, zumal Corona-Ausbrüche in Heimen in kurzer Zeit zu vielen infizierten Bewohner*innen und Pflegekräften führten. Gleichzeitig wurden damit zentrale Bedürfnisse nach Zuwendung, Kontakt und Teilhabe massiv verletzt. Dies bedeutete eine erhebliche Belastung, mitunter Traumatisierung, für die Pflegebedürftigen, Pflegekräfte und Angehörigen. Viele Pflegebedürftige sind dadurch einsam gestorben.

Für die Angehörigen war der erzwungene Kontaktabbruch eine Katastrophe, die zu Depressionen, Schuldgefühlen, Wut, Hilflosigkeit und Ängsten führte. Die Befürchtung, dass der alte Patient einsam stirbt, ohne dass ein Abschied möglich war, ist ein kaum erträglicher Gedanke, der vielfach Realität wurde.

Auch für die professionellen Pflegekräfte waren und sind die Herausforderungen enorm. Sie sollen Ansteckungen verhindern, müssen aber die Bewohner*innen trösten, beruhigen, mit Verhaltensauffälligkeiten umgehen. Erschöpfung, Hilflosigkeit, Burnout/Depressionen, massive Ängste können die Folge sein. Hier sind dringend psychosoziale Unterstützungsangebote vonnöten.

In der zweiten Corona-Welle sollen die Heime geöffnet bleiben und gleichzeitig vermieden werden, dass sie erneut zu Infektionsherden werden. Das Robert-Koch-Institut hat diesbezüglich umfangreiche Empfehlungen erarbeitet (https://www.rki.de). Dennoch bleibt diese neue Strategie ein schwieriger Drahtseilakt, dessen Ausgang ungewiss ist.

4. Vulnerable Personen

Die Prävalenz psychischer Störungen beträgt bei den 18–79-Jährigen 27,8 %, bei den über 70-Jährigen 24 % (Jacobi et al. 2014; Helmchen et al. 1996). Diesen Zahlen liegen verschiedene Störungsbilder zugrunde, denn bei den Hochaltrigen dominieren die Demenzen, die stark alterskorreliert sind. In der repräsentativen Berliner Altersstudie wurden die über 70-jährigen Probanden eingehend medizinisch examiniert, deshalb gehören die Ergebnisse zu den validesten Informationen, die verfügbar sind (Helmchen et al. 1996). Demnach haben 9 % der über 70-Jährigen eine Depression nach ICD-10. Bei 14 % wurde eine subdiagnostische Depressivität festgestellt (Wernicke et al. 1997). Diese Zahlen bedeuten, dass bei fast einem Viertel der über 70-Jährigen eine depressive Symptomatik vorliegt und diejenigen mit wenigen Symptomen in Gefahr sind, eine Depression zu entwickeln. In Alten- und Pflegeheimen beträgt die Prävalenz zwischen 40 und 50 % (Weyerer & Bickel 2007).

Die S-3 Leitlinie zur Behandlung von Depressionen empfiehlt Psychotherapie auch bei alten Patienten (Empfehlungsgrad A), diese findet jedoch nicht statt. In einer Studie mit Daten aller Krankenkassen aus dem Jahr 2016 wurde ermittelt, dass 5 % der über 65-Jährigen und 1 % der Hochaltrigen mit Depressionen psychotherapeutisch behandelt wurden im Vergleich zu 20 % bei jüngeren Erwachsenen (Kessler & Tegeler 2018). Dies gilt auch für stationäre Einrichtungen (Gutzmann

2017). Die Ursachen der eklatanten Unterversorgung (Nicht-Versorgung) liegen u. a. in der Gatekeeper Problematik. Depressive Symptome werden von Haus- und Fachärzten immer noch als normale Reaktionen auf das Altern und damit verbundene kritische Lebensereignisse gewertet und maximal psychopharmakologisch behandelt. Hinzu kommt, dass auch viele Psychotherapeuten ein negatives Altersstereotyp pflegen und jüngere Patienten bevorzugen (Kessler & Tegeler 2018; Zank et al. 2010). Dabei haben Metaanalysen belegt, dass Psychotherapie auch bei alten Menschen wirksam ist (Cuijpers et al. 2014).

Diese Daten illustrieren, dass durch die COVID-19-Pandemie mit einer sehr hohen Anzahl von depressiven Menschen zu rechnen ist. Dabei ist zu bedenken, dass die Suizidrate (vollendete Suizide) kontinuierlich mit dem Lebensalter ansteigt und bei Hochbetagten am höchsten ist. Eine rapide Zunahme von Angststörungen ist ebenfalls erwartbar. Die Universität Shenzen hat im Februar auf dem Höhepunkt der Seuche in einer web-basierten Umfrage über 7000 Menschen befragt. Die Prävalenz von generalisierten Angststörungen lag 35 %, von Depressionen 20 % über den Prävalenzen vor der Krise. Dabei zeigten sich die jüngeren Altersgruppen stärker betroffen als die älteren (www.medrxiv.org). Da die Art der Stichprobenziehung bisher nicht berichtet wurde, ist nicht beurteilbar, ob es sich um ein methodisches Artefakt handelt.

Für die vulnerablen älteren Personen wird dringend eine Notfallversorgung benötigt. Die Einrichtung von telefonischen Hotlines, die von professionell ausgebildeten Personen bedient werden, sollte ermöglicht werden. Hier sollten beispielsweise die Psychotherapeutenkammern in Zusammenarbeit mit den Ländern aktiv werden. Informationen im Fernsehen und in den Printmedien über ein solches Angebot sollten ebenso wie leicht verständliche Verhaltensvorschläge kommuniziert werden, deren Umsetzung auch für multimorbide Menschen mit funktionellen Einschränkungen möglich ist. Hierzu gehören z. B. Ermutigungen und Vorschläge für eine Tagesstruktur, Spaziergänge, Telefonate. Die Bundesärztekammer sollte ihre Mitglieder dafür sensibilisieren, dass vermehrt Menschen mit psychischen Störungen bei den Hausärzten erscheinen werden. Korrekte Diagnostik und Behandlungen sind erforderlich. Entsprechende Informationsblätter sind auch für ambulante Pflegedienste zu erstellen. Alten Menschen, die sich in psychotherapeutischer Behandlung befinden, sollten Videokontakte oder telefonische Behandlungsstunden angeboten werden (siehe Eichenberg in diesem Band). Die AOK bietet einen frei verfügbaren Familiencoach für Angehörige depressiv Erkrankter an (https://www.aok.de/pk/bw/inhalt/familiencoach-depression-hilfe-fuer-angehoerige-20/). Die Bundespsychotherapeutenkammer hat eine Zusammenfassung zur Corona-Pandemie und psychischen Erkrankungen verfasst mit konkreten Forderungen bzw. Empfehlungen, die auch den Zugang zur psychotherapeutischen Versorgung von Bewohner*innen von Alten- und Pflegeeinrichtungen beinhaltet (https://www.bptk.de).

5. Menschen mit Demenz und ihre Angehörigen

In Deutschland leben etwa 1,7 Millionen Menschen mit Demenzerkrankungen, überwiegend der Demenz vom Alzheimer Typ. Jährlich erkranken ca. 300 000 Menschen neu (dt. Alzheimer Gesellschaft 2019). Demenzen sind Erkrankungen des Gehirns und verursachen eine Vielzahl von Beeinträchtigungen. Ein demenzieller Prozess hat meistens einen chronischen oder fortschreitenden Verlauf, der zu kognitiven Defiziten (z. B. Gedächtnis, Denkvermögen, Auffassungsaufgabe, Orientierung) und häufig zu Veränderungen der emotionalen Kontrolle, der Motivation und des Sozialverhaltens führt.

Demenzen sind stark alterskorreliert, d. h. es sind überwiegend Hochaltrige betroffen, die häufig weitere Erkrankungen haben. Sie gehören damit zu der Gruppe, die durch COVID-19 am stärksten gefährdet ist. Etwa zwei Drittel der Patienten werden zu Hause von Angehörigen betreut und gepflegt, teilweise unterstützt durch einen Pflegedienst oder Tagespflege. Die meisten Tagespflegen sind z. Zt. geschlossen und auch die ambulanten Pflegedienste schränken ihre Dienste aufgrund von Personalmangel ein.

Für Menschen mit Demenz sind eine kontinuierliche Pflege und medizinische Betreuung entscheidend wichtig und sollten deshalb Priorität bei staatlichen Maßnahmen erhalten. Die Ärztin Huali Wang, Vizepräsidentin der chinesischen Alzheimer Gesellschaft, berichtet in einem Webinar von den Erfahrungen der Chinesen bei der Betreuung von Demenzpatienten (Dementia care during the COVID-19 Outbreak, youtube). Die Deutsche Alzheimer-Gesellschaft hat ebenfalls Hinweise zum Umgang mit Menschen mit Demenz veröffentlicht (https://www.deutsche-alzheimer.de).

Häusliche Pflege

Bei Veränderungen der Pflegearrangements, z. B. durch die Reduzierung von ambulanter Unterstützung für die pflegenden Angehörigen, können extremer Stress und Spannungen in den Pflegeinteraktionen die Folge sein. Daraus resultierten z. B. erhöhte Angst, Stimmungsschwankungen, Aggressionen bei den Patienten, aber auch Ängste, Überforderung, Aggressionen, Ärger bei den Pflegenden. Bei der Unterbrechung strukturierter Tagesabläufe wurden u. a. Ängste, erhöhtes Umherwandern, Verschlechterung der kognitiven Fähigkeiten beobachtet. Die chinesischen Kolleg*innen bezeichnen in der häuslichen Pflege als wichtigstes Prinzip die Akzeptanz der physischen und psychologischen Veränderungen durch die Angehörigen. Dieses Ziel soll verfolgt werden durch Informationsaufnahme aus seriösen Quellen; Durchführung der Risikovermeidungsempfehlungen; Unterstützungssuche bei Familienangehörigen und Freunden über Telefon, WhatsApp, Skype, Zoom; Entspannungsübungen und Meditation; Etablierung neuer Aktivitäten und Strukturen.

Bei Verhaltensauffälligkeiten sollen vorzugsweise nicht-medikamentöse Maßnahmen eingesetzt werden, indem ein personenzentrierter Management-Plan aufgestellt wird. Wenn sich das herausfordernde Verhalten oder die psychologischen Probleme nicht verändern, soll der sozialpsychiatrische Dienst konsultiert werden. Bisher sind die Ausgangsbeschränkungen in Deutschland nicht so strikt wie in China, aber das Wegbrechen unterstützender Hilfen durch Tagespflege oder Pflegedienste kann für die ohnehin belasteten pflegenden Angehörigen ernsthafte physische und psychische Konsequenzen haben. Auch die Gefahr von Gewalt in der häuslichen Pflege erhöht sich (Neise & Zank 2019; siehe auch Schellong in diesem Band). Die Deutsche Alzheimer Gesellschaft fordert deshalb umgehende und unbürokratische Hilfen für pflegende Angehörige, insbesondere für Berufstätige. Zum Umgang mit psychischen Belastungen bietet die AOK ein online coaching (https://pflege.aok.de).

Alten- und Pflegeheime

In den Institutionen in China führten reduzierte Interaktionen mit Pflegekräften und anderen Bewohner*innen zur Verschlechterung der kognitiven Leistungen, zu Unruhe, Apathie, Aggressionen. Dies wird auch aus Deutschland berichtet. Besonders dramatisch ist der Wegfall der Kontakte mit Familienmitgliedern. Demenzpatienten in einem fortgeschrittenen Stadium können nicht verstehen, weshalb sie keinen Besuch mehr bekommen dürfen. Der regelmäßige Kontakt mit emotional bedeutsamen Personen hat eine stabilisierende, Sicherheit gebende Funktion bei allen Bewohner*innen, bei Demenzpatienten kann der Wegfall dieser Kontakte zur völligen Dekompensation führen, sodass sie ihre Angehörigen nicht mehr erkennen. Telefongespräche und unterstützte Videogespräche können bei manchen Patient*innen hilfreich sein, für viele stellen sie jedoch eine Überforderung dar.

Demenzpatienten, die mit COVID-19 infiziert sind und in ein Krankenhaus eingeliefert werden mussten, zeigten Ängste, Unsicherheit und herausfordernde Verhaltensweisen. Manche Patienten entwickelten eine Posttraumatische Belastungsstörung aufgrund der Isolation, andere entwickelten ein Delirium.

Literatur

Cuijpers, P., Koole, S. L., van Dijke, A., Roca, M., Li, J. & Reynolds, C. F. (2014). Psychotherapy for subclinical depression: a meta-analysis. British Journal of Psychiatry, 205(4), S. 268–274.

Deutsches Zentrum für Altersfragen – Corona Krise Stellungsnahmen. www.dza.de.

Dutt, A. J., Gabrian, M. & Wahl, H.-W. (2016). Awareness of age-related change and depressive symptoms in middle and late adulthood: longitudinal associations and the role of self-regulation and calendar age. Journal of Gerontology Series B https://doi.org/10.1093/geronb/gbw095.

Gutzmann, H., Schäufele, M., Kessler, E.-M. & Rapp, M. (2017). Psychiatrische und psychotherapeutische Versorgung von Pflegebedürftigen. In: K. Jacobs, A. Kuhlmey, S. Greß, Schwinger, A. (Hrsg.). Pflegereport 2017 (S. 107–118.). Stuttgart: Schattauer.

Hank, K., Schulz-Nieswandt, F., Wagner, M. & Zank, S. (2019). Alternsforschung. Handbuch für Wissenschaft und Praxis. Baden-Baden: Nomos Verlag.

Helmchen, H., Baltes, M. M., Geiselmann, B., Kanowski, S., Linden, M., Reichies, F., Wagener, M. & Wilms, H.-U. (1996). Psychische Erkrankungen im Alter. In: Mayer, K. U. & Baltes, P. B. (Hrsg.), Die Berliner Altersstudie (S. 185–219). Berlin: Akademie Verlag.

Huxhold, O., Fiori, K. L., Webster, N. J. & Antonucci, T. C. (2020). The Strength of weaker ties: An underexplored resource for maintaining emotional well-being in later life. The Journals of Gerontology: Series B. https://doi.org/10.1093/geronb/gbaa019.

Huxhold, O. & Otte, K. (2019). Zugang zum Internet und Nutzung des Internets in der zweiten Lebenshälfte. DZA Aktuell: Deutscher Alterssurvey, 01/2019. Berlin: Deutsches Zentrum für Altersfragen.

Jacobi, F., Höfler, M., Strehle, J., Mack, S., Gerschler, A., Scholl, A., Busch, M. A., Maske, U., Hapke, U., Gaebel, W., Maier, W., Wagner, M., Zielasek, J. & Wittchen, H.-U. (2014). Psychische Störungen in der Allgemeinbevölkerung: Studie zur Gesundheit Erwachsener in Deutschland und ihr Zusatzmodul Psychische Gesundheit (DEGS1-MH). Der Nervenarzt. https://www.researchgate.net/publication/263345269_Psychische_Storungen_in_der_Allgemeinbevolkerung_Studie_zur_Gesundheit_Erwachsener_in_Deutschland_und_ihr_Zusatzmodul_Psychische_Gesundheit_DEGS1-MH.

Kessler, E.-M. & Tegeler, C. (2018). Psychotherapeutisches Arbeiten mit alten und sehr alten Menschen. Psychotherapeut. https://doi.org/10.1007/s00278-018-0315-z.

Martin, M. & Kliegel, M. (2014). Psychologische Grundlagen der Gerontologie. Grundriss Gerontologie, Band 3. Stuttgart: Kohlhammer.

Neise, M. & Zank., S. (2019). Gewalterfahrungen älterer Menschen im sozialen Nahraum – Befunde und Herausforderungen. In: Hank, J., Schulz-Nieswandt, F., Wagner, M. & Zank, S. (Hrsg.), Alternsforschung. Handbuch für Wissenschaft und Praxis (S. 459–490). Baden-Baden: Nomos Verlag.

Schlomann, A., Seifert, A., Zank, S., Woopen, C. & Rietz, C. (2020). Use of Information and Communication Technology (ICT) Devices Among the Oldest-Old: Loneliness, Anomie, and Autonomy. Innovation in Aging. https://doi.org/10.1093/geroni/igz050.

Statistisches Bundesamt (2019). Arbeitsmarktstatistik. Wiesbaden.

Wernicke, T. F., Geiselmann, B., Linden, M. & Helmchen, H. (1997). Prävalenz von Depressionen im Alter. Die Berliner Altersstudie. In: Radebold, H. (Hrsg.). Depressionen im Alter (S. 81–83). Darmstadt: Steinkopff.

Weyerer, S. & Bickel, H. (2006). Epidemiologie psychischer Erkrankungen im höheren Lebensalter. Grundriss der Gerontologie, Band 14, Stuttgart: Kohlhammer.

Zank, S., Peters, M. & Wilz, G. (2010). Klinische Psychologie und Psychotherapie des Alters. Grundriss Gerontologie, Band 19. Stuttgart: Kohlhammer.

Häusliche Gewalt und Opferschutz in Zeiten der Corona-Pandemie

JULIA SCHELLONG

1. Definition häuslicher Gewalt und ihre gesundheitlichen Folgen

Als häusliche Gewalt werden Gewalttaten zwischen erwachsenen Personen in bestehenden, sich auflösenden oder aufgelösten Partnerschaften bezeichnet. Oft wird der Begriff häusliche Gewalt auf die Familie und das Umfeld erweitert, auf Personen, die in einem Angehörigenverhältnis zueinanderstehen und/oder in einem gemeinsamen Haushalt leben bzw. lebten (Hornberg et al. 2008). Somit ist auch Gewalt erwachsener Kinder gegenüber ihren Eltern oder gegenüber pflegebedürftigen Angehörigen inbegriffen.

Häusliche Gewalt ist eine Straftat mit Tatbeständen wie Körperverletzung durch Ohrfeigen, Faustschläge, Stöße, Fußtritte, Würgen, Fesseln, tätliche Angriffe mit Gegenständen/Schlag-, Stich- und Schusswaffen sowie Freiheitsberaubung oder Bedrohung bis hin zur versuchten und vollendeten Tötung. Als sexualisierte Gewalt gelten Handlungen mit geschlechtlichem Bezug ohne Einwilligung oder Einwilligungsfähigkeit der Betroffenen, wie zum Beispiel sexuelle Nötigung, Vergewaltigung und sexueller Missbrauch von Kindern. Weniger greifbar, aber dennoch stark beeinträchtigend, ist das Erleben »psychischer Gewalt« durch soziale Isolation, Kontrolle der Kontakte, Drohungen, der Frau/den Kindern etwas anzutun, Beleidigungen, Demütigungen, Erzeugen von Schuldgefühlen, Essensentzug, Einschüchterungen, Für-Verrückt-Erklären oder auch Arbeitsverbote bzw. Zwang zur Arbeit oder finanzielle Abhängigkeit.

Häusliche Gewalt kommt auch ohne Ausgangseinschränkungen häufig vor. Die Europäische Agentur für Grundrechte gab für die EU im Jahr 2014 eine Lebenszeitprävalenz von Gewalt bei Frauen von 22 % für körperliche oder sexualisierte Gewalt und von 43 % für psychische Gewalt an. In den 12 Monaten vor dieser Befragung hatten in Deutschland 4 % der Frauen zwischen 18 und 74 Jahren körperliche Gewalt in der Partnerschaft erfahren (European Union 2014).

Häusliche Gewalt ist mit einer Vielzahl körperlicher und psychischer Gesundheitsfolgen verknüpft. Neben direkten körperlichen Folgen (Hämatome, Frakturen, Zahnverlust) sind indirekte Gewaltfolgen wie gastrointestinale Beschwerden, Herz-Kreislauferkrankungen und Schmerzsyndrome sowie Veränderungen im Verhalten und psychische Beschwerden häufig (Ellsberg 2008; Garcia-Moreno et al. 2015; Hornberg 2008). Nicht selten führt Gewalterleben zu nachhaltigen Veränderungen in Körper- und Selbstwahrnehmung und beeinflusst die Beziehungsgestaltung. Hinweise auf häusliche Gewalt können Auffälligkeiten im Umgang der Patient*innen mit Verletzungen, Beschwerden oder ein Kontrollverhalten der Begleitperson sein. Oft sind psychosomatische Beschwerden und psychische Symptome der einzige oder erste Hinweis auf häusliche Gewalt. Routinemäßiges Fragen nach Gewalterfahrungen wird bei psychischen Erkrankungen und in der Schwangerenvorsorge empfohlen (O'Doherty et al. 2015).

Kasten 1: Klinische Hinweise für Verdacht auf häusliche Gewalt

- Symptome von Depression, Angst, Posttraumatischer Belastungsstörung, Schlafstörungen
- Suizidgefährdung oder selbstverletzendes Verhalten
- Konsum von Alkohol und anderen Rauschmitteln
- Ungeklärte chronische gastrointestinale Symptome
- Ungeklärte Symptome der Fortpflanzungsorgane, einschließlich Unterbauchschmerzen, sexuelle Funktionsstörungen
- Ungeklärte urogenitale Symptome, einschließlich häufiger Blasen- oder Niereninfektionen und ähnlicher Beschwerden
- Wiederholte vaginale Blutungen und sexuell übertragbare Infektionen
- Ungeklärte chronische Schmerzen
- Traumatische Verletzungen, insbesondere bei wiederholtem Auftreten und mit vagen oder nicht plausiblen Erklärungen
- Mehrzeitige Verletzungen und Abwehrverletzungen
- Probleme mit dem zentralen Nervensystem wie Kopfschmerzen, kognitive Probleme, Hörverlust
- Wiederholtes Aufsuchen der Gesundheitsversorgung, ohne dass eine eindeutige Diagnose vorliegt
- Kontrollverhalten der Begleitperson

2. Auswirkungen der Corona-Pandemie auf die Problematik häusliche Gewalt

Seit den Berichten aus der Provinz Hubei über die Zunahme von Übergriffen im häuslichen Umfeld im Zuge der Ausgangssperren wegen der Corona-Pandemie (#AntiDomesticViolenceDuringEpidemic und Tagesspiegel 2020) ist dieses Thema in den Fokus der politischen Aufmerksamkeit gerückt (Chohan 2020). Ökonomische Krisen und sozialer Stress können die Zunahme häuslicher Gewalt begünstigen (Schneider 2016; Kontos 2017; John 2020). Die WHO startete kürzlich einen Aufruf, dass Lockdowns und Quarantänemaßnahmen zwar essentiell seien, um COVID-19-Erkrankungen einzudämmen, aber Frauen ihren gewalttätigen Partnern ausgeliefert sein könnten. Parallel zur Zunahme des ökonomischen und sozialen Drucks durch restriktive Lockdown-Maßnahmen war ein erschreckender Anstieg häuslicher Gewalt zu beobachten (Hamadani 2020). Die Zahl der Anrufe bei Hilfseinrichtungen habe sich verdoppelt bis verdreifacht (Campbell 2020). Konkrete und pragmatische Hilfen für Frauen und Mädchen im Internet seien genauso gefordert wie Systeme für Notfallrufe in Apotheken und Lebensmittelgeschäften sowie Schutzheime zu systemrelevanten Einrichtungen zu erklären (Guterres 2020). Dennoch gibt es auch Berichte über eine geringere Anzahl von Vorstellungen z. B. in der Radiologie wegen häuslicher Gewalt bzw. Partnerschaftsgewalt. Diese stünden jedoch im starken Kontrast zur Schwere der Verletzungen der Betroffenen, wie auch der Vergleich des Zeitraumes März bis Mai 2020 zu den drei Jahren davor zeigt (26/62 (42 %) vs. 42/342 (12 %) in 2017–19 (p = 0.001). Vermutet wird, dass Gewaltopfer durch COVID-19 eingeschränkte Zeiten in Notaufnahmen sowie aus Angst vor Ansteckung erst zu einem sehr späten Stadium in die medizinische Versorgung gekommen seien (Gosangi 2021).

Bislang ist die Berichtslage uneinheitlich. Ein gesichertes Gesamtbild zu häuslicher Gewalt werde es laut Bundesfamilienministerium erst nach Abklingen der Pandemie geben. Wichtige Daten liefert dann die Jahresauswertung der polizeilichen Kriminalstatistik (Bundeskriminalamt. 2020), wobei die Dunkelziffer insbesondere unter Lockdown-Bedingungen niemals unterschätzt werden darf (Fachhochschule für öffentliche Verwaltung, Polizei und Rechtspflege des Landes Mecklenburg-Vorpommern 2015). In den letzten Monaten war über die Wochen des strengen Lockdowns in mehreren Regionen eine Reduktion von persönlichen Kontaktaufnahmen beobachtet worden, mit einem raschen Anstieg nach Ende des Lockdowns (Steinert, J. & Ebert C. 2020). Dies bestätigt, dass Betroffene sich häufig erst mit Verzögerung melden.

3. Gewaltsensitive und traumainformierte Haltung

Bundesweit wird die Bevölkerung dazu aufgerufen, ihre Angehörigen, Freunde und Nachbarn zu unterstützen, indem sie diese bei Verdacht auf häusliche Gewalt ansprechen und ermuntern, Hilfe in Anspruch zu nehmen. In dieser Ausnahmesituation könne die Nachbarschaft eine noch zentralere Rolle spielen. So stellt die Initiative »Stärker als Gewalt« (https://staerker-als-gewalt.de) Infoposter zur Verfügung, die im Hoch- und Querformat und mit Abrisszetteln zum Ausdrucken herunterladbar sind. Diese können zum Beispiel im Hausflur oder am Schwarzen Brett angebracht werden.

Für das Gesundheitswesen liegen Leitlinien zum Umgang mit Gewalt in Paarbeziehungen und mit sexueller Gewalt gegen Frauen vor, die die Weltgesundheitsorganisation (WHO) erarbeitet hat (Wieners & Winterholler 2015). Diese Leitlinien richten sich an Ärztinnen und Ärzte sowie an alle anderen Gesundheitsfachkräfte. Einrichtungen des Gesundheitswesens und Apotheken werden gerade in Zeiten der Corona-Pandemie gebeten, Informationen für Betroffene durch verschiedene Maßnahmen zugänglich zu machen wie z. B.:

- Plakate in den Praxen aufhängen
- Informationsmaterialien auslegen – am besten auf Toiletten
- Das angeschlossene medizinische Fachpersonal mit Informationen versorgen

Eine gewaltsensible und traumainformierte hausärztliche Beratung und Behandlung kann wesentliche Weichen für einen Weg aus der Gewalt und eine adäquate Verarbeitung des Erlebten stellen. Traumaspezifische Elemente in der Gesprächsführung sind (Schellong 2018):

- Zuhören, verständnisvoll ohne verantwortlich zu machen
- Krisenereignis sehr sensibel explorieren, strukturieren, Ressourcen erfragen; Ansprechen bei Verdacht auf häusliche Gewalt aktiv und konkret:
  - »Ich möchte Ihnen nicht zu nahetreten, aber ich kenne solche Verletzungen auch als Folge von Schlägen.«
  - »Sie wirken ängstlich. Was macht Ihnen Angst? Fürchten Sie sich vor Ihrem Partner?«
- Beachten der Grundsätze von Sicherheit, Kontrollierbarkeit, Wahlfreiheit:
  - Kurzfristige Entlastung ermöglichen: einen Plan für die nächsten Stunden, soziale Unterstützung

- Weitere (realistische) Perspektiven und ihre Verwirklichung für die nächsten Tage klären
  - Klares Positionieren (Gewalt ist nie in Ordnung) und über individuelle Rechte aufklären.
- Auf den aktuellen Bedürfniszustand eingehen, Schutzbedürftigkeit abklären, Möglichkeiten aufzeigen, Beratung mit Hilfesystem anonym ermöglichen.
- Weitervermitteln an das Hilfesystem und weitere Gespräche vereinbaren.

Parallel zur körperlichen und psychischen Notfallversorgung muss auf gerichtsfeste Dokumentation sowie auf erweiterte medizinische (z. B. gynäkologische, rechtsmedizinische) Beratung geachtet werden. Liegen akute Gewaltfolgen vor, wird die Vermittlung in eine fachgerechte rechtsmedizinische Untersuchung dringend nahegelegt. Immer sollten Verletzungen und psychischer Befund sorgfältig dokumentiert werden, da diese Aufzeichnungen noch Jahre später bei etwaigen Gerichtsverfahren der Beweisaufnahme dienen können. Hilfreiche Anleitungen für eine gerichtsfeste Dokumentation und Dokumentationsbögen finden sich beispielsweise unter www.gobsis.de.

Die Entscheidung über eine Anzeigenerstattung liegt allein im Ermessen der betroffenen Person. Ärzt*innen und Psychotherapeut*innen unterliegen der Schweigepflicht und sind nicht berechtigt, in eigener Initiative Anzeige zu erstatten. Allerdings ist bei Minderjährigen die Gefährdung des Kindeswohls einzuschätzen und entsprechend zu handeln. In jedem Fall lohnt eine Rechtsberatung über Opferhilfe oder Frauenberatungsstellen.

4. Hilfesystem bei häuslicher Gewalt

Die direkte, persönliche Beratungssituation in den Interventionsstellen und Schutzeinrichtungen ist in Zeiten von Kontaktsperre und Infektionsschutzauflagen keine leichte Aufgabe. Zudem sind die Kapazitäten von Frauenhäusern oftmals durch Quarantänemaßnahmen reduziert. Eine neue Förderleitlinie des Bundesfrauenministeriums soll Maßnahmen zur *Anpassung des Hilfesystems* zur Bewältigung der akuten Corona-Krise möglich machen. Wesentlich sei insbesondere, dass bestehende Hilfestrukturen funktionierten – allen voran das *Hilfetelefon »Gewalt gegen Frauen«* (s. Kasten 2). Belange von Menschen mit Behinderung und ihr Unterstützungsbedarf sollen ausdrücklich Berücksichtigung finden, ebenso Auslegungshinweise für das Prostituiertenschutzgesetz.

Schutzmöglichkeiten

Schutzeinrichtungen

Frauenschutzhäuser (und in einigen Regionen auch Männerschutzhäuser) nehmen Betroffene bei fortbestehender Bedrohung akut auf und können auch beratend Auskunft geben. Die Corona-Pandemie stellt Frauenhäuser und Gewaltschutz vor neue Herausforderungen. Die Frauenhauskoordinierung und die Zentrale Informationsstelle Autonomer Frauenhäuser (ZIF) als Vernetzungsstellen der Frauenhäuser auf Bundesebene haben bereits mehrere Sonderinformationen und Hinweise für ihre Mitgliedseinrichtungen im Umgang mit dem Coronavirus SARS-CoV-2 bereitgestellt, die die Fachpraxis im Umgang mit der derzeitigen Ausnahmesituation unterstützen sollen. Gewalt ist keine Privatsache. Wichtig sei, nicht wegzuschauen, sondern Zivilcourage zu zeigen, Betroffenen Hilfe anzubieten und sich selbst über Hilfsangebote zu informieren. Informationen zu Opferschutzeinrichtungen bundesweit finden sich unter: https://www.frauen hauskoordinierung.de/hilfe-bei-gewalt/frauenhaussuche/

Gewaltschutzgesetz

Nach dem Gewaltschutzgesetz (http://www.gesetze-im-internet.de/gewschg/index.html) können Opfer von häuslicher Gewalt zivilrechtliche Schutzanordnungen wie Kontakt-, Näherungs- und Belästigungsverbote gegen den Täter oder die Täterin beantragen sowie die Wegweisung der gewalttätigen Person aus der Wohnung erwirken. Entsprechende Entscheidungen treffen die Familiengerichte. Auch die Polizei kann eine gewalttätige Person aus der Wohnung verweisen und – soweit landesrechtlich bestimmt – eine solche polizeiliche Wegweisung für mehrere Tage aussprechen. In der aktuellen Situation sollten alle rechtlichen Möglichkeiten genutzt werden, den Täter aus der Wohnung zu verweisen, um Frauen und Kinder zu schützen. Im Sonderfall einer Wohnungsverweisung einer unter Quarantäne stehenden Person ist Rücksprache mit dem Gesundheitsamt zu halten.

Beratungsmöglichkeiten bei häuslicher Gewalt

Hilfenetz Beratungs- und Interventionsstellen

Bundesweit und flächendeckend finden Frauen und Männer anonym und kompetent Hilfe in spezialisierten Beratungs- und Interventionsstellen, auch ohne polizeilich anzeigen zu müssen. Beratungsstellen »Gewalt gegen Frauen und Mädchen« finden Sie hier: https://www.frauen-gegen-gewalt.de/de/hilfe-vor-ort.html

Zusätzlich steht eine Reihe von telefonischen und online-Hotlines für die akute Beratung bundesweit zur Verfügung (siehe Kasten 2).

Kasten 2: Hilfeangebote bei Gewalt im sozialen Umfeld

Hilfetelefon »Gewalt gegen Frauen«
Unter der kostenlosen Telefonnummer 08000/116016 beraten und informieren die Mitarbeiterinnen des Hilfetelefons »Gewalt gegen Frauen« in 18 Sprachen zu allen Formen von Gewalt gegen Frauen. www.hilfetelefon.de

Hilfetelefon »Sexueller Missbrauch«
Unter der Nummer 0800/2255530 ist das Hilfetelefon »Sexueller Missbrauch« montags, mittwochs und freitags von 9 bis 14 Uhr sowie dienstags und donnerstags von 15 bis 20 Uhr bundesweit, kostenfrei und anonym erreichbar. Unter www.save-me-online.de ist das Online-Beratungsangebot für Jugendliche des Hilfetelefons erreichbar.

Nummer gegen Kummer
Druck und Konflikte in Familien können in Gewalt gegen Kinder und Jugendliche münden. Gestärkt wird die »Nummer gegen Kummer« für Kinder und Jugendliche, erreichbar unter 116 111, und das Elterntelefon unter 0800/1110550. Zudem sollen im Netz niedrigschwellige Hilfsangebote für Kinder, Jugendliche und Eltern ausgebaut werden.

Schwangere in Not
Das Hilfetelefon »Schwangere in Not«« unter der Nummer 0800/4040020 bleibt durchgängig in Betrieb. Hier finden schwangere Frauen in Konfliktlagen unverzüglich eine Ansprechpartnerin. https://schwanger-und-viele-fragen.de/de/

Beratungsstellen Gewalt gegen Frauen und Mädchen
https://www.frauen-gegen-gewalt.de/de/hilfe-vor-ort.html

Frauenhäuser bundesweit
https://www.frauenhauskoordinierung.de/hilfe-bei-gewalt/frauenhaussuche/

Elterntelefon
Das Elterntelefon richtet sich an Mütter und Väter, die sich unkompliziert und anonym konkrete Ratschläge holen möchten. In ganz Deutschland sind Beraterinnen und Berater unter der kostenlosen Rufnummer 0800/1110550 montags bis freitags von 9 bis 11 Uhr und dienstags und donnerstags von 17 bis 19 Uhr erreichbar.

Online-Beratung für Jugendliche und Eltern
Die Bundeskonferenz für Erziehungsberatung bietet für Jugendliche von 14 bis 21 Jahren sowie Eltern mit Kindern bis zum 21. Lebensjahr ein individuelles Online-Beratungsangebot durch geschulte Fachkräfte. Egal, ob es um Konfliktsituationen, problematische Familiensituationen, Trennung und Scheidung geht: Die Beratung erfolgt anonym, kostenfrei und datensicher.
Kinder und Jugendliche bis 19 Jahre können sich online auch an JugendNotmail wenden. Die dort tätigen ehrenamtlichen Fachkräfte bieten eine vertrauliche und verlässliche Beratung unabhängig vom Anliegen und arbeiten gemeinsam mit den Hilfesuchenden an einer Lösung.

Pausentaste
Das Projekt »Pausentaste« unterstützt junge Pflegende mit gezielter Beratung und Information. Unter der Nummer 116111 erreichen ratsuchende Kinder und Jugendliche die Hotline von Montag bis Samstag jeweils von 14 bis 20 Uhr. Das Beratungsangebot ist kostenlos und auf Wunsch auch anonym. Auch Chat-Beratung ist möglich.

Pflegetelefon
Das Pflegetelefon richtet sich an pflegende Angehörige. Es ist von Montag bis Donnerstag zwischen 9 und 18 Uhr unter der Rufnummer 030/20179131 und per E-Mail an info@wege-zur-pflege.de zu erreichen. Die telefonischen Beratungsgespräche sind anonym und vertraulich und möchten Angehörigen konkrete Hilfestellung für ihre individuelle Situation bieten.

Täterarbeit

Die Arbeit mit den Tätern ist ein wichtiger Baustein zur Prävention häuslicher Gewalt. Wegen der Corona-Auswirkungen empfiehlt die Bundesarbeitsgemeinschaft Täterarbeit Häusliche Gewalt (BAG TäHG) (https://www.bag-taeterarbeit.de/) aktuell ihren knapp 80 Mitgliedsorganisationen, sich auf die neuen Gegebenheiten einzustellen und per Telefon und gegebenenfalls in Videogesprächen im Sinne des Opferschutzes auch über das Internet zur Verfügung zu stehen. Gerade in dieser Notsituation, in denen ganze Familien auf engstem Raum miteinander leben müssten, könne eine telefonische Beratung oder eine solche im Zuge von Videogesprächen sinnvoll zur Deeskalation im häuslichen Gewaltbereich beitragen.

5. Psychotherapeutische Versorgung nach häuslicher Gewalt

Häusliche Gewalt ist eine Gewalttat und somit ein potentiell traumatisches Ereignis. Neben der Klärung der Sicherheit ist es Ziel der ersten psychosozialen Hilfe nach einem traumatischen Ereignis, die Handlungsfähigkeit im »Hier und Jetzt« wie auch die psychische Gesundheit langfristig zu erhalten. Spezifische Behandlungsverbünde können eine Vermittlung zu Krisen- oder Traumaambulanzen und in Angebote der psychotherapeutischen Versorgung erleichtern.

Traumaambulanzen nach dem Opferentschädigungsgesetz (OEG)

Opfer vorsätzlich ausgeführter Gewalttaten haben die Möglichkeit, in Trauma- oder Opferambulanzen niedrigschwellig und zeitnah eine psychotherapeutische Ersthilfe zu erhalten. Anspruchsvoraussetzungen und Leistungen sind bisher im Opferentschädigungsgesetz (OEG) unter dem Bundesversorgungsgesetz (BVG) geregelt. Mit den Möglichkeiten des OEG werden Opfern von Gewalttaten kompensatorische Leistungen und Heilbehandlungen grundsätzlich zugesichert. Für viele Gewaltopfer ist insbesondere die schnelle und verhältnismäßig unbürokratische Behandlung in Traumaambulanzen nach dem OEG hilfreich (Bollmann 2012; Rassenhofer 2016).

Im Zuge der Terroranschläge in den vergangenen Jahren wurde das OEG rückwirkend zum 1. Juli 2018 daraufhin erweitert, dass Opfer von Gewalttaten unabhängig von ihrer Staatsangehörigkeit und ihrem Aufenthaltsstatus gleich behandelt werden (BGBL 2019, https://bgbl.de).

Neues Soziales Entschädigungsrecht und Sozialgesetzbuch SGB XIV

Zum 1. Januar 2024 wird das Soziale Entschädigungsrecht (SER) insgesamt neu geregelt und ein neues Sozialgesetzbuch, das SGB XIV, in Kraft gesetzt (BGBl. I S. 2652, Nr. 50). Zukünftig können auch Opfer psychischer Gewalt – hierunter fallen insbesondere Fälle von sexueller Gewalt – Leistungen des Sozialen Entschädigungsrechts erhalten. Grundsätzlich unterfallen alle Taten gegen die sexuelle Selbstbestimmung, unabhängig vom Alter der Betroffenen, dem überarbeiteten Gewaltbegriff, der Voraussetzung für den Anspruch auf Leistungen nach dem SGB XIV ist. Schockschadensopfer, also Menschen, die nicht direkte Opfer, aber vom Miterleben der Tat beeinträchtigt sind, werden Leistungen erhalten, unabhängig davon, ob sie dem Opfer emotional nahestehen oder nicht.

Verbessert werden soll dadurch die Lebenssituation von:

- Gewaltopfern einschließlich Terroropfern,
- derzeitigen und künftigen Opfern von Kriegsauswirkungen beider Weltkriege,
- Geschädigten durch Ereignisse im Zusammenhang mit der Ableistung des Zivildienstes und
- durch Schutzimpfungen Geschädigte
- sowie ihrer Angehörigen und Hinterbliebenen.

Den Berechtigten sollen alle Hilfen bereitgestellt werden, die notwendig sind, damit sie so schnell wie möglich wieder in ihren Alltag zurückkehren und die Folgen der Gewalttat bewältigen können. Der Zugang zu Traumaambulanzen soll flächendeckend in Deutschland möglich werden.

Einige Maßnahmen zur Verbesserung für Gewaltopfer einschließlich Terroropfer wurden bereits jetzt bzw. rückwirkend zum 1. Juli 2018 umgesetzt. Hierzu gehört, dass im geltenden Recht (BVG) die Waisenrenten und das Bestattungsgeld bei schädigungsbedingtem Tod erhöht und die Leistungen für Überführungskosten verbessert werden. Opfer von Gewalttaten sollen unabhängig von ihrer Staatsangehörigkeit und ihrem Aufenthaltsstatus nach dem OEG gleich behandelt werden (BGBL 2019, s. o.). Ab 1. Januar 2021 stehen bundesweit Traumaambulanzen für die psychotherapeutische Erstversorgung zur Verfügung.

Psychotherapeutische Versorgung als tertiäre Prävention

Besteht akut keine Gefahr oder liegen Gewaltereignisse bereits länger zurück und haben dennoch wichtigen Einfluss auf die psychische Befindlichkeit, sollte in eine Psychotherapie überwiesen werden. Leitliniengerecht ist hier eine traumafokussierte Psychotherapie (www.degpt.de) angezeigt (Schäfer 2019). Die Versorgung kann bei Bedarf als »Akutbehandlung« somit als schnelle Intervention bei akuten Krisen bzw. als Vorbereitung auf Psychotherapie stattfinden. Hier sind bis zu 12 Sitzungen à 50 Minuten oder 24 Sitzungen à 25 Minuten vorgesehen. Daran kann sich eine Kurz- oder auch eine Langzeittherapie anschließen.

Für die psychotherapeutische Vorgehensweise ist es weichenstellend zu verstehen, wie aktuell das Gewalterleben ist. Oberstes Gebot ist Sicherheit und Schutz vor weiterer Traumatisierung. Günstig ist, sich von der betroffenen Person die Erlaubnis für eine proaktive Kontaktaufnahme durch eine spezialisierte Beratungsstelle geben zu lassen, von der die oder der Betroffene angerufen werden darf.

6. Fazit

Das Erleben von häuslicher Gewalt ist ein Ausnahmezustand mit häufig langfristigen Folgen für die psychische und körperliche Gesundheit. Soziale Unterstützung ist ein wichtiger protektiver Faktor, aber in Pandemiezeiten nicht immer ausreichend vorhanden. Die Art der ersten Begegnungen mit Hilfspersonen ist somit von entscheidender Bedeutung. Eine gewaltsensible traumainformierte Erstuntersuchung und -beratung kann wesentliche Weichen für eine Verarbeitung stellen.

Literatur

Bollmann, K., Schürmann, I., Nolting, B., Dieffenbach, I., Fischer, G. & Zurek, G. (2012). Evaluation der Traumaambulanzen nach dem Opferentschädigungsgesetz in Nordrhein-Westfalen. Zeitschrift für Psychosomatische Medizin und Psychotherapie, 58(1), S. 42–54.

Bundeskriminalamt (2020). https://www.bka.de/DE/AktuelleInformationen/StatistikenLagebilder/Lagebilder/Partnerschaftsgewalt/partnerschaftsgewalt_node.html (abgerufen 27.10.2020).

Campbell, AM. An increasing risk of family violence during the Covid-19 pandemic: strengthening community collaborations to save lives. Forensic Sci Int: Rep. 2020 Dec;2(4):100089–30. doi: 10.1016/j.fsir.2020.100089.

Chohan, U.W. (2020). A Post-Coronavirus World: 7 Points of Discussion for a New Political Economy (March 20, 2020). CASS Working Papers on Economics & National Affairs No. EC015UC, March 2020. Available at SSRN: https://ssrn.com/abstract=3557738 or http://dx.doi.org/10.2139/ssrn.3557738

Ellsberg, M., Jansen, H.A., Heise, L., Watts, C.H. & Garcia-Moreno, C. (2008). Intimate partner violence and women's physical and mental health in the WHO multi-country study on women's health and domestic violence: an observational study. The Lancet, 371, S. 1165–1172.

European Union Agency for Fundamental Rights (2014). Violence against Women: an EU-wide survey. Publications Office of the European Union Luxembourg.

Fachhochschule für öffentliche Verwaltung, Polizei und Rechtspflege des Landes Mecklenburg-Vorpommern (2015): http://www.fh-guestrow.de/doks/forschung/dunkelfeld/Abschlussbericht_2017_11_05.pdf

García-Moreno, C., Zimmerman, C., Morris-Gehring, A. et al. (2015). Addressing violence against women: a call to action. The Lancet, 385, S. 1685–95.

Gosangi, B., Park, H., Thomas, R., Gujrathi, R., Bay, C. P., Raja, A. S., Seltzer, S. E., Balcom, M. C., McDonald, M. L., Orgill, D. P., Harris, M. B., Boland, G. W., Rexrode, K., & Khurana, B. (2021). Exacerbation of Physical Intimate Partner Violence during COVID-19 Pandemic. Radiology, 298(1), E38–E45. https://doi.org/10.1148/radiol.2020202866

Guterres, A. (2020). https://news.un.org/en/story/2020/04/1061052

Hamadani JD, Hasan MI, Baldi AJ, Hossain SJ, Shiraji S, Bhuiyan MSA, Mehrin SF, Fisher J, Tofail F, Tipu SMMU, Grantham-McGregor S, Biggs BA, Braat S, Pasricha SR. Immediate impact of stay-at-home orders to control COVID-19 transmission on socioeconomic conditions, food insecurity, mental health, and intimate partner violence in Bangladeshi women and their families: an interrupted time series. Lancet Glob Health. 2020 Nov;8(11):e1380-e1389. doi: 10.1016/S2214-109X(20)30366-1. Epub 2020 Aug 25. PMID: 32857955; PMCID: PMC7447230.

Hornberg, C., Schröttle, M., Bohne, S., Khelaifat, N. & Pauli, A. (2008). Gesundheitliche Folgen von Gewalt unter besonderer Berücksichtigung von häuslicher Gewalt gegen Frauen; GBE-Themenheft: Robert Koch Institut.

John, N, Casey, SE, Carino, G, McGovern, T. Lessons Never Learned: Crisis and gender-based violence. Dev World Bioeth. 2020 Jun;20(2):65–68. doi: 10.1111/dewb.12261. Epub 2020 Apr 12. PMID: 32267607; PMCID: PMC7262171.

Kontos, M., Moris, D., Davakis, S., Schizas, D., Pikoulis, E. & Liakakos, T. (2017). Physical abuse in the era of financial crisis in Greece. Annals of translational medicine, 5(7), S. 155. https://doi.org/10.21037/atm.2017.03.26.

O'Doherty, L., Hegarty, K., Ramsay, J., Davidson, L. L., Feder, G. & Taft, A. (2015). Screening women for intimate partner violence in healthcare settings. The Cochrane Library, 7, S. 1–103.

Rassenhofer, M., Laßhof, A., Felix, S., Heuft, G., Schepker, R., Keller, F. et al. (2016). Effektivität der Frühintervention in Traumaambulanzen: Ergebnisse des Modellprojekts zur Evaluation von Ambulanzen nach dem Opferentschädigungsgesetz. Psychotherapeut, 61(3), S. 197–207.

Schäfer, I., Gast, U., Hofmann, A., Knaevelsrud, C., Lampe, A., Liebermann, P. & Wöller, W. (2019). S3-Leitlinie Posttraumatische Belastungsstörung. Berlin/Heidelberg: Springer.

Schellong, J., Epple, F. & Weidner, K. (Hrsg.) (2018). Praxisbuch Psychotraumatologie [Internet]. Stuttgart: Georg Thieme. http://www.thieme-connect.de/products/ebooks/book/10.1055/b-006-149613 (abgerufen am 21.03.2019).

Schneider, D., Harknett, K. & McLanahan, S. (2016). Intimate Partner Violence in the Great Recession. Demography, 53(2), S. 471-505. https://doi.org/10.1007/s13524-016-0462-1.

Steinert, J., & Ebert, C. (2020). Gewalt an Frauen und Kindern in Deutschland während COVID-19-bedingten Ausgangsbeschränkungen: Zusammenfassung der Ergebnisse. Verfügbar unter: https://drive.google.com/file/d/19Wqpby9nwMNjdgO4_FCqqlfYyLJmBn7y/view (abgerufen 27.10.2020).

Tagesspiegel (2020). https://www.tagesspiegel.de/politik/zunahme-von-haeuslicher-gewalt-viele-betroffene-trauen-sich-aktuell-nicht-mal-vor-die-tuer/25696934.html

Wieners, K. & Winterholler, M. (2015). Häusliche und sexuelle Gewalt gegen Frauen. Implikationen der WHO-Leitlinien für Deutschland. Bundesgesundheitsblatt. https://doi.org/10.1007/s00103-015-2260-0

Familiäre Trennung als Gesundheitsrisiko: Bedarfslagen und Unterstützungsmöglichkeiten für Alleinerziehende gerade in Zeiten der Corona-Pandemie

MATTHIAS FRANZ

Trennungsfamilien haben gegenüber Paarfamilien deutlich erhöhte Risiken für wirtschaftliche, gesundheitliche und psychosomatische Belastungen. Neben dem massiv erhöhten Armutsrisiko sind erhebliche gesundheitliche Beeinträchtigungen für alle Beteiligten die Folgen. Dies wurde mehrfach in Studien nachgewiesen – vor über 15 Jahren bereits in der am Klinischen Institut für Psychosomatische Medizin und Psychotherapie des Universitätsklinikums Düsseldorf durchgeführten Düsseldorfer Alleinerziehenden-Studie (Franz et al. 2003). Auch internationale Untersuchungen sowie die epidemiologischen Daten des Robert Koch-Instituts belegen dies immer wieder neu (Rattay et al. 2017).

1. Multiple Belastungen für Mütter und Kinder

Im Vergleich zu Müttern in Paarfamilien sind vor allem alleinerziehende Mütter häufiger durch die alleinige Verantwortung im Alltag belastet: Armut, Zeitmangel, Zukunftsängste und Einsamkeit machen ihnen zu schaffen, oft auch die noch konflikthafte Beziehung zum getrennten Partner sowie damit verbundene Schuldgefühle.

Aufgrund dieser komplexen und etwa bei der Hälfte der alleinerziehenden Mütter jahrelang anhaltenden multiplen Belastungen bestehen bei ihnen erhöhte

Häufigkeitsraten für chronische psychosomatische Erkrankungen, Schmerzen, Befindlichkeitsstörungen und psychische Störungen. Vor allem Depressionen, Angststörungen, Rauchen oder Substanzmissbrauch treten bei alleinerziehenden Müttern zwei- bis dreimal so häufig auf wie bei Müttern in Partnerschaften.

Den mitbetroffenen Kindern – 2,2 Millionen Minderjährige bundesweit – fehlen nach konflikthafter elterlicher Trennung oft die Väter und damit deren besondere Beiträge beispielsweise für die Selbstständigkeitsentwicklung dieser Kinder. Das Fehlen des einen und die häufige strukturelle und emotionale Überforderung des betreuenden Elternteils haben entsprechende Folgen für die Trennungskinder. Sie zeigen häufiger Beeinträchtigungen ihrer Gesundheit sowie ihrer sozialen und kognitiven Entwicklung als Kinder aus Paarfamilien (Schäfer et al. 2019). Sie entwickeln nicht selten auf die elterliche Trennung bezogene Schuldgefühle oder Selbstwertprobleme und leiden dann häufiger unter emotionalen oder Verhaltens- und Schulproblemen sowie Übergewicht, Drogenmissbrauch, Rauchen und psychischen Beeinträchtigungen.

Hilfe und Unterstützung von außen sind dann dringend nötig. Stehen keine anderen familiären Bezugspersonen, z. B. kompetente und liebevolle Großeltern zur Verfügung, müssen öffentliche Einrichtungen und Programme Verantwortung übernehmen. So formuliert es sogar die UN-Kinderrechtskonvention.

2. COVID-19: Einschränkungen für Alleinerziehende besonders hart

In Zeiten von Corona leidet die besonders vulnerable und benachteiligte Gruppe der Alleinerziehenden, die sich oft mit anhaltenden familiären Beziehungsproblemen auseinandersetzen muss, unter den neuen Belastungen durch Kontaktverbote und soziale Marginalisierung. Alleinerziehende Mütter gehen deutlich häufiger als Mütter in Paarfamilien einer Vollzeiterwerbstätigkeit nach und sind daher besonders auf eine zuverlässige Betreuung ihrer Kinder angewiesen. Angst vor Arbeitslosigkeit und wachsender wirtschaftlicher Unsicherheit sowie eine unzuverlässige oder eingeschränkte Kinderbetreuung und Schulschließungen verstärken gerade unter Pandemiebedingungen das Risiko für weitere psychosoziale Belastungen und psychosomatische Erkrankungen in dieser Bevölkerungsgruppe. Entsprechend war in einer repräsentativen Studie (Kohlrausch & Zucco 2020) die durch die aktuelle Corona-Krise empfundene Gesamtbelastung von den Alleinerziehenden im Vergleich zu Müttern in Paarfamilien am stärksten ausgeprägt.

Während letztere die Corona-bedingten Belastungen zu 48,5 % als »stark« oder »äußerst« angaben, waren dies bei den alleinerziehenden Müttern sogar 60 %. Die Befunde der Mannheimer Corona-Studie oder der SOEP-CoV-Studie weisen in die gleiche Richtung (Bujard et al. 2020; Zinn et al. 2020).

Entsprechend können auch die Kinder unter den Corona-bedingten Kontaktbeschränkungen zusätzlich leiden. Es ist erwiesen, dass anhaltende familiäre Konflikte bzw. elterliche Überforderung sowie eingeschränkte Elternkompetenzen das kindliche Risiko für psychische Beeinträchtigungen und Problemverhalten bis ins spätere Erwachsenenleben maßgeblich negativ beeinflussen können.

Hinzu kommt: Nach Trennung hochstrittige Eltern haben im Corona-Virus einen willkommenen Grund gefunden, um den Umgang auszusetzen. Wehren können sich betroffene Väter und Mütter dagegen derzeit kaum: Sowohl Gerichte als auch Jugendämter sind bundesweit pandemiebedingt nur eingeschränkt handlungsfähig. Ob die Sorge vor COVID-19 nun begründet oder vorgeschoben ist: Für Kinder kann fehlender Kontakt zum Vater oder zur Mutter gravierende Folgen haben. In einer ohnehin unsicheren Situation verunsichert es sie noch mehr, wenn sie einer Bezugsperson, die sie bisher regelmäßig gesehen haben, nicht mehr nahe sein können.

3. Prävention und Rehabilitation: gerade jetzt Hilfe durch neue Versorgungsangebote für belastete Trennungsfamilien

Auch schon vor der Corona-Krise war festzustellen: Trotz der seit langem bekannten Belastungen für Alleinerziehende und ihre kleinen Kinder lösen Politik und Gesellschaft ihre Bringschuld bei weitem nicht in erforderlichem Umfang ein. Dabei liegen mittlerweile Studien und Modelle vor, die auch den volkswirtschaftlichen Nutzen familienorientierter Frühprävention belegen (Heckman et al. 2010; Garcia et al. 2016).

Aufgrund der stetig anwachsenden Zahl der Alleinerziehenden und einer wachsenden öffentlichen Sensibilität für die vielfältigen Auswirkungen familiärer Trennung gibt es seit einigen Jahren eine gesundheitspolitisch geförderte und wissenschaftlich fundierte Entwicklung versorgungsstruktureller Angebotsformate, die in einem gestuften Modell in kommunalen Settings und psychosomatischen Rehabilitationskliniken konkrete Unterstützung psychosozial belasteter Alleinerziehender und ihrer Kinder ermöglichen.

Von großer Bedeutung für diese Entwicklung war die explizite Erwähnung der

Alleinerziehenden als besonders unterstützungswürdige Zielgruppe im Leitfaden Prävention des Spitzenverbandes der gesetzlichen Krankenkassen (GKV) und dem am 18.06.2015 vom Deutschen Bundestag verabschiedeten Präventionsgesetz. Hier werden die Kostenträger, auch die Krankenkassen, in die Pflicht genommen, entsprechende wissenschaftlich evaluierte Unterstützungsprogramme in kommunalen Lebenswelten (z. B. Kitas, Schulen, Betriebe, Freizeiteinrichtungen) speziell auch für Alleinerziehende anzubieten und anteilig mit den kommunal zuständigen Behörden (Sozialdezernate und Jugendämter) zu finanzieren.

Darüber hinaus haben auch die gesetzlichen Krankenversicherungen und die Deutsche Rentenversicherung die besonderen gesundheitlichen Belastungen und Bedarfslagen Alleinerziehender erkannt und sich entschlossen, gezielte Angebote im kommunalen Bereich und in der stationären psychosomatischen Rehabilitation zu etablieren.

4. Ambulante Hilfe zur Selbsthilfe: das wir2 Elterntraining

Vor diesem Hintergrund wurde mit Forschungsmitteln des Bundesministeriums für Bildung und Forschung (BMBF) am Klinischen Institut für Psychosomatische Medizin und Psychotherapie des Universitätsklinikums Düsseldorf ein inzwischen mehrfach ausgezeichnetes Unterstützungsprogramm für Alleinerziehende und ihre Kinder entwickelt, erprobt und erfolgreich evaluiert: wir2.

wir2 ist ein Elterntraining für psychosozial bzw. psychosomatisch belastete Alleinerziehende mit Kindern im Vor- und Grundschulalter. Das strukturierte Gruppenprogramm basiert auf entwicklungspsychologischen, psychodynamischen und bindungswissenschaftlichen Grundlagen und fokussiert auf das emotionale Erleben, den Umgang mit Affekten und Gefühlen. Die Gesundheit der Alleinerziehenden, ihre Beziehung zu sich selbst und ihren Kindern wird gefördert durch einen individuell erlebniszentrierten Lernzyklus innerhalb eines affektmobilisierenden, selbstwertregulativ positiv rückgekoppelten Gruppenprozesses, wodurch das Erlebte und Gelernte besonders gut verarbeitet und langfristig beibehalten werden kann. Die durch das Programm erreichten Verbesserungen psychischer und psychosomatischer Beschwerden der alleinerziehenden Eltern und bestehender Verhaltensauffälligkeiten ihrer Kinder waren statistisch signifikant und hoch ausgeprägt (Franz et al. 2009, Franz et al. 2010).

Entscheidend und eine Besonderheit von wir2 ist der stark emotionszentrierte Gruppenprozess, der von beziehungsstärkenden Feinfühligkeits-Übungen mit dem Kind zuhause begleitet wird. Hier wird ein zuvor von den Eltern in der Gruppe affektiv selbst erlebtes und kognitiv konsolidiertes Thema zusammen mit dem Kind erprobt und erlebt.

Durchgeführt werden die wir2-Gruppen mit Alleinerziehenden auf der Basis eines detaillierten Manuals (Franz 2014) von einem Gruppenleitungspaar, das vom wir2-Team in einer strukturierten und qualitätsgesicherten dreitägigen Intensivschulung ausgebildet wird. Das wir2-Training für die Alleinerziehenden selbst umfasst im kommunalen Setting 20 wöchentliche Gruppensitzungen von jeweils 90 Minuten. Seit 2015 bietet die gemeinnützige Walter Blüchert Stiftung das Programm wir2 im Rahmen eines Kooperationsmodells interessierten Institutionen und öffentlichen Trägern an (Franz & Thielen 2019).

Beim an das wir2-Programm angelehnten Ratgeber-Buch »Alleinerziehend – Selbstbewusst und stark« (Franz 2016) steht die emotionale Entwicklung des Kindes im Fokus. Mit Fallbeispielen und Übungen zu Alltagsszenarien unterstützt das Buch Alleinerziehende dabei, mit Trennungskonflikten umzugehen, ein besseres Selbstwertgefühl zu gewinnen und die innere Balance wieder zu finden. Weitere Übungen fördern die emotionale Selbstwahrnehmung und Einfühlungsfähigkeit und ermutigen dazu Hilfsangebote aufzusuchen und anzunehmen.

Aufgrund der Corona-bedingten Kontakteinschränkungen wird aktuell an einer wir2-Version gearbeitet, die mit weniger Sitzungen in einem interaktiven Videoportal online durchgeführt werden kann: wir2@home.

5. Laut Grüne Liste Prävention: nachweislich nachhaltig wirksam

Die nachhaltige Wirksamkeit des wir2 Bindungstrainings im kommunalen Setting wurde in einer methodisch aufwendigen RCT-Studie nachgewiesen (Weihrauch et al. 2014). Die positiven Effekte beispielsweise auf elterliche Depression oder psychosomatische Beschwerden waren statistisch signifikant mit hohen Effektstärken noch 12 Monate nach Beendigung der Intervention nachweisbar. Auch kindliches Problemverhalten verringerte sich. Das Programm erfüllt sämtliche Qualitätskriterien moderner psychosozialer Intervention im Bereich der präventiven und rehabilitativen Versorgung. Es wird deshalb auch in der höchsten Evidenzkategorie der »Grüne Liste Prävention« gelistet und vom GKV-Bündnis für Gesundheit als Modell guter Praxis aufgeführt.

wir2 wird innerhalb eines dreifach gestuften Versorgungsmodells (Abbildung 1) in der Basisvariante bundesweit in kommunalen Lebenswelten zumeist in Kitas, Bildungseinrichtungen oder Familienzentren angeboten, da hier die Zielgruppe der Alleinerziehenden wohnortnah und niederschwellig gut erreicht werden kann. Es richtet sich in diesem Setting an Alleinerziehende, die in ihrer Alltagsbewältigung beeinträchtigt und psychosozial belastet sind.

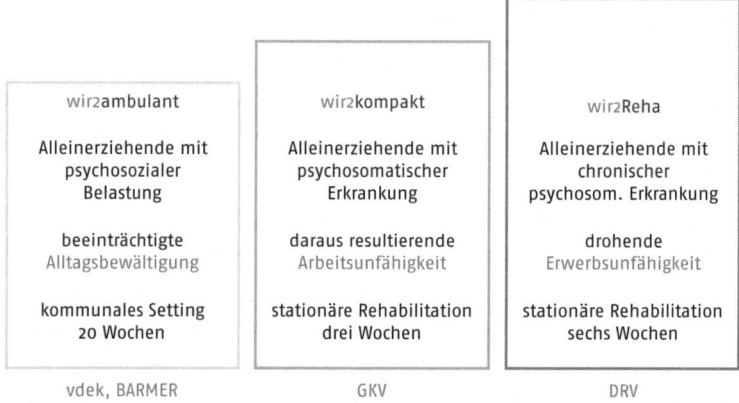

Abb. 1: Gestuftes Versorgungsmodell von wir2 im kommunalen Setting sowie stationär in der drei- (wir2kompakt) und sechswöchigen (wir2Reha) stationären psychosomatischen Rehabilitation

Modellhaft wird wir2 vom Verband der Ersatzkassen e. V. (vdek) Hessen und der Kommune beispielsweise in Kassel realisiert und auf der gesetzlichen Grundlage des Präventionsgesetzes finanziert. Dieses Modell wurde im ersten Präventionsbericht der Nationalen Präventionskonferenz erwähnt und empfohlen. Inzwischen fördert zudem die BARMER Krankenkasse präventive Strategien für Alleinerziehende und insbesondere wir2 in interessierten Kommunen.

Dabei konnten die positiven Ergebnisse aus der RCT-Studie in der fortlaufenden Begleitevaluation bestätigt werden. Für ambulante Gruppen ergab sich bezüglich der Depressivität ein mittlerer Effekt gemessen mit dem HEALTH-49 (Rabung et al. 2009. vor wir2: $M = 1,54$; $SD = 0,89$; nach wir2: $M = 0,94$; $SD = 0,74$; $t(166) = 9,25$, $p < .001$; Cohen's $dz = 0,73$). Die ebenfalls mit dem HEALTH-49 gemessenen somatoformen Beschwerden sanken auch mit mittlerem Effekt (vor wir2: $M = 1,30$, $SD = 0,87$; nach wir2: $M = 0,91$; $SD = 0,72$; $t(167) = 6,79$, $p < .001$; Cohen's $dz = 0,49$). Der Mittelwert des SDQ-Gesamtproblemwertes für kindliche Verhaltensauffälligkeiten (Woerner et al. 2002) sank laut Beurteilung durch die alleinerziehenden Eltern mit nur geringer Effektstärke, bei einem allerdings ohnehin niedrig ausgeprägten Ausgangsniveau (vor wir2 bei $M = 11,74$ ($SD = 6,37$) und nach wir2 bei $M = 10,46$ ($SD = 6,11$; $t(166) = 6,11$, $p < .01$; Cohen's $dz = 0,20$).

6. Stationär für die psychosomatische Rehabilitation: wir2kompakt und wir2Reha

Für psychosomatisch erkrankte Alleinerziehende wurden zusätzlich zum wohn-
ortnahen wir2-Angebot in Kommunen am Universitätsklinikum Düsseldorf zwei
weitere Programmvarianten für die stationäre psychosomatische Rehabilitation
entwickelt.

wir2kompakt

Die Programmvariante wir2kompakt richtet sich an Alleinerziehende, die aufgrund von psychosomatischen Erkrankungen arbeitsunfähig wurden. Die Inhalte
der 20 wir2-Sitzungen werden hier auf insgesamt 13 Sitzungen verdichtet. Die
alleinerziehenden Mütter bzw. Väter werden gemeinsam mit ihren Kindern während einer dreiwöchigen stationären psychosomatischen Rehabilitation in dafür
besonders qualifizierte Kliniken der gesetzlichen Krankenversicherung behandelt
(z. B. Klinik Maximilian in Scheidegg oder Mikina Fachklinik in Bad Schönborn).

In der begleitenden Evaluation der durchgeführten Gruppen zeigte sich auch
für das 3-wöchige Programm wir2kompakt eine signifikante und sehr starke Verbesserung der bestehenden psychisch-psychosomatischen Beeinträchtigungen,
insbesondere der Depressivität gemessen mit dem HEALTH-49 (vor wir2kom-
pakt: $M = 1,66$; $SD = 0,83$; nach wir2kompakt: $M = 0,76$, $SD = 0,61$; $t(208) = 15,34$,
$p < .001$; Cohen's $dz = 1,24$). Die Effektstärke bei den somatoformen Beschwerden
war ebenfalls groß (vor wir2kompakt: $M = 1,55$; $SD = 0,84$; nach wir2kompakt:
$M = 0,82$, $SD = 0,65$; $t(206) = 15,04$, $p < .001$; Cohen's $dz = 0,97$). Auch der SDQ-
Gesamtproblemwert der Kinder sank in diesem Setting relativ am stärksten (vor
wir2kompakt: $M = 12,79$; $SD = 6,02$; nach wir2kompakt: $M = 10,04$, $SD = 5,62$;
$t(174) = 8,06$, $p < .001$; Cohen's $dz = 0,47$).

wir2Reha

Zunächst im Rahmen einer von der DRV und dem BMBF geförderten Studie richtet sich wir2Reha (www.reha-alleinerziehende.de) an psychosozial hoch belastete
Alleinerziehende, deren Erwerbsfähigkeit aufgrund gravierender oder chronifi-
zierter psychosomatischer Beschwerden auf Dauer bedroht ist. Auch der Bundesverband alleinerziehender Mütter und Väter (VAMV e.V.) befürwortet dieses
Angebot und weist interessierte Alleinerziehende auf diese Studie hin.

Innerhalb eines sechswöchigen stationären Aufenthaltes in einer besonders spezialisierten psychosomatischen Fachklinik (z.B. Celenus-Klinik in Schömberg/Schwarzwald und DEKIMED-Klinik in Bad Elster/Vogtland) werden Alleinerziehende zusammen mit ihren Kindern nach Beantragung einer Rehabilitationsmaßnahme aufgenommen und durchlaufen – zunächst im Rahmen einer von der DRV geförderten randomisierten Studie – das volle wir2-Programm über 20 Sitzungen innerhalb von sechs Wochen. Dabei ist die Kinderbetreuung und Beschulung vor Ort während des Klinikaufenthaltes gewährleistet.

Die ersten Ergebnisse aus den naturalistischen Beobachtungsdaten der bislang in diesem Setting durchgeführten wir2Reha-Gruppen weisen auch hier auf eine gute Wirksamkeit dieses Programms hin. So reduzierte sich auch hier die Depressivität gemessen mit dem HEALTH-49 signifikant mit hoher Effektstärke (vor wir2Reha: M = 2,01; SD = 1,02; nach wir2Reha: M = 1,16, SD = 0,69; t(179) = 12,21, p < .001; Cohen's dz = 0,85).

Bei den somatoformen Beschwerden (HEALTH-49) waren die Ausgangswerte besonders stark erhöht und sanken signifikant mit mittlerer Effektstärke (vor wir2Reha: M = 1,90; SD = 1,00; nach wir2 Reha: M = 1,34, SD = 0,69; t(180) = 9,69, p < .001; Cohen's dz = 0,56) Der SDQ-Gesamtproblemwert der Kinder ging leicht zurück (vor wir2 Reha: M = 12,20; SD = 6,35; nach wir2 Reha: M = 10,11, SD = 6,38; t(187) = 5,41, p < .001; Cohen's dz = 0,33).

Ein Vergleich der Ausgangsbelastung und der erreichten therapeutischen Effekte in den drei verschiedenen Settings ist anhand der HEALTH-49-Skala

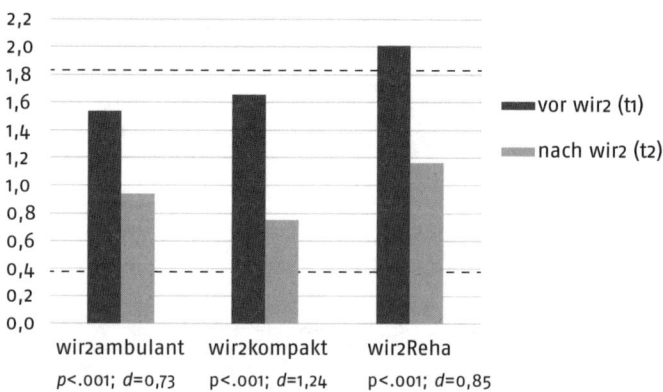

Abb. 2: Mittels HEALTH-49 gemessene Depressivität in den drei verschiedenen wir2-Settings zu Beginn (t1) und zum Ende (t2) der wir2-Gruppe (wir2 im kommunalen Setting: N =167; wir2kompakt: N = 1209; wir2Reha: N = 180). Bei 1,83 liegt der Referenzwert der Normierungsstichprobe für stationäre Psychotherapiepatienten bei Aufnahme, bei 0,37 (untere gestrichelte Linie) für Hausarztpatienten (0,21 Teilstichprobe Gesunde, 0,77 Teilstichprobe Kranke).

Depressivität in Abbildung 2 dargestellt. Es wird deutlich, dass innerhalb des gestuften Versorgungsangebotes von wir2 eine belastungsabhängig differenzierende Zuweisung zu den verschiedenen Settings erfolgt und dort jeweils beeindruckende Effekte erzielt werden.

7. Fazit

Gerade jetzt, in Zeiten von Corona und den damit verbundenen Einschränkungen und Belastungen, ist es für die besonders vulnerable Gruppe der psychisch belasteten Alleinerziehenden wichtig, dass Ärzte, Psychotherapeuten, Jugendämter und Kommunen diese Gruppe im Auge behalten, Unterstützungsbedarf erkennen und sich auch für die Nutzung bereitstehender neuer Hilfsangebote stark machen. Innerhalb eines gestuften Versorgungsangebotes kann wir2 in seinen unterschiedlichen Programmvarianten für Alleinerziehende belastungsdifferenziert und erfolgreich in kommunalen Lebenswelten und der klinisch-stationären psychosomatischen Rehabilitation eingesetzt werden. Insofern stellt dieses bindungsorientierte Elterntraining eine zielgenaue Unterstützungsmöglichkeit für die zu häufig immer noch allein gelassene Bevölkerungsgruppe der Alleinerziehenden dar.

Weiterführende Links und Literatur zu wir2 (der frühere Name des Programms war PALME):
Forschungsprojekt »wir2Reha«: http://www.reha-alleinerziehende.de
Programm »wir2 Bindungstraining für Alleinerziehende«: https://www.wir2-bindungstraining.de/
Celenus Klinik Schömberg: https://www.klinik-schoemberg.de/
Celenus Klinik Bad Elster: https://www.dekimed.de/klinik/
Deutsche Rentenversicherung: https://www.deutsche-rentenversicherung.de
Walter Blüchert Stiftung: https://www.walter-bluechert-stiftung.de/

Literatur

Bujard, M., Laß, I., Diabaté, S., Sulak, H. & Schneider, N. F. (2020). Eltern während der Corona-Krise. Zur Improvisation gezwungen. Bundesinstitut für Bevölkerungsforschung. Verfügbar unter: https://www.bib.bund.de/Publikation/2020/pdf/Eltern-waehrend-der-Corona-Krise.pdf?

Franz, M. (2014): wir2. Bindungstraining für Alleinerziehende. Vandenhoeck und Ruprecht, Göttingen.

Franz, M. (2016): Alleinerziehend – Selbstbewusst und Stark. Fischer und Gann, Munderfing.

Franz, M. & Thielen, G. (2019): Belastungen und Bedarfslagen Alleinerziehender. Das Elterntraining wir2. Sozialmagazin 44(5-6): 14–20.

Franz, M., Lensche, H. & Schmitz, N. (2003). Psychological distress and socioeconomic status in single mothers and their children in a German city. Social psychiatry and psychiatric epidemiology, 38(2), 59–68.

Franz, M., Weihrauch, L., Buddenberg, T. & Schäfer, R. (2009). PALME. Wirksamkeit eines bindungsorientierten Elterntrainings für alleinerziehende Mütter und ihre Kinder. Psychotherapeut 54(5): 357–369.

Franz, M., Weihrauch, L., Buddenberg, T., Haubold, S. & Schäfer, R. (2010). Wirksamkeit eines bindungstheoretisch fundierten Elterntrainings für alleinerziehende Mütter und ihre Kinder: PALME. Kindheit und Entwicklung, 19, 90–101.

García, J. L., Heckman, J. J., Leaf, D. E. & Prados, M. J. (2016). The life-cycle benefits of an influential early childhood program (No. w22993). National Bureau of Economic Research.

Heckman, J. J., Moon, S. H., Pinto, R., Savelyev, P. A. & Yavitz, A. (2010). The rate of return to the HighScope Perry Preschool Program. Journal of public Economics, 94(1–2), 114–128.

Kohlrausch, B. & Zucco, A. (2020). Die Corona-Krise trifft Frauen doppelt. WSI Policy Brief (40).

Rabung, S., Harfst, T., Kawski, S., Koch, U., Wittchen, H. U. & Schulz, H. (2009). Psychometrische Überprüfung einer verkürzten Version der »Hamburger Module zur Erfassung allgemeiner Aspekte psychosozialer Gesundheit für die therapeutische Praxis« (HEALTH-49). Zeitschrift für psychosomatische Medizin und Psychotherapie, 55(2), 162–179.

Rattay, P., Lippe, E. V. D., Borgmann, L. S. & Lampert, T. (2017). Gesundheit von alleinerziehenden Müttern und Vätern in Deutschland. Journal of Health Monitoring 2(4), DOI: 10.17886/RKI-GBE-2017-112, Robert Koch-Institut, Berlin.

Schäfer, R., Roth, A., Klapdor-Volmar, B., Albrecht, B., Bollmeier, N. & Franz, M. (2019): Gesundheit von Schulneulingen alleinerziehender Eltern. Monatsschrift Kinderheilkunde, 1–8. https://doi.org/10.1007/s00112-019-0712-6.

Weihrauch, L., Schäfer, R. & Franz, M. (2014). Long-term efficacy of an attachment-based parental training program for single mothers and their children: a randomized controlled trial. Journal of Public Health, 22(2), 139–153. DOI 10.1007/s10389-013-0605-4.

Woerner, W., Becker, A., Friedrich, C., Klasen, H., Goodman, R. & Rothenberger, A. (2002). Normierung und Evaluation der deutschen Elternversion des Strengths and Difficulties Questionnaire (SDQ): Ergebnisse einer repräsentativen Felderhebung. Zeitschrift für Kinder- und Jugendpsychiatrie und Psychotherapie, 30(2), 105–112.

Zinn, S., Bayer, M., Entringer, T., Goebel, J., Grabka, M. M., Graeber, D., Kroh, M., Kröger, H., Kühne, S., Liebig, S., Schröder, C., Schupp, J. & Seebauer, J. (2020). Subjektive Belastung der Eltern durch Schulschließungen zu Zeiten des Corona-bedingten Lockdowns, SOEPpapers on Multidisciplinary Panel Data Research, 1097, Deutsches Institut für Wirtschaftsforschung (DIW), Berlin. Verfügbar unter: https://www.diw.de/documents/publikationen/73/diw_01.c.794185.de/diw_sp1097.pdf.

Arbeitslosigkeit als Risikofaktor für die psychische Gesundheit während der Corona-Krise – Ein Überblick

THOMAS VLASAK, LAYLA ALSALIH, ALFRED BARTH

1. Einleitung

Die Arbeitslosenquote zählt zu den zentralen Parametern einer Volkswirtschaft, deren Bedeutung weit über den ökonomischen Bereich hinausreicht. Hohe Arbeitslosigkeit stellt eine Gefahr für die politische Stabilität und die soziale Sicherheit eines Landes dar (Fetzer et al. 2020). Demokratische Systeme werden durch hohe Arbeitslosenquoten unter Druck gesetzt und können – wie uns die Geschichte des 20. Jahrhunderts eindrucksvoll lehrt – von diesen auch zu Fall gebracht werden. Die individuellen Auswirkungen von Arbeitslosigkeit wurden seit der bahnbrechenden Studie über die Arbeitslosen von Marienthal (Jahoda et al. 1975) von einem breiten Spektrum wissenschaftlicher Disziplinen erforscht. Mittlerweile besteht kein Zweifel mehr, dass Arbeitslosigkeit eine Gefahr für die psychische und physische Gesundheit darstellt (z. B. Marazziti et al. 2020).

Im folgenden Beitrag wollen wir uns mit mehreren psychischen Folgeerkrankungen beschäftigen und dabei die spezielle Situation rund um die Corona-Krise berücksichtigen. Prinzipiell kann zwischen zwei verschiedenen Konstellationen unterschieden werden. Die erste besteht darin, dass ein Individuum während der Corona-Krise seinen Job verloren hat. Die zweite, dass der Jobverlust zwar noch nicht eingetreten ist, vom Individuum in Anbetracht der globalen Krise jedoch befürchtet wird – es handelt sich hierbei um eine »Existenzbedrohung« und eine damit zusammenhängende Befürchtungsdynamik, da das Überleben aufgrund knapper Ressourcen gefährdet werden könnte (Bering et al. 2020). Beide Konstellationen wären für sich genommen nicht ungewöhnlich, wenn sie nicht durch die Corona-Krise zusätzlich an Brisanz gewinnen würden. Drei Faktoren sind hier zu nennen: Verschärfend wirkt erstens die bedrohliche Ungewissheit darüber, wann (wenn überhaupt) die Krise bewältigt werden kann. Zweitens ist die existentielle Hoffnungslosigkeit zu nennen, welche dadurch ausgelöst wird, dass die Krise im wahrsten Sinn des Wortes global geworden ist: Es scheint einfach keinen Ausweg zu geben, weil schlicht jeder Ort des Planeten von der Pandemie betroffen ist. Diese Grundstimmung erinnert an die Schlussphase von Lars von Triers Film *»Melancholia«*, in dem das Bedrohungsszenario freilich noch um ein Vielfaches höher ist. Schließlich ist drittens die Gefahr der sozialen Isolation zu nennen, welche ohnehin schon immer mit Arbeitslosigkeit verbunden war, die durch die drastischen Ausgangsbeschränkungen eine weitere Eskalation erfährt und die Möglichkeit einer gesellschaftlichen Teilhabe somit ausschließt (Bering et al. 2020).

2. Das bio-psycho-soziale Modell in der COVID-19-Pandemie

Im Folgenden wird der Internationalen Klassifikation von Krankheiten (ICD) das Konzept der Internationalen Klassifikation von der Funktionsfähigkeit, Behinderung und Gesundheit (ICF) gegenübergestellt, um im Diskurs die Vorteile einer synthetischen Anwendung beider Klassifikationssysteme zu verdeutlichen. Die ICD folgt dem traditionellen pathogenetischen Paradigma, wodurch bio-medizinische Faktoren als ätiologische Prädiktoren definiert werden. Da der Informationsgewinn der ICD jedoch nur partikuläre medizinische Aussagen erlaubt und somit psychosoziale Faktoren des Menschen außer Acht lässt, wurde die ICF im Jahr 2001 von der WHO eingeführt, um ein holistisches Gesundheits- und Krankheitsverständnis zu generieren. In Folge dessen wird von der WHO eine gemeinsame Nutzung beider Klassifikationssysteme empfohlen, wodurch die medizinisch dominierte Sichtweise der ICD anhand des ICF in ein bio-psycho-soziales Erklärungsmodell mit patho- und salutogenetischen Ansatz integriert wird. Daraus resultiert eine Diagnose des Gesundheitsproblems durch die Kodierung der ICD, welches schlussendlich in Bezugnahme auf körperliche, geistige und soziale Beeinträchtigungen in Wechselwirkung mit relevanten Umweltfaktoren interpretiert wird. Durch die Integration des ICF werden letzten Endes nicht mehr Personen klassifiziert, wie durch die ICD allein, sondern spezifische Teilbereiche innerhalb der bio-psycho-sozialen Lebenswelt des Menschen untersucht. Diese werden folgendermaßen eingeteilt (WHO 2001):

1. Funktionsfähigkeit und Behinderung
   a. Körperfunktionen und -strukturen
   b. Aktivitäten und Partizipation [Teilhabe]
2. Kontextfaktoren
   a. Umweltfaktoren
   b. Personbezogene Faktoren.

Speziell im Rahmen von Krisenzeiten sowie außergewöhnlichen Notfallsituationen zeigte sich die ICF bereits als unabdingbares Klassifikationssystem zur Erhebung und Einführung verschiedener Rehabilitationsansätze (Bering et al. 2011). Folglich ist es von größter Wichtigkeit, im Zuge der COVID-19-Pandemie sowie der daraus resultierenden steigenden Arbeitslosigkeit, den psychischen Krankheitsverlauf im Kontext der ICF zu analysieren und interpretieren. Zusätzlich wird der pandemischen Stressbelastung Rechnung getragen, welche sich auf alle Domänen des ICF auswirken kann. Somit können bessere Entscheidungen bezüglich individueller Rehabilitationsmaßnahmen getroffen werden, die über die alleinige bio-medizinische Betrachtung des ICD 10 hinausgehen (Eckhard & Bering 2020). Dies ist in Bezug auf Arbeitslosigkeit in der COVID-19-Pandemie insofern wichtig, als eine teilhabeorientierte Perspektive eingenommen werden kann, um Betroffene bei der Reintegration in den Arbeitsmarkt stärker zu unterstützen und ihrem individuellen Teilhabedarf nachzugehen. Außerdem hängt die Teilhabe mit der persönlichen Daseinsentfaltung stark zusammen.

Zusätzlich können Faktoren in Betracht gezogen werden, welche die Funktionsfähigkeit der betroffenen Person positiv beeinflussen können. Beispiele hierfür wären die Entgegenwirkung existenzieller Bedrohung anhand staatlicher Hilfeleistungen oder die soziale Unterstützung durch Hilfspersonen, um die aus sozialer Isolation resultierende Funktionsbeeinträchtigung zu hemmen (Eckhard & Bering 2020). Da eine Vielzahl an Arbeitsplätzen durch die COVID-19-Pandemie außerdem verlorengeht, wird die Arbeitssuche deutlich erschwert. Aus diesem Grund ist eine chronische Arbeitslosigkeit zu erwarten – somit wird die berufliche Teilhabe behindert, wodurch die psychische Gesundheit weiterhin beeinträchtigt bleibt (Müller 2020). Dies ist besonders bei jenen Arbeitsgruppen der Fall, welche nicht auf Kurzarbeit oder Homeoffice-Tätigkeiten zurückgreifen können.

3. Akute Belastungsreaktion und Anpassungsstörungen

Einschneidende Veränderungen in der individuellen Biografie wie der Verlust des Arbeitsplatzes und belastende Globalphänomene wie die Corona-Krise werden in der Psychologie als kritische Lebensereignisse definiert (Petermann & Reinecker 2005). Als charakteristische Merkmale werden der Bruch mit gewohnten Lebenssituationen sowie die daraus resultierenden Anforderungen zur Stressbewältigung und Anpassung des Individuums beschrieben (Petermann & Reinecker 2005). Exemplarisch zählen Anspannungszustände, Angst und depressive Verstimmungen zu den typischen Symptomen, die auf kritische Lebensereignisse folgen (Maderthaner 2017). Bezüglich dessen zeigen Ergebnisse einer aktuellen Studie einen drei- bis fünffachen Anstieg der Prävalenz von depressiven Symptomen und Angst in der Bevölkerung während der Pandemie (Pieh et al. 2020). Können die Betroffenen keine erfolgreichen Bewältigungsstrategien ergreifen und sich nicht an die neue Situation anpassen und ist ihre Alltagspraxis obendrein durch psychische, körperliche und/oder soziale Problembereiche (z. B. Suizidalität, Schlafstörungen, Aggression etc.) beeinträchtigt, kann von einer klinisch relevanten Störung ausgegangen werden (Dilling et al. 2015). Für die Differentialdiagnostik ist vor allem die zeitliche Analyse der Entstehungsgeschichte ausschlaggebend, da sich die beeinträchtigenden Symptome in einer Vielzahl weiterer Störungsbilder (z. B. Depression, Angststörungen) wiederfinden. Nur wenn die klinisch auffälligen Erlebens- und Verhaltensänderungen als Folge eines kritischen Lebensereignisses verifiziert werden können, ist von einer F43 Diagnose auszugehen, die im ICD-10 unter dem Sammelbegriff »*Reaktionen auf schwere Belastungen und Anpassungsstörungen (F43)*« angeführt wird und sich in drei weitere Krankheitsformen ausdifferenziert (Dilling et al. 2015).

Folglich wird das Hauptaugenmerk auf die Diagnosen »*Akute Belastungsreaktion (F43.0)*« sowie »*Anpassungsstörungen (F43.2)*« gelegt, da diese in enger Verbindung mit Arbeitslosigkeit bzw. Arbeitsplatzverlust und globalen Krisenphänomenen stehen (z. B. Lorenz et al. 2019; Krammer et al. 2020).

Die »*Akute Belastungsreaktion (F43.0)*« erfolgt unmittelbar nach einem außergewöhnlichen psychischen bzw. physischen Ereignis und zeichnet sich durch eine sehr vielfältige Symptomatik aus. Einerseits setzen sich die Folgeerscheinungen aus Beeinträchtigungen der Kognition und des emotionalen Erlebens der betroffenen Person zusammen (Dilling et al. 2015). Dabei werden häufig Aufmerksamkeitsprobleme sowie ein Betäubungsgefühl beschrieben, welches oft in einer Hemmung mündet, das Erlebnis zu beschreiben. Andererseits zeigen sich körperliche Symptome, die in Verbindung mit Gereiztheit und Unruhe stehen (Dilling et al. 2015). Diese manifestieren sich bei einer Vielzahl der Betroffenen durch erhöhten Blutdruck, Schweißausbrüche sowie Errötung. Schlussendlich berichten die betroffenen Patient*innen oftmals von Vermeidung persönlicher Kontakte bzw. einem Rückzug aus dem gewohnten sozialen Leben. Die beschriebenen Symptome klingen meist nach einigen Tagen ab, wobei die zeitliche Eingrenzung innerhalb eines Monats gesetzt wird. Dauern die Symptome länger, wird empfohlen, die Diagnose *F.43.0* weiter zu differenzieren (Dilling et al. 2015).

Hier ist zuerst die Diagnose »*Anpassungsstörungen (F43.2)*« zu nennen, welche sich innerhalb des ersten Monats nach dem kritischen Lebensereignis entwickelt, jedoch bis zu sechs Monaten persistieren kann. Hinsichtlich der psychischen Beschwerden beschreiben Betroffene häufig Angstzustände, Depression, Wut sowie ein generelles Gefühl, den alltäglichen Anforderungen nicht mehr gewachsen zu sein (Taylor et al. 2020). Weiterhin zeigen sich somatische Auffälligkeiten wie eine erhöhte Reizbarkeit, Verspannungen und Magen-Darm-Beschwerden (Dilling et al. 2015). Die Kombination der psychischen und körperlichen Beschwerden resultiert oft in einem zurückgezogenen Sozialverhalten des Individuums, wobei eine erhöhte Aggressionsbereitschaft sowie dissoziale Handlungsmuster möglich sind. Zusätzlich zeichnet sich häufig ein erhöhter Substanzkonsum bzw. Missbrauch bei den Betroffenen ab (Banks et al. 2020; Dilling et al. 2015). Wichtig für die Diagnose der Anpassungsstörung ist jedoch die zeitliche Begrenzung der Symptomatik auf ein Maximum von sechs Monaten. Festzuhalten ist, dass depressive Episoden oder Angststörung sowie eine Mischform dieser beiden als Zusatzdiagnosen gestellt werden können (z. B. Ferrer & Kirchner 2014).

In Bezug auf die derzeitige Corona-Krise ist festzustellen, dass die Prävalenz der erwähnten Störungen ansteigen wird, da nicht nur die Anpassung an die neuen Bedingungen anspruchsvoll ist, aber auch die Wirtschaftskrise verheerende Folgen nach sich ziehen wird (Zielasek & Gouzoulis-Mayfrank 2020). Daher spielen Kontextfaktoren eine sehr große Rolle. Dies kann man zum Teil daran erkennen, dass selbst die zugenommene Dichte zuhause, welche durch Quarantänemaßnahmen herbeigeführt wird, zu einer Anpassungsstörung führen könnte (Schellong 2020). Das Bewusstsein dieser Konsequenzen erhöht zudem generell das Risiko, an einer dieser Störungen zu erkranken und kann die Intensität einer bereits vorhandenen Erkrankung ebenso verstärken (Schellong 2020). Die Folgen auf die mentale Gesundheit sind dementsprechend nicht zu dementieren. Vor allem sind vulnerable Gruppen wie Frauen, junge Menschen, Familien und einkommensschwache Personen betroffen (siehe Eichenberg in diesem Band). Auf der anderen Seite fand Eichenberg jedoch, dass einige Gruppen von den COVID-19 bedingten Maßnahmen (wie Lockdowns) gar eine Erleichterung erleben. Diese Personen sind meist in gewöhnlichen Lebenssituationen von sozialen Ängsten oder ähnlichen Phobien betroffen, welche in Isolation nicht auftreten.

An dieser Stelle wird ersichtlich, dass zur Beschreibung der Folgen der Corona-Krise ein bio-psycho-soziales Modell dringend benötigt wird, da die alleinige bio-medizinische Perspektive lediglich eine Facette der komplexen Wechselwirkungen abbildet.

4. Das Coronavirus greift die Wirtschaft an

Die Weltgesundheitsorganisation (WHO) deklarierte Ende Januar 2020 die Verbreitung des Coronavirus (COVID-19) als internationale Notlage des öffentlichen Gesundheitssystems und erklärte die Lage im darauffolgenden März zur Pandemie (WHO 2020a; WHO 2020b). Um der Verbreitung des Virus auf globaler Basis entgegenzuwirken, wurden z. B. Grenzsperren, Reiseverbote sowie die Schließung von Schulen und Universitäten bis hin zur Quarantäne gesamter Regionen eingeführt (z. B. UNESCO 2020).

Als Resultat der internationalen Maßnahmensetzungen im Rahmen der COVID-19-Krise zeichnen sich signifikante Beeinträchtigungen der globalen Wirtschaftsleistung ab (Kocher & Weyerstraß 2020). Obwohl der endgültige ökonomische Schaden bis dato schwer abzuschätzen ist, wurde im März 2020 davon ausgegangen, dass der Verlust des globalen Bruttoinlandproduktes im Rahmen von 76,7–346,98 Milliarden US-Dollar rangiert (Duffin 2020). Für die Wirtschaftsmächte in Europa konnten durchgehende Regressionen im prozentualen Wachstum des Bruttoinlandproduktes gezeigt werden. Während Italien eines der am stärksten betroffenen Länder ist mit einem Rückgang von 0,4 %, konnte auch für Deutschland ein Rückgang von 0,1 % des Wirtschaftswachstums in der Zeitperiode zwischen November 2019 und März 2020 vermerkt werden (Clark 2020). Die wirtschaftlichen Verluste werden hauptsächlich auf die starke Reduktion der Nachfragekraft zurückgeführt, wobei die Maßnahmen und Regelungen zur Eindämmung der Corona-Pandemie den Katalysator dafür bilden (Coibion et al. 2020). Zu den am stärksten betroffenen Sektoren zählen der Flug- und Tourismusbetrieb, die Kraftstoff-, die Autoindustrie sowie der Einzelhandelssektor (Duffin 2020). Um den wirtschaftlichen Verlusten entgegenzusteuern, bleibt den betroffenen Unternehmen in letzter Konsequenz oftmals nur die Verringerung des Personalstandes. Die steigende Arbeitslosigkeit zeigt sich im Rahmen der Corona-Krise als globaler Trend (z. B. Faria-e-Castro 2020).

5. Arbeitslosigkeit als Risikofaktor für die psychische Gesundheit

Der Verlust des Arbeitsplatzes beeinflusst die psychische Gesundheit durch eine Vielzahl von Konsequenzen für den gewohnten Lebensalltag der Betroffenen (Pieh et al. 2020). In erster Linie wird das Individuum mit finanziellen Engpässen durch den Ausfall des geregelten Einkommens konfrontiert. Die monetären Einbußen fordern eine Herabsetzung des üblichen Lebensstandards und gehen mit Einschränkungen der Lebensqualität und Ängsten um die eigene Existenzerhaltung einher (Huijts et al. 2015). Obwohl beide Geschlechter von den finanziellen Auswirkungen betroffen sind, zeigt sich für die Männer eine psychische Zusatzbelastung (Alon et al. 2020). Oft findet bei dem Betroffenen ein Bruch mit dem Archetypen des Hauptversorgers statt, welcher sich, im Zuge des Imageverlustes, in Gefühlen der Wertlosigkeit und Versagens manifestiert (Huijts et al. 2015). Auf den Arbeitsplatzverlust folgt oft eine Kollabierung der gewohnten Alltagsstruktur des Menschen. Nach dem Wegfall der arbeitsbezogenen Aktivitäten, welche formende Grundpfeiler des Tagesrhythmus waren, berichten viele Betroffene über das Erleben von Kontrollverlust im eigenen Alltag. Daraus resultiert eine verminderte Autonomie des Individuums, welche das Selbstwert- und Selbstwirksamkeitsgefühlt minimiert (Brand 2015).

Eine weitere Folge eines Jobverlustes sind starke Einbußen in den sozialen Kontakten: einerseits der Wegfall der regelmäßigen Interaktionen mit Arbeitskolleg*innen, andererseits der soziale Rückzug von Familie und Freunden. Oft wird dieser durch die Angst vor Stigmatisierung, z. B. nicht in der Gesellschaft funktionieren zu können, begründet und verstärkt zusätzlich die Gefühle von geringem Selbstwert und Selbstwirksamkeit, Kontrollverlust und Ziellosigkeit (Brand 2015). Schlussendlich tauchen bei vielen Ängste hinsichtlich des beruflichen Wiedereinstiegs und der existenziellen Zukunft auf (Ahir et al. 2020). In Wechselwirkung mit den bisher beschriebenen psychischen Beeinträchtigungen wird häufig eine Perspektivlosigkeit als zentrales Thema beschrieben, welche im weiteren Verlauf in einem Leiden an Sinnlosigkeit mündet (Brand 2015). Diese kann sich durchaus zu Suizidalität entwickeln (Deady et al. 2020). Zusammenfassend kann beschrieben werden, dass der Arbeitsplatzverlust eine mehrfaktorielle negative Auswirkung auf das geistige Wohlbefinden des Individuums aufweist. Die chronische Exposition gegenüber der Kombination dieser Stressoren kann in letzter Konsequenz einen fruchtbaren Nährboden für die Entwicklung psychischer Störungen (z. B. Anpassungsstörungen, F43.2) bilden. Die Psychoneurologie bekräftigt diese Funde und weist dabei auf die pathogenetische Wirkung von Cortisol bei chronischer Stressexposition in Verbindung mit der Entstehung psychischer Störungen hin (z. B. Strain 2018).

6. Präventionsstrategien

Präventionsmaßnahmen zielen einerseits auf die Verminderung potenzieller Stressoren ab sowie andererseits auf die Förderung der psychischen Stabilität des Individuums. Den Sorgen, selbst an COVID-19 zu erkranken in Kombination mit der Angst um nahestehende Dritte, kann durch die empfohlenen Verhaltensrichtlinien der WHO entgegengesteuert werden (WHO 2020d). Um sich selbst und sein Umfeld vor dem Virus zu schützen, werden folgende Maßnahmen empfohlen: regelmäßig Hände waschen, regelmäßige Reinigung von Oberflächen, Tragen von Atemschutzmasken und Vermeidung von engem Kontakt mit anderen Personen, speziell mit Risikogruppen (z. B. Menschen im hohen Alter). Zusätzlich werden eine Vielzahl von Informationsangeboten über verschiedene Corona-Thematiken angeboten, wie Schwangerschaft, Pflege von Betroffenen etc. (WHO 2020e).

Im weiteren Pandemieverlauf wird dem engen Zusammenspiel von Staat, Unternehmen und der Bevölkerung eine Schlüsselrolle bei der Eindämmung der Sorgen und Ängste vor der Virusverbreitung zukommen. So werden durch neue Gesetzgebungen Verstöße gegen die eingeführten Verhaltensrichtlinien mit hohen Geldstrafen sanktioniert (Artikel 8 § 3 Satz 1 im österreichischen COVID-19 Gesetz). Dadurch sollen risikomindernde Verhaltensweisen wie das Tragen von Schutzmasken in Supermärkten oder das Arbeiten im *home-office* gefördert werden, welches wiederum entlastend auf die Sorgen und Ängste der Einzelpersonen wirkt.

Besorgniserregend sind die stark ansteigenden Arbeitslosenquoten (z. B. Duffin 2020) sowie die damit einhergehende Angst vor Jobverlust (Kunst 2020). Um diesen sozioökonomischen »Brandherd« effizient und nachhaltig bekämpfen zu können, werden von zahlreichen Regierungen wirtschaftliche Hilfspakete geschnürt, die nicht nur zur finanziellen Stabilisierung von Unternehmen und privaten Haushalten beitragen sollen, sondern auch die Versorgung der Bevölkerung mit Schutzausrüstung sicherstellen soll (z. B. WKO 2020). Eine weitere Maßnahme zur Verringerung der Arbeitslosigkeit stellt die Einführung des Arbeitstypus des *home-office* oder der *Kurzarbeit* dar, welche in Österreich (AK 2020) und anderen Ländern praktiziert wird. Dieser Arbeitstypus kann jedoch die Work-Life-Balance gefährden, da die Grenzen zwischen Arbeitswelt und persönlichem Leben verschmelzen (Müller et al. 2020).

Trotz aller Bemühungen sind in der Bevölkerung weiterhin große Ängste vorhanden (Kunst 2020; Brodeur et al. 2020), die als chronische Stressoren die Entwicklung obengenannter psychischer Krankheiten begünstigen können (z. B. Strain 2018). Deshalb erscheint es sinnvoll, sich solcher Individuums-bezogenen Kernelemente aus der Stressforschung zu bedienen, die sich als protektiv gegenüber der Entwicklung von stressbezogenen Störungen erwiesen haben. Aus biologischer Sicht empfehlen sich vor allem regelmäßige sportliche Aktivitäten, wie z. B. Ausdauer- oder Krafttraining als stressreduzierende Maßnahme. Dass kontinuierliche sportliche Betätigung vor körperlichen und psychischen Erkrankungen schützen kann, wird von vielen wissenschaftlichen Studien bekräftigt (z. B. Malkiewicz et al. 2019). Aus diesem Grund empfiehlt die WHO (2020f) auch in Zeiten der Corona-Krise regelmäßige körperliche Aktivität zur Stärkung der geistigen und körperlichen Gesundheit. Weiterhin wird die Pflege sozialer Kontakte über Smartphones bzw. Internetverbindungen zur Stressreduktion empfohlen (WHO 2020f). Die positiven Effekte von sozialer Unterstützung auf Stressentwicklung werden von zahlreichen Untersuchungen bestätigt (z. B. Mackin et al. 2017). Darüber hinaus können auch Übungen zur Achtsamkeit, wie etwa Meditation, zur Stressbewältigung dienen (z. B. Janssen et al. 2018). Einige Studien ergeben jedoch, dass der soziale Kontakt über digitale Medien den persönlichen Kontakt nicht ersetzen kann (z. B. Glowacz & Schmits 2020). Zudem können signifikante Nebenwirkungen des digitalen Kontakts, wie beispielsweise erhöhte Angst- und Stressreaktionen, entstehen. Aufgrund dieser gruppenspezifischen Unterschiede im Erleben der COVID-19-Pandemie empfiehlt Eichenberg (in diesem Band) die Einführung präventiver Angebote, welche an individuelle Belastungen und persönlichkeitsspezifischem Krisenmanagement angepasst sind, anstatt auf globale Präventionsstrategien zurückzugreifen.

7. Intervention

Besteht der Verdacht auf die Entwicklung einer *Akuten Belastungsstörung (F43.0)* oder von *Anpassungsstörungen (F43.2)*, so sollte dies zuerst im Rahmen einer Untersuchung abgeklärt werden. Die Behandlungsschemata der psychischen Störungen reichen dabei von psychotherapeutischen Maßnahmen bis hin zur Gabe von Psychopharmaka (O'Donnell et al. 2018). In der Behandlung finden vor allem verhaltenstherapeutische Interventionen sowie psychodynamische Techniken Anwendung. Diese sollen den Betroffenen dabei helfen, persönliche Ressourcen (z. B. Familie, Freunde, bewährte Bewältigungsstrategien etc.) wieder zu mobilisieren, um somit einen adäquaten Umgang mit der veränderten Lebenssituation zu schaffen (O'Donnell et al. 2018). Zusätzlich sollen durch kognitive Neustrukturierungen maladaptive Denkmuster (z. B. Arbeitslose sind Versager) aufgebrochen und neu bewertet werden. Die Behandlung kann mit psychopharmakologischer Begleitung durchgeführt werden, wobei gegen depressive Episoden sogenannte Serotoninwiederaufnahme-Hemmer (SSRI) verabreicht werden (O'Donnell et al. 2018).

Literatur

Ahir, H., Bloom, N. & Furceri, D. (2020). Global Uncertainty Related to Coronavirus at Record High. https://blogs.imf.org/2020/04/04/global-uncertainty-related-to-coronavirus-at-record-high/ (abgerufen am 2.10.2020).

Alon, T., Doepke, M., Olmstead-Rumsey, J. & Tertilt, M. (2020). The impact of the coronavirus pandemic on gender equality. Covid Economics Vetted and Real-Time Papers, (4).

Arbeiterkammer Oberösterreich (AK). (2020). Corona: Kurzarbeit. https://ooe.arbeiterkammer.at/beratung/arbeitundrecht/arbeitszeit/Kurzarbeit_wegen_Corona.html (abgerufen am 08.04.2020).

Anastasia, A., Colletti, C., Cuoco, V., Quartini, A., Urso, S., Rinaldi, R. & Bersani, G. (2016). Demographic variables, clinical aspects, and medicolegal implications in a population of patients with adjustment disorder. Neuropsychiatric Disease and Treatment, 12(1), S. 737–743.

Banks, J., Karjalainen, H. & Propper, C. (2020). Recessions and health: The long-term health consequences of responses to the coronavirus. Fiscal Studies, 41(2), S. 337–344.

Bering, R., Schedlich, C., Eckhard, A. & Zurek, G. (2020). Psychosoziale Folgen der COVID-19 Pandemie: Erfassung der Stressbelastung. Deutsches Ärzteblatt, 18(10), 457–459.

Brand, J. E. (2015). The Far-Reaching Impact of Job Loss and Unemployment. Annual Review of Sociology, 41, S. 359–375.

Brodeur, A., Clark, A. E., Fleche, S. & Powdthavee, N. (2020). Assessing the impact of the coronavirus lockdown on unhappiness, loneliness, and boredom using Google Trends. arXiv preprint arXiv:2004.12129.

Clark, D. (2020). Real gross domestic product growth rate forecasts for selected European countries in 2020, by month of forecast. Statista Economy. https://www.statista.com/statistics/1102546/coronavirus-european-gdp-growth/ (abgerufen am 07.04.2020).

Coibion, O., Gorodnichenko, Y. & Weber, M. (2020). The cost of the covid-19 crisis: Lockdowns, macroeconomic expectations, and consumer spending (No. w27141). National Bureau of Economic Research.

Deady, M., Tan, L., Kugenthiran, N., Collins, D., Christensen, H. & Harvey, S. (2020). Unemployment, suicide and COVID-19: using the evidence to plan for prevention. https://doi.org/10.5694/mja2.50715 (abgerufen am 23.11.2020).

Dilling, H., Mombour, W. & Schmidt, M.H. (2015). Internationale Klassifikation psychischer Störungen: ICD-10. Göttingen: Hogrefe.

Duffin, E. (2020). Forecasted monetary global Gross Domestic Product (GDP) loss as a result of COVID-19 in 2020, by scenario. Statista Economy. https://www.statista.com/statistics/1102971/covid-19-monetary-global-gdp-loss-scenario/ (abgerufen am 07.04.2020).

Faria-e-Castro, M. (2020). Back-of-the-Envelope Estimates of Next Quarter's Unemployment Rate. https://www.stlouisfed.org/on-the-economy/2020/march/back-envelope-estimates-next-quarters-uemployment-rate (abgerufen am 07.04.2020).

Ferrer, L. & Kirchner, T. (2014). Suicidal tendency in a sample of adolescent outpatients with adjustment disorder: gender differences. Comprehensive Psychiatry, 55(6), S.1342–1349.

Fetzer, T., Hensel, L., Hermle, J. & Roth, C. (2020). Coronavirus perceptions and economic anxiety. Review of Economics and Statistics, S.1–36.

Glowacz, F., & Schmits, E. (2020). Uncertainty and Psychological Distress during lockdown during the COVID-19 Pandemic: the young adults most at risk. Psychiatry Research, S.113486.

Huijts, T., Reeves, A., McKee, M. & Stuckler, D. (2015). The impacts of job loss and job recovery on self-rated health: testing the mediating role of financial strain and income. European Journal of Public Health, 25(5), S.801–806. https://doi.org/10.1093/eurpub/ckv108.

Jahoda, M., Lazarsfeld, P.F. & Zeisel, H. (1975). Die Arbeitslosen von Marienthal. Ein soziographischer Versuch über die Wirkungen langandauernder Arbeitslosigkeit. 26. Auflage. Frankfurt/M.: Suhrkamp Verlag.

Janssen, M., Heerkens, Y., Kuijer, W., van der Heijden, B. & Engels, J. (2018). Effects of Mindfulness-Based Stress Reduction on employees' mental health: A systematic review. PloS One, 13(1), e0191332. https://doi.org/10.1371/journal.pone.0191332.

Kaiser, R.H., Andrews-Hanna, J.R., Wager, T.D. & Pizzagalli, D.A. (2015). Large-scale network dysfunction in major depressive disorder: a meta-analysis of resting-state functional connectivity. JAMA Psychiatr. 72(6), S.603–611. https://doi.org/10.1001/jamapsychiatry.2015.0071.

Kocher, M. & Weyerstraß, K. (2020). Coronavirus stellt nationale und internationale Wirtschaftspolitik vor große Herausforderungen. https://irihs.ihs.ac.at/id/eprint/5322/7/kocher-weyerstrass-2020-coronavirus-handlungsempfehlungen-oegfe-policy-brief.pdf (Mai), (abgerufen am 2.10.2020).

Krammer, S., Augstburger, R., Haeck, M. & Maercker, A. (2020). Anpassungsstörung, Depression, Stresssymptome, Corona bezogene Sorgen und Bewältigungsstrategien während der Corona Pandemie (COVID-19) bei Schweizer Klinikpersonal. PPmP-Psycho therapie·Psychosomatik·Medizinische Psychologie, 70(07), S. 272–282.

Kunst, A. (2020). Main worries or concerns about the COVID-19/coronavirus pandemic in the United States, United Kingdom, Germany and China 2020. Statista State of Health. https://www.statista.com/statistics/1107986/main-worries-and-concerns-about-the-covid-19-corona-pandemic/ (abgerufen am 07.04.2020).

Lorenz, L., Makowski, L. & Marcker, A. (2019). The Zurich Adjustment Disorder Study: Diagnostics and Risk Factors of ICD-11 Adjustment Disorder Following Involuntary Job Loss. Rassegna di Psicologia, 36(2), S. 73–86.

Mackin, D. M., Perlman, G., Davila, J., Kotov, R. & Klein, D. N. (2017). Social support buffers the effect of interpersonal life stress on suicidal ideation and self-injury during adolescence. Psychological Medicine, 47(6), S. 1149–1161. https://doi.org/10.1017/S0033291716003275.

Maderthaner, R. (2017). Psychologie. 2. Auflage. Wien: UTB, Facultas.

Małkiewicz, M. A., Szarmach, A., Sabisz, A., Cubała, W. J., Szurowska, E. & Winklewski, P. (2019). Blood-brain barrier permeability and physical exercise. Journal of Neuroinflammation, 16(1), S. 1–15. https://doi.org/10.1186/s12974-019-1403-x.

Marazziti, D., Avella, M. T., Mucci, N., Della Vecchia, A., Ivaldi, T., Palermo, S. & Mucci, F. (2020). Impact of economic crisis on mental health: a 10-year challenge. CNS Spectrums, 7, S. 1–7. https://doi.org/10.1017/S1092852920000140.

Müller, K. U., Samtleben, C., Schmieder, J., & Wrohlich, K. (2020). Corona-Krise erschwert Vereinbarkeit von Beruf und Familie vor allem für Mütter: Erwerbstätige Eltern sollten entlastet werden. DIW Wochenbericht, 87(19), S. 331–340.

O'Donnell, M. L., Metcalf, O., Watson, L., Phelps, A. & Varker, T. (2018). A Systematic Review of Psychological and Pharmacological Treatments for Adjustment Disorder in Adults. Journal of Traumatic Stress, 31(3), S. 321–331. https://doi.org/10.1002/jts.22295.

Petermann, F. & Reinecker, H. (2005). Handbuch der Klinischen Psychologie und Psychotherapie. Göttingen: Hogrefe.

Pieh, C., Budimir, S. & Probst, T. (2020). The effect of age, gender, income, work, and physical activity on mental health during coronavirus disease (COVID-19) lockdown in Austria. Journal of psychosomatic research, 136, S. 110186.

Rechtsinformationssystem des Bundes (RIS). (15 März 2020). 12 Bundesgesetz: COVID-19 Gesetz. https://www.ris.bka.gv.at/Dokumente/BgblAuth/BGBLA_2020_I_12/BGBLA_2020_I_12.pdfsig (abgerufen am 07.04.2020).

Schellong, J. (2020). Covid-19-Pandemie: Das macht sie mit der Psyche. MMW – Fortschritte der Medizin, 162(11), (o. S.) https://doi.org/10.1007/s15006-020-0364-4 (abgerufen am 23.11.2020).

Strain, J. J. (2018). The psychobiology of stress, depression, adjustment disorders and resilience. The World Journal of Biological Psychiatry. 19(1), S. 14–20.

Taylor, S., Landry, C., Paluszek, M., Fergus, T. A., McKay, D. & Asmundson, G. J. (2020). Development and initial validation of the COVID Stress Scales. Journal of Anxiety Disorders, S. 102232.

United Nations Educational, Scientific and Cultural Organization (UNESCO). (2020). COVID-19 Educational Disruption and Response. https://en.unesco.org/covid19/educationresponse (abgerufen am 07.04.2020).

Wirtschaftskammer Österreich (WKO) (2020). Corona-Virus: Hilfspakete, Unterstützungen und Dienstleistungen. https://www.wko.at/service/noe/Hilfspaket-aufgrund-des-Corona-Virus-.html (abgerufen am 08.04.2020).

World Health Organization (WHO) (2001). International classification of functioning, disability and health. https://www.soziale-initiative.net/wp-content/uploads/2013/09/icf_endfassung-2005-10-01.pdf (abgerufen am 23.11.2020).

World Health Organization (WHO) (2020a). Statement on the second meeting of the International Health Regulations (2005) Emergency Committee regarding the outbreak of novel coronavirus (2019-nCoV). https://www.who.int/news-room/detail/30-01-2020-statement-on-the-second-meeting-of-the-international-health-regulations-(2005)-emergency-committee-regarding-the-outbreak-of-novel-coronavirus-(2019-ncov) (abgerufen am 07.04.2020).

World Health Organization (WHO) (2020b). WHO Director-General's opening remarks at the media briefing on COVID-19 – 11 March 2020. https://www.who.int/dg/speeches/detail/who-director-general-s-opening-remarks-at-the-media-briefing-on-covid-19---11-march-2020 (abgerufen am 07.04.2020).

World Health Organization (7 April WHO) (2020c). WHO COVID-19 Dashboard. https://who.sprinklr.com/ (abgerufen am 07.04.2020).

World Health Organization (WHO) (2020d). Q&A on coronaviruses (COVID-19). https://www.who.int/news-room/q-a-detail/q-a-coronaviruses (abgerufen am 07.04.2020).

World Health Organization (WHO) (2020e). Coronavirus disease (COVID-19) advice for the public. https://www.who.int/emergencies/diseases/novel-coronavirus-2019/advice-for-public (abgerufen am 08.04.2020).

World Health Organization (WHO) (2020f). Be Active during COVID-19. https://www.who.int/news-room/q-a-detail/be-active-during-covid-19 (abgerufen am 08.04.2020).

Zielasek, J. & Gouzoulis-Mayfrank, E. (2020). COVID-19-Pandemie: Psychische Störungen werden zunehmen. Deutsches Ärzteblatt, 21(21), A1114–A1117.

Flüchtlinge und die COVID-19-Pandemie

CLAUDIA SCHEDLICH

1. Flüchtlinge in Deutschland

In Deutschland leben aktuell ungefähr 1,1 Millionen Flüchtlinge, viele von ihnen im laufenden Asylverfahren und mit ungesichertem Aufenthaltsstatus. Beim Bundesamt für Migration und Flüchtlinge wurden von Januar bis September 2020 74173 Erstanträge und 11985 Folgeanträge auf Asyl entgegengenommen, vorrangig stammen die Menschen aus Syrien, Irak und Afghanistan (BAMF, 2020).

Ein sehr hoher Anteil der in Deutschland und den anderen europäischen Ländern schutzsuchenden Menschen hat im Heimatland z. B. im Kontext von Krieg, politischer Verfolgung oder ethnischer und rassistischer Diskriminierung sowie auf der Flucht zusätzliche Gewalterfahrungen erlebt und infolge der hochbelastenden Erfahrungen eine Traumafolgestörung entwickelt. Nach einer umfassenden Studie des Wissenschaftlichen Instituts der AOK vom Oktober 2018, in der 2021 in Aufnahmeeinrichtungen lebende Geflüchtete aus Syrien, dem Irak und Afghanistan befragt wurden, haben mehr als 75 % der Befragten mindestens ein traumatisches Erlebnis erfahren, 15 % waren Zeugen von Folter und Mord, 19 % sind selbst gefoltert worden, 40 % haben Gewalt durch Militär und 60 % Krieg erlebt. Mehr als 44 % der Befragten zeigen gesundheitliche Probleme, vorwiegend psychische Störungen (Schröder et al. 2018). Eine Metaanalyse von Studien in Deutschland weist eine Prävalenzrate für PTBS zwischen 16 und 55 % auf (Bozorgmehr et al. 2016). Auch internationale Studien belegen Prävalenzraten von 30 % sowohl für die Posttraumatische Belastungsstörung (PTBS) als auch für depressive Erkrankungen (Steel et al. 2009; vgl. vom Felde et al. 2020).

Nach der Richtlinie 2013/33/EU des Europäischen Parlaments und des Rates vom 26.06.2013, Artikel 21, sind die europäischen Mitgliedstaaten angehalten, die »spezielle Situation von schutzbedürftigen Personen wie Minderjährigen, unbegleiteten Minderjährigen, Behinderten, älteren Menschen, Schwangeren, Alleinerziehenden mit minderjährigen Kindern, Opfern des Menschenhandels, Personen mit schweren körperlichen Erkrankungen, Personen mit psychischen Störungen und Personen, die Folter, Vergewaltigung oder sonstige schwere Formen psychischer, physischer oder sexueller Gewalt erlitten haben, wie z.B. Opfer der Verstümmelung weiblicher Genitalien«, zu berücksichtigen (https://eur-lex. europa.eu/LexUriServ/LexUriServ.do?uri=OJ:L:2013:180:0096:0116:DE:PDF). Die Mitgliedstaaten sind angehalten, den Bedarfen besonders vulnerabler Schutzbedürftiger Rechnung zu tragen und den notwendigen besonderen Schutz und Maßnahmen der medizinischen und psychosozialen Versorgung bereitzustellen.

2. Lebensbedingungen von Flüchtlingen in der COVID-19-Pandemie

Nach ihrer Einreise in Deutschland werden Flüchtlinge zunächst nach ihrer Registrierung, Identitätsprüfung und medizinischen Erstuntersuchung in den Aufnahmeeinrichtungen der Bundesländer untergebracht. So erfolgt beispielsweise in Nordrhein-Westfalen die Registrierung in der Landeserstaufnahmeeinrichtung (LEA) in Bochum. Von dort aus werden die Flüchtlinge in eine der fünf Erstaufnahmeeinrichtungen (EAE) verbracht. Dort halten sie sich in der Regel eine Woche bis 10 Tage auf, während derer auch die Anhörung im Asylverfahren durch das Bundesamt für Migration und Flüchtlinge (BAMF) erfolgen sollte. Danach erfolgt ein Transfer in eine der aktuell 30 Zentralen Unterbringungseinrichtungen des Landes (ZUE), wo die Schutzsuchenden bis zur Zuweisung in die Kommunen oder die Ausreise oder Abschiebung verbleiben. In den ZUE sind Plätze für jeweils 200 bis 1000 Flüchtlinge vorgehalten, in NRW insgesamt 23 032 Plätze (Stand Oktober 2020).

In den Aufnahmeeinrichtungen leben viele Menschen auf engem Raum miteinander, werden regelhaft in Mehrbettzimmern untergebracht und verbringen viel Zeit in Gemeinschaftsräumen. »Auch die Lebensbedingungen in den Aufnahmeeinrichtungen können negative Auswirkungen auf die gesundheitliche Situation von Schutzsuchenden haben (Behrensen & Groß 2004; Johansson 2016). Das Auftreten und die Schwere einer Traumafolgestörung ist zu einem großen Teil von den Bedingungen nach dem erlebten Trauma (sogenannten Postmigrationsstressoren) abhängig (Keilson 2001).« (vom Felde et al. 2020).

Während der ersten Welle der COVID-19-Pandemie im März/April 2020 zeigte sich schnell ein deutliches Planungsdefizit, um angemessen auf die Pandemieentwicklung in den Gemeinschaftsunterkünften reagieren zu können. Eine umfassende Metaanalyse von Medienberichten bis Ende Mai 2020 ermittelte 42 Ausbrüche in 11 Bundesländern mit 1769 bestätigten SARS-CoV-2-Fällen unter 9785 Flüchtlingen, was einem Inzidenzrisiko von 17,0 % entspricht. Von den betroffenen Aufnahmeeinrichtungen wurden 70 % unter Vollquarantäne gestellt, und zur Eindämmung des Ausbruchsgeschehens wurden diese über Wochen durch Polizei und Sicherheitskräfte abgeriegelt (Bozorgmehr et al. 2020).

Das Kompetenznetz Public Health COVID-19, ein ad hoc-Zusammenschluss von über 25 wissenschaftlichen Fachgesellschaften, wies früh im pandemischen Verlauf auf die besondere Vulnerabilität von Flüchtlingen hin. Zum einen verunmöglichen die Lebensbedingungen in Aufnahmeeinrichtungen »social distancing« und Selbstisolation zum Schutz vor Ansteckung und Ausbreitung der Pandemie. Zum anderen können »Maßnahmen zur Eindämmung der Ausbreitung der Sars-CoV2 ihrerseits ›neue‹ Vulnerabilitäten erzeugen oder bestehende verschärfen.« (https://www.public-health-covid19.de/arbeitsgruppen.html)

Vergegenwärtigen wir uns die Lebensumwelt der Flüchtlinge in Aufnahmeeinrichtungen in Deutschland und deren psychische Ausgangssituation, dann ist unschwer nachvollziehbar, dass die Pandemie einen besonderen Stressfaktor in einer per se labilisierten psychischen Situation darstellt:

- Aufgrund von Sprachbarrieren und Überlastung der Mitarbeiter*innen ist der Zugang zu Informationen und das Verständnis von Informationen zur aktuellen Gefährdungssituation, zu eingeleiteten Maßnahmen und deren Begründung sowie Dauer, für Flüchtlinge deutlich erschwert.
- Das Informationsdefizit und das Erleben von Isolierung verstärken sich dadurch, dass in vielen Aufnahmeeinrichtungen kein flächendeckendes Wlan verfügbar ist und die Menschen im Fall von Voll- oder Teilquarantäne möglicherweise keinen Zugang zu Wlan-Hotspots haben. Das erschwert die eigenständige Informationssuche und das Aufrechterhalten sozialer Kontakte als wesentliche Ressource.
- Im Fall einer positiven Testung auf das Virus wird den Menschen nicht immer klar kommuniziert, welche Formen der Behandlung notwendig sind, wie die medizinische Versorgung sichergestellt ist und ob sie im Fall eines schweren Verlaufs Zugang zur stationären medizinischen Versorgung erhalten.
- Im Ausbruchsfall werden einzelne Kohorten von Flüchtlingen kurzfristig in

anderen Einrichtungen untergebracht, um die Belegungsdichte in Voll- oder Teilquarantäne zu reduzieren und Infizierte, Kontaktpersonen und negativ Getestete zu trennen. Diese Maßnahmen waren in ihrer Planung, ihrer Intention und Dauer für die Flüchtlinge nur unzureichend verständlich, was starke Ängste vor Isolation und Abschiebung sowie massive Weigerungen, sich verlegen zu lassen, ausgelöst hat.

- Die Bereitstellung von Desinfektionsmitteln, Seife und Mund-Nasen-Schutz wurde als nicht ausreichend berichtet, was die Möglichkeiten der Menschen zum Selbstschutz einschränkt.

- Die Vollquarantäne einer Einrichtung und die Präsenz von Polizei und Sicherheitskräften zur Abriegelung bedeutet gerade für Menschen, die im Heimatland staatliche Verfolgung und Willkür, Inhaftierung und Gewalt erlebt haben, eine Reaktualisierung des traumatischen Geschehens und damit eine erhebliche psychische Belastung.

- In der Gruppenbildung zur Verhinderung des weiteren Ausbreitens der Pandemie (positiv Getestete, Kontaktpersonen, negativ Getestete) kam es zu Unterbringungssituationen, die einen notwendigen Schutz z. B. von Frauen und Kindern nicht gewährleistete.

3. Leitlinienentwicklung

Das Kompetenznetz Public Health COVID-19 drängte schon früh im pandemischen Verlauf auf die Entwicklung nationaler Leitlinien, um dem Pandemiegeschehen in Aufnahmeeinrichtungen präventiv und im Ausbruchsfall angemessen begegnen zu können. Am 10.07.2020 veröffentlichte das RKI Empfehlungen für Gesundheitsämter zu Prävention und Management von COVID-19-Erkrankungen in Aufnahmeeinrichtungen und Gemeinschaftsunterkünften für Schutzsuchende. Bozorgmehr et al. (2020) kritisieren die verzögerte Veröffentlichung und, dass zwingende Maßnahmen lediglich als Empfehlungen formuliert sind. Das RKI empfiehlt z. B. eine umfassende Information der Flüchtlinge zur Erkrankung, allgemeinen Schutzmaßnahmen und zum Verhalten im Erkrankungsfall, was der Vorbeugung von Ängsten, Unsicherheiten und Missverständnissen dienen und gezielte Prävention ermöglichen soll. Die Informationen könnten mündlich, schriftlich oder digital erfolgen. Die zwingend notwendige Hinzuziehung einer Sprachmittlung wird allerdings nur empfohlen, was Informationsvermittlung und -verständnis in der Realität stark einschränkt (RKI 2020).

Empfohlen wird auch, die Menschen während der Pandemie in Einzelzimmern unterzubringen und die Vollquarantäne einer Einrichtung zu vermeiden. Die Empfehlungen besagen aber auch, dass Flüchtlinge, die sich ein Zimmer teilen, als ein Haushalt betrachtet werden können. In der Konsequenz bedeutet dies, dass in Aufnahmeeinrichtungen eine physische Distanzierung als wesentliche Schutzmaßnahme nicht in gleichem Maß wie in der Allgemeinbevölkerung durchgesetzt wird, obwohl Gerichtsurteile die Verpflichtung von Flüchtlingen, in überfüllten Zentren zu leben, aussetzen, wenn eine physische Distanzierung nicht möglich ist (Bozorgmehr 2020). Trotz dieser Gerichtsentscheidungen wird es Flüchtlingen nicht gestattet, während der Pandemie vorübergehend bei Verwandten oder Bekannten außerhalb der Einrichtungen unterzukommen.

Eine wesentliche Maßnahme, die bei konsequenter Umsetzung stabilisierend für die Einzelnen und die jeweiligen Kohorten sein kann, ist das Prinzip der partizipativen Quarantäne, die vom RKI empfohlen wird. In der partizipativen Quarantäne werden die Bewohner*innen aktiv in die Pandemiebewältigung eingebunden. Unklar ist, wie konsequent diese Empfehlung in den Einrichtungen umgesetzt wird, da ausgewählte Bewohner*innen gezielt und umfassend auf diese Aufgabe vorbereitet werden müssen. Wenn umgesetzt, minimiert die aktive Teilhabe in enger Abstimmung mit den Mitarbeiter*innen der Einrichtungen das Erleben von Hilflosigkeit und Ausgeliefertsein und erhöht die Kooperation der Bewohner*innen.

Neben den RKI-Empfehlungen sind auch auf Landesebene Konzepte zum Krisenmanagement in der Pandemie in Aufnahmeeinrichtungen entstanden, so z. B. das Rahmenkonzept des Ministeriums für Kinder, Familie, Flüchtlinge und Integration (MKFFI) des Landes Nordrhein-Westfalen zur Vermeidung des Ausbruchs und der Ausbreitung von COVID-19 in den Landeseinrichtungen in Nordrhein-Westfalen, das sich an den RKI-Empfehlungen orientiert. Im Rahmenkonzept des MKFFI sind u. a. umfassende Kommunikation und Information, psychosoziale Versorgungsangebote und partizipative Quarantäne in der Pandemiebewältigung als psychosoziale Maßnahmen explizit dargestellt (MKFFI 2020).

4. Die pandemische Stressbelastung bei Flüchtlingen

Ein Blick auf das FACT-19 Modell (siehe Bering et al. in diesem Band) macht deutlich, dass Flüchtlinge mit besonderen Bedingungen in der Pandemie umgehen müssen. In ihrer Vorgeschichte haben viele Flüchtlinge im Heimatland oder auf der Flucht Traumatisierungen erlebt, mit unterschiedlichen klinischen Auswirkungen. Der allgemeinmedizinische Status bringt möglicherweise Risikoerkrankungen mit sich. Teil II des FACT-19 Modells umfasst die Quellen der pandemischen Stressbelastung, die wir gesondert berücksichtigen werden (s. u.). Teil III befasst sich mit den Kontextfaktoren, die in der Regel in der Zielgruppe von Flüchtlingen durch vielfältige Barrieren gekennzeichnet sind. Hierzu gehören u. a. die Lebensumstände in Gemeinschaftsunterkünften und die sprachlichen, kulturellen und sozialen Barrieren, die sich negativ auf die pandemische Stressbelastung auswirken.

Um uns der psychischen Belastungssituation von Flüchtlingen in Gemeinschaftsunterkünften der Bundesländer und in den Kommunen in der COVID-19-Pandemie anzunähern, nehmen wir die Quellen der pandemischen Stressbelastung in den Blick: (A) COVID-19-Infektion und letale Bedrohung, (B) Existenzbedrohung, (C) Isolation und (D) Befürchtungsdynamik.

A – COVID-19-Infektion und potenziell letale Bedrohung

Im Ausbruchsfall in Gemeinschaftsunterkünften sind die Bewohner*innen in besonderem Maße ausgeliefert und potentiell bedroht. Die Betreiber der Wohnunterkünfte sind angehalten, die unterschiedlichen Risikogruppen (Infizierte, Kontaktpersonen ersten und zweiten Grades etc.) getrennt unterzubringen, was aber nicht immer in ausreichendem Maße umgesetzt wird. Im Fall einer Infektion und erfolgter Isolation ist der eingeschränkte Zugang zu Informationen, sei dies u. a. aufgrund von Sprachbarrieren, Leseschwierigkeiten oder fehlendem Wlan-Zugang, und die Sorge um einen schweren Krankheitsverlauf und ausreichende Behandlungsmöglichkeiten sehr belastend. Notwendige Isolations- und damit Trennungsmaßnahmen werden teilweise nicht verstanden, auch aufgrund einer mangelhaften Informationsvermittlung.

Isolation ist im Zusammenhang mit einer schwer kalkulierbaren, bedrohlichen Situation prädestiniert dafür, traumatische Erfahrungen und das Erleben von Verlust, Einsamkeit und Ausgeliefertsein zu reaktualisieren. Bestehende psychische Vorbelastungen können sich deutlich verstärken, und Mitarbeiter*innen der Unterkünfte berichten von krisenhaften Dekompensationen von Bewohner*innen.

B – Existenzbedrohung

In der Quelle der Existenzbedrohung in unserem Kulturkontext wird auf den Verlust vorab sicherer ökonomischer Ressourcen fokussiert.

Geflüchtete Menschen in Gemeinschaftsunterkünften mit ungesichertem Aufenthaltsstatus und ungesicherter Bleibeperspektive sind per se in einer sehr unsicheren ökonomischen und perspektivischen Ausgangslage. Die Existenzbedrohung als pandemischer Risikofaktor scheint zunächst wenig relevant.

Allerdings belegen Berichte von Flüchtlingen verstärkte massive Ängste vor Abschiebung, insbesondere im Fall von Verlegungen zur Entzerrung der Belegungsdichte. Die erlebte Existenzbedrohung umfasst bei befürchteter Abschiebung dann nicht die ökonomische Grundlage, sondern eine potentielle Gefährdung der leiblichen Unversehrtheit und des Lebens, was die psychische Belastung potenziert.

C – Isolation

Geflüchtete Menschen haben in ihrer Vorgeschichte eine Vielzahl von Verlusterfahrungen erleben müssen, den Verlust ihrer Heimat, die Trennung von ihren Familien und Freunden, den Verlust von Menschen während der Flucht und den Verlust ihres kulturellen Bezugs. Gerade Menschen, die allein geflüchtet sind, beschreiben ihr Erleben von Einsamkeit und fehlender sozialer Anbindung eindrücklich. Die notwendige Isolation von Personen im Rahmen der pandemischen Schutzmaßnahmen, sei dies im Fall einer Infektion oder bei Infektionsverdacht, potenziert das Erleben von Einsamkeit, Ausgrenzung und Stigmatisierung und erhöht damit die psychische Gesamtbelastung.

D – Befürchtungsdynamik

Die pandemische Befürchtungsdynamik umfasst zum einen die Sorge der Menschen vor schwerer Erkrankung mit letalem Ausgang oder bleibender Schädigung, zum anderen die Sorge vor existenziellen ökonomischen Einbußen.

Menschen in Gemeinschaftsunterkünften sind unabhängig von der Pandemie in Sorge um ihre weitere Existenz. Sie befürchten, im Asylverfahren abgelehnt und abgeschoben zu werden, dass Fluchtgründe als nicht glaubhaft gewertet werden, dass sie bei Abschiebung erneut vitaler Bedrohung ausgesetzt sind und dass sie keine Chance erhalten, sich in einem sicheren Land niederzulassen.

Die Befürchtung zu erkranken, keine adäquate medizinische Versorgung zu erhalten und möglicherweise an COVID-19 zu versterben, verstärkt die zugrundeliegende Befürchtungsdynamik.

Zusammenfassend kann festgestellt werden, dass die Bedingungen für die Geflüchteten in Aufnahmeeinrichtungen und Gemeinschaftsunterkünften in Zeiten der COVID-19-Pandemie in hohem Maße das Risiko aufweisen, dass traumatisches Erleben reaktualisiert wird. Die Erfahrungen von Ausgeliefertsein, Kontrollverlust und Ohnmacht potenzieren sich durch Informationsdefizite, eingeschränkte Handlungsspielräume und restriktive Maßnahmen wie die Vollquarantäne. Die Quellen der pandemischen Stressbelastung, das Erleben von Bedrohung, Isolation und Befürchtung sind hier besonders ausgeprägt. Die zusätzliche psychische Belastung und die traumaassoziierten pandemischen Stressoren bedingen ein hohes Risiko, dass psychische Störungen sich weiter verstärken und noch nachhaltiger chronifizieren.

5. Psychische Stabilisierung in der COVID-19-Pandemie

Betrachten wir unter psychosozialen Gesichtspunkten die Bedarfe der besonders vulnerablen Schutzsuchenden in den Aufnahmeeinrichtungen der Bundesländer, so müssen wir in den Blick nehmen, wie das relative Sicherheitsgefühl, das Selbstwirksamkeitserleben und die Anbindung der Menschen unter Pandemiebedingungen gestärkt werden können (Hobfoll et al. 2007).

Essentiell ist eine proaktive und umfassende Information der Bewohner*innen schon im Vorfeld eines Ausbruchsgeschehens als auch währenddessen. Informationen müssen vermittelt werden u. a. zu Krankheitssymptomen, Verläufen, AHA-Regeln, Test- und Behandlungsstrategien, Quarantänemaßnahmen und deren Umsetzung und Dauer. Eine ausschließlich schriftliche Information ist nicht ausreichend, sondern eine mündliche Informationsvermittlung in den jeweiligen Sprachen ist sicherzustellen, was in der Regel das Hinzuziehen von Sprachmittler*innen bedeutet. Informationen müssen regelmäßig wiederholt und auch die Fragen der Bewohner*innen müssen beantwortet werden. Nur durch eine gezielte Risiko- und Krisenkommunikation können das relative Sicherheitserleben und die Selbstwirksamkeit gestärkt werden. Bei umfassender Information ist zudem eine deutlich höhere Kooperationsbereitschaft der Bewohner*innen zu erwarten (vgl. Schedlich in diesem Band).

Kontakt und Bindung sind einer der zentralen psychischen Schutzfaktoren in Krisensituationen (Hobfoll et al. 2007). Um unter Quarantänebedingungen in

Kontakt stehen zu können sind das Internet und die sozialen Medien eine wesentliche Option. Dies erfordert eine Ausstattung der Einrichtungen mit flächendeckendem Wlan, was leider vielerorts noch nicht gewährleistet ist. Grundsätzlich ist das Ansteckungsrisiko in Einrichtungen mit wenigen Wlan-Hotspots als höher einzuschätzen.

In den Einrichtungen sollten für die Bewohner*innen psychologische und psychosoziale Ansprechpersonen zur Verfügung stehen, um im Falle krisenhafter Entwicklungen und psychischer Dekompensation direkte Unterstützung zu erfahren. Auch eine psychiatrische Versorgung sollte hier sichergestellt sein.

Um der Notwendigkeit psychosozialer Ansprechpersonen zu entsprechen, haben z. B. die Psychosozialen Zentren NRW im Auftrag des MKFFI eine psychosoziale Hotline etabliert, die für Bewohner*innen in verschiedenen Sprachen erreichbar ist.

Die Einrichtungen müssen ausreichend Hygieneartikel, Desinfektionsmittel und Mund-Nasen-Schutz vorhalten und deren Nutzung erklären, um die Bewohner*innen zu befähigen, sich selbst und andere bestmöglich zu schützen. Auch dadurch reduziert sich das Erleben von Bedrohung, Hilflosigkeit und Ohnmacht und das relative Sicherheitserleben wird gestärkt.

Das Prinzip der Partizipativen Quarantäne muss in den Einrichtungen konsequent umgesetzt werden. Die Einbindung der Bewohner*innen unterstützt das Erleben von kollektiver Wirksamkeit, verbessert das Informationsmanagement und die Kooperation.

6. Fazit

Abschließend fassen wir zusammen, dass Flüchtlinge in Deutschland und anderen Zielstaaten in der COVID-19-Pandemie mit besonderen Belastungen konfrontiert sind und die Betreiber der Unterkünfte und die Behörden vor besonderen Herausforderungen stehen. Dies bestätigt eine aktuelle Studie von Biddle et al. (2021). Der überwiegende Teil der Menschen hat in der Vorgeschichte (FACT-19 Modell, Teil I) potentiell traumatisierende Erfahrungen im Kontext Krieg, Verfolgung, Folter und Flucht erlebt, und annähernd die Hälfte der Menschen haben eine Traumafolgestörung entwickelt. Aufgrund der Vorbelastung und psychischen Erkrankung sind dies nach der Richtlinie 2013/33/EU des Europäischen Parlaments Menschen mit besonderen Schutzbedarfen, und die europäischen Länder sind aufgefordert, deren medizinische und psychosoziale Versorgung sicherzustellen. In der COVID-19-Pandemie sind zusätzlich auch die Personengruppen mit einem besonderen Schutzbedarf zu berücksichtigen, die nach bisherigen Erkenntnissen ein höheres Risiko für einen schweren Krankheitsverlauf haben, wie ältere und vorerkrankte Menschen (RKI 2020).

Die pandemische Stressbelastung (FACT-19 Modell, Teil II) ist bei dieser Personengruppe in allen Quellen besonders hoch einzuschätzen. Durch das Erleben von Bedrohung, Ausgeliefertsein, Schutzlosigkeit sowie eingeschränkten Verständnis- und Handlungsmöglichkeiten reaktualisiert sich das traumatische Erleben und in der Konsequenz gehen wir von einer Verschlechterung und weiteren Chronifizierung der psychischen Erkrankungen aus.

Die Lebensbedingungen in den Aufnahmeeinrichtungen (Kontextfaktoren FACT-19 Modell, Teil III) sind unabhängig von der Pandemie belastend. Die Menschen leben auf begrenztem Raum mit eingeschränkten Rückzugs- und Selbstschutzmöglichkeiten bei sehr unsicheren Perspektiven. Die pandemische Lage ist hier verschärfend für die per se negativen Kontextfaktoren. Es gilt, die Unterbringungsmöglichkeiten zu verbessern und die Belegungsdichte zu entzerren und Isolations- und Quarantänemaßnahmen adäquat umzusetzen sowie die Kooperation mit der lokalen gesundheitlichen Fachexpertise zu verbessern (Biddle et al. 2021).

Vergegenwärtigen wir uns die besondere Belastungssituation von Flüchtlingen in den Aufnahmeeinrichtungen und Gemeinschaftsunterkünften in der COVID-19-Pandemie, ist es notwendig, die psychosoziale Versorgung der Menschen sicherzustellen, angefangen bei einem umfassenden sprach- und kultursensiblen Informationsmanagement bis hin zu traumazentrierter Fachberatung, Psychotherapie und psychiatrischer Hilfe bei Bedarf. Da die psychosoziale Versorgungssituation dem Hilfebedarf der Flüchtlinge aktuell nicht gerecht wird, sind finanzielle Regelungen und personelle Aufstockungen dringend notwendig, um eine pandemisch bedingte Verstärkung der psychischen Belastung abzuwenden.

Literatur

Behrensen, B. & Groß, V. (2004). Auf dem Weg in ein »normales Leben«? Eine Analyse der gesundheitlichen Situation von Asylsuchenden in der Region Osnabrück.

Biddle, L., Jahn, R., Perplies, C., Gold, A.W., Rast, E., Spura, A., Borzorgmehr, K. (2021). COVID-19 in Sammelunterkünften für Geflüchtete. Analyse von Pandemiemaßnahmen und prioritäre Bedarfe aus behördlicher Sicht. Bundesgesundheitsblatt – Gesundheitsforschung – Gesundheitsschutz. https://rdcu.be/ce33N

Bozorgmehr, K., Mohsenpour, A., Saure, D., Stock, C., Loerbroks, A., Joos, S. & Schneider, C. (2016). Systematische Übersicht und »Mapping« empirischer Studien des Gesundheitszustands und der medizinischen Versorgung von Flüchtlingen und Asylsuchenden in Deutschland (1990–2014). Bundesgesundheitsblatt – Gesundheitsforschung – Gesundheitsschutz, 59, 599–620.

Bozorgmehr, K., Hintermeier, M., Razum, O., Mohsenpour, A., Biddle, L., Oertelt-Prigione, S., Spallek, J., Tallarek, Mm. & Jahn, R. (2020). SARS-CoV-2 in Aufnahmeeinrichtungen und Gemeinschaftsunterkünften für Geflüchtete: Epidemiologische und normativrechtliche Aspekte. 2020, Bremen: Kompetenznetz Public Health COVID-19. DOI: 10.4119/unibi/2943665.

Bundesamt für Migration und Flüchtlinge (2020). Aktuelle Zahlen. Ausgabe September 2020. www.bamf.org.

Felde, L. vom, Flory, L. & Baron, J. (2020). Identifizierung besonderer Schutzbedürftigkeit am Beispiel von Personen mit Traumafolgestörungen. Status quo in den Bundesländern, Modelle und Herausforderungen. Bundesweite Arbeitsgemeinschaft der Psychosozialen Zentren für Flüchtlinge und Folteropfer – BAfF e.V (Hrsg.).

Hobfoll, S. E., Watson, P., Bell, C. C., Bryant, R A., Brymer, M. J., Friedman, M. J., Friedman, M., Gersons, P. R., de Jong, J. T. V. M., Layne, C. M., Maguen, S., Neria, Y., Norwood, A. E., Pynoos, R. S., Reissman, D., Ruzek, J. I., Shalev, A. Y., Solomon, Z., Steinberg, A. M. & Ursano, R. J. (2007). Five Essential Elements of Immediate and Mid-Term Mass Trauma Intervention: Empirical Evidence. American Journal of Psychiatry 70(4), 283–315.

Johansson, S. (2016). Was wir über Flüchtlinge (nicht) wissen. Der wissenschaftliche Erkenntnisstand zur Lebenssituation von Flüchtlingen in Deutschland. Sachverständigenrat deutscher Stiftungen für Integration und Migration.

Keilson, H. (2001). Sequentielle Traumatisierung. Deskriptiv-klinische und quantifizierend-statistische follow-up Untersuchung zum Schicksal der jüdischen Kriegswaisen in den Niederlanden. Psychosozial-Verlag.

Kompetenznetz Public Health Codic 19. https://www.public-health-covid19.de/arbeitsgruppen.html.

Ministerium für Kinder, Familie, Flüchtlinge und Integration des Landes Nordrhein-Westfalen (MKFFI) (2020). Rahmenkonzept des Ministeriums für Kinder, Familie, Flüchtlinge und Integration des Landes Nordrhein-Westfalen zur Vermeidung des Ausbruchs und der Ausbreitung von COVID-19 in den Landeseinrichtungen in Nordrhein-Westfalen, https://www.mkffi.nrw/sites/default/files/asset/document/rahmenkonzept.pdf.

Richtlinie 2013/33/EU des Europäischen Parlaments und des Rates vom 26.06.2013. https://eur-lex.europa.eu/LexUriServ/LexUriServ.do?uri=OJ:L:2013:180:0096:0116:DE:PDF.

Robert-Koch-Institut (2020). Empfehlungen für Gesundheitsämter zu Prävention und Management von COVID-19-Erkrankungen in Aufnahmeeinrichtungen und Gemeinschaftsunterkünften für Schutzsuchende (im Sinne von §§44, 53 AsylG). https://www.rki.de/DE/Content/InfAZ/N/Neuartiges_Coronavirus/AE-GU/Aufnahmeein richtungen.html;jsessionid=D38A792F8D26B076177F9A915E854906.internet082#doc14256998bodyText17.

Schröder, H., Zok, K. & Faulbaum, F. (2018). Gesundheit von Geflüchteten in Deutschland – Ergebnisse einer Befragung von Schutzsuchenden aus Syrien, Irak und Afghanistan. Wissenschaftliches Institut der AOK. //www.wido.de/fileadmin/Dateien/

Dokumente/Publikationen_Produkte/WIdOmonitor/wido_monitor_2018_1_
gesundheit_gefluechtete.pdf.
Steel, Z., Chey, T., Silove, D., Marnane, C., Bryant, R. A., & van Ommeren, M. (2009). Association of torture and other potentially traumatic events with mental health outcomes among populations exposed to mass conflict and displacement: A systematic review and meta-analysis. The Journal of the American Medical Association, 302, 537–549.

Schutz der mentalen Fitness von Einsatzkräften und medizinischem Personal während der COVID-19-Pandemie

ULRICH WESEMANN, GERD-DIETER WILLMUND

1. Einleitung

Einsatzkräfte müssen berufsbedingt Situationen bewältigen, die physisch und psychisch stark beanspruchend sein können. Neben dem Umgang mit Tod, Leid und Hilflosigkeit gehört dazu auch die eigene Bedrohung oder Verwundung bzw. die Verwundung oder der Tod von Kollegen. Dies kann unter bestimmten Bedingungen zu Traumafolgeerkrankungen wie posttraumatischen Belastungsstörungen (PTBS), Angststörungen, Depressionen oder anderen belastungsreaktiven Folgeerkrankungen wie Anpassungsstörungen führen (Wittchen et al. 2013). Die Auswirkungen von Unfällen oder Naturkatastrophen werden im Regelfall besser kompensiert. Vorsätzlich herbeigeführte Großschadenslagen wie Terroranschläge oder Amokläufe führen zu einer deutlich höheren Prävalenz von Traumafolgeerkrankungen (Bromet et al. 2017).

In den vergangenen Jahrzehnten wurden die Auswirkungen von Traumatisierung vor allem in militärischen Stichproben untersucht. Bezogen auf Suizidalität konnten hier Risikoprofile erstellt werden. Männlich, alleinstehend, ein Alter über 45 Jahre, geringere Bildung und eine geringe Berufserfahrung unter zwei Jahren wurden als Risikofaktoren identifiziert (Willmund et al. 2018).

Suizidgedanken
Während einer Pandemie können vermehrt negative Zukunftsgedanken auftreten. Bei manchen Personen kann dies bis hin zu Suizidgedanken reichen. In solchen Fällen sollte unverzüglich ärztliche Hilfe aufgesucht werden.

Dementsprechend wurden Forschungsbemühungen initiiert, um präventiv wirksam werden zu können (Willmund et al. 2019). Ebenfalls im deutschsprachigen Raum wurden im Zuge asymmetrischer militärischer Auseinandersetzungen und stärkerer Belastungen für Soldaten vermehrt Studienprojekte zur Epidemiologie und Versorgungsforschung initiiert und durchgeführt. Aktuellen Zahlen der Bundeswehr zufolge wurde allein in den ersten drei Quartalen im Jahr 2020 bei 150 aktiven Soldaten die Erstmanifestation einer PTBS im Sinne einer Neuerkrankung diagnostiziert (Psychotraumazentrum 20.10.20). Entscheidend ist bei der Bewertung dieser Zahl aber, dass klinisch deutlich häufiger andere einsatzbedingte Störungen auftreten (hier Angststörungen, depressive Störungen, Suchterkrankungen und somatoforme Störungen). Im Rahmen einer Untersuchung mit aus dem Einsatz in Afghanistan zurückgekehrten Soldaten wurde festgestellt, dass nur 50 % der Betroffenen innerhalb von 12 Monaten nach dem Einsatz (mindestens einmalig) professionelle Hilfe aufgesucht haben. Als Gründe der geringen Annahme von Hilfsangeboten wurden Scham, Ängste und das Erleben von Fremd- und Selbststigmatisierung angegeben.

Nutzung von Hilfsangeboten durch belastete Einsatzkräfte
Hilfsangebote werden häufig aufgrund von Ängsten, Scham, Vorurteilen und Stigma nicht angenommen. Stigma ist bei jungen Personen, Personen im Gesundheitswesen und bei der Bundeswehr einer der häufigsten Gründe, warum Hilfe nicht gesucht wird. Für Einsatzkräfte ist ein professioneller Umgang mit dem Berufsrisiko psychischer Beschwerden aber essentiell. Je schneller, offener und konsequenter mit der Problematik umgegangen wird, desto besser ist die Prognose. Unter dem Motto »Vom Helden zum Profi« (Wesemann et al. 2016) soll deutlich gemacht werden, dass psychische Belastungen zum Berufsrisiko von Einsatzkräften gehören. Es geht also nicht darum, alle Situationen unbeschadet zu überstehen, sondern professionell damit umzugehen.

2. Spezifische Belastungen von Einsatzkräften und medizinischem Personal in einer Pandemielage

Untersuchungen ergaben, dass Rettungskräfte verschiedener Richtungen auch unterschiedliche Emotionen nach Katastrophen oder Anschlägen zeigen (Bromet et al. 2017; Wesemann et al. 2020c; Motreff et al. 2020). Nach dem Terroranschlag am Berliner Weihnachtsmarkt am Breitscheidplatz im Jahr 2016 wurden vom Psychotraumazentrum des Bundeswehrkrankenhauses Berlin umfassende Untersuchungen zu Geschlechts- und Berufsgruppenunterschieden der exponierten Einsatzkräfte durchgeführt. Dabei zeigte sich, dass die exponierten, vor Ort eingesetzten weiblichen Einsatzkräfte drei Monate nach dem Terroranschlag vermehrt mit Stress und Misstrauen reagierten. Ähnliche Effekte fanden sich bei weiblichem Krankenhauspersonal in der Versorgung von Patientinnen und Patienten mit COVID-19. Hier hatten die Mitarbeiterinnen häufiger aggressive Emotionen und konnten diese auch schlechter zurückhalten als ihre männlichen Kollegen (Wesemann et al. 2020a). In früheren Untersuchungen wurde häufig die Theorie des »Tokenism« (Minderheiten werden am Arbeitsplatz häufiger belästigt) zur Erklärung solcher Unterschiede herangezogen. Da das Geschlechterverhältnis in Kliniken aber eher ausgeglichen ist, sind solche Erklärungen nicht mehr zielführend und erscheinen auch nicht mehr zeitgemäß. Aktuell wird als ursächlich die bei Frauen noch häufigere Doppelbelastung von Familie und Beruf gesehen (Wesemann et al. 2020a). Gerade die Schließungen von Schulen, Kindertageseinrichtungen und anderer Betreuungsangebote während des Lockdowns könnten hier die Ängste vor Infektionen am Arbeitsplatz verschärft haben.

> **Weibliches Personal**
> Um häufig auftretendem Misstrauen und Ärger entgegenzuwirken, sollten soziale Kontakte soweit wie möglich aufrechterhalten werden. Sind persönliche Treffen nicht möglich, können auch Telekommunikationsgeräte genutzt werden. Dabei können dann Sorgen, Befürchtungen und Missverständnisse, die im Umgang mit anderen Personen aufgetreten sind, geklärt werden. Entscheidend ist das Wissen über verstärkt auftretendes Misstrauen oder Ärger: vor diesem Hintergrund können eigene diesbezügliche Gedanken und Emotionen hinterfragt und durch Selbst-Monitoring beobachtet werden.

Seitdem COVID-19 von der WHO zur Pandemie erklärt wurde, hat sich der wissenschaftliche Fokus weiter auf die psychischen Auswirkungen gerichtet. Dabei stehen nicht nur die Patientinnen und Patienten selbst in der Betrachtung, sondern auch das betreuende medizinische Personal. In einem systematischen Literaturreview konnten vor allem bei medizinischem Personal in der stationären Versorgung mit COVID-19-Betroffenen erhöhte Prävalenzen für psychische Beeinträchtigungen belegt werden. Im Vordergrund standen depressive Erkrankungen, Angst- und Schlafstörungen sowie eine erhöhte Stressbelastung. Zusätzlich wurden Geschlechtsunterschiede mit vermehrtem Stresserleben und depressiver Symptomatik bei weiblichem Personal gefunden (Willmund et al. 2020).

Medizinisches Personal
Auch medizinisches Personal in der Versorgung von Patientinnen und Patienten mit COVID-19 kann durch die Pandemie psychisch beeinträchtigt werden. Es ist besonders wichtig das Augenmerk auch hierauf zu richten, da ein Ausfall während einer Pandemie schwerer zu kompensieren ist.

Militärpopulationen sind in den vergangenen 30 Jahren hinsichtlich der Entwicklung und Zusammenhänge von Traumafolgeerkrankungen sehr gut untersucht worden. Bei zivilen Einsatzkräften ist dies weit seltener der Fall. Beide Kollektive haben gemeinsam, dass Untersuchungen zu den psychosozialen Auswirkungen von pandemischen Ereignissen nicht bzw. nur vereinzelt vorliegen (Petzold et al. 2020; Lai et al. 2020).

Im militärischen Kontext lassen sich Einsatzkräfte im Bereich der Präklinik und Klinik nicht klar trennen. Sowohl im Einsatz wie im Inland ist die Versorgung sehr stark miteinander verbunden. Militärische Rettungskräfte werden regelmäßig in den Rettungsstellen und zentralen interdisziplinären Notaufnahmeeinrichtungen (ZINA) der Bundeswehrkrankenhäuser eingesetzt. Der Rettungsdienst der Bundeswehr ist mit dem zivilen Rettungsdienst an den Standorten der Bundeswehrkrankenhäuser stark verzahnt. Daher sollten Einsatzkräfte bei der Betrachtung möglicher pandemiespezifischer Gesundheitsfolgen im Ganzen, einschließlich der präklinischen und klinischen Medizin, betrachtet werden.

Sowohl in den präklinischen und klinischen Versorgungsbereichen der Medizin als auch bei anderen Einsatzkräften sind Gruppenkohäsion und soziale Unterstützung wesentliche protektive Faktoren (McAndrew et al. 2017). Pandemiebedingt treten aber wesentliche Aspekte auf, die auch für Einsatzkräfte schwieriger zu bewältigen sind. Ein wesentlicher Unterschied besteht darin, dass Pandemien wie die durch das SARS-CoV2 ausgelöste COVID-19-Pandemie, alle bekannten Versorgungsstrukturen erheblich intensiver und andauernder belasten können.

Darüber hinaus besteht ein erhebliches infektiologisches Gefährdungspotenzial des eigenen Personals (Petzold et al. 2020). Diese Risiken lassen sich im begrenzten Anfall von Erkrankten sicher gut kontrollieren. Im Pandemiekontext ist zunächst kontinuierlich mit einem begrenzten Anfall von infektiös Erkrankten zu rechnen. Im Verlauf entwickelt sich dies jedoch schnell sehr dynamisch und exponentiell, sodass dann sämtliche Versorgungsstrukturen gefordert werden. Damit ist auch die Risikokontrolle in den Dimensionen Infektionsschutz, Material, Distanz und Isolation erheblich schwieriger aufrechtzuerhalten. In solchen Lagen infiziert sich ein Teil der medizinisch Versorgenden häufiger als in einer kontrollierten Situation, was besondere Auswirkungen auf die exponierten Einsatzkräfte nachvollziehbar macht. Selbst im militärischen Kontext sind Einsatzkräfte, auch Rettungskräfte und medizinisch Versorgende, gewohnt, mit Risiken für die eigene Gesundheit auch über einen längeren Zeitraum zu arbeiten. Die Risiken scheinen allerdings in diesem Bereich kontrollierbarer, da sie fassbarer sind. Hier konnte in einer Studie mit Krankenhauspersonal in direktem vs. indirektem Kontakt zu Patientinnen und Patienten mit COVID-19 gezeigt werden, dass die Nähe eher ein Schutzfaktor für die Psyche darstellt. Dies steht in Kontrast zu vielen Untersuchungen die belegen, dass die Nähe zu einem kritischen Ereignis einen Vulnerabilitätsfaktor darstellt. Die Erklärung wird darin gesehen, dass Nähe eher eine Stellvertreter-Variable für die eigene Risikoeinschätzung ist. Der Eigenschutz kann entsprechend in direktem Kontakt besser kontrolliert werden als bei diffusen Situationen ohne »direkte Gefahrenquelle«. Als Konsequenz werden regelmäßige Briefings für die Mitarbeiter vorgeschlagen, um eine realistischere Risikoeinschätzung vornehmen zu können.

Einfluss von Kontaktnähe zu Betroffenen auf das medizinische Personal

Die Ergebnisse, dass das medizinische Personal weniger psychisch belastet ist, wenn es in direktem Kontakt zu COVID-19-Patienten steht, stimmen nicht mit früheren Studien überein. Selbstwirksamkeit und Kontrollüberzeugungen sind für die Verarbeitung der kritischen Situationen relevant. Deshalb scheint die Wahrnehmung des persönlichen Risikos von wesentlicher Bedeutung zu sein, die in früheren Studien sehr unterschiedlich ausgeprägt war. Es wird angenommen, dass die Nähe lediglich eine Stellvertreter-Variable für die persönliche Risikowahrnehmung ist. Als Synopsis wird ein regelmäßiges Briefing des Krankenhauspersonals empfohlen, um psychischen Beeinträchtigungen vorzubeugen.

Die eigenen Risiken, die Konfrontation mit schweren Krankheitsverläufen und mit dem Tod sowie die bei COVID-19 beschriebene sehr begrenzte Kontrollierbarkeit des Verlaufs können bei der Ätiologie von psychischen Symptomen eine bedeutende Rolle spielen. Hinzu kommen Erfahrungen, dass es Erkrankte im Bekannten-, Freundes- und vor allem im Kollegenkreis gibt. Dies kann dazu führen, dass sich schnell Symptome von Angsterkrankungen entwickeln. Denkbar ist auch, dass der Situation aufgrund von Überreizung mit Vermeidungsstrategien begegnet wird, um emotionale Distanz zu schaffen. Hierdurch wäre der erste Angstkreislauf gebannt. Viele Einsatzkräfte, gerade in der Medizin, gehen sehr aufmerksam mit ihrem Körper um, nehmen schnell Symptome wahr, versuchen diese einzuordnen und zu kontrollieren. In einer Pandemiesituation mit Bedrohung des eigenen Lebens ist anzunehmen, dass diese Tendenzen zunehmen. Damit könnte der Kreislauf der somatosensorischen Amplifikation in Gang gesetzt werden.

In der ersten Studie zu den mentalen Auswirkungen von COVID-19 an einem Krankenhauskollektiv aus Wuhan (China) wurde eindrucksvoll dargestellt, dass die Mehrheit der Befragten Symptome von Depression (50,4 %), Angstzuständen (44,6 %), Schlafstörungen (34,0 %) und Distress (71,5 %) aufwiesen. Weiterhin konnten professionsabhängige und geschlechtsspezifische Unterschiede nachgewiesen werden (Lai et al. 2020; Wesemann et al. 2020a). Interessanterweise konnten frühe COVID-19-assoziierte Forschungsarbeiten nachweisen, dass in einem Epizentrum signifikant größere Einschränkungen der mentalen Gesundheit bei medizinisch Versorgenden auftraten, sodass dort 1,5 bis 2-fache höhere Risiken für Depressionssymptome, Angstsymptome, Schlaflosigkeit sowie Stress festgestellt wurden (Lai et al. 2020).

Die Entwicklung von somatoformen Erkrankungen liegt gerade bei medizinischen Einsatzkräften aufgrund ihrer weitreichenden eigenen somatischen Kenntnisse und häufigen somatischen Fixierung nahe. Auch das Auftreten von Substanzgebrauchsstörungen ist unter einer Ausnahmesituation zu erwarten. Gerade Schlafstörungen treten durch Wechselschichten, Doppelschichten, Anspannung und fehlende Regeneration eher stärker auf (Lai et al. 2020; Zhang et al. 2020).

Ergebnisse zu Hochrisikopatientinnen und Patienten mit COVID-19 zeigten eine Prävalenz von 37,9 % für PTBS. In dieser Doppelblindstudie konnte zudem nachgewiesen werden, dass es einen Zusammenhang zwischen dem tatsächlichen Vorliegen von COVID-19 und psychischem Stress gibt, so dass ein organisches Korrelat angenommen wird (Wesemann et al. 2020b).

> **Psychisches Monitoring von Patientinnen und Patienten mit COVID-19**
>
> Bei Patientinnen und Patienten mit COVID-19 wird ein routinemäßiges Screening von Angst-, Depressions- und Stresssymptomen (genereller und posttraumatischer Stress) empfohlen. Vor allem bei Patientinnen und Patienten mit schweren körperlichen Erkrankungen können sonst komorbide psychische Störungen leicht übersehen werden.

3. Handlungshilfen, Prävention und Betreuung

Aufgrund der hohen Risiken somatischer und psychischer Erkrankungen und der möglichen Interaktion muss der psychosozialen Betreuung von Einsatzkräften besonderes Augenmerk geschenkt werden. Dies ist in einer Pandemie-Situation durch das ständige Aufflammen neuer Infektions-Hotspots noch wichtiger. Vor allem, da aufgrund des eher langanhaltenden Belastungszustands der Gesundheitssysteme die Durchhaltefähigkeit des Personals schnell zu einem systemkritischen Parameter werden kann.

Hier helfen palliativmedizinische Erfahrungen und angepasste Grundsätze der Triagierung, die Einsatzkräfte und medizinisches Personal aus dem notfallmedizinischen Alltag kennen. Vor allem in der Inneren Medizin und in der Notfallmedizin setzt man Algorithmen auf Basis von Studien ein, um Therapieansätze abzuwägen bzw. auszusuchen. Dabei erlangt der Handelnde weniger den Status, über Tod und Leben zu entscheiden, was erheblich die kognitive, ethische und emotionale Verarbeitung erleichtert. Anzumerken ist, dass bei einem neuen Krankheitsbild, wie dem 2019 erstmalig aufgetretenen COVID-19-Syndrom, wenige Erfahrungen vorliegen, die eine evidenzbasierte Entscheidung erleichtern könnten. Außerdem ist von einer viel häufigeren und länger anhaltenden Notwendigkeit auszugehen, Entscheidungen über notfall- und intensivmedizinische Ressourcen und damit ggf. über Tod und Leben treffen zu müssen. Hilfen bieten ethische (Dutzmann et al. 2020) und palliativmedizinische (Nehls et al. 2020) Handlungsempfehlungen.

Allerdings ist eine spezifische Primärprävention im Hinblick auf einen Pandemie-Einsatz aufgrund der geringen Vorwarnzeiten und des eher seltenen Auftretens solcher Ereignisse schwierig umzusetzen. Somit kommt der Primärprävention eine grundsätzliche Ausrichtung zu. Im Bereich von nichtmilitärischen Einsatzkräften finden sekundär- und tertiärpräventive Ansätze im Sinne der psychosozialen Notfallversorgung für Einsatzkräfte (PSNV/E) statt. In Deutschland wurde in den vergangenen Jahren, gerade nach Terrorattentaten, deutlich öffentliche Kritik an der psychosozialen Notfallversorgung für die Bevölkerung geäußert. Es hat sich aber analog ein psychosoziales Notfallversorgungskonzept für die Bevölkerung (PSNV/B) etabliert, das auch hier (ähnlich wie bei den PSNV/E-Konzepten) allenfalls präklinische Aspekte abbildet. Die Angehörigenbetreuung im klinischen Bereich erfolgt durch ärztliches Personal, Pflegekräfte und Sozialdienste.

Das fehlende strukturierte PSNV-Angebot für klinisch Tätige ist im Zuge von COVID-19 seitens der Deutschen interdisziplinären Vereinigung für Intensiv- und Notfallmedizin (Deffner et al. 2020) kritisiert worden, da lediglich im Bereich der Präklinik in Deutschland Qualitätsstandards formuliert wurden.

Im militärischen Bereich gibt es bereits computergestützte zielgruppenspezifische Präventionsprogramme zur Vorbereitung auf Auslandseinsätze. In den USA wurde hierfür das »Stress Resilience in Virtual Environments – programme« (STRIVE) entwickelt (Rizzo et al. 2012); für Veteranen wurden auch verschiedene Apps entwickelt, wie die »PHIT for Duty – App«, welche Hilfe gegen kampfbedingten Stress, Angst, Depression, Alkoholmissbrauch sowie Schlaflosigkeit anbietet (Kizakevich et al. 2018). In Deutschland wurde das Chaos Driven Situations Management Retrieval System (CHARLY) eingeführt. Es handelt sich dabei um ein blended learning Programm, das neben seiner spezifisch präventiven Wirkung auch einen de-stigmatisierenden Effekt nachgewiesen hat (Wesemann et al. 2016).

Die Bandbreite psychischer Reaktionen auf ein traumatisches Ereignis ist jedoch weitaus größer (Himmerich et al. 2015), sodass ein einseitiges, nur auf eine Störung ausgerichtetes Programm für zivile Einsatzkräfte nicht ausreichend erscheint. Ebenfalls ist eine reine Adaption nicht sinnvoll, da im Vorfeld für jede Berufsgruppe die spezifischen Belastungen identifiziert werden müssen.

Folgeprobleme zeigen sich in den Familien, da ursprüngliche Rollen nicht mehr übernommen werden.

Familienangehörige von Einsatzkräften und medizinischem Personal

Nicht nur das eingesetzte Personal kann unter den Folgen von Krisen leiden. Ihre Familien sind häufig mitbetroffen und sollten bei Hilfsmaßnahmen berücksichtigt und versorgt werden. Niedrigschwellige Angebote (Onlinebeiträge, Informationsmaterial, Videobeiträge) können das Informationsbedürfnis der Angehörigen ergänzen. Das eingesetzte Personal sollte geschult werden, Fragen der Familie zur Tätigkeit zuzulassen und zu beantworten. Gerade für Kinder ist es entscheidend, ernst genommen und einbezogen zu werden, um damit entsprechende Veränderungen in der Familie einordnen zu können.

Nach Exposition mit belastenden Ereignissen können Verfahren der Sekundär-
prävention auf den Prozess der Verarbeitung bzw. Krankheitsentstehung einwirken. Auch hier scheint wiederum Psychoedukation von großer Bedeutung. Auch
diese sollte niederschwellig und ggf. anonymisiert angeboten werden, da insbesondere in hierarchischen Systemen Schamgefühle bzw. Stigmatisierungsängste
den Krankheitsprozess begleiten. Dies kann die Kontaktaufnahme mit dem Hilfesystem erschweren und verzögern. Somit bieten sich auch bei der Sekundärprä-
vention die neuen Medien als erste Kontaktoption an. Einschränkungen der
Bewegungsfreiheit, die sich aufgrund der Pandemie ergeben, sind damit kein Hin-
dernis mehr. Solche Angebote können durch personalisierte Beratungsangebote
wie einer 24/7-Telefonhotline ergänzt werden. Die Bedeutung der Online-Beratung psychosozial belasteter Berufsgruppen liegt neben der leichten Zugänglich-
keit in Zeiten der Pandemie auch in der Förderung zur Aufnahme therapeutischer
Maßnahmen. Dies kann wiederum zu einem deutlich früheren Therapiebeginn
bzw. überhaupt zu einem Therapiebeginn führen. Die de-stigmatisierende Wirkung solcher Maßnahmen ist von daher nicht zu unterschätzen.

Online-Angebote
Online-Angebote können die Kontaktaufnahme erleichtern, da sie in anonymisierter
Form wahrnehmbar sind. Eine schnelle Kontaktaufnahme zu professionellen Helfern
kann Chronifizierungen vorbeugen. Auch können sich anbahnende Veränderungen im
Wertesystem aufgedeckt werden, die unter Umständen zu späteren Beeinträchtigun-
gen führen können (Zimmermann et al. 2018).

4. Behandlung

Ängste vor Konfrontation mit dem Tod, langwierige, fatale Krankheitsverläufe,
belastende Begegnungen mit Angehörigen und andauernde Arbeitsbelastung
können zu einer deutlich höheren Prävalenz von psychischen Erkrankungen führen. Das kontinuierliche eigene Infektionsrisiko, die sehr aufwändigen und ggf.
ungewohnten Sicherheits- und Hygienemaßnahmen sind gerade für das ge-
mischte kurative Personal neue belastende Erfahrungen. Im Krankheitsfall ist die
eigentliche spezifische psychotherapeutische Versorgung in Deutschland, Österreich und der Schweiz mit wenig Aufwand zu organisieren. In der Tat ist es
bekannt, dass vor allem bei Einsatzkräften das Erleben von Selbst- und Fremdstig-

matisierung die Schwelle für die Aufnahme einer suffizienten Psychotherapie zumindest erhöht (Rüsch et al. 2017) und die Behandlungsaufnahme auch oft blockiert, woraus eine hohe Dunkelziffer von möglichen psychischen Folgen bei Einsatzkräften resultiert (Wittchen et al. 2013).

In den vergangenen Jahren haben sich dabei niedrigschwellige Angebote nicht nur in der Prävention, wie oben dargestellt, sondern auch in der Früherkennung, Psychoedukation sowie in der Behandlung etabliert. In einer pandemiebedingten psychiatrischen oder psychotherapeutischen Behandlungssituation ist der Stellenwert von niedrigschwelligen und digitalen Kontakt- und Informationsmöglichkeiten erheblich höher. Dies wurde in den vergangenen Jahren weltweit vorwiegend im Militär umgesetzt. Die Bundeswehr hat verschiedene Varianten der Kontaktaufnahme wie die Webseite www.ptbs-hilfe.de mit Online-Kontaktformular, eine kostenlose Telefonhotline oder die Smartphone-Anwendung »Coach-PTBS« etabliert, die für Bundeswehrangehörige eine erste Psychoedukation, eine Symptomeinschätzung hinsichtlich PTBS sowie Symptombearbeitung und Kontakt- bzw. Hilfsangebote bietet (Kuhn et al. 2018). Einige Applikationen können in den Behandlungsprozess eingebunden werden, indem Erklärstücke, Videos oder Hintergrundinformationen bereitgestellt sowie Schlaf- und Symptomtagebücher geführt werden. Aufgaben wie Expositionen können vorbereitet, erklärt oder protokolliert werden. Das regelmäßige Training von Entspannungstechniken, aber auch die Aufstellung und Aktivierung eigener »Hilfe-Strategien« zur Symptomkontrolle können in vielen Applikationen hinterlegt und mit »maschinellem Lernen« unterstützt werden.

Grundsätzlich ist der Einsatz von internet-gebundenen Behandlungsinstrumenten wie die Online-Sprechstunde oder Online-Psychotherapie vorzusehen, die trotz möglicher Barrieren eine persönliche und individuelle Betreuung zulassen (vgl. Eichenberg in diesem Band).

5. Zusammenfassung

In einer Pandemie-Lage ist mit einer erheblichen und spezifischen physischen und psychischen Belastung von Betroffenen, Angehörigen und Einsatzkräften sowie medizinischem präklinischen und klinischen Personal zu rechnen. Gerade im Hinblick auf die Aufrechterhaltung der Durchhaltefähigkeit wird von Fachgesellschaften empfohlen, die standardisierten Verfahren zur psychosozialen Notfallversorgung auch für den klinischen Bereich zu adaptieren und bei versorgenden Kliniken einzuführen (Deffner et al. 2020). Dabei könnte in allgemeinversorgenden Kliniken das Fachpersonal entsprechender Fachabteilungen (Psychiatrie, Psychotherapie, Psychosomatik, Medizinische Psychologie) und andere psychosozial Versorgende (Seelsorge, Sozialdienst) eingesetzt werden. Inhaltlich geht es um den Aufbau und die Sicherstellung eines niedrigschwelligen klinisch- psychosozialen Notfallversorgungskonzepts für Erkrankte, Angehörige und Krankenhauspersonal analog der psychosozialen Notfallversorgung im präklinischen Bereich.

Im präklinischen Bereich müssten Adaptionen der eigenen Konzeptionen erfolgen, um den besonderen Aspekten einer Pandemielage gerecht zu werden. Forschungsergebnisse weisen aber auch darauf hin, dass entsprechende Unterstützungsmaßnahmen wie Kriseninterventionen bedarfsgerecht, vor allem zielgruppenadaptiert und berufsgruppenspezifisch ausgerichtet werden sollten (Wesemann et al. 2020c).

Im Krankheitsfall bietet sich sowohl für die Einsatzkräfte aus Präklinik als auch für das medizinische Personal der Kliniken die Nutzung von Telefonberatungen und Online-Videoberatungen an, die bei Bedarf und Symptomatik um Online-Videosprechstunde und Online-Videopsychotherapie erweitert werden können.

Literatur

Bromet, E. J., Atwoli, L., Kawakami, N. et al. (2017). Post-traumatic stress disorder associated with natural and human-made disasters in the World Mental Health Surveys. Psychol Med, 47, S. 227–241.

Deffner, T., Hierundar, A., Arndt, A. & Hinzmann, D. (2020). Klinische psychosoziale Notfallversorgung im Rahmen von COVID-19-Handlungsempfehlungen. https://www.divi.de/aktuelle-meldungen-intensivmedizin/covid-19-handlungsempfehlungen-zur-klinischen-psychosozialen-notfallversorgung-im-rahmen-von-covid19-veroeffentlicht.

Dutzmann, J., Hartog, C., Janssens, U., Jöbges, S., Knochel, K., Marckmann*, G., Michalsen, A., Michels, G., Neitzke*, G., Pin, M., Riessen, R., Rogge, A., Schildmann*, J. & Taupitz, J. (2020). Entscheidungen über die Zuteilung von Ressourcen in der Notfall- und der Intensivmedizin im Kontext der COVID-19-Pandemie. (*Federführung) https://pneumologie.de/fileadmin/user_upload/Aktuelles/2020-03-25_COVID-19_Ethik_Empfehlung_Endfassung_2020-03-25.pdf.

Himmerich, H., Willmund, G. D., Zimmermann, P., Wolf, J. E., Bühler, A., Holdt, L. M., Teupser, D., Kirkby, K. C. & Wesemann, U. (2015). Serum concentrations of soluble TNF receptor p55 (sTNF-R p55) correlate with post-traumatic stress symptoms in German soldiers after deployment abroad. Eur Cytokine Netw, 26, S. 57–60.

Kizakevich, P. N., Eckhoff, R., Brown, J., Tueller, S. J., Weimer, B., Bell, S., Weeks, A., Hourani, L. L., Spira, J. L., & King, L. A. (2018). PHIT for Duty, a Mobile Application for Stress Reduction, Sleep Improvement, and Alcohol Moderation. *Military medicine*, *183*(suppl_1), 353–363. https://doi.org/10.1093/milmed/usx157.

Kuhn, E., van der Meer, C., Owen, J. E., Hoffman, J. E., Cash, R., Carrese, P., Olff, M., Bakker, A., Schellong, J., Lorenz, P., Schopp, M., Rau, H., Weidner, K., Arnberg, F. K., Cernvall, M. & Iversen, T. (2018). PTSD Coach around the world. Mhealth, May 25, 4, S. 15.

Lai, J. et al. (2020). Factors Associated With Mental Health Outcomes Among Health Care Workers Exposed to Coronavirus Disease 2019. JAMA Netw Open., 3(3), e203976.

McAndrew, L. M., Markowitz, S., Lu, S. E., Borders, A., Rothman, D. & Quigley, K. S. (2017). Resilience during war: Better unit cohesion and reductions in avoidant coping are associated with better mental health function after combat deployment. *Psychological trauma: theory, research, practice and policy*, *9*(1), 52–61. https://doi.org/10.1037/tra0000152

Motreff, Y., Baubet, T., Pirard, P., Rabet, G., Petitclerc, M., Stene, L. E., Vuillermoz, C., Chauvin, P. & Vandentorren, S. (2020). Factors associated with PTSD and partial PTSD among first responders following the Paris terror attacks in November 2015. *Journal of psychiatric research*, *121*, 143–150. https://doi.org/10.1016/j.jpsychires.2019.11.018

Nehls, W., Delis, S., Haberland, B., Maier, B. O., Sänger, K., Tessmer, G., Radbruch, L. & Bausewein, C. (2020). Handlungsempfehlung zur Therapie von Patient*innen mit COVID-19 aus palliativmedizinischer Perspektive 2.0. https://pneumologie.de/fileadmin/user_upload/Aktuelles/2020-03-30_HE_Covid-19_Palliativ.pdf.

Petzold, M. B., Plag, J. & Ströhle, A. (2020). Dealing with psychological distress by healthcare professionals during the COVID-19 pandemia. Nervenarzt. 2020 Mar 27.

Rizzo, A., Buckwalter, J. G., John, B., Newman, B., Parsons, T., Kenny, P. & Williams, J. (2012). STRIVE: Stress Resilience In: Virtual Environments: a pre-deployment VR system for training emotional coping skills and assessing chronic and acute stress responses. Stud Health Technol Inform, 173, S. 379–385.

Rüsch, N., Rose, C., Holzhausen, F., Mulfinger, N., Krumm, S., Corrigan, P. W., Willmund, G. D. & Zimmermann, P. (2017). Attitudes towards disclosing a mental illness among German soldiers and their comrades. Psychiatry Res., 258, S. 200–206.

Wesemann, U., Kowalski, J. T., Zimmermann, P., Rau, H., Muschner, P., Lorenz, S., Köhler, K., Willmund, G. D.: Vom Helden zum Profi – Veränderung der Einstellung zu psychischen Erkrankungen bei Einsatzsoldaten durch das präventive Computerprogramm CHARLY *Wehrmedizinische Monatsschrift* 2016; 60(1):2–7.

Wesemann, U., Hadjamu, N., Wakili, R., Willmund, G., Vogel, J., Rassaf, T. & Siebermair, J. (2020a). Gender Differences in Anger Among Hospital Medical Staff Exposed to Patients with COVID-19 in a German Tertiary Center. DOI: 10.21203/rs.3.rs-51743/v1

Wesemann, U., Hadjamu, N., Willmund, G., Dolff, S., Vonderlin, N., Wakili, R., Vogel, J., Rassaf, T., & Siebermair, J. (2020b). Influence of COVID-19 on general stress and posttraumatic stress symptoms among hospitalized high-risk patients. *Psychological medicine*, 1–2.

Wesemann, U., Bühler, A., Mahnke, M., Polk, S., Willmund, G. (2020c). Longitudinal Mental Health Effects of the 2016 Terrorist Attack in Berlin on Various Occupational Groups of Emergency Service Personnel. Health Secur, 18; 403–408.

Willmund, G. D., Youssef, Y., Helms, C., Bühler, A., Zimmermann, P. & Wesemann, U.: Psychosoziale Folgen bei medizinischem Personal nach dem Einsatz in der Corona-Pandemie – ein systematisches Literaturreview. WMM 2020; 64(9): e27.

Willmund, G., Heß, J., Helms, C., Wertenauer, F., Seiffert, A., Nolte, A., Wesemann, U. & Zimmermann, P. (2018). Suicides between 2010 and 2014 in the German Armed Forces – Comparison of Suicide Registry Data and a German Armed Forces Survey. Suicide Life Threat Behav, 49, S. 1497–1509.

Willmund, G., Waechter, H., Helms, C., Wesemann, U., Hess, J., Seiffert, A., Bambridge, G., Zimmermann, P. & Himmerich, H. (2019). German research perspectives on suicidality and the rationale for future multinational suicide prevention projects among military service personnel. International Review of Psychiatry, 31, S. 60–74.

Wittchen, H., Schönfeld, S., Kirschbaum, C., Trautmann, S., Thurau, C., Siegert, J., Höfler, M., Hauffa, R. & Zimmermann, P. (2013). Rates of Mental Disorders Among German Soldiers Deployed to Afghanistan: Increased Risk of PTSD or of Mental Disorders In: General? Journal of Depression and Anxiety, 2(1), S. 1–7.

Zimmermann, P., Alliger-Horn, C., Köhler, K., Varn, A., Zollo, M., Reichelt, A., Lovinusz, A., Willmund, G., Rau, H., Heim, E., Maercker, A. & Wesemann, U. (2018). Depressivität und Wertorientierungen im Verlauf von militärischen Auslandseinsätzen. Trauma & Gewalt, 12, S. 134–150.

Zhang, C., Yang, L., Liu, S., Ma, S., Wang, Y., Cai, Z., Du, H., Li, R., Kang, L., Su, M., Zhang, J., Liu, Z., & Zhang, B. (2020). Survey of Insomnia and Related Social Psychological Factors Among Medical Staff Involved in the 2019 Novel Coronavirus Disease Outbreak. *Front Psychiatry*, *11*, 306. https://doi.org/10.3389/fpsyt.2020.00306.

Schwangerschaft, Geburt und Wochenbett in Zeiten der Corona-Pandemie

JULIA TRIFYLLIS, PHILIPP OLLENSCHLÄGER, ROBERT BERING

1. Die Psyche werdender Mütter

Psychische Beschwerden in der Schwangerschaft können als eigenständige Problematik oder als Folge somatischer Erkrankungen, wie z. B. von COVID-19 auftreten. Sie werden situationsbedingt oder durch hormonelle Veränderungen hervorgerufen. Relativ häufig und ohne Krankheitswert sind Stimmungsschwankungen, Reizbarkeit und erhöhte Sensibilität.

Die Ansprüche werdender Eltern an die Schwangerschaft und das Geburtserleben als erfüllende Erfahrung sind deutlich gestiegen. Besonders ausgeprägt sind die Erwartungen an die ärztliche Versorgung, an Sicherheit und Zuwendung in der Schwangerschaft bei Akademikerinnen und im städtischen Raum (Rohde et al. 2017). Für das medizinische Personal stellt dies häufig ein Spannungsfeld zwischen notwendiger und gewünschter Betreuung dar.

Die COVID-19-Pandemie erschwert diese Situation – sie ruft bei werdenden Eltern vermehrt Sorgen um ihr Ungeborenes hervor. Hinzu kommt, dass aufgrund der räumlichen Distanzierung Arztkontakte auf das Nötigste reduziert werden. Bei Komplikationen oder Ko-Erkrankungen in der Schwangerschaft kann es häufig zu psychischen Belastungen kommen. Es ist wichtig, dass Patientinnen frühzeitig Ressourcen aktivieren, die es ihnen ermöglichen, mit der zusätzlichen seelischen Belastung umzugehen.

Schwangere stellen eine vulnerable Gruppe mit erhöhtem Risiko für seelische Beschwerden dar. Ausgeprägte psychische Beschwerden in der Schwangerschaft sollten als Warnzeichen für das eventuelle Auftreten psychischer Probleme nach der Entbindung ernst genommen werden und eine prophylaktische Betreuung der Patientin in Wochenbett und Stillzeit nach sich ziehen. Jede Art von psychischer Störung kann sowohl in der Schwangerschaft als auch im Wochenbett auftreten, die diagnostische Einordnung erfolgt nach den üblichen ICD-10 bzw. ICD-11 Kriterien.

Von postpartaler Depressivität sind 10–15 % aller Frauen nach einer Entbindung betroffen. Etwa jede zweite Patientin davon weist eine behandlungsbedürftige Erkrankung auf. Als Screeninginstrument empfiehlt sich der Einsatz des Edinburgh Depressions-Fragebogens nach der Geburt (EPDS) (Deutsches Ärzteblatt 2016), der optimalerweise spätestens bei der gynäkologischen Nachsorgeuntersuchung zum Einsatz kommt. Bislang ist der Fragebogen jedoch noch kein fester Bestandteil der Routineuntersuchung.

Die empathische Nachbesprechung einer Entbindung sollte eine selbstverständliche Routine darstellen. Sie ist aus klinischer Sicht bei den außerordentlichen Umständen der Corona-Pandemie besonderes notwendig, beispielsweise bei der ungewollten Entbindung ohne Begleitung (sogenannte »Alleingeburt«). Wissenschaftliche Belege fehlen bisher. So konnte eine Cochrane Studie nicht belegen, dass eine separate Nachbesprechung einer als traumatisch empfundenen Geburt in puncto Traumaprävention einen Vorteil gegenüber der postnatalen Regelversorgung hatte (Bastos et al. 2015).

Von Ängsten und Depressionen in der Schwangerschaft sind typischerweise zwischen 10 und 25 % der Schwangeren betroffen. Bei diesen Patientinnen kommt es häufiger zu Frühgeburten, postpartalen depressiven Episoden und Verhaltensauffälligkeiten bei den Kindern. Von der Schwangerschaft unabhängige Faktoren, wie z. B. die COVID-19-Pandemie, scheinen die schwangerschaftsspezifischen Ängste zu beeinflussen (Moyer et al. 2020). Diese Ängste beziehen sich auf den Verlauf von Schwangerschaft und Geburt oder auf das Wohlbefinden des ungeborenen Kindes.

Bei psychischer Erkrankung der werdenden Mutter gilt die Schwangerschaft per Definitionem als Risikogravidität. Der Einsatz von Psychopharmaka in der Schwangerschaft führt zu Verunsicherung bei Patientinnen und Angehörigen. Auch stellt dieser Ärztinnen und Ärzte, wenn sie unerfahren in der Behandlung psychischer Erkrankungen bei Schwangeren sind, vor besondere Herausforderungen. Die Betreuung der psychisch erkrankten Schwangeren sollte daher in enger Abstimmung zwischen den behandelnden Psychiatern und Frauenärzten erfolgen. Absetzen von Psychopharmaka ist nach einer differenzierten Risiko-

Nutzen-Analyse oftmals nicht erforderlich. Von abruptem Absetzen der Medikamente wird auch in der Schwangerschaft abgeraten. Sinnvolle Entscheidungshilfen sind auf der Webseite https://www.embryotox.de/ zu finden.

Unmittelbar nach der Entbindung sollten psychisch erkrankte Patientinnen ihre sozialen Kontakte im Sinne der Reizabschirmung weitestgehend reduzieren. Diese Empfehlung ist mit den durch COVID-19 bedingten Besucherregelungen gut vereinbar. Partner von psychisch Vorerkrankten nehmen eine wichtige Funktion ein – sie können emotionale Sicherheit geben und Symptome rechtzeitig erkennen.

2. Coronavirus SARS-CoV-2 in der Zeit rund um die Geburt

Die COVID-19-Pandemie löst bei vielen werdenden Eltern Verunsicherung aus. Da es sich bei SARS-CoV-2 um ein neuartiges Coronavirus handelt, existieren noch keine erprobten Konzepte zum Schutz der werdenden Mutter und des ungeborenen Kindes. Ausreichend belastbare Ergebnisse klinischer Studien zu Schwangeren mit COVID-19 fehlen noch.

Daher basieren die bislang von den deutschen Fachgesellschaften ausgesprochenen Empfehlungen auf Expertenkonsens und Best Practice Empfehlungen (Dashraath et al. 2020).

In Deutschland wurde ein Online-Register für Schwangere mit positivem COVID-19-Testbefund für alle nationalen Geburtskliniken ins Leben gerufen. Mit dieser CRONOS Register-Studie sollen die Auswirkungen einer Infektion auf die Gesundheit von Mutter und Neugeborenem untersucht werden. Ziel ist es, Ärztinnen und Ärzten in Deutschland eine evidenzbasierte Grundlage zur Betreuung betroffener Patientinnen durch national gewonnene Daten zu geben. Die aktuellen Zahlen sind über den Link www.dgpm-online.org frei zugänglich.

Schwangere stellen eine vulnerable Gruppe für jegliche Infektionskrankheit dar. Ursachen sind die in der Schwangerschaft veränderte Physiologie sowie veränderte mechanische und immunologische Faktoren. Dennoch existieren aktuell keine Hinweise auf ein erhöhtes Infektionsrisiko mit dem SARS-CoV-2-Virus während der Schwangerschaft. Noch ist unklar, inwiefern schwangerschaftsphysiologische Veränderungen den Verlauf einer COVID-19-Erkrankung genau beeinflussen.

Einen asymptomatischen Verlauf der Infektion weisen nahezu neun von zehn Schwangeren auf. Bei symptomatischer Infektion sind die krankheitsspezifischen

Beschwerden vergleichbar mit denen Nicht-Schwangerer im gebärfähigen Alter. Fieber, Husten und Störungen des Geruchs- und Geschmackssinns kommen am häufigsten vor. Zudem besteht bei werdenden Müttern mit schwerem Krankheitsverlauf ein ähnliches Risiko, eine intensivmedizinische Versorgung zu benötigen wie bei gleichaltrigen Nicht-Schwangeren. Die pandemie-bedingte Sterblichkeit Schwangerer erscheint nicht erhöht (Zöllkau et al. 2020).

Fehlgeburten treten bei infizierten Schwangeren wahrscheinlich nicht häufiger auf. Die Frühgeburtenraten bei SARS-CoV-2 positiven Schwangeren hingegen ist erhöht (Zöllkau et al. 2020).

Das Risiko einer Frühgeburt wurde 3-mal so hoch wie unter nicht-infizierten Schwangeren beschrieben. Es ist jedoch nicht bekannt, ob die Frühgeburten durch einen kritischen maternalen Zustand aufgrund der Infektion mit SARS-CoV-2 bedingt waren oder aber spontane Frühgeburten darstellen. In den bisherigen COVID-19-Fallserien wird von fetalen Wachstumsrestriktionen und dem vermehrten Auftreten von intrauterinem Fruchttod berichtet. Bisher sind keine zuverlässigen Aussagen zur Übertragung des Virus von der Mutter zum Ungeborenen während der Schwangerschaft zu treffen. In den bisher publizierten Fallberichten zu Neugeborenen SARS-CoV-2-positiver Mütter kommen symptomatisch erkrankte Neugeborene und einzelne Todesfälle bei Frühgeborenen vor – ob hierfür COVID-19 ursächlich war, ist ungewiss (Zöllkau et al. 2020).

Die allgemein empfohlenen Maßnahmen zur Infektionsvorbeugung gelten gleichermaßen für Schwangere wie für nicht-schwangere Frauen. Ergänzend sollten die aktuell gültigen Empfehlungen des Robert-Koch-Instituts zur Vorbeugung der Infektion mit dem Coronavirus zu Rate gezogen werden (Zöllkau et al. 2020).

Verschiedene Vorsichtsmaßnahmen sind erforderlich, um die »Querinfektion« von medizinischem Personal zu minimieren, da die peripartale Betreuung sehr nahen körperlichen Kontakt erfordert. Eine Einteilung von Versorgungseinrichtungen in COVID-positive und -negative Einheiten mit separatem Personal kann die Verbreitung reduzieren und Personalressourcen bewahren. Das Klinikpersonal muss sich mit entsprechender Schutzausrüstung schützen können (Sharma & Sharma 2020).

Es gibt keinen internationalen Konsens hinsichtlich des Screenings aller Schwangeren. Die Patientinnen sollten aber grundsätzlich auf typische COVID-19-Symptome untersucht werden (Sutton et al. 2020). Bei der hohen Zahl asymptomatischer Schwangerer besteht dennoch ein hohes Ansteckungsrisiko (Khalil et al. 2020).

In Abhängigkeit von der epidemiologischen Situation sollten vor geplanten operativen Eingriffen, zum Beispiel vor elektiven Kaiserschnitten, Screeninguntersuchungen stattfinden (Deutsche Gesellschaft für Allgemein- und Viszeralchirurgie e. V. 2020).

Schwangeren und stillenden Frauen wird empfohlen, sich nach engem Kontakt zu Corona-Patienten oder bei COVID-19-typischen Symptomen zunächst telefonisch an ihren betreuenden Frauenarzt zu wenden. Ist eine Schwangere positiv auf SARS-CoV-2 getestet, werden Wachstums- und Dopplerkontrollen mit Hilfe des Ultraschalls in 2–4-wöchentlichen Abständen empfohlen, um Wachstumsverzögerungen früh zu erkennen und intrauterinen Fruchttod zu verhindern (Zöllkau et al. 2020). Die engmaschige Schwangerenvorsorge nimmt somit einen besonders wichtigen Stellenwert ein.

3. Aspekte des Mutterschutzes

Im Mutterschutzgesetz ist festgelegt, dass Schwangere keine gesundheitsschädigenden Tätigkeiten ausüben dürfen. Der Arbeitgeber muss der Schwangeren eine Tätigkeit zuweisen, die keine Gefahr für sie und ihr Ungeborenes darstellt. Kann er den Arbeitsplatz nicht entsprechend umgestalten, bleibt das betriebliche Beschäftigungsverbot. Dieses wird anders als das individuelle Beschäftigungsverbot durch den Arbeitgeber und nicht durch den Arzt ausgestellt (Bundesministerium der Justiz und für Verbraucherschutz 2017).

Für Schwangere in Branchen, in denen viele persönliche unterschiedliche Kontakte unumgänglich sind, kann die Arbeit das Infektionsrisiko für die werdende Mutter erhöhen. Im Rahmen der Pandemie haben somit Frauen, auf die das zutrifft, wie z. B. Mitarbeiter*innen im Einzelhandel, ein deutlich erhöhtes Infektionsrisiko (Bundesamt für Familie und zivilgesellschaftliche Aufgaben 2020). Bei Tätigkeiten im Gesundheitswesen sollten Schwangere ausschließlich patientenfernen Tätigkeiten nachgehen (Ministerium für Soziales, Gesundheit, Jugend, Familie und Senioren des Landes Schleswig-Holstein 2020).

Eine die COVID-19-Problematik behandelnde Erläuterung zum Mutterschutzgesetz liegt zwar vor, es handelt sich aber lediglich um eine Empfehlung und nicht um ein rechtsverbindliches Dokument (Bundesamt für Familie und zivilgesellschaftliche Aufgaben 2020). Daher empfinden viele Ärzte die aktuell geltenden Regelungen des Mutterschutzes als unzureichend.

Die Praxis zeigt, dass nicht alle Arbeitgeber ihrer im Mutterschutzgesetz verankerten Verantwortung adäquat nachkommen. Immer wieder berichten Frauen, dass ihre Arbeitgeber sie drängen, ein individuelles Beschäftigungsverbot über den Frauenarzt zu erwirken, obwohl die Indikation für ein betriebliches Beschäftigungsverbot besteht.

Das individuelle Beschäftigungsverbot kann nur vom Arzt ausgesprochen werden, wenn gesundheitliche Einschränkungen bei der Schwangeren vorliegen, die zu einer Gefährdung von Mutter oder Kind führen können. Durch ein individuelles Beschäftigungsverbot muss die Schwangere ihre berufliche Tätigkeit je nach Situation bis zur Geburt oder aber für einen bestimmten Zeitraum niederlegen; das Beschäftigungsverbot kann aber auch nur für eine bestimmte Stundenzahl oder bestimmte Tätigkeiten gelten. Diese Form des Beschäftigungsverbotes kann nicht durch den Arbeitgeber ausgestellt werden, er kann und muss jedoch bei Bedarf ein betriebliches Beschäftigungsverbot verhängen, wobei es sich dann um ein generelles Arbeitsverbot handelt. Dieses wird nicht bei gesundheitlichen Einschränkungen der Schwangeren ausgesprochen, sondern wenn die Tätigkeit eine potenzielle Gefahr für sie und ihr Ungeborenes darstellt.

4. Geburt in der Corona-Pandemie

Allen Beteiligten soll eine möglichst sichere und positive Geburtserfahrung zuteilwerden. Wichtig ist, den Schwangeren in der jetzigen Situation die Angst zu nehmen, sie oder ihr Kind seien besonders gefährdet, und verständlich zu vermitteln, welche Schutzmaßnahmen sinnvoll sind (Lenzen-Schulte 2020). Schwangeren mit COVID-19-Infektion wird empfohlen, in einer Klinik zu entbinden, gleiches gilt für Verdachtsfälle. Auf Hausgeburten oder Entbindungen im Geburtshaus sollte verzichtet werden (German Board and College of Obstetrics and Gynecology 2020). Diese Empfehlung kann im Widerspruch zu den Wünschen der werdenden Eltern stehen und Stress auslösen.

Schwangere mit direktem Kontakt zu positiv getesteten Personen oder mit Aufenthalten in Risikogebieten in den letzten 2 Wochen sollen möglichst für den gesamten stationären Aufenthalt Mund-Nasen-Masken tragen, bis ein negatives Testergebnis vorliegt. Ist der Infektionsstatus der Patientin unklar, muss unter Berücksichtigung der Sauerstoffversorgung und des Wohlbefindens der werdenden Mutter entschieden werden, ob während der Geburt ein Mund-Nasen-Schutz verzichtbar ist.

Positiv getestete Schwangere werden in einem Kreißsaal isoliert (Deutsche

Gesellschaft für Gynäkologie und Geburtshilfe e.V. 2020). Das Tragen eines Mundschutzes wird dringend empfohlen. Das Personal muss während der Entbindung von COVID-19-positiven Frauen volle Schutzausrüstung tragen (Lenzen-Schulte 2020), die Begleitperson einen Mund-Nasen-Schutz.

Eine Infektion mit SARS-CoV-2 allein stellt keine Entbindungsindikation dar, solange keine relevante Beeinträchtigung der mütterlichen Lungenfunktion oder andere gravierende Komplikationen von COVID-19 vorliegen. Der Geburtszeitpunkt und die Wahl des Entbindungsmodus – ob eine natürliche Geburt oder ein Kaiserschnitt angestrebt wird – werden durch das Coronavirus nicht beeinflusst, sondern erfolgen überwiegend anhand der üblichen geburtshilflichen Kriterien. Lediglich Wassergeburten sind kontraindiziert, da Kontakt mit Stuhl, der viruslastig sein kann, unter allen Umständen vermieden werden soll (Barth & de Regt 2020). Die überdurchschnittlich hohe Zahl an Kaiserschnitten zu Beginn der Pandemie zeigt eher, wie groß die Unsicherheit beim Umgang mit dem Virus war. In Deutschland liegt die Sectiorate bei knapp 40 % und damit ohnehin nur gering über der der letzten Jahre (Hagenbeck et al. 2020).

Bei zu starken Geburtsschmerzen ist eine rückenmarksnahe Betäubung wie die Periduralanästhesie (PDA) möglich. Deutsche Empfehlungen sprechen sich gegen die Nutzung von Lachgas zur Schmerzstillung aus.

Vor der Corona-Pandemie war es in Deutschland üblich, dass die Gebärende von ihrem Partner/ihrer Partnerin, bei Bedarf von einer anderen Vertrauensperson, in den Kreißsaal begleitet wurde. Nachdem die Geburt Jahrtausende lang ausschließlich »Frauensache« war, etablierte sich in den 1970er Jahren die Einstellung, dass auch der Kindsvater bei der Geburt anwesend sein sollte. Schätzungen zufolge waren vor der Pandemie in 9 von 10 Fällen beide Eltern bei der Geburt anwesend. Etablierte Statistiken, die zeigen, wie viele der werdenden Eltern dies wirklich möchten, fehlen. Es liegt lediglich eine Umfrage vor, laut der etwa zwei Drittel der befragten werdenden Väter bei der Geburt anwesend sein wollten (Bundeszentrale für gesundheitliche Aufklärung).

Seelischer Beistand unter der Geburt ist enorm wichtig. Deshalb sollten die Partner bei der Entbindung unbedingt anwesend sein dürfen, obwohl Evidenz aus Studien bezüglich des Benefits dafür bislang fehlt. Ursächlich für die fehlende Studienlage zu der Fragestellung scheinen methodische Probleme zu sein. Im Rahmen der Corona-Pandemie werden pathologische und sogar traumatisierende Geburtsverläufe aufgrund von ungewollten »Alleingeburten« befürchtet.

Bei Schwangeren mit Angsterkrankungen, Depressionen und Traumatisierungen werden vermehrte Panikattacken erwartet, sofern die Vertrauensperson nicht anwesend sein darf. Gerade diese vulnerable Patientengruppe braucht die Unterstützung einer vertrauten Person. Und dennoch – so berichten Mütter- und Väter-Organisationen – wird diese Empfehlung oftmals ignoriert (Deutsche Gesellschaft für Psychosomatische Frauenheilkunde und Geburtshilfe e. V. 2020).

Es gibt keine wissenschaftliche Begründung dafür, dem Partner bzw. der Partnerin von gebärenden Frauen die Anwesenheit bei der Geburt zu untersagen, sofern weder eine COVID-19-Infektion noch Krankheitssymptome vorliegen (Deutsche Gesellschaft für Gynäkologie und Geburtshilfe e. V. 2020).

Es wird empfohlen, das betreuende Personal auf ein Mindestmaß zu reduzieren und ausschließlich eine Begleitperson zur Geburt zuzulassen. Es ist anzunehmen, dass es zu einer psychischen Belastung der Gebärenden führt, wenn sie entgegen ihres Wunsches ohne Vertrauensperson entbinden muss. Zu klären bleibt, ob dies nur kurzfristige Auswirkungen auf die Psyche der Betroffenen hat, oder ob dies langfristige Folgen für die seelische Gesundheit mit sich bringt. Mögliche Konsequenzen auf die Eltern-Kind-Bindung oder die Paarbeziehung bleiben abzuwarten. Bei »Alleingeburten« erscheint die lückenlose, empathische Betreuung durch das Personal umso wichtiger.

5. Nach der Geburt – die postpartale Periode

Nach der Geburt ist eine Trennung einer mit SARS-CoV-2 infizierten Mutter von einem gesunden Kind nicht zwingend erforderlich. Haut-zu-Haut-Kontakt zwischen Mutter und Kind unter Einhaltung der Hygieneregeln ist erstrebenswert. Die Entscheidung für oder gegen die räumliche Trennung von infizierter Mutter und nicht-infiziertem Kind wird gemeinsam von Eltern und medizinischem Personal getroffen.

Infizierte Mütter müssen im Umgang mit den Neugeborenen penible Hygiene, vor allem regelmäßiges Händewaschen, einhalten. Stillen wird in Deutschland ausdrücklich befürwortet. Infizierten Müttern wird empfohlen, mit Gesichtsmaske zu stillen (Lenzen-Schulte 2020).

6. Seelische Gesundheit & Krankheit Schwangerer in der COVID-19-Pandemie

Frauen in der Schwangerschaft und in der Zeit nach der Geburt, der sogenannten Peripartalperiode, sind auf besondere Art und Weise von der Pandemie betroffen. Daher erfüllen die allgemeinen Empfehlungen hinsichtlich der Prophylaxe in der Corona-Pandemie nicht die subjektiven Bedürfnisse dieser Frauen. Dies wiederum kann das Risiko für psychische Notlagen erhöhen. Aufgrund dessen wird vorgeschlagen, dass von offizieller Seite auf die Peripartalzeit angepasste Informationen bereitgestellt werden. Diese sollen beständig, leicht zugänglich, aktuell und beruhigend sein (Chivers et al. 2020).

Die Empfehlungen der deutschen Fachgesellschaften bilden dafür eine gute Basis. Eine Version in patientengerechter Sprache könnte eine hilfreiche Ergänzung darstellen.

Die Erwartungen und Sorgen hinsichtlich Schwangerschaft und Entbindung (Ravaldi et al. 2020) veränderten sich deutlich mit Beginn der COVID-19-Pandemie. Die Pandemie ist ein einzigartiger Stressfaktor mit möglicherweise tiefgreifenden Konsequenzen für die Schwangerschaft und darüber hinaus (Lebel et al. 2020). Sie trifft bei Schwangeren auf eine Lebensphase, in der die psychische Gesundheit ohnehin insgesamt vulnerabler ist als sonst (Dong et al. 2020).

Abschließend setzen wir uns mit der Frage auseinander, welche Besonderheiten durch COVID-19 für die Gruppe der werdenden und kürzlich gewordenen Eltern bestehen. Welche Herausforderungen stellen sich für die Arbeit von ärztlichen und psychologischen Psychotherapeuten mit dieser Zielgruppe? Hierbei beziehen wir uns auf das FACT-19 Modell der pandemischen Stressbelastung (Bering, Schedlich & Zurek in diesem Band). Aus Sicht der Quellen (Teil 2 FACT-19, COVID-19-Infektion und letale Bedrohung, Existenzangst, Isolation und Befürchtungsdynamik) ergibt sich folgendes Bild: Die Befürchtung, durch COVID-19 zu Schaden zu kommen, überträgt sich auf das Kind und kann sich bis zu einer letalen Befürchtungsdynamik steigern. Die Befürchtungen »Ist mein Kind behindert?«, »Schaffe ich die Geburt?«, »Nimmt mein Säugling genug zu?« erweitern sich um Befürchtungen, die mit einer COVID-19-Infektion verbunden sind. Familienzuwachs ist für Familien immer auch eine ökonomische Herausforderung. Aus diesem Grunde sollten Psychotherapeutinnen und Psychotherapeuten darauf achten, ob zum Beispiel Kurzarbeit des Partners, Konkurs des eigenen Betriebes oder ähnliches die wirtschaftliche Situation der Familie zusätzlich belasten. Isolationsmaßnahmen sind für werdende Eltern besonders schmerzhaft, weil im Raume steht, dass der werdende Vater möglicherweise bei der Geburt nicht anwesend sein darf. Für die Praxis der Psychotherapie gilt es, diese Quellen der pandemischen Stressbelastung zu identifizieren und in der Interventionslinie zu berücksichtigen. Zudem sollte die psychotraumatologische Vorgeschichte (Teil 1, FACT-19) genau exploriert werden. Befürchtungen können sich steigern, wenn es sich um eine z. B. künstliche Befruchtung handelt, weil Fertilitätsprobleme die Geschlechtsidentität verletzt haben. Fehlgeburten in der Vergangenheit können die Befürchtungsdynamik ebenfalls steigern. Kontextfaktoren (Teil 3, FACT-19) können die Schwangerschaft, Geburt und Wochenbett belasten oder entlasten. Unter Kontextfaktoren versteht man Resilienz- und Barrierefaktoren nach dem ICF-Modell der Kategorien Persönlichkeits- und Umweltfaktoren (vgl. Eckhard & Bering in diesem Band). In Zeiten der Corona-Krise können wirtschaftliche Belastungen die Situation verschärfen, aber auch das Zeitmanagement durch mehr »freie Zeit« durch Kurzarbeit und Homeoffice flexibilisieren. Es kommt also darauf an, welche individuelle Situation durch welche individuelle psychotherapeutische Interventionslinie am besten gestärkt wird.

Die Studienergebnisse zum veränderten Vorkommen von Ängsten und Depressionen Schwangerer in der Pandemie sind uneinheitlich: Das Risiko für schwangerschaftsassoziierte Ängste wird in der Literatur sowohl als erhöht als auch als vermindert oder unverändert beschrieben (Zhou et al. 2020, Lebel et al. 2020, Dong et al. 2020). Der Schweregrad von Depressionen gilt als signifikant höher als vor der Pandemie (Dong et al. 2020).

Das Risiko für Depressionen bei hospitalisierten Schwangeren, die während der Pandemie isoliert waren, war vergleichbar mit nicht-hospitalisierten Schwangeren in der Pandemie. Krankenhausaufenthalte scheinen das Risiko für Depressionen in der Schwangerschaft also nicht zu beeinflussen (Sade et al. 2020).

Depressive Symptome bei Schwangeren haben Langzeitwirkungen auf die Kinder, es können beispielsweise Verhaltensauffälligkeiten auftreten (Lebel et al. 2020). Depressionen wie auch Ängste bei Schwangeren erhöhen zudem das Risiko für eine vorzeitige Entbindung und ein niedriges Geburtsgewicht (Dong et al. 2020) und begünstigen das Auftreten postpartaler Depressionen (Lebel et al. 2020). Ein Augenmerk auf die frühzeitige Diagnose von Depressionen und im Bedarfsfall die zeitnahe Bereitstellung von Beratung, Interventionen und Therapie sind somit essenziell (Dong et al. 2020).

Studienergebnisse einer chinesischen Untersuchung von Prävalenzen unterschiedlicher psychiatrischer Erkrankungen zeigten interessanterweise, dass in der untersuchten Kohorte Schwangere gegenüber Nicht-Schwangeren weniger psychiatrische Symptome aufwiesen. Dies galt sowohl für depressive Symptome als auch für Ängste, aber auch psychosomatische Beschwerden, Schlafstörungen und Symptome der posttraumatischen Belastungsstörung. Langzeitergebnisse bleiben abzuwarten (Sade et al. 2020).

Der mentalen Gesundheit von Schwangeren während der Pandemie soll adäquate Aufmerksamkeit zuteilwerden. Die Bereitstellung von Informationen zum Bewusstsein für das Coronavirus, die Risikofaktoren und den Einfluss auf das Ungeborene ist essenziell. Es wird empfohlen, virtuelle psychoedukative Gruppenangebote zu machen, um Ängste zu reduzieren, die durch das Coronavirus und schwangerschaftsassoziierte Bedenken hervorgerufen werden. Zudem ist es wichtig, das schwangerschaftsbedingte Glücksgefühl zu fördern (Zhou et al. 2020). In der aktuellen Situation erscheinen transparente Informationen und vermehrte soziale Unterstützung zum Schutz der psychischen Gesundheit Schwangerer als besonders hilfreich (Dong et al. 2020).

Aufgrund des negativen Effektes von Stress auf die Schwangerschaft und das Kind benötigen Schwangere während der kritischen Zeit möglichst gute Unterstützung, damit negativen Langzeiteffekten vorgebeugt wird (Lebel et al. 2020).

Von den soziopsychologischen Faktoren haben Stress und soziale Unterstützung den größten Einfluss auf Schwangere (Dong et al. 2020). So ist es sinnvoll, auf diese beiden Faktoren möglichst einzuwirken. Neben der sozialen Unterstützung scheint auch die körperliche Aktivität ein Resilienzfaktor zu sein (Lebel et al. 2020).

Interventionen zur Entspannung und Stressreduktion sowie die Neuorganisation sozialer Unterstützung und einer Tagesstruktur mit ausreichend körperlicher Bewegung trotz Pandemie erscheinen sinnvoll. Frauen mit vorbestehenden psychischen Erkrankungen brauchen besondere Aufmerksamkeit, da ihre Ängste pandemie-bedingt anscheinend besonders groß sind (Ravaldi et al. 2020).

7. Fazit

Schwangerschaft, Geburt und Wochenbett bringen in Zeiten der Corona-Krise besondere Anforderungen mit sich. Fachwissen aus der Gynäkologie, Geburtshilfe und Pädiatrie sollte sich interdisziplinär mit psychotherapeutischem Fachwissen verbinden. Medizinern empfehlen wir, die Dynamik der pandemischen Stressbelastung zu integrieren. Psychotherapeuten empfehlen wir, bei dieser besonderen Klientel das medizinische Fachwissen zu berücksichtigen, welches wir in dem vorgelegten Beitrag gebündelt haben.

Literatur

Barth, R. E. & De Regt, M. J.A. (2020). Persistence of viral NRA in stool samples from Patients recovering from COVID-19. BMJ. https://doi.org/10.1136/bmj.m1724.

Bastos, M. H., Furuta, M., Small, R., McKenzie-McHarg, K. & Bick, D. (2015). Nachbesprechungen zur Vorbeugung gegen psychische Traumata bei Frauen nach einer Geburt. Cochrane Kompakt. https://www.cochrane.org/de/CD007194/DEPRESSN_nach-besprechungen-zur-vorbeugung-gegen-psychische-traumata-bei-frauen-nach-einer-geburt (letzter Zugriff am 15.12.20).

Bundesamt für Familie und zivilgesellschaftliche Aufgaben (2020). Informationspapier zu Mutterschutz und SARS-CoV-2. https://www.bafza.de/fileadmin/Programme_und_Foerderungen/Unterstuetzung_von_Gremien/Ausschuss-fuer-Mutterschutz/Informationspapier_Mutterschutz_und_SARS-CoV-2_200414.pdf (letzter Zugriff am 15.12.20).

Bundesministerium der Justiz und für Verbraucherschutz (2017). Gesetz zum Schutz von Müttern bei der Arbeit, in der Ausbildung und im Studium (Mutterschutzgesetz – MuSchG). https://www.gesetze-im-internet.de/muschg_2018/BJNR122810017.html (letzter Zugriff am 15.12.20).

Bundeszentrale für gesundheitliche Aufklärung. (2020) Erst seit 40 Jahren: Väter im Kreißsaal. https://www.familienplanung.de/schwangerschaft/vater-werden/ich-werde-vater/vaeter-im-kreisssaal-historisch-ausgesprochen-neu (letzter Zugriff am 15.12.20).

Chivers, B. R., Garad, R. M., Boyle, J. A., Skouteris, H., Teede, H. J. & Harrison, C. L. (2020). Perinatal Distress During COVID-19: Thematic Analysis of an Online Parenting Forum. Journal of Medical Internet Research. https://www.jmir.org/2020/9/e22002/.

Dashraath, P., Wong, J.J.L.J., Lim, M. X.K., Lim, L. M., Li, S., Biswas, A., Choolani, M., Mattar, C. & Su, L. L. (2020). Coronavirus disease 2019 (COVID-19) Pandemien and pregnancy. American Journal of Obstetrics & Gynecology. 222(6), S. 521–531.

Deutsche Gesellschaft für Allgemein- und Viszeralchirurgie e. V. (2020). Covid-19-Empfehlung der DGAV e. V. 2020. https://www.awmf.org/fileadmin/user_upload/Stellungnahmen/Medizinische_Versorgung/DGAV_COVID_Empfehlung2.pdf (letzter Zugriff am 15.12.20).

Deutsche Gesellschaft für Gynäkologie und Geburtshilfe e. V. (2020). DGGG empfiehlt: Väter bei der Geburt zulassen – auch in Zeiten der Corona-Pandemie – Pressemitteilung. https://www.dggg.de/presse-news/pressemitteilungen/mitteilung/dggg-empfiehlt-vaeter-bei-der-geburt-zulassen-auch-in-zeiten-der-corona-pandemie-1195 (letzter Zugriff am 15.12.20).

Deutsche Gesellschaft für Gynäkologie und Geburtshilfe e. V. (2020). Empfohlene Präventionsmaßnahmen für die geburtshilfliche Versorgung in deutschen Krankenhäusern und Kliniken im Zusammenhang mit dem Coronavirus. https://www.dggg.de/fileadmin/documents/Weitere_Nachrichten/2020/COVID-19_DGGG-Empfehlungen_fuer_Kreissaele_20200319_f.pdf (letzter Zugriff am 15.12.20).

Deutsche Gesellschaft für Psychosomatische Frauenheilkunde und Geburtshilfe e. V. (2020). Bei Geburten sind auch in der Corona-Krise die Partner gefragt – Presseinformation. https://www.arbeitskreis-frauengesundheit.de/wp-content/uploads/2020/04/PI_DGPFG_Geburtsbegleitung_Corona-Krise_30032020_web.pdf (letzter Zugriff am 15.12.20).

Deutsches Ärzteblatt (2016). Depression: US-Gremium fordert Screening für Schwangere. https://www.aerzteblatt.de/nachrichten/65548/Depression-US-Gremium-fordert-Screening-fuer-Schwangere (letzter Zugriff am 15.12.20).

Dong, H., Hu, R., Lu, C., Huang, D., Cui, D., Huang, G. & Zhang, M. (2020). Investigation on the mental health status of pregnant women in China during the Pandemic of COVID-19. Archives of Gynecology and Obstetrics. https://doi.org/10.1007/s00404-020-05805-x.

Eckhard, A. & Bering, R. (2021). Das bio-psycho-soziale Modell der pandemischen Stress-belastung. In diesem Band.

German Board and College of Obstetrics and Gynecology (2020). FAQ für schwangere Frauen und ihre Familien. https://www.dggg.de/fileadmin/documents/Weitere_Nachrichten/2020/20200526_GBCOG_FAQ_Corona.pdf (letzter Zugriff am 15.12.20).

Hagenbeck, C., Pecks, U., Fehm, T., Borgmeier, F., Schleußner, E. & Zöllkau, J. (2020). Schwangerschaft, Geburt und Wochenbett mit SARS-CoV-2 und COVID-19. Gyn-äkologe 53, S.614–623.

Khalil, A., Hill, R., Ladhani, S., Pattisson, K. & O'Brien, P. (2020). Severe acute respiratory syndrome coronavirus 2 in pregnancy: symptomatic pregnant women are only the tip of the iceberg. American Journal of Obstetrics & Gynecology. 223(2), S.296–297.

Lebel, C., MacKinnon, A., Bagshawe, M., Tomfohr-Madsen, L. & Giesbrecht, G. (2020). Elevated depression and anxiety symptoms among pregnant individuals during the COVID-19 pandemic. Journal of Affective Disorders. 277, S.5–13.

Lenzen-Schulte, M. (2020). Geburtshilfe in der Pandemie: Kein Grund zur Panik für Schwangere. Dtsch Arztebl https://www.aerzteblatt.de/archiv/213465/Geburtshilfe-in-der-Pandemie-Kein-Grund-zur-Panik-fuer-Schwangere (letzter Zugriff am 15.12.20).

Ministerium für Soziales, Gesundheit, Jugend, Familie und Senioren des Landes Schles-wig-Holstein (2020). Mutterschutzgesetz (MuSchG) Beschäftigung schwangerer Frauen im Hinblick auf eine Ansteckung mit Coronavirus (SARS-CoV-2) COVID-19 »Corona-virus-Krankheit-2019« Merkblatt für Arbeitgeber. https://www.schleswig-holstein.de/DE/Fachinhalte/A/arbeitsschutz/Downloads/MuSchu_coronavirus.pdf?__blob=publicationFile&v=6 (letzter Zugriff am 15.12.20).

Moyer, C.A., Compton, S.D., Kaselitz, E. & Muzik, M. (2020). Pregnancy-related anxiety during COVID-19: a nationwide survey of 2740 pregnant women. Archives of Women's Mental Health. https://doi.org/10.1007/s00737-020-01073-5.

Ravaldi, C., Wilson, A., Ricca, V., Homer, C. & Vannaccia, A. (2020). Pregnant women voice their concerns and birth expectations during the COVID-19 pandemic in Italy. Women Birth. https://doi.org/10.1016/j.wombi.2020.07.002.

Rohde, A., Hocke, A. & Dorn, A. (2017). Psychosomatik in der Gynäkologie: Kompaktes Wissen – Konkretes Handeln. Stuttgart: Schattauer.

Sade, S., Sheiner, E., Wainstock,T., Hermon, N., Salem, S.Y., Kosef, T., Lanxner Battat, T., Oron, S. & Pariente, G. (2020). Risk for Depressive Symptoms among Hospitalized Women in High-Risk Pregnancy Units during the COVID-19 Pandemic. Journal of Clini-cal Medicine. https://doi.org/10.3390/jcm9082449.

Sharma, J.B. & Sharma, E. (2020). Obstetrics and COVID-19. Journal of the Pakistan Medi-cal Association. 70 (Suppl 3) (5), S.104–107.

Sutton, D., Fuchs, K., D'Alton, M. & Goffman, D. (2020). Universal Screening for SARS-CoV-2 in Women Admitted for Delivery. New England Journal of Medicine. 382 (22), S.2163–2164.

Zhou, Y., Shi, H., Liu, Z., Peng, S., Wang, R., Qi, L., Li, Z., Yang, J., Ren, Y., Song, X., Zeng, L., Qian, W. & Zhang, X. (2020). The prevalence of psychiatric symptoms of pregnant and non-pregnant women during the COVID-19 epidemic. Translational Psychiatry. https://doi.org/10.1038/s41398-020-01006-x.

Zöllkau, J., Hagenbeck, C., Hecher, K., Pecks, U., Schlembach, D., Schlösser, R. & Schleußner, E. (2020). Aktualisierte Stellungnahme von DGPM, DGGG, DGPGM, DGPI, GNPI und NSK zu SARS-CoV-2/COVID-19 und Schwangerschaft, Geburt und Wochenbett (Stand 02.10.2020). https://dgpi.de/wp-content/uploads/2020/06/Update-Empfehlung-Schwangerschaft-Neugeborene-02-10-2020.pdf. (letzter Zugriff am 15.12.20).

Psychotraumatologische Abwehr- mechanismen in der medialen Berichterstattung am Beispiel der COVID-19-Pandemie

JESSICA HUSS, CHRISTIANE EICHENBERG

1. Einleitung

Neben Naturkatastrophen (z. B. Überschwemmungen, Wald- und Buschbränden usw.) sowie gesellschaftspolitischen Katastrophen (z. B. Krieg, Völkermord usw.), die Opfer mit psychischen und physischen Beeinträchtigungen fordern oder sogar deren Leben (Reyes & Elhai 2004), rücken neuerdings auch medizinisch-biologische Katastrophen, wie z. B. die durch das Coronavirus SARS-CoV-2 ausgelöste Viruserkrankung COVID-19 in den medialen Fokus.

Eine solche Krise, wie sie im Zuge der COVID-19-Pandemie stattfindet, besitzt eine hohe Salienz und einen enormen Emotionsgehalt, weswegen über diese bevorzugt berichtet wird. Unz und Schwab argumentieren, dass bedrohlich empfundene Situationen die Bedeutung von Medien und somit das Vertrauen der Rezipienten in das Medienangebot von Nachrichten verstärken (Unz & Schwab 2004). COVID-19 besitzt zudem die Besonderheit, dass sich Bedrohungsgefühle in der Bevölkerung durch bislang unbekannte Erfahrungskontexte und mangelnde Referenzwerte intensivieren können. Die Deutungsmacht der Krisenberichterstattung wird durch die Nutzung von speziellen Nachrichtenframes, die – in Abhängigkeit von Qualitäts- bzw. Boulevardstil – dramatische Details fokussieren (Eichhorn 2005), verstärkt. Weiterführend werden Eroberungen und Krönungen inszeniert, die von zentralen Repräsentationsfiguren oder Persönlichkeiten begleitet werden (Unz & Schwab 2004). Im Rahmen der COVID-19-Pandemie sind einige wenige Virologen als prominente und medial neu-inszenierte Repräsentationsfiguren zu nennen. Die Schnelllebigkeit und der Publikationsdruck von Nachrichten in Krisensituationen können eine unzureichende Verarbeitungsmöglichkeit und -leistung seitens JournalistInnen bedingen. Die Anwendung von Schutz- und Abwehrmechanismen in der journalistischen Arbeit stellt eine potentielle Konsequenz dar, was ein neues Feld an wissenschaftlichen und gesellschaftsrelevanten Überlegungen eröffnet. In der Annahme, dass JournalistInnen solche Abwehrhaltungen in der Regel unbewusst bzw. unbeabsichtigt in ihre Berichterstattung integrieren, wirft zurecht die Frage nach dem Einfluss (z.B. Ängste, Stress usw.) auf die Rezipientenschaft auf (Huss & Eichenberg 2015). Anlässlich der Krisenberichterstattung über die COVID-19-Pandemie soll über die Existenz, Wirkungsweise und gleichzeitig Folgen der psychotraumatologischen Abwehrmechanismen im journalistischen Tätigkeitsbereich aufmerksam gemacht werden.

2. Psychotraumatologische Abwehrmechanismen

Bei der Auseinandersetzung mit psychologischen Abwehrstrategien muss eine Differenzierung zwischen *psychotraumatischen* und *psychotraumatologischen* Abwehrhaltungen vorgenommen werden. Psychotraumatische Abwehrprozesse setzen eine unmittelbare Auseinandersetzung mit traumatischen Ereignissen voraus, die bei den Betroffenen bestimmte Schutzmechanismen – mit dem Ziel der Angstreduzierung – auslösen (Fischer & Riedesser 2009). Psychotraumatologische Abwehrmechanismen können letztendlich dieselbe Wirkung, die mit dem Trauma verbundene Angst zu mildern, entfalten (Eichenberg & Ebert 2008). Der wesentliche Unterschied ist, dass es sich bei psychotraumatologischen Abwehrhaltungen um eine indirekte Trauma-Konfrontation handelt, wovon besonders medizinisch-helfende Berufsgruppen, z.B. Rettungspersonal oder eben auch medienberichtende Personen betroffen sein können (Weidemann 2008). Traumatische Reaktionen, wie z.B. Hilflosigkeit, Schrecken, Angst usw., können somit auch durch die Auseinandersetzung mit der Traumatisierung Dritter entstehen. Empirische Untersuchungen über die Anschläge am 11. September 2001 konnten bereits bezeugen, dass selbst bei nicht unmittelbar Betroffenen Symptome der Posttraumatischen Belastungsstörung (PTBS), wie z.B. Schlaflosigkeit, erhöhter Stress und intrusive Erinnerungen berichtet wurden. Eine Längsschnittstudie, welche die Auswirkungen der umfangreichen Medienberichterstattung über die

Terroranschläge untersuchte, berichtete ähnliche PTBS-Symptome bei den untersuchten Eltern sowie Kindern. Laut selbiger Studie sowie anderen Untersuchungen zufolge reicht die Beobachtung und indirekte Beteiligung tragischer Ereignisse aus, um PTBS-Symptome zu erzeugen. Folglich ist die mediale Berichterstattung ein Risikofaktor für die Entwicklung einer PTBS-Symptomatik (Otto et al. 2007). Die Metaanalyse von Abresch und Bering, die die Entwicklung einer PTBS nach einem Terroranschlag untersuchte, identifizierte unter anderem ebenfalls die Konfrontation mit der Medienberichterstattung als Risikofaktor für eine PTBS (Abresch & Bering 2008). Vor diesem Hintergrund ist eine Aufklärung über die Existenz und Wirkungsweise von psychotraumatologischen Abwehrmechanismen in der Krisenberichterstattung über COVID-19 von zentraler Wichtigkeit. Aber nicht nur an die journalistische Verantwortung wird appelliert, sondern auch an die der Empfänger bzgl. ihrer Rezeption von medialer Berichterstattung.

Wirkungsweise und Funktionalität

Die komplexe Gestalt der psychotraumatologischen Abwehrmechanismen setzt sich aus Retrospektionseffekten, sozialpsychologischen Konzepten sowie anderen dissonanzreduzierenden Maßnahmen zusammen. Beispielhaft ist der *Täuschungseffekt der Retrospektive* zu nennen. Der Definition zufolge stufen Personen Ereignisse im Nachhinein als wahrscheinlich und vorhersehbar ein, selbst wenn diese aus objektiver Sicht zufallsgesteuert waren (Fischhoff 1975). Eine Reduktion von kognitiven Dissonanzen wird somit erreicht, ebenso eine »narzisstische Selbstaufwertung« (Fischer & Riedesser 2009, S. 210) der eigenen Person. Die Aufrechterhaltung des Selbstwertgefühls bei traumatischen Situationen beschreibt auch Lerner mit der Theorie des *Gerechte-Welt-Glaubens* (Lerner 1980). Experimental wurde bereits mehrfach überprüft, dass Menschen der Auffassung sind, sie leben in einer Welt, in der jeder das bekommt, was er verdient (Maes et al. 1998). Psychotraumatologische Abwehrmechanismen sind zwar auf kurzfristige Sicht wirksam, um Unsicherheit und Angst zu reduzieren sowie gleichzeitig ein illusionäres Gefühl der Sicherheit und ein geordnetes Welt- und Selbstverständnis wiederherzustellen, aber auf langfristige Sicht destruktiv (Fischer & Riedesser 2009). Denn die psychotraumatologische Abwehr, z. B. seitens JournalistInnen, kann, wenn unverarbeitet oder nur ungenügend reflektiert, auf die Rezipientenschaft im schlimmsten Fall so einwirken, dass Bedrohungsgefühle, Angst, Stress oder sogar Retraumatisierung auf Seiten der Rezipienten induziert oder gefördert werden.

Aktueller Stand der Forschung

Um potentielle Auswirkungen sowie Charakteristika der Medienberichterstattung über die COVID-19-Pandemie zu antizipieren, eignen sich bereits durchgeführte Forschungsanalysen über die mediale Darstellung von anderen biomedizinischen Krisen und Katastrophen, wie z. B. die durch das Influenza-A-Virus (Subtyp H1N1) hervorgerufene Grippe-Erkrankung mit dem informellen Namen »Schweinegrippe«. Diese dominierte im Jahr 2009 für mehrere Monate die nationale sowie internationale Medienwelt. Eine spanische Forschergruppe hat über mehrere Wochen hinweg die wichtigsten spanischen Tages- und Wochenzeitungen hinsichtlich der Informations- und Kommunikationsvermittlung im Zuge der Schweinegrippe untersucht. Angst-induzierende Artikel sowie alarmierende Bilder waren das Analyseergebnis (Cortiñas-Rovira et al. 2015). Ähnliche Ergebnisse bestätigten Studien aus anderen Ländern, wie z. B. Großbritannien (Hilton & Smith 2010) und Australien (Holland et al. 2014), die ebenfalls Medienreaktionen im Rahmen der Schweinegrippe-Pandemie erforschten. Letztere Reaktionen sind bei einer Epidemie oder sogar Pandemie besonders leicht zu evozieren, da die Angst vor einer tödlichen Ansteckung mit Infektionskrankheiten tief in der westlich-soziokulturellen Geschichte verwurzelt ist. Eine Pandemie ist nicht nur eine Krise der aktuellen öffentlichen Gesundheit, sondern auch eine historische Erzählung, die auf ikonischen Bildern der mittelalterlichen Pest (»schwarzer Tod«) sowie der »Spanischen Grippe« nach dem Ersten Weltkrieg aufbaut (Alcabes 2009). Aber nicht nur visuell, sondern auch sprachlich zeichnet sich die Berichterstattung über Viren und Infektionskrankheiten durch militärische Metaphern aus (Chiang & Duann 2007), die auch in der jetzigen Berichterstattung über COVID-19 Verwendung finden: »Der Feind ist da und er ist unsichtbar. Aber wir werden den Krieg gewinnen«, so zitiert *Die Welt* am 16. März 2020 die Rede des französischen Präsidenten Emmanuel Macron in dem Artikel »Frankreich im ›Gesundheitskrieg‹ gegen Corona«. Zusammenfassend lässt sich sagen, dass die bisherige Berichterstattung über vergangene Epidemien und Pandemien sensationslüstern war sowie überwiegend porträtierte »worst-case-Szenarios« und emotional aufgeladene Sprache beinhaltete (Berry et al. 2007). Inwiefern dies Ergebnis unbearbeiteter psychotraumatologischer Abwehrmechanismen seitens der JournalistInnen ist, lässt sich abschließend nicht beurteilen, da die Berichterstattung über Epidemien und Pandemien diesbezüglich noch nicht systematisch untersucht wurde.

Eichenberg und Ebert konnten erstmalig die Nutzung von psychotraumatologischen Abwehrprozessen in der Medienberichterstattung von Gewalttaten nachweisen (Eichenberg & Ebert 2008). In fast der Hälfte aller Artikel ($N = 206$ Artikel) wurde die psychotraumatologische Abwehr, mehrheitlich in Form der Opferanklage, dokumentiert. Selbige Abwehrmechanismen wurden auch in der Berichterstattung über die Anschläge des 11. September 2001 näher untersucht. In jeweils drei deutschen und amerikanischen Zeitungen ließen sich bei 195 der $N = 260$ untersuchten Beiträge psychotraumatologische Abwehrmechanismen bestätigen. Die amerikanischen Artikel benutzten häufiger die Abwehrstrategie der Täteranklage (in 48 % aller Artikel), wohingegen die deutschen Printmedien vorwiegend die Neutralitätslösung (36 % aller Artikel) integrierten.

Täteridentifizierte und opferidentifizierte Abwehrmechanismen

Die psychotraumatologischen Abwehrstrategien untergliedern sich nach Fischer und Riedesser in *täter- und opferidentifizierte Abwehrhaltungen* (Fischer & Riedesser 2009). Unter die täteridentifizierten Abwehrmechanismen, die eine Täteridentifikation bzw. Sympathisierung bedeuten, fallen die *Opferbeschuldigung* und die *Neutralitätslösung*. *Täteranklage* und die *präsentative Opferhaltung* gehören zu den opferidentifizierten Abwehrstrategien, die eine Opferschonung bedingen (Huss & Eichenberg 2015). Sowohl die inhaltsanalytische Studie von Eichenberg und Ebert (Eichenberg & Ebert 2008) als auch die Untersuchung von Huss und Eichenberg (Huss & Eichenberg 2015) benutzte die Klassifizierung der psychotraumatologischen Abwehrmechanismen gemäß Fischer und Riedesser (Fischer & Riedesser 2009). Letztere Untersuchung ergänzte bestehende Kategorien um die *Verschwörungsideologie* nach Whitson und Galinsky (Whitson & Galinsky 2008) und die *Selbstwertbestätigungsfunktion* nach Aronson, Wilson und Akert (Aronson et al. 2008), die ebenfalls eine Opferidentifikation fördern.

Insgesamt sechs Kategorien, die sich auf die COVID-19-Berichterstattung anwenden lassen, sind in der folgenden Tabelle (siehe Tab. 1) hinsichtlich Definition und Merkmalen (Huss & Eichenberg 2015) zusammengefasst und mit aktuellen Beispielzitaten versehen. Der Nachweis von psychotraumatologischen Abwehrmechanismen in der COVID-19-Berichterstattung kann keinen Anspruch auf eine inhaltsanalytische Auswertung erheben, sondern soll stichpunktartig die Abwehr- bzw. Schutzhaltungen nachweisen und für systematische Forschungsaufbereitung und journalistische Handlungspraxis sensibilisieren.

Tab.1: Psychotraumatologische Abwehrmechanismen in der COVID-19-Berichterstattung

Kategorie	Definition	Merkmale	*Ankerbeispiele
Opfer-beschuldigung	Zuschreibung der Mitschuld des Opfers an seiner misslichen Lage	▪ Gewählte Darstellung, dass Opfer die Entstehung des Ereignisses hätten vermeiden können ▪ Verwendung von stereotypen Täter- und Opfermythen	»Nicht das Schuppentier ist schuld, sondern der Mensch« (*MDR Wissen Online*, 27.03.2020) »Seit dem Corona-Ausbruch in Wuhan war absehbar, dass sich die Lage in Europa sehr ähnlich entwickeln könnte. Die europäischen Staaten hätten sich vorbereiten müssen.« (*Focus Online*, 12.03.2020) »Wer darauf hoffte, dass diese gemeinsame Bedrohung auch zu einem gemeinsamen Handeln führt, wird jedenfalls von zwei Ländern enttäuscht. China und die USA, die beiden bedeutendsten Mächte, haben (…) versagt.« (*NDR Kultur Online*, 19.07.2020)
Neutralitätslösung	Gleichberechtigte Beteiligung von Opfer- und Täterschaft	▪ Analyse des Ereignisses aus behavioraler Perspektive, sodass Rezipienten beide Parteien als schuldig ansehen ▪ Indirekte Opferabwertung durch Verharmlosung oder Gleichberechtigung von Opfer- und Täterschaft	»Woher stammt das Coronavirus? Zwischen China und den USA tobt eine Propaganda-Schlacht.« (*Stern Online*, 13.03.2020) »Das Virus lässt die Rivalität zwischen den USA und China eskalieren.« (*Süddeutsche Zeitung Online*, 08.05.2020)
Täter-anklage	Schuldzuschreibung der Täterschaft	▪ Die Vorwürfe gegen die Täterschaft beziehen sich nicht mehr nur auf die berechtigten Vorwürfe, sondern werden auf andere Situationen/Eigenschaften generalisiert ▪ Darstellung eines Feindbildes	»Unterstützung bekommt Peking bei seiner Propagandastrategie von ungewöhnlicher Seite: der Weltgesundheitsorganisation (WHO).« (*Süddeutsche Zeitung Online*, 14.03.2020) »Aber das arrogante und autoritäre System in China hat die Verbreitung der Seuche anfänglich durch Nichthandeln ermöglicht.« (*Zeit Online*, 04.02.2020) »Das Ausmaß der chinesischen Vertuschung muss geklärt werden.« (*NDR Kultur Online*, 19.07.2020)

Kategorie	Definition	Merkmale	*Ankerbeispiele
Präsentative Opferhaltung	Umkehr der Täter-Opfer-Rolle	■ Darstellung der Täter als Opfer (unbewusste/ bewusste Umkehrung der Täter-Opfer-Rolle)	»Vielmehr wird die Seuchenbekämpfung als ein Opfer des chinesischen Volks für die Welt und die Sicherung der globalen Gesundheit dargestellt.« (*Süddeutsche Zeitung Online*, 14.03.2020) »Die Pandemie habe die Welt überrascht. China sei wie andere Länder ein Opfer. Man habe umgehend und verantwortlich auf die Verbreitung reagiert und Informationen geteilt.« (*Tagesschau Online*, 24.05.2020)
Verschwörungsideologie	–	■ Herstellung einer imaginären Struktur bzw. Muster für den Kontrollgewinn ■ Pessimistische Zukunftshaltungen	»Ist es Zufall? Vor drei Jahren wurde im chinesischen Wuhan ein Hochsicherheitslabor für gefährliche Viren eröffnet.« (*Medinside Online*, 29.01.2020)
Selbstwertbestätigungsfunktion	Förderung von positiven Attributionen	■ Hinzufügen von selbstwertstützenden Attributionen zur Steigerung des Wohlbefindens	»Solidarität: Wie uns das Corona-Virus hilfsbereiter macht.« (DW *Online*, 27.03.2020) »Die Krise lässt viele Menschen solidarischer handeln.« (*Zeit Online*, 07.09.2020)

* Ankerbeispiele sind zufällig ausgewählt und porträtieren je nach Berichterstattung unterschiedliche und wechselnde Täter-/Opferrollen.

3. Vorläufige Befunde zu Auswirkungen der medialen Berichterstattung auf die psychische Gesundheit

Erste Forschungsuntersuchungen liefern zumindest vorläufige Antworten auf die Frage nach den Auswirkungen der COVID-19-Pandemie auf die mentale Gesundheit der Allgemeinbevölkerung (vgl. Eichenberg in diesem Band).

Ein Mangel an bislang effektiven Behandlungsmöglichkeiten für SARS-CoV-2 infizierte und betroffene Patienten sowie die Bedrohung einer zweiten, größeren Infektionswelle hat die weltweite Beunruhigung sowie daraus resultierende psychische Belastungen zusätzlich verstärkt (Hao et al. 2020). Basierend auf einer Einschätzung der Weltgesundheitsorganisation ist vor allem die Menge an medial vermittelten katastrophenbezogenen Informationen ursächlich für das Auslösen von Ängsten und Panik in der Öffentlichkeit (Bromet 2012). Auch wenn wissenschaftlich aufbereitete und fundierte Informationen sicherlich der allgemeinen Bevölkerung helfen, die aktuellen Pandemieentwicklungen besser einordnen zu können, führt übermäßige Aufmerksamkeit von Medienberichten zu der Entwicklung oder Aufrechterhaltung von psychischen Störungen (Larsen, Lotfi, Bennett, Larson, Dean-Bernhoft & Lee 2019). Insbesondere sind Personen mit bereits psychologischen Vorerkrankungen und Beeinträchtigungen, wie eine Querschnittstudie aus China nahelegt, besonders betroffen und gefährdet. Hao et al. (2020) konnten zeigen, dass Patienten mit Epilepsie von deutlich größerer Besorgnis über den COVID-19-Ausbruch berichteten als die gesunde Kontrollgruppe und auch deutlich mehr Zeit pro Tag mit der Konsumierung von Medienberichten über die COVID-19-Entwicklungen verbrachten. Aus diesem Grund empfehlen selbige Studienautoren, dass sich besonders vulnerable Personengruppen, wie z. B. Patienten mit psychisch oder physiologischen Erkrankungen, mit anderen Aktivitäten oder Hobbies ablenken sollten anstatt der übermäßigen medialen Verfolgung von COVID-19 nachzugehen.

Lin, Broström, Griffiths und Pakpour (2020) konnten mit ihrer Online-Umfrage an jungen Erwachsenen im Iran ebenfalls den Zusammenhang zwischen problematischer (sozialer) Mediennutzung und erhöhtem Stresserleben im Zuge der COVID-19-Pandemie nachweisen. Dabei sind besonders soziale Medien anfällig für die Verbreitung von inkorrekten Krankheitsinformationen sowie der daraus resultierenden psychotraumatologischen Abwehr in Form von Verschwörungsideologien und -mythen. Eine kürzlich durchgeführte Studie, die das Wissen und die Wahrnehmung von COVID-19 in der breiten Öffentlichkeit sowohl in USA als auch in der UK untersuchte, berichtete, dass die Studienteilnehmenden einige Missverständnisse und Unwahrheiten glaubten, die insbesondere über soziale Medien verbreitet worden waren (Geldsetzer 2020). Unter anderem wurde berichtet, dass fast 200 Iraner starben und mehr als 1000 durch übermäßigen Alkoholkonsum vergiftet wurden, weil sie an eine über soziale Medien verbreitete Information glaubten, wonach Alkoholkonsum COVID-19 heilen könne (Aksut 2020). Die oben erwähnte Tragödie deutet darauf hin, dass Missverständnisse im Zusammenhang mit COVID-19 aufgrund falscher Informationen in den sozialen Medien besonders zu psychischem Leid und unangemessenem Verhalten führen können. Der Konsum von pandemiebezogener Berichterstattung und deren Auswirkung auf die deutsche Bevölkerung war auch Untersuchungsgegenstand der im Frühjahr 2020 durchgeführten Studie von Bendau und Kollegen (2020). Häufigkeit, Dauer und Vielfalt der Medienexposition waren ebenfalls mit einer Zunahme von depressiven Symptomen und COVID-19-spezifischen Ängsten assoziiert, insbesondere die Nutzung von sozialen Medien war mit einer stärkeren psychischen Belastung verbunden. Auch wenn soziale Medien, wie z. B. Facebook, Twitter oder Instagram in Zeiten der Isolation eine wichtige Möglichkeit darstellen, um mit Personen in Kontakt zu bleiben und persönliche Erfahrungen zu teilen, können ungefilterte Informationen und unbewiesene Nachrichten einfacher und schneller verbreitet werden (Bendau et al. 2020). Während Rezipienten dazu angehalten sind, soziale Medien hinsichtlich vertrauenswürdiger Quellen besonders zu hinterfragen, sind auch JournalistInnen und andere medienberichtende Personen vor die Herausforderung gestellt, ob und wie sie soziale Medien in eine informative und sachgerechte Berichterstattung einbeziehen oder nutzen.

4. Leitfaden für Berichterstattung über Pandemien

In Anlehnung an bereits speziell für die journalistische Tätigkeit entwickelte Leitfäden, z. B. Eichenbergs und Eberts Richtlinien für die Berichterstattung über gewalttätige Ereignisse (Eichenberg & Ebert 2008) sowie Sonnecks Leitlinien zur medialen Darstellung von Suiziden (Sonneck 2000) sollen Empfehlungen für die Berichterstattung über biomedizinische Krisen im Allgemeinen und Epidemien bzw. Pandemien, wie z. B. COVID-19, im Speziellen zusammengefasst werden. Neben bestehenden Anleitungen bieten besonders Vereinigungen von JournalistInnen und anderen medienschaffenden Personen handlungspraktische Hilfestellungen für eine sachkundige und feinfühlige Berichterstattung von traumatischen Ereignissen an: wie z. B. Dart Center for Journalism & Trauma (https://dartcenter.org), Global Investigative Journalism Network (https://gijn.org) und der Verein für journalistische Aufklärung in der Krisen- und Kriegsberichterstattung (http://www.vjakk.de). Das Dart Center for Journalism & Trauma (DART) bietet auf seiner Homepage bereits einige Praxistipps und Erfahrungsberichte zur Berichterstattung von COVID-19 an. Diesen Handlungsempfehlungen ist zu entnehmen, dass auch die entsprechende Vor- sowie Nachbereitung eines Berichts als kritisches Zeitfenster für die potentielle Anwendung einer psychotraumatologischen Abwehr zu beachten ist, was bei den journalistischen Empfehlungen für die Pandemie-Berichterstattung ebenfalls Berücksichtigung finden soll.

Phase der Vorbereitung. Eine Selbstreflexion, z. B. mittels eines »Traumatage-buches« (Fischer & Riedesser 2009), ist sinnvoll, um die eigene (indirekte) Konfrontation mit den traumatischen Momenten im Zuge der COVID-19-Pandemie zu dokumentieren und zu verarbeiten. Auf diese Weise können Angst, Gefühle der Hilflosigkeit sowie gesteigertes Stressempfinden frühzeitig identifiziert und gegebenenfalls mit erfahrenen KollegInnen sowie auch im Rahmen einer professionellen Supervision besprochen werden. Die Aufstellung eines Zeit- bzw. Aktionsplans ist empfehlenswert, um beispielsweise die Beschäftigung mit emotions-intensiven Inhalten bestmöglich auf den Tag zu verteilen. Für jede Form der konzentrierten und fokussierten Beitragserstellung ist die geeignete Schreibatmosphäre sowie eigene Verfassung durch geregelte Erholungsmöglichkeiten zu gewährleisten. Die Auseinandersetzung mit traumatischen Inhalten ist bei voller Energie und deswegen z. B. am Morgen ratsam, da Müdigkeit und Erschöpfungssymptome zusätzlich belasten können, wie das Global Investigative Journalism Network empfiehlt (Simanovych 2020).

Phase der Erstellung. Anstatt schockierende Details und Überschriften (z. B. »Sie hatte nur einen Husten: Corona-Tod einer 16-Jährigen schockiert Frankreich«, *Focus Online*, 28. 03. 2020) sowie Bilder (z. B. leere Supermarktregale, Menschen mit Atemschutzmasken usw.) zu fokussieren, sollte der Sach- und Informationscharakter dominieren. Weiterhin sollte auf eine Berichterstattung mit einseitig negativen Themeninhalten (z. B. Anzahl der Toten) verzichtet bzw. diese auch mit positiven Aussichten und Perspektiven ergänzt werden (z. B. Anzahl an Genesungen). Während alle Medienschaffende für eine valide Nachrichtenvermittlung ihre Daten, Informationen und Fakten überprüfen sollten, erfordert die Berichterstattung über Pandemien aufgrund der Entwicklungsgeschwindigkeit eine größere Aufmerksamkeit. Es sollte ständig die Bereitschaft bestehen, bereits veröffentlichte Berichte zu aktualisieren, das gilt besonders für Gesundheitsratschläge (Lyall 2020). Die vermeintlich neutrale Haltung, die täteridentifizierende Reaktionen und gleichsam eine Opferabwertung fördert, sollte unterbunden werden. Vielmehr empfehlen Fischer und Riedesser die *parteiliche Abstinenz*, eine solidarische Haltung ohne emotionales Involvement mit Betroffenen (Fischer & Riedesser 2009). Kriegs- und Militärmetaphern steigern den durch die Pandemie bereits sehr hohen Emotionsgehalt unnötig und sind demnach ebenfalls zu überdenken. Es empfiehlt sich, Berichte mit einem greifbaren Abschluss bzw. Fazit zu beenden, um keinen Raum für offene Fragen und Unglücksmythen zu geben (Huss & Eichenberg 2015). Nach den DART-Empfehlungen soll z. B. ein Interview mit Betroffenen oder medizinischen Fachprofessionen mit Fragen zu proaktiven und selbstwirksamen Tipps für den Schutz vor COVID-19 enden. Berichte, die nur aus Aussagen von Augenzeugen oder Opfern bestehen bzw. den Artikel damit abschließen, sollten unterlassen werden (Simanovych 2020).

Phase der Veröffentlichung/Nachbereitung. Neben der Faktenverifizierung zählt auch die Überprüfung von Informationen über Opfer bzw. deren Darstellung, die eine sekundäre Traumatisierung induzieren können. Diese Kontrolle sollte ebenfalls mit fachlich-geschulten Kolleg*innen erfolgen. Sobald der Artikel veröffentlicht wurde, sollte der Beitrag nochmals im individuellen sowie kollektiven Diskurs reflektiert werden, z. B. auch in Form von speziellen Trauma-Supervisionsgruppen. Auch wenn Krisenzeiten den Publikationsdruck verstärken, ist ausreichend Zeit für das Abschalten von Trauma-induzierenden Inhalten geboten. Dies gilt insbesondere für Themen, die eine eigene Betroffenheit bedingen, was bei Pandemien wie der COVID-19-Pandemie gegeben ist. In diesem Sinne sollte auch in den Tagen danach das eigene Wohlbefinden sowie potentielle Stressreaktionen infolge der Artikelveröffentlichung beobachtet und dokumentiert werden (Lyall 2020).

5. Diskussion

Psychotraumatologische Abwehrstrategien sind bisweilen häufig nur hinsichtlich ihrer Konzeption und Funktionalität diskutiert worden (Fischer & Riedesser 2009). Eine forschungswissenschaftliche Dokumentation ist bislang nur selten erfolgt (Eichenberg & Ebert 2008; Huss & Eichenberg 2015), geschweige denn eine systematische bzw. inhaltsanalytische Forschung für den Pandemie-Anwendungsbereich.

Neben den klassischen opfer- und täteridentifizierenden Abwehrmechanismen sind besonders die Verschwörungsideologie und die Selbstwertbestätigungsfunktion im Rahmen der Pandemie-Berichterstattung, wenn auch nur augenscheinlich und nicht hinreichend systematisch überprüft, hervorzuheben. Unter der Verschwörungsideologie verstehen Whitson und Galinsky nicht nur die Generierung einer imaginären Struktur, um die gegenwärtigen Ereignisse besser nachvollziehen und eine internale Kontrollüberzeugung erlangen zu können, sondern auch eine Tendenz zu abergläubischen Gedanken (Whitson & Galinsky 2008). Kennzeichnend ist der Umstand, dass Verschwörungsideologien sich in einer einseitigen Monokausalität festfahren und von Stereotypen geprägt sind (Kilga 2009). In Ausführung daran »stellt sie für den Anhänger ein festgefügtes, unveränderliches Erkenntnisinstrument dar, womit die wichtigsten Ereignisse in einem bestimmten Kontext erklärt werden können« (Pfahl-Traughber 2002, S. 32). Eine unreflektierte mediale Behandlung von pessimistischen Zukunftshaltungen bis hin zu Verschwörungstheorien ist für die journalistische Aufbereitung der mit COVID-19 einhergehenden Ereignisse hinderlich und fördert möglicherweise Emotionalisierungen und Trauma-Aktivierungen bei den Rezipienten. Wie erste Forschungsarbeiten zeigen, ist das Entstehen und die Aufrechterhaltung von Verschwörungsideen besonders auf sozialen Plattformen begünstigt (Bendau et al. 2020). Deshalb wird besonders an JournalistInnen appelliert, auf die häufig ungenügend verifizierten Informationen auf Social Media als Quelle für die eigene Berichterstattung zu verzichten und vielmehr Rezipienten auf die Gefahren von ungefilterten Informationen in den sozialen Medien hinzuweisen.

Die aktive Selbstwertbestätigung beschreibt eine konträre Haltung, bei der sich auf andere positive oder geschätzte Fähigkeiten gestützt wird. Auf diese Weise wird die dissonanzerregende Bedrohlichkeit auf die eigene Selbstachtung verringert (Aronson et al. 2008). Einige Studien und Untersuchungen konnten diesen Mechanismus bereits experimentell bestätigen (Harris et al. 2007). Dieser auf den ersten Blick konstruktive Aufwertungsmechanismus fördert nicht nur positive Attributionen, sondern kann gleichzeitig auch durch ein gesteigertes »Wir-Empfinden« eine Abgrenzung zu anderen, Täteranklage und rassistisch-diskriminierende Haltungen fördern. Dies betrifft im Falle von COVID-19 vor allem asiatische Länder, wie z. B. China, wie *Zeit Online* an folgenden Beispielen kenntlich macht: »Gelbe Gefahr« oder »Made in China« (Lu 2020). An diesem Beispiel wird auch die immanente Verstrickung von verschiedenen psychotraumatologischen Abwehrmechanismen sowie deren Komplexität deutlich.

Abschließend ist die verstärkte Wachsamkeit für selbige Abwehrmechanismen nicht nur stets im journalistischen Alltag geboten, sondern sollte diese auch langfristig und vorausschauend unter Einbezug von psychotraumatologischen Fachgesellschaften und Experten trainiert werden. Ein weiterführender Gedanke ist sicherlich auch die Schulung von Ärzten, Virologen, Psychologen usw., die ebenso verstärkt Medienanfragen zur Pandemie-Entwicklung und deren verbundener Konsequenzen nachkommen und vor den Abwehrmechanismen ebenfalls nicht geschützt sind.

Literatur

Abresch, K. & Bering, R. (2008). Posttraumatische Belastungsstörung als Folge eines Terroranschlages: Eine Metaanalyse zu möglichen Risikofaktoren. Unveröffentlichte Diplomarbeit, Universität zu Köln.

Aksut, F. (2020, 22. März). Bootleg Alcohol Kills 194 People in Iran. Anadolu Agency. https://www.aa.com.tr/en/middle-east/bootleg-alcoholkills-194-people-in-iran/1774565.

Alcabes, P. (2009). Dread: How fear and fantasy have fuelled epidemics from the black death to avian flu. New York: Public Affairs Books.

Aronson, E., Wilson, T. D. & Akert, R. M. (2008). Sozialpsychologie. 6. aktualisierte Auflage. München: Pearson.

Bendau, A., Petzold, M. B., Pyrkosch, L., Maricic, L. M., Betzler, F., Rogoll, J., Große, J., Ströhle, A. & Plag, J. (2020). Associations between COVID-19 related media consumption and symptoms of anxiety, depression and COVID-19 related fear in the general population in Germany. European Archives of Psychiatry and Clinical Neuroscience. https://doi.org/10.1007/s00406-020-01171-6.

Berry, T. R., Wharf-Higgins, J. & Naylor, P. J. (2007). SARS wars: An examination of the quantity and construction of health information in the news media. Health Communication, 21(1), S. 35–44. https://doi.org/10.1080/10410230701283322.

Brockhaus, G. (2003). Die Reparatur der Ohnmacht – Zur politischen Psychologie des 11. Septembers. In: Auchter, T., Büttner, C., Schultz-Venrath, U. & Wirth, H.-J. (Hrsg.), Der 11. September. Psychoanalytische, psychosoziale und psychohistorische Analysen von Terror und Trauma (S. 357–380). Gießen: Psychosozial.

Bromet, E. J. (2012). Mental health consequences of the Chernobyl disaster. Journal of radiological protection: official journal of the Society for Radiological Protection, 32, 1, N71–N75. https://doi.org/10.1088/0952-4746/32/1/N71.

Chiang, W. Y. & Duann, R. F. (2007). Conceptual metaphors for SARS: ›War‹ between whom? Discourse and Society, 18(5), S. 579–602.

Coronavirus: Deutschen Intensivstationen droht der Kollaps (2020, 12. März). Focus Online. https://www.focus.de/gesundheit/arzt-klinik/kommentar-zur-sars-cov-2-pandemie-coronavirus-deutschen-intensivstationen-droht-der-kollaps_id_11762875.html.

Cortiñas-Rovira, S., Pont-Sorribes, C. & Alonso-Marcos, F. (2015). Simulating and dissimulating news: Spanish media coverage of the swine flu virus. Journal of Contingencies and Crisis Management, 23(3), S. 159–168.

Deuber, L. (2020, 14. März). WHO singt Lobeshymnen auf China. Süddeutsche Zeitung Online. https://www.sueddeutsche.de/politik/coronavirus-china-who-1.4844104.

Diem, V. & Tönnesmann, J. (2020, 7. September). Zusammenhalt in Corona-Krise: Solidarität ist ansteckend. Zeit Online. https://www.zeit.de/2020/37/zusammenhalt-corona-krise-solidaritaet/komplettansicht.

Eichenberg, C. & Ebert, S. (2008). Die Darstellung von Opfern und Tätern von Gewaltverbrechen in öffentlichen Medien – Ergebnisse einer Inhaltsanalyse und einer experimentellen Studie. Zeitschrift für Psychotraumatologie, Psychotherapiewissenschaft und Psychologische Medizin, 1, S. 47–68.

Eichhorn, W. (2005). Agenda-Setting-Prozesse. Eine theoretische Analyse individueller und gesellschaftlicher Themenstrukturierung. München: Fischer.

Fischer, G. & Riedesser, P. (2009). Lehrbuch der Psychotraumatologie. 4. aktualisierte und erweiterte Auflage. München: Ernst Reinhardt.

Fischhoff, B. (1975). Hindsight is not equal to foresight: The effect of outcome knowledge on judgement under uncertainty. Journal of Experimental Psychology: Human Perception and Performance, 104, S. 288–299.

Frankreich im ›Gesundheitskrieg‹ gegen Corona (2020, 16. März). Welt Online. https://www.welt.de/newsticker/dpa_nt/infoline_nt/brennpunkte_nt/article206597997/Frankreich-im-Gesundheitskrieg-gegen-Corona.html.

Geldsetzer, P. (2020). Knowledge and Perceptions of COVID-19. Among the General Public in the United States and the United Kingdom: A Cross-sectional Online Survey. Annals of internal medicine, 173, 2, S. 157–160. https://doi.org/10.7326/M20-0912.

Hao, X., Zhou, D., Li, Z., Zeng, G., Hao, N., Li, E., Li, W., Deng, A., Lin, M. & Yan, B. (2020). Severe psychological distress among patients with epilepsy during the COVID-19 outbreak in southwest China. Epilepsia, 61, S. 1166–1173. https://doi.org/10.1111/epi.16544.

Harris, P. R, Mayle, K., Mabbott, L. & Napper, L. (2007). Self-affirmation reduces smokers defensiveness to graphic on-pack cigarette warning labels. Health Psychology, 26, S. 434-46.

Hilton, S. & Smith, E. (2010). Public Views of the UK media and government reaction to the 2009 swine flu pandemic. BMC Public Health, 10, S. 697–707.

Holland, K., Sweet, M., Blood, R. W. & Fogarty, A. (2014). A legacy of the swine flu global pandemic: Journalists, expert sources, and conflicts of interest. Journalism, 15(1), S. 53–71.

Huss, J. & Eichenberg, C. (2015). Psychotraumatologische Abwehrstrategien in der journalistischen Berichterstattung am Beispiel des 11. September: Konsequenzen für Betroffene und die öffentliche Wahrnehmung von psychischen Störungen. Psychotherapie – Psychosomatik – Medizinische Psychologie, 2, S. 74–81.

Kilga, C. M. (2009). Gerüchte und Verschwörungstheorien anhand des Fallbeispiels des World Trade Center-Anschlages am 11. September 2001 – Was Rezipienten glauben und warum. Eine kommunikationswissenschaftliche Analyse. Diplomarbeit, Universität Wien.

Kornelius, S. (2020, 8. Mai). Corona treibt die Welt auseinander – mit unabsehbaren Folgen. Süddeutsche Zeitung Online. https://www.sueddeutsche.de/politik/coronavirus-china-usa-titanenkampf-1.4901373.

Larsen, S. E., Lotfi, S., Bennett, K. P., Larson, C. L., Dean-Bernhoft, C. & Lee, H. J. (2020). A pilot randomized trial of a dual n-back emotional working memory training program for veterans with elevated PTSD symptoms. Psychiatry Research, 275, S. 261–268. https://doi.org/10.1016/j.psychres.2019.02.015.

Lerner, M. J. (1980). The belief in a just world. New York: Plenum.

Lin, C. Y., Broström, A., Griffiths, M. D. & Pakpour, A. H. (2020). Investigating mediated effects of fear of COVID-19 and COVID-19 misunderstanding in the association between problematic social media use, psychological distress, and insomnia. Internet Interventions, 21. https://doi.org/10.1016/j.invent.2020.100345.

Lu, F. (2020, 04. Februar). Es gibt Ängste – und es gibt Rassismus. Zeit Online. https://www.zeit.de/kultur/2020-02/coronavirus-rassismus-chinesen-anfeindungen-aengste-diskriminierung.

Lyall, K. (2020, 17. März). Tips for Reporting on Pandemics. https://dartcenter.org/resources/tips-reporting-pandemics.

Maes, J., Schmitt, M. & Seiler, U. (1998). Die Geschichte der Gerechte-Welt-Forschung: Eine Entwicklung in acht Stufen? Gip – Gerechtigkeit als innerdeutsches Problem 111.

Mascolo, G. (2020, 19. Juli). Corona: Woher kommt das Virus? NDR Kultur Online. https://www.ndr.de/ndrkultur/sendungen/gedanken_zur_zeit/Corona-Woher-kommt-Virus,coronavirus2686.html.

Otto, M. W., Henin, A., Hirshfeld-Becker, D. R., Pollak, M. H., Biederman, J. & Rosbenaum, J. F. (2007). Posttraumatic stress disorder symptoms following media exposure to tragic events: impact of 9/11 on children at risk for anxiety disorders. Journal of Anxiety Disorders, 21(7), S. 888–902.

Pfahl-Traughber, A. (2002). Bausteine zu einer Theorie über Verschwörungstheorien: Definitionen, Erscheinungsformen, Funktionen und Ursachen. In: Reinalter, H. (Hrsg.), Verschwörungstheorien. Theorie – Geschichte – Wirkung (S. 30–44). Innsbruck: Herausgeber.

Reyes, G. & Elhai, J. D. (2004). Psychosocial interventions in the early phases of disasters. Psychotherapy, 41, S. 399–411. »Sie hatte nur einen Husten«: Corona-Tod einer 16-Jährigen schockiert Frankreich (2020, 28. März). Focus Online. https://www.focus.de/gesundheit/news/besonders-aggressive-form-des-virus-sie-hatte-nur-einen-husten-corona-tod-einer-16-jaehrigen-schockiert-frankreich_id_11823968.html.

Scharfe Kritik an »Lügen«. China warnt USA vor Kaltem Krieg (2020, 24. Mai). Tagesschau Online. https://www.tagesschau.de/ausland/china-usa-aussenminister-101.html

Simanovych, O. (2020, 24. März). How journalists can deal with trauma while reporting on COVID-19. https://gijn.org/2020/03/24/how-journalists-can-deal-with-trauma-while-reporting-on-covid-19/.

Sonneck, G. (2000). Krisenintervention und Suizidverhütung. Stuttgart: UTB.

Spekulation um Coronavirus: Ist es einem Labor entwichen? (2020, 29. Januar). Medinside. https://www.medinside.ch/de/post/spekulation-um-coronavirus-ist-es-einem-labor-entwichen.

Unz, D. & Schwab, F. (2004). Nachrichten. In: Mangold, R., Vorderer, P. & Bente, G. (Hrsg.), Lehrbuch der Medienpsychologie (S. 493–527). Göttingen: Hogrefe.

Ursprung des Corona-Virus. Nicht das Schuppentier ist schuld, sondern der Mensch (2020, 27. März). MDR Wissen Online. https://www.mdr.de/wissen/schuppentier-pangolin-uebertraeger-corona-100.html.

Vergin, J. (2020, 27. März). Solidarität: Wie uns das Coronavirus hilfsbereiter macht. DW Online. https://www.dw.com/de/solidarität-wie-uns-das-coronavirus-hilfsbereiter-macht/a-52939281.

Weidemann, A. (2008). Primäre und sekundäre Traumatisierung: ein Berufsrisiko für Journalisten. Überblick zum Stand der Forschung. Trauma & Gewalt, 3, S. 234–245.

Whitson, J. A. & Galinsky, A. D. (2008). Lacking control increases illusory pattern perception. Science, 322, S. 115–117.

Woher stammt das Coronavirus? Zwischen China und den USA tobt eine Propaganda-Schlacht (2020, 13. März). Stern Online. https://www.stern.de/politik/ausland/coronavirus-zwischen-china-und-usa-tobt-propaganda-schlacht-9180824.html.

Herausgeber und Herausgeberin, Beiträger und Beiträgerinnen

Layla Alsalih, Bachelor of Science in Psychologie (B. S.) Sigmund Freud Privatuniversität Wien
E-Mail: layla.alsalih@hotmail.co.uk

Univ.-Prof. Dr. Alfred Barth, Klinischer-, Arbeits- und Organisationspsychologe, Leiter der Fakultät für Psychologie an der Sigmund Freud PrivatUniversität Linz
E-Mail: alfred.barth@sfu.ac.at

Prof. Dr. phil. habil. Rosmarie Barwinski, Psychoanalytikerin, Psychotherapeutin SPV/ FSP. Leiterin und Begründerin des Schweizer Instituts für Psychotraumatologie SIPT, apl-Professur in Klinischer Psychologie an der Universität zu Köln
E-Mail: rb@sipt.ch
Web: www.psychotraumatologie-sipt.ch http://www.psychotraumatologie-sipt.ch/ institut/leitung/

Prof. Dr. Volker Beck, Dipl.-Psych., Psychologischer Psychotherapeut, Hochschule Darmstadt
E-Mail: volker.beck@h-da.de
Web: http://www.volkerbeck-psychotherapie.de/

Prof. Dr. med. Dipl.-Psych. habil. Robert Bering, Chefarzt Zentrum für Psychotraumatologie/ Klinik für Psychosomatische Medizin, Alexianer Krefeld GmbH/ Universität zu Köln, Department für Heilpädagogik und Rehabilitation
E-Mail: robert.bering@uni-koeln.de r.bering@alexianer.de

Nina Bertrams, Leitende Oberärztin, Zentrum für Psychotraumatologie/Klinik für Psychosomatische Medizin, Alexianer Krefeld GmbH
E-Mail: n.bertrams@alexianer.de

Alina Eckhard, Teilhabemanagement, Zentrum für Psychotraumatologie/Klinik für Psychosomatische Medizin, Alexianer Krefeld GmbH
E-Mail: a.eckhard@alexianer.de

Univ.-Prof. Dr. phil. habil. Christiane Eichenberg, Diplom-Psychologin, Psychotherapeutin (Psychoanalyse), Leiterin des Instituts für Psychosomatik an der Fakultät für Medizin der Sigmund Freud PrivatUniversität Wien
E-Mail: eichenberg@sfu.ac.at
Web: www.christianeeichenberg.de
https://med.sfu.ac.at/de/die-fakultaet/institut-psychosomatik/

Prof. Dr. Matthias Franz, Kommissarischer Direktor, Klinisches Institut für Psychosomatische Medizin und Psychotherapie, Universitätsklinikum Düsseldorf
E-Mail: matthias.franz@uni-duesseldorf.de

Nathalie Fuss, MSc, Zentrum für Psychotraumatologie/Klinik für Psychosomatische Medizin, Alexianer Krefeld GmbH, Krefeld
E-Mail: n.fuss@alexianer.de

Yvonne M. Hemmler, B. Sc.
Bayerisches Forschungsinstitut für Digitale Transformation – bidt
Think Tank
E-Mail: yvonne.hemmler@bidt.digital
Web: https://www.bidt.digital/think-tank/

Jessica Huss, MSc, Institut für Psychologie, Fachgebiet Theorie und Methodik der Beratung, Universität Kassel
E-Mail: jessi_huss@web.de

Bo Kähler (Instrukteur), ZiT – Zentrum für interdisziplinäre Therapien, Konstanz
E-Mail: bo@kahlerconsulting.no

Dr. med. Kurt Mosetter und **Reiner Mosetter**, ZiT – Zentrum für interdisziplinäre Therapien, Konstanz
E-Mail: kurt.mosetter@myoreflex.de & reiner@mosetter.de
Web: www.myoreflextherapie.de

Dr. Hannes Felix Müller, IAE (CSIC) und Barcelona GSE Institut d'Anàlisi Econòmica, CSIC Campus UAB
08193 Bellaterra, Barcelona
Spanien
E-Mail: hannes.mueller@iae.csic.es

Dipl.-Psych. PP **Urs Münch**, Klinik für Allgemein- und Viszeralchirurgie, Darm- und Pankreaszentrum, DRK Kliniken Berlin | Westend
E-Mail: u.muench@drk-kliniken-berlin.de

Philipp Ollenschläger, Medizinjournalist.
AP 1 Agentur, Bergisch Gladbach
E-Mail: Mail@ap1.de

Prof. Dr. Reinhard Pietrowsky, Heinrich-Heine-Universität Düsseldorf, Abteilung Klinische Psychologie
E-Mail: R.Pietrowsky@uni-duesseldorf.de

Dipl.-Psych. Claudia Schedlich, Psychologische Psychotherapeutin und Traumatherapeutin, Leiterin des Therapiezentrums für Folteropfer des Caritasverbandes für die Stadt Köln e. V.
E-Mail: claudia.schedlich@caritas-koeln.de
Web: www.caritas-koeln.de
https://caritas.erzbistum-koeln.de/koeln-cv/fluechtlinge_einwandernde/fluechtlinge/fluechtlingsberatung/therapiezentrum_fuer_folteropfer_fluechtlingsberatung/

Dr. Julia Schellong, Klinik und Poliklinik für Psychotherapie und Psychosomatik am Universitätsklinikum Dresden
E-Mail: Julia.Schellong@ukdd.de
Web: www.psychosomatik-ukd.de
www.hinsehen-erkennen-handeln.de
www.traumanetz-sachsen.de (für das »Traumanetz Seelische Gesundheit«)

Univ.-Prof. em. Dr. med. Wolfgang Senf, bis 2013 Universitätsprofessor für Psychosomatische Medizin und Psychotherapie und Klinikdirektor am Universitätsklinikum Essen der Universität Duisburg-Essen. Seitdem als Facharzt in eigener Praxis tätig. Autor und Herausgeber von Fach- und Lehrbüchern und Fachzeitschriften
E-Mail: wolfganggeorgsenf@gmail.com

Univ.-Prof. Dr. Brigitte Sindelar, Klinische Psychologin, Psychotherapeutin (Individualpsychologie), Vizerektorin für Forschung der Sigmund Freud PrivatUniversität, Leiterin des Instituts für Säuglings-, Kinder- und Jugendlichenpsychotherapie an der Fakultät für Psychotherapiewissenschaft der Sigmund Freud PrivatUniversität und des Sindelar Center Wien
E-Mail: brigitte.sindelar@sfu.ac.at
Web: www.sindelarcenter.at, www.sfu.ac.at

Dr. Roland A. Stürz, MBR
Bayerisches Forschungsinstitut für Digitale Transformation – bidt
Abteilungsleiter Think Tank
E-Mail: roland.stuerz@bidt.digital
Web: https://www.bidt.digital/think-tank/

Dr. med. Julia Trifyllis, Fachärztin für Gynäkologie und Geburtshilfe, Psychotherapie. Klinik für Psychosomatische Medizin Alexianer Krefeld GmbH, Krefeld & Zentrum für Psychotraumatologie Köln-Süd
E-Mail: j.trifyllis@alexianer.de

Anne Marie Vester, PDgD, Akupunkturschule und Praxis, World Medicine, Kopenhagen/ Holsterbro (Dänemark)
E-Mail: klinik@ny-energi.dk
Web: https://ny-energi.dk/world-medicine/

Dr. phil. Jan van Loh, Dipl.-Psych., Psychotherapeut (TfP) für Kinder, Jugendliche & Erwachsene, Supervisor. Lehraufträge an der HU Berlin und der Internationalen Psychoanalytischen Universität Berlin. Dozent an der Berliner Akademie für Psychotherapie. Research Fellow an der Sigmund Freud PrivatUniversität Wien.
jan.vanloh@sfu.ac.at

Univ.-Ass. Thomas Vlasak, MSc., Psychologe, Wissenschaftlicher Mitarbeiter der Fakultät für Psychologie an der Sigmund Freud PrivatUniversität Linz
E-Mail: thomas.vlasak@sfu.ac.at

Dr. hum. biol. Ulrich Wesemann, Diplom-Psychologe, Psychotherapeut (Verhaltenstherapie), Regierungsdirektor und Stellv. Leiter der Forschungssektion des Psychotraumazentrums der Bundeswehr, Berlin
E-Mail: ulrichwesemann@bundeswehr.org

Dr. med. Gerd-Dieter Willmund, Facharzt für Psychiatrie und Psychotherapie, Psychotherapeut (Tiefenpsychologisch fundierte Psychotherapie), Oberstarzt, Leiter der Forschungssektion und Stellvertretender Klinischer Direktor des Psychotraumazentrums der Bundeswehr, Berlin
E-Mail: gerddieterwillmund@bundeswehr.org

Univ.-Prof. Dr. Susanne Zank, Leitung des Lehrstuhls für Rehabilitationswissenschaftliche Gerontologie, Universität zu Köln
E-Mail: susanne.zank@uni-koeln.de

Dipl.-Psych. Gisela Zurek, freie Mitarbeiterin des Deutschen Instituts für Psychotraumatologie e. V. (DIPT e. V.)
E-Mail: gisela.zurek@online.de

Klaus Onnasch
Trauer und Freude
Das eigene Leben nach schwerem Verlust gestalten

Mit Vorworten von Robert Göder und Günter Seidler
180 Seiten, broschiert, mit zahlreichen Abbildungen
ISBN 978-3-608-98345-6

Wie Trauernde ihre Emotionen besser verstehen können und was in schweren Stunden hilft

Was geschieht in uns, wenn wir einen schweren Verlust erleiden? Welchem Stress sind wir dabei ausgesetzt, und welche heilenden Kräfte schützen uns? Wie wirkt sich die Trauer aus und wie kann Freude wieder möglich werden? Die Grundlagen dieses innovativen Buches liegen in den langjährigen Erfahrungen des Autors in der Trauerbegleitung, aber auch dem Wissen über Trauerrituale in anderen Kulturen und Religionen sowie den aktuellen biologischen Erkenntnissen zum Prozess der Trauer. Gerade die hoch aktuellen Forschungsergebnisse zum Stressgeschehen können Hinweise geben, wie sich leibseelische Prozesse in uns vollziehen und wie wir sie gestalten können. Somit unterstützt das Buch Menschen, die einen schweren Verlust erlitten haben, sich selbst besser zu verstehen und einen eigenen Weg zu finden, in dem die Freude nach und nach wieder Platz findet.

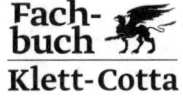

Fach-
buch
Klett-Cotta

Luise Reddemann
Psychodynamisch Imaginative Traumatherapie – PITT
Ein Mitgefühls- und Ressourcen-orientierter Ansatz in der Psychotraumatologie

Leben Lernen 320. Mit Vorworten von Peter Fürstenau, Silke B. Gahleitner und Dorothea Zimmermann
304 Seiten, broschiert. ISBN 978-3-608-89270-3

11., vollständig überarbeitete und erweiterte Neuauflage 2021

Die elfte Auflage des erfolgreichen psychotraumatologischen Grundlagenwerks erscheint in vollständig überarbeiteter Form und entspricht damit den aktuellen theoretischen und praktischen Erkenntnissen der Autorin. Mitgefühlsund Ressourcenorientierung gehörte von Anfang an zur spezifischen Herangehensweise der Psychodynamisch Imaginativen Traumatherapie, doch wird diesen, von Luise Reddemann immer wichtiger eingeschätzten Säulen der Behandlung nun wesentlich mehr Raum gegeben. In nahezu allen Behandlungsschritten finden sich neue Akzentsetzungen zur Arbeit mit einer von Mitgefühl getragenen Beziehungsgestaltung und Ressourcenorientierung neben der Konfrontation mit dem Leidvollen. Gerade komplex traumatisierten Patientinnen und Patienten kann mit dieser respektvollen und Zuversicht vermittelnden Herangehensweise bei der Überwindung ihrer traumabedingten Störungen geholfen werden.

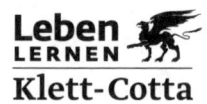

www.klett-cotta.de / fachbuch

Roland Kachler
Die Therapie des Inneren Kindes
Konzepte und Methoden für Beratung und
Psychotherapie

275 Seiten, broschiert. ISBN 978-3-608-96432-5

Das umfassende Kompendium der Inneren-Kind-Arbeit: unentbehrlich für die Praxis

Die Innere-Kind-Arbeit integriert eine Vielzahl von Ansätzen und
lässt sich in ganz verschiedenen Beratungs- und Therapie-
situationen anwenden. Mit ihr können viele Probleme und
Störungen, von Lebenskrisen über Bindungsstörungen bis hin
zu Traumafolgestörungen, gelöst werden. In diesem Buch
werden die verschiedenen wissenschaftlichen, neurobiologisch-
en und therapeutischen Konzepte des Inneren Kindes systema-
tisiert und in ihrer praktischen Anwendung vorgestellt. Der
Autor zeigt auf, wie sich die belasteten und traumatisierten
Kind-Ego-States durch die Innere-Kind-Arbeit schützen und
versorgen, aber auch bergen, befreien und heilen lassen. Die
PatientInnen lernen, wieder Zugang zu ihrem Inneren Kind zu
finden und liebevoll mit sich und anderen umzugehen. Die
therapeutische Arbeit mit dem Inneren Kind kann sofort und
unmittelbar in der alltäglichen Beratungs- und Therapiepraxis
angewandt werden.

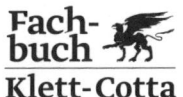

**Fach-
buch**
Klett-Cotta